全国医学高等专科教育"十三五"规划教材

供护理、助产等相关专业

儿科护理学

董荣芹　陈　梅　主编

化学工业出版社

·北京·

本教材共18章，包括绪论、生长发育、儿童保健、住院患儿的护理、儿童营养与喂养、营养障碍性疾病患儿的护理、新生儿与新生儿疾病患儿的护理、呼吸系统疾病患儿的护理、循环系统疾病患儿的护理、消化系统疾病患儿的护理、泌尿系统疾病患儿的护理、血液系统疾病患儿的护理、神经系统疾病患儿的护理、内分泌系统疾病患儿的护理、免疫性疾病患儿的护理、遗传性疾病患儿的护理、传染性疾病患儿的护理、常见急危重症患儿的护理等。本教材每章前有学习目标，章后有思考题，重点内容后有考点提示，并附有能力测试习题，使教材内容更加完整、合理和适用，有利于教学与学习。内容编排与全国执业护士资格考试相衔接，不但具有很强的实用性，而且更符合培养高等护理人才的标准与要求。

　　本教材可供护理专业高等专科、高等职业教育学生使用，也可供护理专业各类成人高等教育学生及广大临床护理工作者使用和参考，还可作为国家护理执业资格考试参考用书。

图书在版编目(CIP)数据

　　儿科护理学/董荣芹，陈梅主编. —北京：化学工业
出版社，2017.8
　　全国医学高等专科教育"十三五"规划教材
　　ISBN 978-7-122-30209-0

　　Ⅰ.①儿… Ⅱ.①董… ②陈… Ⅲ.①儿科学-护理
学-高等职业教育-教材 Ⅳ.①R473.72

　　中国版本图书馆 CIP 数据核字（2017）第 195873 号

责任编辑：邱飞婵　郎红旗　　　　　　　　　　　装帧设计：关　飞
责任校对：王　静

出版发行：化学工业出版社（北京市东城区青年湖南街 13 号　邮政编码 100011）
印　　装：高教社（天津）印务有限公司
787mm×1092mm　1/16　印张 24　字数 606 千字　2017 年 8 月北京第 1 版第 1 次印刷

购书咨询：010-64518888（传真：010-64519686）　　售后服务：010-64518899
网　　址：http://www.cip.com.cn
凡购买本书，如有缺损质量问题，本社销售中心负责调换。

定　　价：55.00 元

全国医学高等专科教育"十三五"规划教材
编审委员会

出版说明

为服务于我国医学高等专科教育护理专业高素质技能型人才的培养，贯彻教育部对"十三五"期间高职高专医药卫生类教材建设的要求，适应现代社会对护理人才岗位能力和职业素质的需要，遵照国家卫生和计划生育委员会关于职业资格考试大纲修订的要求，化学工业出版社作为国家规划教材重要出版基地，在对各院校护理专业的教学情况进行了大量调研和论证的基础上，于2016年12月组织60多所医学高等院校和高职高专院校，共同研讨并编写了这套高等专科教育护理专业"十三五"规划教材。

本套教材包括基础课程、专业课程和公共课程27种，其编写特点如下：

① 在全国广泛、深入调研的基础上，总结和汲取"十二五"教材的编写经验和成果，顺应"十三五"数字化教材的特色，充分体现科学性、权威性，同时考虑其全国范围的代表性和适用性。

② 遵循教材编写的"三基""五性""三特定"的原则。

③ 充分借鉴了国内外有关护理专业的最新研究成果，汲取国内不同版本教材的精华，打破了传统空洞、不实用的研究性知识写作思想，做到基础课程与专业课程紧密结合，临床课程与实践课程紧密对接，充分体现行业标准、规范和程序，把培养高素质技能型人才的宗旨落到实处。

④ 适应教学改革要求。本套教材大部分配有数字资源，部分学科还配有微课，以二维码形式与纸质版教材同期出版。

⑤ 教材出版后，化学工业出版社通过教学资源网（www.cipedu.com.cn）同期配有数字化教学内容（如电子教案、教学素材等），并定期更新。

⑥ 本套教材注重系统性和整体性，力求突出专业特色，减少学科交叉，避免相应学科间出现内容重复甚至表述不一致的情况。

⑦ 各科教材根据院校实际教学学时数编写，精炼文字，压缩篇幅，利于学生对重要知识点的掌握。

⑧ 在不增加学生负担的前提下，提高印刷装帧质量，根据学科需要部分教材采用彩色印刷，以提高教材的质量和可读性。

本套教材的编写与出版，得到了广大医学高等院校和高职高专院校的大力支持，作者均来自全国各学科一线，具有丰富的临床、教学、科研和写作经验。希望本套教材的出版，能够推动我国高职高专护理专业教学改革与人才培养的进步。

附：全国医学高等专科教育"十三五"规划教材书目

书　名	主　编		
《人体解剖学与组织胚胎学》	刘　扬	乔跃兵	金昌洙
《医用化学》	江　勇	郭梦金	
《生物化学》	梁金环	徐坤山	王晓凌
《生理学》	景文莉	董泽飞	
《病理学与病理生理学》	吴义春	付玉环	
《病原生物学与免疫学》	栾希英	马春玲	
《药理学》	王　卉	王垣芳	张　庆
《护理学导论》	张连辉	徐志钦	
《基础护理学》	田芬霞	高　玲	
《健康评估》	孙国庆	刘士生	宋长平
《内科护理学》	余红梅	吕云玲	
《外科护理学》	李远珍	吕广梅	李佳敏
《妇产科护理学》	王巧英	冯　蓉	张　露
《儿科护理学》	董荣芹	陈　梅	
《急救与灾难护理学》	储媛媛	许　敏	
《眼耳鼻喉口腔科护理学》	唐丽玲		
《中医护理学》	温茂兴	康凤河	
《社区护理学》	闫冬菊	杨　明	马连娣
《老年护理学》	刘　珊	王秀清	
《精神科护理学》	雷　慧	孙亚丽	
《康复护理学》	姜贵云	李文忠	
《护理心理学》	汪启荣	乔　瑜	
《护理礼仪与人际沟通》	季　诚		
《预防医学》	王祥荣		
《护理管理学》	唐园媛		
《医学统计学》	郭秀花		
《就业指导》	袁金勇	周文一	

全国医学高等专科教育"十三五"规划教材
编审委员会

《儿科护理学》编写人员名单

主　编　董荣芹　陈　梅

副主编　张晓丽　王松梅　毕桂芝

编　者（以姓氏笔画为序）

王松梅（邢台医学高等专科学校）

卢　迪（天津医学高等专科学校）

毕桂芝（首都医科大学燕京医学院）

李光磊（武警 8640 部队医院）

张　培（邢台医学高等专科学校）

张玉红（江苏省南通卫生高等职业技术学校）

张晓丽（滨州医学院）

陈　梅（江苏省南通卫生高等职业技术学校）

董荣芹（河北中医学院）

前 言

  《儿科护理学》是以教育部"十三五"相关文件精神为指导,根据医学高等专科教育护理专业人才培养要求,为进一步推动专业教学改革,提升办学层次和教学质量,完善高等专科教育护理专业教育体系,在全国医学高等专科教育"十三五"规划教材编审委员会统一规划下编写的。

  本教材以提高学生素质为核心,培养学生能力为重点,就业为向导,适应学历证书和执业资格证书"双证"制度的要求,努力提高学生的实践能力、创新能力、就业能力和创业能力,坚持"三基"(基本理论、基本知识、基本技能)和"五性"(思想性、科学性、启发性、先进性、适用性)相结合。编者在采纳以往其他教材编写优点的基础上,对本教材的内容进行了精选、精编。编写上注意图文并茂,采用列表对比,便于学习与理解,同时依照护理理念与程序,融医护为一体,对常见疾病予以完整的论述,以护理程序为主线,实现整体护理理念。

  本教材包括绪论、生长发育、儿童保健、住院患儿的护理、儿童营养与喂养、营养障碍性疾病患儿的护理、新生儿与新生儿疾病患儿的护理、呼吸系统疾病患儿的护理、循环系统疾病患儿的护理、消化系统疾病患儿的护理、泌尿系统疾病患儿的护理、血液系统疾病患儿的护理、神经系统疾病患儿的护理、内分泌系统疾病患儿的护理、免疫性疾病患儿的护理、遗传性疾病患儿的护理、传染性疾病患儿的护理、常见急危重症患儿的护理18章。

  本教材的每章前有学习目标,章后有思考题,重点内容后有考点提示,使教材内容更加完整、合理和适用,有利于教学与学习。内容编排与全国执业护士资格考试相衔接,不但具有很强的实用性,而且更符合培养高等护理人才的标准与要求。

  本教材可供护理专业高等专科、高等职业教育学生使用,也可供护理专业各类成人高等教育学生及广大临床护理工作者使用和参考,还可作为国家护理执业资格考试参考用书。

  在教材编写过程中,得到了河北中医学院、首都医科大学燕京医学院、江苏省南通卫生高等职业技术学校、武警8640部队医院、天津医学高等专科学校、邢台医学高等专科学校、滨州医学院的大力支持,在此表示诚挚的谢意。

  由于护理实践的区域局限性及护理专业发展迅速,知识不断更新,加之时间仓促及编者经验所限,在内容编排上难免存在不妥和疏漏之处,敬请各位专家、同仁和广大读者提出宝贵意见,以便进一步修订和完善。

董荣芹　陈　梅

2017 年 5 月

目录

第一章

绪 论

○○○
○○
○○

【学习目标】
　　1.掌握儿科护理的特点、儿童年龄分期及各期护理特点。
　　2.熟悉儿科护士的角色与素质要求。
　　3.了解儿科护理学的研究范围与任务、儿科护理学的发展与展望。

　　儿科护理学（pediatric nursing）是研究儿童生长发育、卫生保健、疾病防治，运用现代护理理论和技术为儿童提供整体护理、促进儿童身心健康的临床护理科学。儿科护理学的研究对象是身心处于不断发展中的胎儿至青春期儿童。儿童由于生长发育尚未完善，因此在很多方面与成人有不同的特征。生长发育是儿童不同于成人的重要特点。儿童是人类发展的希望，是需要保护和关爱最脆弱的人群。儿科护理学是医学护理科学的重要组成部分之一，已成为为人类健康服务的独立性应用科学。

第一节　儿科护理学的研究范围与任务

（一）儿科护理学的研究范围

　　儿科护理学研究对象是自胎儿期至青春期的儿童，研究范围包括儿童生长发育、身心健康与保健、疾病防治与临床护理、疾病康复及儿童的护理学研究等。总之，一切涉及儿童的健康和卫生问题都属于儿科护理学研究范围。随着医学模式的转变，儿科护理也由"以疾病为中心"向"以人为中心"的整体护理模式转化，体现以儿童健康及家庭为中心的护理特点，并且与营养学、社会学、儿童心理学、教育学、自然科学等有密切联系。

（二）儿科护理学的任务

　　对儿童提供整体护理，包括疾病护理、生活护理、安全护理、保健护理、心理护理等，降低发病率及死亡率，促进儿童身心健康成长。

　　★ 考点提示：儿科护理学研究范围

第二节　儿科护理的特点

儿童身心处于不断生长发育过程中，无论在解剖、生理还是在心理特征等诸方面都与成人有很大的差别。在疾病的发生发展、临床表现、诊断方法、治疗原则、护理措施及预防保健方面也有其特点，年龄越小与成人的差别越大，对护理的需求更有其特殊性。因此，儿科护理工作中必须掌握儿童的这些特点，才能对护理对象的有关资料做出客观、正确的评估，采取更加适应其需求的护理措施方能取得理想的效果。

（一）儿童身体功能特点

1. 解剖特点

儿童身体处于不断生长发育变化之中，不同年龄阶段其身体各部分比例不同；内脏器官如脑、心、肝、肾等大小与功能随小儿年龄的增长而变化。如新生儿、婴儿头部所占身长比例相对较大；新生儿心脏、肝相对较大；小婴儿呼吸道相对狭窄，有炎症时分泌物容易阻塞气道；贲门括约肌发育较差，易出现溢乳；乳牙的萌出与换牙、囟门变化等。这些特点都在护理过程中应特别注意。

2. 生理特点

儿童年龄越小器官发育越不成熟，生理功能也越不完善。如年龄越小生长发育越快、代谢越旺盛，对能量及水需要相对较多，而胃肠消化功能较差，易发生消化紊乱；新生儿大脑发育不完善，睡眠时间相对较长；年龄越小，心率、呼吸频率越快；不同年龄儿童外周血象、体液成分与成人也有区别。

3. 免疫特点

儿童免疫功能未完善，皮肤、黏膜娇嫩，淋巴系统发育未成熟，免疫屏障功能差，体液免疫和细胞免疫均不健全，防御能力低下，易患感染性疾病。胎儿出生时通过胎盘可以从母体获得 IgG 抗体，生后 6 个月内对某些传染病（如麻疹、白喉）有一定免疫力。6 个月后，来自母体的 lgG 浓度下降，自身合成 IgG 能力不足。母体 IgM 不能通过胎盘，新生儿体内 IgM 含量很低，易患革兰阴性杆菌感染。婴幼儿时期 IgA 缺乏，呼吸道及消化道局部分泌型 IgA（sIgA）不足，呼吸道及消化道感染的机会较多。其他免疫成分如补体、调理素、趋化因子等也较低。一般到 6～7 岁时才达到成人水平。因此，做好儿童感染性疾病的预防和护理特别重要。

（二）儿科疾病特点

1. 病理特点

由于儿童器官发育不成熟，相同的病因可引起与成人不同的病理变化。如维生素 D 缺乏引起婴幼儿患佝偻病，而成人则表现为骨质疏松；肺炎链球菌引起的肺部感染，儿童多为支气管肺炎，而成人则多为大叶性肺炎。

2. 疾病特点

儿童患病种类与成人不同，不同年龄阶段也有较大差异。婴幼儿先天性、遗传性和急性感染性疾病较成人多见，且起病急、来势凶，常因缺乏局限能力而易并发败血症，伴有呼吸、循环衰竭、水电解质紊乱、中毒性脑病；病情易反复波动，变化多端，且许多疾病临床表现缺乏特异性，死亡率高。因此在临床护理工作中，必须掌握这些特点，密切观察病情变化，及时采取有效措施。儿童组织的修复再生能力强，若诊断正确，治疗护理及时，多数疾病可以完全恢复，后遗症少。

3. 健康评估特点

儿童语言表达能力较差，多数情况是由他人代述病史，给诊断带来了困难。因此，需要详细询问健康史，全面进行身体评估，严密观察病情和综合分析，才能及时作出准确的判断。

4. 预防特点

儿童许多疾病是可以预防的，做好儿科疾病的预防对降低其发病率和病死率、减少伤残率非常重要。随着我国疾病预防工作的加强以及儿童保健知识的不断普及，一些儿童常见病，如肺炎、腹泻、维生素 D 缺乏性佝偻病、蛋白质-能量营养不良、营养性缺铁性贫血及传染性疾病（如麻疹、白喉、伤寒）发病率及死亡率明显降低。出生后尽早进行新生儿疾病筛查，对某些先天性、代谢性与遗传性疾病及早发现，早期干预，可防止发展为严重伤残。控制儿童肥胖症，可减少成人高血压、动脉粥样硬化性心脏病的发生率。因此，加强宣传和普及科学育儿知识，提倡科学育儿、开展计划免疫是儿科护理学的重要组成部分。

（三）儿童心理特点

儿童大脑结构和功能发育尚未完全成熟，心理发展也不成熟，其理解能力、思维方式与成人有很大差异。婴儿一出生就接受各种刺激，使其感觉、知觉、记忆、注意、情绪等基本心理活动得到发展，逐步发展思维、想象、意志、情感及社会性行为等。在心理发展的过程中，始终受家庭、环境、教育等的影响，环境中的任何刺激包括愉快的和不愉快的，都会造成儿童不同的心理反应，进而影响以后的行为。所以，对待儿童要多给予良性刺激，避免恶性刺激，特别是在住院期间，环境的不良刺激较多，特别需要心理关怀和照顾，减少不良刺激的影响。患儿住院时，对心理压力的应对能力较差。儿科护士要掌握这些特点和规律，评估不同年龄阶段患儿的心理反应，采用适合其年龄特点的护理措施，如给予亲切的抚摸、表扬和鼓励，以消除紧张心理，增加安全感，尽可能减少对患儿心理的负面影响，促进患儿心理健康发展。

（四）儿科护理工作特点

儿童身体功能、疾病和心理特点决定了儿科护理工作具有其特殊性，因此，在护理工作中必须有针对性地采取相应的护理措施。

1. 护理评估特点

护理评估特点包括：①健康史采集较困难：婴幼儿表达能力差，大多由家长或其照顾者代述健康史，其可靠性与代述者跟患儿接触的时间、观察的经验及细致程度、表达能力等有关；学龄前期儿童时间概念尚未完全建立，陈述的健康史不一定可靠；有些年长儿因害怕打针、吃药、住院或逃避上学而隐瞒或夸大病情，使健康史的可靠性受到干扰；②体格检查不配合：患儿体检时多有哭闹、反抗行为，使护理体检结果受到干扰、不准确；③标本采集较困难：如婴幼儿留取尿液标本、粪便标本、血液标本等均较成人为难。

2. 护理工作特点

护理工作特点包括：①护理工作繁多：儿童生活自理能力较差，多数需要护理人员帮助，护理内容多；儿童缺乏安全意识，好奇、好动，容易发生各种意外事故，如烫伤、摔伤、中毒等。因此，儿科护理过程中要加强安全管理，防止意外事故发生；②由于儿童对治疗、护理操作不理解，在护理时多数不配合，增加了操作难度，儿童躯体解剖结构如周围静脉细小，静脉穿刺就比成人难度大；患儿多不配合吃药，喂服方法不当易引起呛咳、呕吐，甚至误吸或窒息；③儿童器官发育不成熟，对治疗护理的反应与成人有较大差别。这就要求儿科护士更有耐心，熟练地掌握操作技术。

3. 病情变化快

儿童不能及时准确地诉说自己的感受，病情变化快，又多数靠护理人员认真、细致的观察。因此，儿科护士不仅要有高度责任感和敬业精神，更要具有扎实的医学知识和丰富的护理实践经验，提高观察水平，增强对病情的识别能力。

4. 家庭护理的重要性

儿童独立生活能力差，尤其是婴幼儿对父母的依赖性强；患儿能否接受诊疗和护理，家长的知情、理解、同意非常重要。因此，儿科护理工作必须及时与家长进行有效的沟通、解释，得到患儿家长的支持与配合，才能使护理工作顺利进行，有利于患儿得到个体化整体护理。

★ 考点提示：儿科护理特点

第三节　儿童年龄分期及各年龄期护理特点

从受精卵到青春期，生长发育是连续的动态变化过程，不同年龄阶段儿童的身体功能、病理变化、临床表现、护理特点不同。为更好地评价儿童的生长发育、准确掌握儿童保健、疾病防治及护理工作重点，将儿童划分为 7 个阶段。

1. 胎儿期

从卵子与精子结合到出生称为胎儿期，约 40 周（280 天）。胎儿所需的营养及氧气通过胎盘从母体获得，所以孕母不利因素（如营养缺乏、疾病及用药等）均对胎儿的发育产生影响，可导致胎儿生长发育障碍，出现死胎、流产、早产或先天畸形。

此期护理重点：应加强孕妇保健，避免一切不利因素的影响。

知识拓展

妊娠 12 周内称为胚胎期，是各系统组织器官迅速分化关键时期，此期孕母受到感染、某些药物、有害射线等有可能致胎儿发育畸形或流产。13～27 周为妊娠中期，也是胎儿发育的主要阶段，器官发育进一步完善，此期孕母应补充蛋白质和含钙丰富的食物，并且每月到医院检测胎儿发育情况。28～40 周为妊娠晚期，此期特点是胎儿生长发育迅速，加强孕母营养，做好产前检查，加强胎儿检测。

2. 新生儿期

从出生脐带结扎到生后满 28 天，称新生儿期。此期胎儿脱离母体开始独立生活，身体内外环境发生了巨大变化。由于新生儿自身调节能力还不成熟，适应环境能力较差，故此期发病率最高，死亡率最高。新生儿常见疾病包括产伤、窒息、缺氧缺血性脑病、颅内出血、各种感染、新生儿寒冷损伤综合征、先天畸形等。

此期护理重点：注意保暖，指导母乳喂养，加强清洁，预防感染，密切观察。发现异常，尽早采取有效措施，提高新生儿生存率，降低发病率和死亡率。

> **知识拓展**
>
> 围生期：从胎龄满 28 周到出生后 7 天称围生期。7 天内为早期新生儿，此期小儿死亡率最高。加强孕期及新生儿护理，妇产科与儿科密切配合，做好高危新生儿的监护是这一时期的主要工作。

3. 婴儿期

从出生后到满 1 周岁为婴儿期。此期出生体重能增加 2 倍，是生长发育最迅速的时期，需要的营养物质较多，但胃肠道消化和吸收功能尚未完善，喂养不当可致消化功能紊乱。

此期护理重点：鼓励母乳喂养，指导合理添加辅食。6 个月以后从母体获得的抗体消失，易患传染病和感染性疾病。做好计划免疫工作，预防传染病和感染性疾病的发生。

★ **考点提示：婴儿期生长发育最快**

4. 幼儿期

1 周岁到满 3 周岁为幼儿期。此期体格生长速度较前减慢，但智力发育明显增快，语言、思维和运动能力增强。活动范围增大，无识别危险的能力，应注意防止发生意外事故。此期乳牙出齐，食物种类开始多样化，注意防止消化功能紊乱及营养不良。

此期护理重点：加强早期教育，培养良好的生活习惯，注意断乳后的营养。加强安全护理，防止发生意外。由于幼儿接触外界的机会增多，而自身抵抗力仍低，应继续做好预防接种。

5. 学龄前期

从 3 周岁到 6～7 周岁为学龄前期。此期体格发育速度稳步增长，智力发育更加完善。求知欲强，好奇、好问、模仿性强，易受环境的影响，此期具有高度可塑性。学龄前儿童免疫功能逐渐增强，感染性疾病减少，免疫性疾病（如风湿热、急性肾炎等）开始增多。由于安全保护意识差，活动范围进一步扩大，烧伤、溺水等意外事故发生率高。

此期护理重点：加强早期教育，养成良好生活、卫生习惯。培养良好的思想品质，提高生活自理能力，逐渐向其渗透文化科学知识。为入学做好准备，加强安全教育，防止发生意外。

6. 学龄期

从 6～7 周岁到 12～13 周岁为学龄期。此期体格稳步增长，除生殖系统外，其他器官系统均已逐步发育完善，智能发育趋于成熟，分析问题能力、理解能力、控制能力明显增强，是接受文化科学教育的重要时期。

此期护理重点：安排有规律的生活、学习及锻炼，进行系统教育。注意预防近视和龋齿，保持正确的坐、立、行、走姿势，使其德、智、体全面发展。

7. 青春期

女孩从 11~12 周岁到 17~18 周岁，男孩从 13~14 周岁到 18~20 周岁为青春期。此期体格生长又明显加快，体重、身高增长的幅度较大，为体格发育第二高峰。最主要特点是生殖系统迅速发育，第二性征逐渐明显，女孩月经初潮，男孩出现遗精。社会活动增多，会遇到不少新问题，易受周围环境的影响，由于青春期神经内分泌调节不够成熟，常导致心理、行为、精神不稳定，出现情绪的波动。

此期护理重点：应保证足够营养，以满足生长发育加速的需要；加强性知识教育，给予正确指导。增强家长与青春期少年的情感交流，关心其心理变化，避免青春期逆反心理。

★ 考点提示：青春期特点

第四节　儿科护士的角色与素质要求

（一）儿科护士的角色

随着护理事业的发展，新的医学模式的转变，护士的角色表现得更为重要，也更加突出。儿科护士的角色和素质要求具有独特性。

1. 护理计划者

运用专业知识和技能，全面评估儿童生理、心理、社会状况等方面资料，找出存在的健康问题，根据患儿健康问题，制订护理计划，采取有效的护理措施。

2. 护理工作执行者

儿童机体各系统器官功能发育尚未成熟，生活不能或不能完全自理。儿科护士应采取有效的护理措施，满足儿童身、心两方面的需要，减轻患儿因疾病或住院、治疗带来的不良刺激。护理中要态度和蔼，动作轻柔，一丝不苟，技术精湛，使小儿感到温暖与信任，获得情感、生理上的满足。

3. 健康教育者

护士扮演家长、教师的角色，对不同年龄、不同理解能力的患儿进行教育，帮助患儿适应医院环境、改变不良行为，培养生活自理的能力及良好的卫生习惯。做好对患儿的身心护理。对于年长患儿，儿科护士还可使他们获得一些医学、自然科学知识，使其积极配合治疗。

4. 健康协作者

护士需协调护士、医生之间及机构的相互关系，维持有效的沟通渠道，使诊断、治疗、保健、救助工作得以相互配合，护士还需与儿童家长有效沟通，让家庭成员共同参与护理过程，以保证护理措施的顺利进行，使其获得最适宜的整体护理。

5. 健康咨询者

护士通过倾听患儿及其家长在医院中的感受，了解其需要，提供有关治疗的信息，给予健康指导等；解答儿童及其家长疑惑，使他们积极有效应付压力，找到满足生理、心理、社会需要的最好方法。

6. 患儿及家庭代言人

护士是儿童及其家庭权益的维护者，有责任解释并维护其权益不受侵犯或损害。应了解患儿与家属的需求，帮助患儿获得健康保障。把影响儿童健康的问题提供给医院行政部门或卫生行政单位，作为拟定卫生政策和计划的参考。

7. 护理研究者

护士应积极扩展护理理论知识，探索护理新技术以提高儿科护理质量，促进专业发展。

（二）儿科护士的素质要求

1. 职业责任心

儿科护士应有强烈的责任感和全心全意为儿童服务的思想，具有较高的医德修养。爱护及尊重患儿，工作认真、负责，态度和蔼，温柔可亲。

2. 专业能力

儿科护士不但要有一定的医学基础知识、护理学科的理论和技能、操作准确，同时要有丰富的儿科专业知识，熟悉儿童身体功能、保健知识，掌握疾病特点，做到观察仔细、反应敏捷、考虑周到。

3. 人际沟通技巧

儿科护士必须掌握良好的与患儿及其家长沟通的技巧，及时与患儿及其家长沟通思想，真诚地表达、交流，取得患儿及家庭信任，全面了解患儿的生理、心理和社会情况。

4. 身体、心理素质

儿科护士除了要有健康的身体，能胜任工作需要，还要具有健康的心理、稳定的情绪、宽容豁达的胸怀。遇事要沉着冷静，性格要活泼开朗，工作要情绪饱满，要善于营造与小儿年龄和心理特点相适应的环境气氛。

5. 多学科知识

医学模式的转变，要求医护人员的知识更加宽广，除扎实的专业知识外，需掌握一定的人际沟通技巧、法律知识、教育学、心理学等，还要具有不断获得新知识、新信息的能力，紧跟不断发展的医学形式，更加得心应手。

★ 考点提示：儿科护士角色、素质要求

第五节　儿科护理学的发展与展望

（一）儿科护理的发展

在传统的中医学著作中，如《黄帝内经》、孙思邈的《千金要方》、钱乙的《小儿药证直诀》等，就有关于儿童疾病防治与护理方面的记载。进入19世纪，西方儿科学发展迅速，不断传入我国。20世纪初，我国儿科逐渐受到重视，至20世纪40年代儿科临床医疗和护理初具规模，50～60年代大部分省市开展了儿科护理，经历80～90年代的发展，儿科护理模式从传统的"以疾病为中心"逐渐转变为"以病人为中心"的责任制整体护理，护士以患儿为中心，以解决问题为目标，按系统的护理程序进行护理。进入21世纪，儿科护理有了质的飞跃，在新的医学模式指导下，护士的角色从院内疾病照护者向全程健康促进者、专科疾病管理者等多元化的方向发展。护士承担的不仅是对患儿的照顾，还要兼顾对患儿整个家庭的支持。让家庭参与对患儿的照顾，促使患儿获得生理与情感的最大满足，如设立母婴病房、早产儿延续护理、新生儿家庭访视、开展社区儿童护理服务等。

（二）儿科护理新技术应用

随着儿科临床护理新技术、新业务迅速发展，正确熟练掌握护理操作技术，是对儿科专业护士提出了更高要求。如早产儿微量持续喂养技术、小儿外周静脉留置针穿刺、桡动脉穿刺、新生儿黄疸换血护理技术、新生儿抚触、高频机械通气护理技术、小儿肠造瘘全程管理、儿童皮肤伤口护理技术等。儿科重症监护室（PICU）和新生儿重症监护室（NICU）的建立促使了重症护理管理架构的建立，不断完善急救流程和转送措施，形成重症、疑难危重患儿抢救程序，提高了抢救水平。

（三）儿科护理队伍的培养

随着社会对儿科护理专业的需求不断增加，儿科护理队伍结构也在不断地优化。国内护理学科发展大环境也影响着儿科护理队伍建设的方向。目前我国从事儿科护理人员的学历结构逐步发展为多学历层次并存，有中专教育、专科学历、本科学历、研究生学历。因此，儿科护理工作者的理论水平、操作能力以及科研能力也在不断得到提高。

（四）存在的问题

家庭社会需求与儿科护理仍然存在较大差距。儿童作为特殊的人群，其生理、心理各方面发育还未成熟，不同于成人，不是成人的缩影，小儿受疾病影响，对家长、家庭依赖更大，而家庭也因儿童住院感到压力与负担。住院患儿家长的压力主要是对患儿疾病担忧、疾病知识的缺乏及家庭护理照顾能力的不足等。目前多数医院人力配置不足，儿科护理工作繁重，护士常无暇兼顾家长及儿童的心理需要，忽略了家长的参与，造成与家庭沟通不畅，难以满足家长的心理需求，使医、护、患之间容易产生误解和矛盾。

（五）解决的思路

儿科护理模式由"以病人为中心"向"以家庭为中心"拓展。在儿科护士角色行为中，儿科护士不仅充当直接护理者角色，还充当患儿与家长的教育者、康复与预防指导者、合作与协调者等角色。儿童护理工作范畴也由医院护理延伸至社区护理、家庭护理。因此，对患儿护理问题及家长护理行为进行诊断、纠正患儿家长的错误理念和方法，指导家长参与关于患儿安全护理要点、监护、用药、营养、心理护理、卫生活动等，帮助家长掌握必要的照顾知识与技能，有效且持续地参与患儿的护理；让家长有能力在出院后持续性照顾儿童，对儿童的生长发育产生较好的健康促进作用。护理人员发挥角色作用，使护患双方相互理解，产生良好互动、和谐沟通、角色互补、价值认同，提升家长疾病照护和预防能力，满足父母及社会需求，提高社会满意度，同时也体现护士专业成就感与社会价值。

思考题

1. 我国规定的儿科年龄范围是多少？
2. 儿科护理学研究和服务的对象是什么？
3. 儿童不同于成人的特点表现在哪些方面？
4. 简述儿童各年龄阶段的划分及各期护理要点。

（董荣芹）

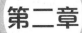

生长发育

○○
○○

【学习目标】

　　1.掌握儿童生长发育的规律、体格生长常用指标及其意义。

　　2.熟悉感知觉、运动功能和语言的发育、常用体格生长指标的测量方法。

　　3.了解小儿心理活动的发展以及小儿生长发育中的常见问题。

　　生长发育是指从受精卵到成人的成熟过程。生长是指儿童身体各器官、系统的长大，是量的变化；发育是指细胞、组织、器官的分化与功能成熟，是质的变化。两者紧密联系，不能截然分开。生长发育是儿童的特点。

　　★ 考点提示：生长发育的概念

第一节　生长发育的规律及影响因素

一、生长发育的规律

　　生长发育是指群体儿童在生长发育过程中所具有的一般现象。虽然儿童在发育过程中，可由于生活、环境、营养、体育锻炼、疾病或遗传等因素而出现各方面的个体差异，但一般规律还是存在的。

　　1. 生长发育的连续性和阶段性

　　在儿童的整个生长发育期，生长发育是连续不断的，但不同年龄的生长发育速度不同，有时快有时慢，呈现阶段性。一般，年龄越小体格生长越快。出生后最初6个月生长发育最快，尤其是前3个月，后半年生长发育速度逐渐减慢。生后第1年身高年增长25cm，是出生以后第一个生长发育高峰；第2年身高年增长10cm左右，第3年到青春前期，身高年增长5～7cm，青春期身高增长又突然加快，出现第二个生长发育高峰。

　　2. 生长发育的一般顺序

　　生长发育遵循由上到下、由近到远、由粗到细、由低级到高级、由简单到复杂的规律。四肢的增长速度快于躯干，逐渐变为头小躯干粗，四肢长。婴儿头占身高的1/4，到成年头占身高的1/8。

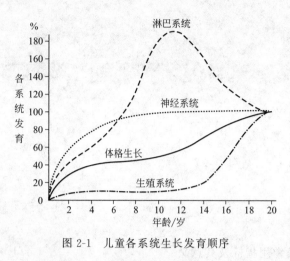

图 2-1 儿童各系统生长发育顺序

3. 各系统器官发育的不平衡性

不同年龄儿童机体各系统的生理功能不同，生长速度也不同步。神经系统生长发育较早，生殖系统生长发育至青春期才开始，淋巴系统在幼儿期生长发育迅速，于青春期前达高峰，后逐渐下降到成人水平（图 2-1）。

4. 生长发育的个体差异性

儿童生长发育虽然有规律，但在一定范围内受遗传、环境的影响，存在着个体差异，每个人生长的"轨迹"不完全相同。因此，虽然生长发育的各项指标有一定的范围，但数值不是绝对的，评价时必须考虑个体因素，才能作出正确的判断。

★ 考点提示：生长发育的概念、规律

二、影响生长发育的因素

1. 遗传因素

儿童生长发育的特征、潜力趋向、限度等都受父母遗传因素的影响。如皮肤、头发的颜色、面型特征、身材高矮、性成熟的迟早、对疾病的易感性等。遗传代谢缺陷病、染色体畸形、内分泌障碍等更是影响生长发育的重要因素。

2. 性别因素

男女生长发育特点不同，女性青春期开始比男性早两年，此时身高体重可超过男性。青春期以后男性最终身高、体重多数会超过女性。因此，评价儿童生长发育指标还要考虑性别差异。

3. 营养因素

充足合理的营养是儿童生长发育的物质基础，年龄越小受营养因素的影响越大。长期营养不良首先导致体重不增甚至下降，最终也会影响身高的增长，甚至导致器官功能低下，影响智力、心理和社会适应能力的发展。儿童长期摄入过多热量致肥胖症，也会对其生长发育造成严重影响。

4. 环境因素

儿童生活在良好的自然环境中（如阳光充足、空气新鲜、水源清洁、无噪声、居住条件舒适），配合良好的社会环境（如科学护理、良好教养、适当体育锻炼、完善的医疗保健服务），都是促进儿童生长发育达到最佳状态的重要因素。

5. 疾病和药物

各种疾病对儿童生长发育有明显影响。急性感染性疾病常使体重减轻，长期慢性疾病则影响体重和身高的增长，内分泌疾病常引起骨骼生长和神经系统发育迟缓，先天性疾病如先天性心脏病和 21-三体综合征（唐氏综合征）使小儿生长迟缓。许多药物也可影响儿童生长发育，如长期使用糖皮质激素影响骨骼发育，过量使用庆大霉素、链霉素可导致听力减退，甚至耳聋。

第二节　体格生长发育与评价

案例导入

案例回放：

　　父母带 12 月龄的男婴到儿科保健门诊做体格检查，小儿体重 10kg，身高 76cm，头围 46cm，前囟已闭合，有乳牙 6 个，刚会独走，会说"妈妈"。

思考问题：

　　1.该小儿体重、身高、乳牙数目在正常范围吗？

　　2.胸围应该是多少？

一、体格生长常用指标及测量方法

　　衡量儿童生长发育常用指标如下。

1.体重

　　体重是身体各系统、器官、体液的总重量，是反映儿童体格生长和营养状况的重要指标，也是临床计算儿童用药剂量、补液总量的重要依据。

　　新生儿出生体重与胎龄、性别、孕母营养状况有关系。正常新生儿出生时平均体重为 3kg。有调查显示，男性出生平均体重（3.3±0.4）kg，女性出生平均体重（3.2±0.4）kg。出生后第一周内由于摄入不足、排出粪便、蒸发水分，可出现暂时性体重下降（生理性体重下降），减少原体重的 3%～9%，常于 7～10 天内恢复到出生时体重，以后体重开始快速增长。生后及早喂哺可避免或减轻生理性体重下降的幅度。

　　儿童生后第一年是生长发育的第一个高峰，儿童年龄越小，体重增长越快。出生前半年（1～6 个月）平均每月增长 600～800g，后半年（7～12 个月）平均每月增长 300～400g。因此，4～5 个月儿童的体重为出生时体重的 2 倍（约 6kg），1 岁为出生时体重的 3 倍（约 9kg），2 岁时为出生时体重的 4 倍（约 12kg）。2 岁至青春期前体重每年约稳步增长 2kg。为便于日常应用，可按以下公式粗略计算小儿体重：

　　1～6 个月：体重（kg）=出生时体重（kg）+月龄×0.7（kg）

　　7～12 个月：体重（kg）=出生时体重（kg）+6×0.7（kg）+（月龄－6）×0.4（kg）

　　或

　　7～12 个月：体重（kg）=6+月龄×0.25（kg）

　　2～12 岁：体重（kg）=年龄（岁）×2+8（kg）

　　12 岁以后进入青春期，受内分泌影响，体重增长较快，是生长发育的第二次高峰，平均每年增长 4～5kg，男女差异较大，不能按上述公式推算。

　　正常同年龄、同性别儿童的体重存在个体差异，一般差异范围在 10% 左右。连续定期监测儿童体重，可以及时发现营养不良或营养过剩，以便及时查找原因。

体重测量注意事项：应在晨起空腹排尿后或进食后2h测量最佳，称体重时应脱去衣裤、鞋袜。小婴儿用载重10～15kg盘式杆秤测量，婴儿卧于秤盘中央，准确读数至10g；幼儿用载重20～30kg坐式杆秤测量，可以坐位测量，准确读数至50g；3～7岁小儿用载重50kg杠秤测量，站立于站板中央，两手自然下垂测量。7岁以上用载重100kg站式杠秤测量，准确读数不超过100g。秤前必须校正秤至零点。测量时儿童不可接触其他物体或摇晃，计算体重时应尽量准确地减去衣物的重量。

★ **考点提示：衡量体格生长发育的最常用指标、2～12岁体重计算方法**

2. 身长（高）

身长（高）是从头顶到足底的全身长度，是反映骨骼发育的重要指标。身长（高）的增长与体重的增长一样，年龄越小增长越快，婴儿期和青春期是两个增长高峰。新生儿出生时平均身长为50cm，6个月时65cm，第1年约增长25cm，1周岁时75cm；第2年约增长10cm，2周岁时85cm。2岁以后稳步增长，平均每年增长5～7cm。2～12岁身长（高）可以按下列公式计算：

$$身长（高）（cm）＝年龄×7＋75（cm）$$

12岁以后进入青春期，是生长发育的第二次高峰，不能按上式推算。

身长（高）包括头部、躯干（脊柱）和下肢的长度。这三部分的增长速度并不相同，婴儿期头部生长最快，躯干次之，青春期时下肢增长最快。它们的比例在各年龄期也有所不同。上部量（从头顶至耻骨联合上缘的距离）和下部量（从耻骨联合上缘至足底的距离），上部量与脊柱的增长有关，下部量与下肢长骨的发育有关。新生儿上部量与下部量比例为60%：40%，中点在脐上；随着下肢骨的增长，中点下移，2岁时中点在脐下；6岁时中点移至脐与耻骨联合上缘之间，12岁时中点在耻骨联合上缘，此时上部量、下部量相等（图2-2）。某些疾病如先天性甲状腺功能减退症（呆小病）等，可使身体的各部分比例失常。

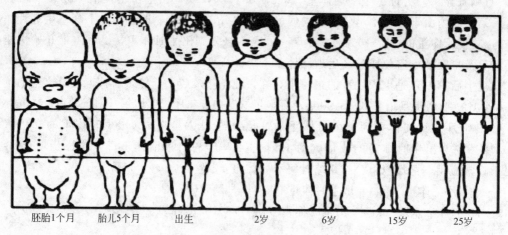

胚胎1个月　　胎儿5个月　　出生　　2岁　　6岁　　15岁　　25岁

图2-2　胎儿至成人身体各部分比例

★ **考点提示：身长（高）的计算方法**

身长（高）的增长速度与遗传、内分泌因素、营养状况有关。生长激素缺乏症、先天性甲状腺功能减退症、营养不良会影响身长（高）的增长。同年龄、同性别儿童也会有差别，一般有±10%～±15%差别。

身长（高）测量注意事项：3岁以下儿童用量板卧位测身长。脱帽、鞋、袜及外衣，仰卧于量板中线上，助手将其头扶正，使头顶接触头板，测量者一手按直小儿膝部，使两下肢伸直紧贴底板，一手移动足板使其贴于其足底，并与底板相互垂直，读刻度至 0.1cm。3 岁以上儿童可用身高计或固定于墙上的软尺测量身高。脱鞋、帽，直立，背靠身高计的立柱或墙壁，两眼正视前方，足跟靠拢，足尖分开约 60°，足跟、臀部和两肩都接触立柱或墙壁。测量者移动身高计头顶板与其头顶接触，板呈水平位时读立柱上数字（cm），记录至 0.1cm。

3. 坐高

坐高是由头顶至坐骨结节的长度。坐高代表头颅与脊柱的发育。新生儿出生时坐高为身高的 66%，以后随着年龄增长，下肢增长速度比躯干快，坐高占身高的百分数也会随年龄增长而下降，6～7 岁时小于 60%。此百分数显示了上部量、下部量比例的改变，比坐高绝对值更有意义。

坐高测量：3 岁以下儿童可以取卧位测量顶臀长，即坐高。儿童平卧于量板上，测量者一手提其小腿，使儿童膝关节屈曲，大腿与底板垂直而坐骨紧贴底板，一手移动足板紧压臀部，读刻度至 0.1cm。3 岁以上儿童用坐高计测量，让其坐于坐高计上，身体先前倾，使骶部紧靠量板，再挺身坐直，大腿靠拢，紧贴凳面，与躯干成直角，膝关节屈曲成直角，两脚平放，移下头板与头顶接触，记录读数至 0.1cm。

4. 头围

头围是经眉弓上方、枕后结节绕头一周的长度。头围反映脑和颅骨的发育。胎儿时期脑发育最快，故新生儿出生时头围相对较大，平均为 34cm，3 个月 40cm，6 个月 42cm，1 岁 46cm。1 岁以后头围增长明显减慢，2 岁 48cm，5 岁 50cm，15 岁 54～58cm，接近成人。头围测量在两岁前最有价值。头围过小见于脑发育不良及小头畸形，头围过大见于脑积水、佝偻病等。

头围测量：儿童取坐位或卧位，测量者将软尺零点固定于其头部一侧眉弓上缘，将软尺紧贴头皮绕枕骨结节及另一侧眉弓上缘回至零点，记录读数至 0.1cm。

★ 考点提示：头围大小

5. 胸围

沿乳头下缘水平绕一周的长度为胸围。胸围反映胸廓、胸背肌肉、皮下脂肪及肺的发育程度。新生儿出生时胸围比头围小 1～2cm，平均为 32cm，1 岁时胸围和头围大致相等，约 46cm，1 岁以后胸围逐渐大于头围，1 岁至青春期前胸围与头围的差值（cm）约等于其岁数减 1。

胸围测量：小儿取卧位或立位，两手自然平放或下垂，测量者将软尺零点固定于一侧乳头（乳腺已发育的女孩，固定于胸骨中线第 4 肋间），将软尺紧贴皮肤，经背部两侧肩胛骨下缘回至零点，取平静呼气、吸气时的平均数，记录读数至 0.1cm。

6. 腹围

平脐（小婴儿以剑突与脐之间的中点）水平绕腹一周的长度为腹围。2 岁前腹围与胸围大约相等，2 岁后腹围较胸围小。患腹部疾病如有腹水及消化道先天畸形（如先天性巨结肠）等时需测量腹围。

腹围测量：小婴儿取卧位，软尺零点固定于剑突与脐连线中点，经同一水平线绕腹一周，回至零点。儿童则为平脐绕腹一周，读数记录至 0.1cm。

7. 上臂围

沿肩峰与尺骨鹰嘴连线中点绕上臂一周的长度为上臂围。上臂围代表上臂骨骼、肌肉、皮下脂肪和皮肤的发育水平。常用于评估儿童营养状况。生后第 1 年内上臂围增长迅速，1～5 岁增长缓慢。可测量上臂围以普查 5 岁内儿童的营养状况。评估标准为：上臂围＞13.5cm 为营养良好；12.5～13.5cm 为营养中等；＜12.5cm 为营养不良。

8. 骨骼发育

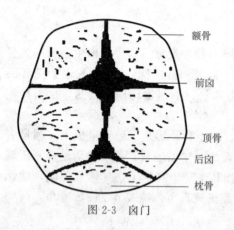

图 2-3 囟门

（1）囟门　新生儿出生时头顶部有两个骨性间隙，额骨与顶骨之间的菱形间隙称前囟门，顶骨与枕骨之间的三角形间隙称后囟门（图 2-3）。

前囟出生时间隙 1.5～2cm，出生后的前 6 个月随大脑、颅骨的发育而增大，6 个月后则逐渐缩小，一般在 12～18 个月闭合。后囟出生时很小或已闭合，最迟于生后 6～8 周闭合。囟门闭合情况反映颅骨骨化过程。

前囟的测量方法为对边中点连线。前囟早闭或过小见于小头畸形；前囟晚闭或过大见于佝偻病、先天性甲状腺功能减退症或脑积水患儿；前囟饱满提示颅内压增高，而前囟凹陷见于脱水或极度消瘦者。

★ 考点提示：前囟闭合的时间

（2）牙齿　人的一生有两副牙，乳牙 20 颗，恒牙 28～32 颗。婴儿自出生后 4～10 个月开始萌出乳牙，多数在 6～8 个月开始萌出乳牙，12 个月尚未出牙者视为出牙延迟。乳牙萌出速度平均为每月 1 颗，2～2.5 岁乳牙出齐。2 岁以内乳牙数目计算约为月龄减 4～6。出牙顺序一般为从下到上、自前向后，左右、上下对称生长（图 2-4）。

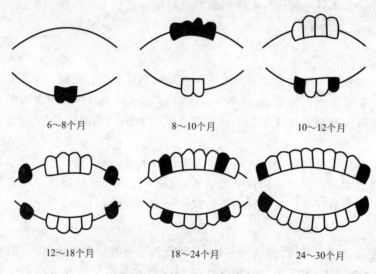

6～8个月　　8～10个月　　10～12个月

12～18个月　　18～24个月　　24～30个月

图 2-4 儿童乳牙萌出顺序

6 岁左右第一颗恒牙（第 1 恒磨牙，在第 2 乳磨牙之后，又称 6 龄齿）萌出，6～12 岁乳牙按萌出顺序逐个被同位恒牙替换，12 岁时第 2 恒磨牙萌出，17～18 岁以后第 3 恒磨牙

（智齿）萌出，但也有人终生未出此牙。恒牙一般20～30岁出齐。

乳牙萌出时个别儿童可出现低热、流涎、睡眠不安、烦躁等现象。营养不良、佝偻病、先天性甲状腺功能减退症、21-三体综合征等患儿出牙延迟，牙釉质变差。医护人员要定期进行儿童口腔保健，开展口腔卫生的健康教育。

★ 考点提示：2岁内乳牙数目的计算公式

（3）脊柱　脊柱的增长反映脊椎骨的发育。生后1岁以内增长最快。出生时脊柱无弯曲，仅呈轻微后凸；3个月左右随抬头动作的出现使颈椎前凸；6个月后能坐时出现胸椎后凸；1岁左右开始行走，出现腰椎前凸，为脊柱的第3个弯曲。3个弯曲的形成有利于身体平衡。至6～7岁这些弯曲为韧带所固定。注意儿童坐、立、走姿势，对保证其脊柱正常形态很重要。

（4）骨化中心　骨化中心反映长骨的成熟程度。用X线检查测定不同年龄儿童长骨干骺端骨化中心的出现时间、形态的变化、数目多少及干骺端融合时间，可判断骨骼发育情况，测定骨龄。一般摄左手X线片，了解腕骨、掌骨、指骨的发育。

新生儿出生时腕部无骨化中心，出生后腕部骨化中心的出现顺序为：头状骨、钩骨（3个月）；下桡骨骺（约1岁）；三角骨（2～2.5岁）；月骨（3岁左右）；大、小多角骨（3.5～5岁）；舟骨（5～6岁）；下尺骨骺（6～7岁）；豆状骨（9～10岁）。10岁出全共10个。1～9岁腕部骨化中心数约等于年龄加1。

骨龄测定有助于诊断某些疾病，如中枢性性早熟的儿童骨龄超前，生长激素缺乏症、甲状腺功能减退症患儿骨龄落后。

9. 生殖系统的发育

胚胎第10～12周生殖系统已经形成雏形，出生到学龄期生殖系统生长发育基本处于静止状态，到青春期开始通过下丘脑-垂体促性腺激素-性腺轴（HPGA）调节，性器官迅速发育，女孩的青春期为10～18岁，男孩一般12～20岁。女性的卵巢和男性的睾丸重量都增加，并能够产生生殖细胞和分泌性激素，性激素能促进第二性征的出现。女性乳房发育，出现阴毛、腋毛。性功能标志：月经来潮、排卵，体型改变、骨盆加宽。男性生殖器官睾丸、附睾、阴茎发育，第二性征：阴毛、腋毛、胡须、变声和喉结。性功能标志：遗精、产生精子。生殖器官开始迅速发育直到成熟。

二、体格生长的评估

儿童处于生长发育的阶段，体格生长评估是早期发现儿童生长发育过程中异常情况的重要环节，以便及早查找病因、采取有效干预措施，保证儿童健康成长。

体格生长评估方法有以下几种。

1. 均值离差法

适用于正态分布的资料。以均值（$\overline{X}$）为基值，以标准差（S）为离散值，$\overline{X}\pm1S$ 之内的数据为正常生长范围，$\overline{X}+(1\sim2S)$ 之内的数据为生长良好，$\overline{X}-(1\sim2S)$ 之内的数据为生长差，若超过 $\overline{X}\pm2S$ 者为异常，应注意病理现象。

2. 中位数百分位法

这是近年来常用的体格生长评价方法，适用于正态分布，也适用于偏态分布。常用百分位数等级有 P_3、P_{10}、P_{25}、P_{50}、P_{75}、P_{90}、P_{97}，其中 P_{50} 相当于离差法中的均值，

P_3 相当于离差法中的均值减 2 个标准差，P_{97} 相当于离差法中的均值加 2 个标准差。$P_3 \sim P_{97}$ 包括了全部样本的 95%，属正常范围。百分位法数值分布较均值离差法精细，更能准确分级评价。

3. 生长发育曲线

儿童生长监测图，是根据同性别、各年龄组儿童体重的数值（均值离差法或百分位法）标在坐标纸上而绘制的图，以年龄为横坐标，以各等级的生长发育数值（体重、身长等）为纵坐标制成曲线图。优点是它能直观地观察儿童生长发育水平、速度和趋势，可早期发现生长迟缓。

第三节　神经心理发育及评估

（一）神经系统的发育

1. 脑

小儿神经系统发育最早，尤其是脑的发育最为迅速。出生时脑重约 370g，占其体重的 1/9～1/8；6 个月时脑重 600～700g，2 岁时达 900～1000g，7～8 岁时接近成人脑重（约 1500g）。出生时大脑已有主要的沟回，但大脑皮质较薄，沟回较浅，细胞分化较差，但中脑、脑桥、延髓、脊髓已发育较好，能够保证生命中枢的功能。出生时神经细胞数目已与成人相同，但树突与轴突少而短。出生后脑重量的增加主要由于神经细胞体积增大和树突的增多、增长，以及神经髓鞘的形成和发育。3 岁时神经细胞分化已基本完成，8 岁时接近成人。神经纤维髓鞘化到 4 岁时才完成。故在婴儿时期各种刺激引起的神经冲动传导慢，而且易于泛化，不易形成明显的兴奋灶，易使其疲劳而进入睡眠状态。生长发育时期的脑组织耗氧较大，小儿脑耗氧在基础代谢状态下占总耗氧量的 50%，而成人为 20%。

2. 脊髓

脊髓的发育在出生时相对较成熟，其发育与运动功能进展平行。小儿脊髓相对比成人长，脊髓下端在胎儿时位于第 2 腰椎下缘，4 岁时上移至第 1 腰椎，故对婴幼儿做腰椎穿刺的部位应偏低，避免损伤脊髓。

3. 神经反射

小儿出生时即具有觅食、吸吮、拥抱、握持、踏步等一些先天性反射。这些反射会随年龄（4～6 个月）增长而消失，否则将影响动作发育。若不能引出这些先天反射或持续不退，表明神经系统异常。3～4 个月前小婴儿肌张力较高，凯尔尼格征（Kernig sign）可为阳性，2 岁以下小儿巴宾斯基征（Babinski sign）双侧阳性亦可为生理现象。

（二）感知觉的发育

感知觉是通过各种感觉器官从环境中选择性地获取信息的能力，是一种心理过程。感知觉的发育对小儿运动、语言、社会适应能力的发育起着重要的促进作用。

1. 视觉

新生儿已有视觉感应功能，由于对晶状体的调节功能和眼外肌反馈系统发育未完善，故视觉不敏锐，在 15～20cm 范围内视觉最清晰，在安静和清醒状态下可短暂注视物体；2 个月起可头眼协调注视物体，头能随移动的物体在水平方向转动 90°；3～4 个月时喜欢看自己的手，头眼协调较好，头可随物体水平移动 180°；4～5 个月开始能认识母亲，见到奶瓶表示喜悦；6～7 个月目光可随上下移动的物体垂直方向转动；8～9 个月可以注视远距离的物体，能看到小物体；18 个月能区别各种形状，喜欢看图画；2 岁时可区别垂直线与横线；5 岁时区别颜色；6 岁视觉发育成熟，视力达 1.0。

2. 听觉

新生儿出生时因鼓室无空气及有羊水潴留，故听力差；生后 3～7 天听觉已相当好，声音可引起呼吸节律的改变；3～4 个月时头可转向声源（定向反应），听到悦耳声时会微笑；6 个月可区别父母的声音，唤其名有反应；7～9 个月时能确定声源，初步区别语言的意义；13～16 个月时可听懂自己的名字；4 岁时听觉发育已经完善。听觉发育与儿童的语言发育直接相关，听力障碍如果不能在语言发育的关键期内（6 个月内）或之前得到确诊和干预，则可因聋致哑。

3. 味觉和嗅觉

（1）味觉　新生儿出生时味觉已发育完善，对不同的味道如酸、甜、苦等可产生不同的反应；4～5 个月对食物轻微的味道改变已很敏感，是味觉发育的关键期，此期应适时添加各种辅食，使之适应不同味道的食物。

（2）嗅觉　新生儿出生时嗅觉中枢与神经末梢已发育成熟；3～4 个月时能区别好闻与难闻的气味；7～8 个月开始对芳香气味有反应。

4. 皮肤感觉

皮肤感觉可分为触觉、痛觉、温度觉和深感觉。触觉是引起小儿某些反射的基础，新生儿的触觉已很敏感，尤其以嘴唇、手掌、脚掌、眼睑等部位最敏感，触之即出现张口、缩回手足、眨眼等反应。新生儿出生时痛觉已存在，但较迟钝，疼痛出现时易泛化，2 个月后逐渐改善。温度觉很灵敏，尤其对冷的反应，如出生时离开母体环境、温度骤降就啼哭；2～3 岁小儿能通过接触区分物体的软硬和冷热等；5 岁能区分体积相同而重量不同的物体。

5. 知觉

知觉是人对事物各种属性的综合反映，与上述各感觉能力的发育密切相关。婴儿 5～6 个月时随动作能力的发展及手眼的协调动作，通过看、咬、摸、闻、敲击等活动逐步了解物体各方面的属性。随着语言的发展，小儿的知觉开始在语言的调节下进行。1 岁末开始有空间和时间知觉；3 岁能辨上、下；4 岁能辨前、后；5 岁能辨自身的左、右。4～5 岁开始有时间概念，如早晚、昨天、今天和明天、后天等。

（三）运动功能的发育

运动功能的发育包括大运动和细运动两大类，大运动包括颈肌和腰肌的平衡性活动，细运动指手的精细捏弄动作。

1. 大运动的发育

小儿大运动的发育可归纳为"二抬四翻六会坐，七滚八爬周会走"（图 2-5）。

（1）抬头　新生儿俯卧位时能抬头 1～2s，2 个月竖抱时能抬头，3 个月时抬头较稳，4 个月时抬头很稳并能自由转动。

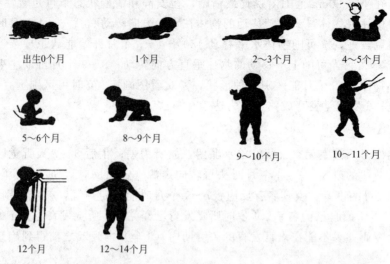

出生0个月　　　1个月　　　2~3个月　　　4~5个月

5~6个月　　　8~9个月　　　9~10个月　　　10~11个月

12个月　　　12~14个月

图 2-5　儿童运动发育示意图

(2) 翻身　婴儿 5 个月时能从仰卧位翻至俯卧位，6 个月时能从俯卧位翻至仰卧位。

(3) 坐　婴儿 3 个月扶坐时背脊呈弧形，6 个月时能双手向前撑住独坐，8 个月时能坐稳并能转身。

(4) 爬　婴儿 7~8 个月时能用手支撑胸腹，使上身离开床面或桌面，有时能在原地转动身体；8~9 个月时可用上肢向前爬，但上肢、下肢的协调性不够好；12 个月左右爬时可手、膝并用；18 个月时可爬上台阶。

(5) 站、走、跳　婴儿 5~6 个月扶立时双下肢可负重，并上、下跳动；10 个月能扶走；11 个月能独站片刻；15 个月能独自走稳；18 个月时已能跑及倒退走；2 岁能并足跳；2 岁半时能独足跳；3 岁时双足交替走下楼梯；5 岁能跳绳。

2. 细运动的发育

新生儿时两手紧握拳，3~4 个月时握持反射消失，开始有意识地用双手取物；6~7 个月时能独自摇摆玩具或玩弄小物体，出现换手及捏、敲等探索性动作；9~10 个月时可用拇指、示指取物，喜欢撕纸；12~15 个月时学会用勺、乱涂画；18 个月时能叠 2~3 块方积木；2 岁能叠 6~7 块方积木，会翻书，能握杯喝水；3 岁时会脱衣服，在成人的帮助下会穿衣服，能画圆圈及直线；4 岁时基本上能自己脱、穿简单衣服；5 岁时能学习写字。

(四) 语言的发育

语言是在大脑发育与成熟的过程中，在充分的语言环境刺激下所获得的一种能力。语言是表达思维、观念等的心理过程，与智能有直接的联系。正常小儿天生具有发展语言的潜能，但是环境必须提供适当的条件。例如，多与周围人群进行语言交往，其语言才能得以发展。语言对小儿社会行为的发展具有重要意义。其发展经过发音、理解和表达三个阶段。

1. 发音阶段

新生儿只会哭叫，不同的声调、声音的高低代表不同的含义；婴儿 1~2 个月开始发喉音，2 个月发"啊""伊""呜"等元音，6 个月时出现辅音。7~8 个月能发"爸爸""妈妈"等语音；8~9 个月喜欢学模仿成人口形发音。

2. 理解语言阶段

理解语言在发音阶段已开始。婴儿通过视觉、触觉、体位觉等与听觉的联系，逐步理解一些日常用品，如"奶瓶""电灯""手机"等名称。9个月的婴儿已能听懂简单的词义，如"再见""欢迎""谢谢"等。

3. 表达语言阶段

在理解的基础上，小儿逐渐学会表达语言。10~12个月时已能有意识地叫"爸爸""妈妈"；1岁开始会说单词；2岁时能说出自己身体各部分，如手、脚等，能讲2~3个词的词组；3~4岁能说短小的歌谣，会唱歌。以后随着年龄的增长，语言不断发育，逐渐完善。儿童运动、语言、反应和行为能力发育过程见表2-1。

表 2-1　儿童运动、语言、反应和行为能力发育过程

年龄	运动能力	语言能力	反应和行为能力
新生儿	无规律、不协调动作,握拳	哭叫	铃声引起全身反应
2个月	直立位或俯卧位时抬头	发出喉音	微笑,眼随物体转动
3个月	仰卧位变为侧卧位,用手摸东西	咿呀发音	头可随物或声音转动180°,找声源,把手指放入口中吸吮
4个月	扶坐,俯卧位时可用两手支撑抬起胸部,手能握持玩具	笑出声	抓面前物体,玩自己的手,见奶瓶表示喜悦,有意识的哭、笑
5个月	扶站,两手各握玩具	发出单音	分辨熟人声音,伸手取物,望镜中人笑
6个月	独坐,用手摇玩具	发出单音	识别熟人和陌生人,搬自己的脚玩
7个月	翻身,独坐很久,将玩具从一手换到另一手	无意识发出"爸爸""妈妈"等音	听懂自己的名字,自己握住饼干吃
8个月	爬,会扶着栏杆站起来、自己坐下来和躺下去,会拍手	重复大人发出的简单的音节	注意观察大人的行动,开始认识物体,两手会传递玩具
9个月	抚掌站,会从抽屉中取玩具	懂几个较复杂的词句,如"再见"	见熟人高兴,伸出手来要人抱
10~11个月	独站片刻,推车能走几步	开始用单词,一个单词表示很多意义	会招手"再见",模仿成人动作,抱奶瓶自饮
12个月	可独走,弯腰拾东西,把花生放入瓶中	指出自己的手、眼、叫出物品简单的名称	对人或事物表示喜憎,穿衣合作,用杯喝水,握笔划线
15个月	走路稳,蹲着玩,搭几块积木	说出自己的名字和几个词	表示同意或不同意
18个月	爬台阶,拉着玩具车走,倒退几步	认识和指出身体各部分	会表示大小便,懂命令,会自己进食,会画线或圆形,喜看图
2岁	双脚跳,手的动作更准确,会用勺吃饭	会说2~3个字的句子	表达喜、怒、恐等,完成简单动作,白天可控制大小便
3岁	跑、会骑三轮车,会洗手、洗脸,穿脱衣服	背诵短歌谣,数几个数	认识图画上的东西,识别男女,自称"我",有同情心、自尊心
4岁	会穿鞋,扣衣扣	唱歌,数10个数	画人像,记忆力增强,好发问,对新鲜事物感兴趣
5岁	单腿跳,快跑,会系鞋带	开始识字,数几十个数	知道物品用途及性能,分辨颜色
6~7岁	会简单的劳动,如扫地、擦桌子、剪纸、泥塑	开始写字,能讲故事	可作简单加减,喜独立自主,喜欢拆分、安装玩具

评估儿童语言发展状况，确定可能存在的发育异常或迟缓。注重为儿童提供适于语言发展的环境，鼓励家长耐心地与其进行交流，提供多听、多说的机会。要注意1～2岁时暂时可有乱语的情况，3～4岁时发音不准，着急易形成口吃。

（五）心理活动的发展

新生儿出生时不具有心理现象，条件反射形成标志着心理活动发育的开始，心理活动随年龄增长而发展。了解儿童的心理特征，对促进其心理活动的健康发展有十分重要的作用。

1. 注意的发展

注意是对一定对象的有意识的指向性认知过程，可分为无意注意和有意注意。没有预定目标、不由自主的注意，称无意注意；有预定目标、通过主观意愿来支配的注意，叫有意注意。儿童年龄越小，无意注意越占优势。婴儿期以无意注意为主。2个月时，当发亮或色彩鲜艳的物体出现在视野内时会睁眼注视，并发出喜悦的声音；3个月时能短暂地集中注意人的脸和声音。强烈的刺激、较大的声音或常用物品（奶瓶）都能成为儿童无意注意的对象。随着年龄的增长，逐渐出现了有意注意；5～6个月时能较好地控制自己的注意力，但这些注意一般不持久（约15min），稳定性差、易分散；7～10岁约20min；11～12岁后注意力的集中性和稳定性提高，约30min。儿童集中注意力的能力越强，智力发育水平越高。护理中要加强注意的目的性，去除外界的干扰，引起儿童兴趣。

2. 记忆的发展

记忆是将所学得的信息贮存和"读出"的神经活动过程，可分为识记、保持和回忆。回忆又分为再认和重现两种，再认是以前感知的事物在眼前重现时能被认识，重现是以前感知的事物虽不在眼前重现，但可在脑中重现。1岁内婴儿只有再认而无重现，1岁以后才有重现。幼年儿童只按事物的表面特性记忆信息，以机械记忆为主，记忆的时间短、内容少，易记忆带有欢乐、愤怒、恐惧的事情。随着年龄的增加和理解、语言思维能力的加强，逻辑记忆逐渐发展，记忆的内容拓宽，复杂性增加。

3. 思维的发展

思维是人通过理解、记忆和综合分析能力来认识事物本质和掌握其发展规律一种精神活动，是心理活动的高级形式，是智力发展的核心。1岁以后的儿童开始产生思维，在3岁以前只有最初级的形象思维，即凭借具体形象引起的联想来进行思维，而不能考虑事物之间的逻辑关系和进行推理。3岁以后开始有初步抽象思维；6～11岁以后儿童逐渐学会综合分析、分类比较等抽象思维方法，具有进一步独立思考的能力。

4. 想象的发展

想象是在客观事物的影响下，在大脑中创造出来以往未遇到过的或将来可能实现的事物形象的思维活动。新生儿无想象能力；1～2岁儿童仅有想象的萌芽，局限于模仿成人的某些个别动作，如模仿妈妈给布娃娃喂饭；3岁以后想象内容增多，但仍为片段的、零星的；学龄前期儿童仍以无意想象为主，有意想象和创造性想象到学龄期才迅速发展。

5. 情绪、情感的发展

情绪、情感的发展既是以人的需要为媒介的心理活动，又是人对客观事物的一种态度反映。新生儿就有各种情感、情绪表现：吃饱后就安静，饥饿、寒冷、不舒适时就哭闹。2～3个月时，吃饱、睡好后会微笑；有人逗他时，会全身活跃或笑出声；5～6个月时，对新鲜玩具有欣快和跃跃欲试感；6～7个月时能辨亲人，产生与（父）母亲的依恋及分离性焦虑，对陌生人的怯生情绪；9～12个月时，依恋达到高峰。2岁以后的儿童情绪日渐复杂，如快乐、高兴、害怕、厌恶、嫉妒等。情绪表现多是短促的、爆发性的，而且容易从一种情绪迅速转变到另一种。随着年龄的增长，情绪逐步变得比较稳定，能有意识地控制自己的情绪，情感日益分化，产生信任感、安全感、荣誉感、道德感、责任感等。

6. 性格的发展

性格是个性的核心，是人在对客观事物表明态度时采用的行动方式。性格的形成有遗传影响，但主要受生活环境和教育的影响。婴儿期由于一切生理需要均依赖成人，逐渐建立对亲人的依赖和信任。幼儿时期已能独立行走，说出自己的需要，故有一定自主感，但又未脱离对亲人的依赖，常出现违拗言行与依赖行为相交替的现象。学龄前期儿童生活基本能自理，主动性增强，但主动行为失败时易出现失望和内疚。学龄期开始正规学习生活，重视自己勤奋学习的成就，如不能发现自己学习潜力将产生自卑。青春期体格生长和性发育开始成熟，社交增多，心理适应能力增强但容易波动，在感情问题、伙伴问题、职业选择、道德评价和人生观等问题上处理不当时易发生性格变化。性格一旦形成，即相对稳定。

7. 意志的发展

意志是通过自觉克服困难来完成某种期望目标的心理过程。意志有两类。一类是积极的意志品质，包括自觉、果断、坚持、自制等；另一类是消极的，包括任性、依赖、顽固和冲动等。新生儿没有意志；婴幼儿期开始有意志发展的萌芽，如为了表现坚强，暂时不放声大哭。随着年龄的增长，语言、思维的发展，社会交往的增多，在成人教育的影响下，小儿逐步形成了积极意志和消极意志。成人可通过日常生活、游戏和学习等来培养小儿积极的意志，增强其自制力、独立性和责任感。

（六）神经心理发育的评价

儿童神经心理发育的水平表现在儿童在感知、运动、语言和心理等过程中的各种能力，对这些能力的评价称为心理测试。目前国内外采用的心理测试方法主要包括筛查性测验和诊断性测验。心理测试仅能判断儿童神经心理发育的水平，没有诊断疾病的意义。心理测试需由经专门训练的专业人员根据实际需要选用，不可滥用。

1. 筛查性测验

（1）丹佛发育筛查法（DDST）　DDST是测量儿童心理发育最常用的方法，主要用于6岁以下儿童的发育筛查，实际应用时对4.5岁以下的儿童较为适用。测试内容分为大运动、细运动、语言、个人适应性行为四个能区。

（2）绘人测试　适用于5～9.5岁儿童。要求被测儿童根据自己的想象绘一全身正面人像，然后根据身体部位及各部比例和表达方式进行计分，方法简单，10～15min可完成，不需语言交往，可用于不同语言的地区。

（3）图片词汇测试（PPVT）　适用于4～9岁儿童的一般智能筛查。PPVT的工具是120张图片，每张有黑白线条画四幅，测试者说一个词汇，要求儿童指出其中相应的一幅画。测试方法简单，尤适用于语言或运动障碍者。

2. 诊断性测验

（1）Gesell发育量表　适用于28天至3岁婴幼儿，从大运动、细动作、个人-社会、语言和适应性行为五个方面测试，结果以发育商（DQ）表示。每次检查约需 60min。

（2）Bayley 婴儿发育量表　适用于 2～30 个月婴幼儿，包括精神发育量表、运动量表和婴儿行为记录，顺利完成测试需 45～60min。

（3）Standford-Binet 智能量表　适用于 2～18 岁儿童。测试内容包括幼儿的具体智能（感知、认知、记忆）和年长儿的抽象智能（思维、逻辑、数量、词汇），用于评价儿童学习能力以及对智能发育迟缓者进行诊断及程度分类，结果以智商（IQ）表示。

（4）Wechsler 学前及初小儿童智能量表（WPPSI）　适用于 4～6.5 岁儿童。通过编制一整套不同测试题，分别衡量不同性质的能力，将得分综合后可获得儿童多方面能力的信息，较客观地反映学前儿童的智能水平。

（5）Wechsler 儿童智能量表修订版（WISC-R）　适用于 6～16 岁儿童，内容与评分方法同 WPPSI。

★ 考点提示：体格生长发育的常用指标，体重、身长、头围、乳牙、囟门、运动发育、语言发育

第四节　生长发育常见问题

儿童在发育过程中行为问题较为常见，对儿童身心健康的影响很大。儿童行为问题表现在儿童日常生活中，容易被家长忽略，或被过分严重估计。因此，我们要正确认识这些异常的行为。

1. 屏气发作

屏气发作表现为呼吸运动暂停的一种异常性格行为，多发于 6～18 个月婴幼儿，5 岁前会逐渐自然消失。呼吸暂停发作常在情绪急剧变化时，如发怒、恐惧、剧痛、剧烈叫喊时出现，常有换气过度，使呼吸中枢受抑制，哭喊时屏气，脑血管扩张，脑缺氧时可有昏厥、丧失意志、口唇发绀、躯干、四肢挺直，甚至四肢抽动，持续 0.5～1min 后呼吸恢复，症状缓解，口唇泛红，全身肌肉松弛，一日可发作数次。这种婴儿性格多暴躁、任性、好发脾气。对此类儿童应加强家庭教养，遇到矛盾冲突时应耐心说理解释，避免粗暴打骂，尽量不让小儿有发脾气、哭闹的机会。有时需与癫痫鉴别。

2. 吮拇指癖、咬指甲癖

3～4 个月后的婴儿生理上有吮吸要求，常自吮手指尤其是拇指，以安定自己。这种行为常发生在饥饿时和睡前，多随年龄增长而消失。但有时婴儿因心理上得不到满足而精神紧张、恐惧焦急，未获父母充分的爱，又缺少玩具、音乐、图片等视听觉刺激，孤独时便吮拇指自娱，渐成习惯，直至年长时尚不能戒除。长期吮手指可影响牙齿、牙龈及下颌发育，致下颌前突、齿列不齐，妨碍咀嚼。咬指甲癖的形成过程与吮拇指癖相似，也是情绪紧张、感情需求得不到满足而产生的不良行为，多见于学龄前期和学龄期儿童。对这类儿童要多加爱护和关心，消除其抑郁孤独心理；当其吮拇指或咬指甲时应将其注意力分散到其他事物上，鼓励儿童建立改正坏习惯的信心，切勿打骂讽刺，使之产生自卑心理。

3. 儿童擦腿综合征

儿童擦腿综合征是儿童通过擦腿引起兴奋的一种行为障碍。多在入睡前、醒后发作，发作时，双下肢伸直交叉夹紧，手握拳或抓住东西使劲，有时依床角、墙角或骑跨栏杆进行；男孩多表现伏卧在床上、来回蹭，或与女孩表现类似。女孩发作后外阴充血，分泌物增多或阴唇色素加深；男孩阴茎勃起，尿道口稍充血，有轻度水肿。因此，要注意会阴部的清洁卫生；合理安排小儿的作息时间。鼓励小儿参加各种游戏，使其生活轻松愉快，随年龄增长此习惯动作逐渐自行缓解。

4. 遗尿症

正常儿童在2～3岁时已能控制排尿，如在5岁后仍发生不随意排尿即为遗尿症；大多数发生在夜间熟睡时，称夜间遗尿症。临床可分为原发性遗尿和继发性遗尿两种，原发性遗尿症较多见，多半有家族史，男性多于女性，无器质性病变，多因控制排尿的能力迟滞所致。部分患儿持续遗尿至青春期，往往造成严重的心理负担，影响正常的生活和学习；继发性遗尿症大多由于全身性或泌尿系疾病引起，强烈的精神刺激（如受惊吓）、劳累、过度兴奋时可使症状加重。继发性遗尿症在处理原发疾病后症状即可消失。因此应帮助儿童树立信心，避免加重其心理负担，合理安排生活并坚持排尿训练，如避免过度兴奋、紧张，晚饭后控制饮水量等。

5. 学习障碍

学习障碍亦称学习困难，是指在获得和运用听、说、读、写、计算、推理等特殊技能上有明显困难，并表现出相应的多种障碍综合征。临床上常把由于各种原因，如智力低下、多动、情绪和行为问题、特殊发育障碍所引起的学业失败统称为学习困难。学习障碍可表现为学习能力的偏异（如操作或语言能力）；协调运动障碍，如眼手协调差、影响绘图等精细运动技能的获得；分不清近似音，影响听、说与理解；理解与语言表达缺乏平衡，听与阅读时易遗漏或替换，不能正确诵读，构音障碍，交流困难；知觉转换障碍，如听到"狗"时不能就想到"狗"，立即写出"狗"字；视觉-空间知觉障碍，辨别能力差，常分不清6与9、b与d等，影响阅读能力等。学习障碍的儿童不一定智力低下，但由于其认知特性导致患儿不能适应学校学习和日常生活。在拒绝上学的儿童中部分是学习障碍儿童，对他们应仔细了解、分析原因，采取特殊教育对策。

★ **考点提示：屏气发作、遗尿症**

思考题

1. 简述儿童生长发育的一般规律。
2. 简述儿童运动发育的一般规律。
3. 2～10岁儿童身高、体重的计算公式分别是什么？
4. 10个月的婴儿一般有几颗牙？
5. 前囟如何测量？前囟饱满、前囟凹陷有什么临床意义？

（李光磊）

第三章

儿童保健

【学习目标】

1.掌握小儿各年龄期保健重点；我国卫生和计划生育委员会规定儿童计划免疫程序及注意事项。

2.熟悉体格锻炼的原则。

3.了解青春期发育常见问题。

儿童保健（child health care）是研究儿童各年龄期生长发育的规律及其影响因素，根据各年龄期小儿具有的解剖生理和生长发育特点，有重点地采取保健措施，加强有利条件，防止不利因素，促进和保证儿童健康成长。儿童保健的主要服务对象是0～7岁儿童，重点是0～3岁婴幼儿。

第一节　各年龄期儿童的保健

一、胎儿期保健

胎儿期保健以孕母的保健为重点。应重视产前检查，禁止近亲结婚；孕母应保证充足营养，避免接触有毒有害物质；注意劳逸结合，保持良好的情绪；高危产妇除定期产前检查外，应加强观察，必要时可终止妊娠。

二、新生儿期保健

（一）新生儿期特点

各脏器功能发育不完善，生活能力低下；发病率高，死亡率高。尤其是生后一周内的新生儿发病与死亡率极高，故新生儿保健是儿童保健的重点。

（二）保健重点

1.访视次数

（1）正常足月新生儿　访视次数不少于3次。

① 初访：应在新生儿出院后1～2天、第7天、第14天进行访视。在访视过程中，如

发现异常，要及时诊断和处理，并酌情增加访视次数。对早产儿、低出生体重儿及其他高危儿，进行专案管理。

② 满月访视：在出生后 28~30 天进行。新生儿满 28 天后，结合接种乙肝疫苗第二针，在乡镇卫生院、社区卫生服务中心进行随访。

（2）高危新生儿 包括出生体重低于 2500g、胎龄未满 37 周的早产儿；曾有宫内缺氧、产时窒息、先天性心脏病、腭裂等的新生儿；母亲孕期患有内科或其他疾病者的新生儿。高危新生儿除按正常新生儿常规管理外，要进行专案管理：①对出生体重<2500g，胎龄<37周者接到报告后立专案管理，当日访视，日后根据情况增加访视次数；②对出生体重<2000g 的儿童，若体温不升，生活能力及吸吮能力弱者，每天访视一次，至体温上升，吸吮能力增强之后每周访视一次；若出生后情况较好者，每周访视 1~2 次，满月后至 2 个月每2 周访视一次；③对出生体重<1500g 者要增加访视次数，专案管理延长至 3 个月；④对出生体重过低，吸吮能力很差的儿童应送医院治疗；⑤对体重达到 3000g，一般情况正常，可转婴儿保健系统管理。

满月访视结束后，应做出新生儿结案小结，其内容主要包括：新生儿体格及心理发育状况、喂养方式、每天吃奶量、代乳品名和量、吸吮能力、脐带脱落情况、昼夜睡眠次数和时数、新生儿疾病及治疗情况以及常规检查和访视记录、预防接种记录、今后保健措施和建议等。新生儿疾病病情变化快，在家庭访视中若发现患病，要早诊断、早治疗，遇有疑难病情及异常情况，应及时转送上级医疗单位进行诊治。

2. 访视内容

（1）问诊

① 孕期及出生情况：母亲妊娠期患病及药物使用情况，孕周、分娩方式，是否双（多）胎，有无窒息、产伤和畸形，出生体重、身长，是否已做新生儿听力筛查和新生儿遗传代谢性疾病筛查等；

② 新生儿一般情况：睡眠、有无呕吐、惊厥，大小便次数、性状及预防接种情况；

③ 喂养情况：喂养方式、吃奶次数、奶量及其他存在问题。

（2）测量 测量体重，新生儿需排空大小便，脱去外衣、袜子、尿布，仅穿单衣裤，冬季注意保持室内温暖。使用电子体重计称重时，待数据稳定后读数。记录时需除去衣服重量。

（3）体格检查

① 一般状况：测量体温、精神状态、面色、吸吮、哭声。

② 皮肤黏膜：有无黄染、发绀或苍白、皮疹、出血点、糜烂、脓疱、硬肿、水肿。

③ 头颈部：前囟大小及张力，颅缝，有无血肿，头颈部有无包块。

④ 眼：外观有无异常，结膜有无充血和分泌物，巩膜有无黄染，检查光刺激反应。

⑤ 耳：外观有无畸形，外耳道是否有异常分泌物，外耳郭是否有湿疹。

⑥ 鼻：外观有无畸形，呼吸是否通畅，有无鼻翼扇动。

⑦ 口腔：有无唇腭裂，口腔黏膜有无异常。

⑧ 胸部：外观有无畸形，有无呼吸困难和胸壁凹陷，计数 1min 呼吸次数和心率；心脏听诊有无杂音，肺部呼吸音是否对称、有无异常。

⑨ 腹部：腹部有无膨隆、包块，肝脾有无肿大。重点观察脐带是否脱落、脐部有无红肿、渗出。

⑩ 外生殖器及肛门：有无畸形，检查男孩睾丸的位置、大小，有无阴囊水肿、包块；

女婴有无发育异常、阴道口有无异常分泌物等。

⑪ 脊柱四肢：有无畸形、臀部、腹股沟和双下肢皮纹是否对称，双下肢是否等长等粗。

⑫ 神经系统：四肢活动度、对称性、肌张力和原始反射。

（4）健康指导

① 居住环境：新生儿卧室应安静清洁，空气流通，阳光充足。室内温度以 22～26℃ 为宜，湿度适宜。

② 日常护理：衣着宽松，质地柔软，保持皮肤清洁。脐带未脱落前，每天用 75% 的乙醇擦拭脐部一次，保持脐部干燥清洁。对生理性黄疸、生理性体重下降、"马牙"、"螳螂嘴"、乳房肿胀、假月经等现象无须特殊处理。早产儿应注意保暖，必要时可放入成人怀中，直接贴紧成人皮肤保暖。在换尿布时注意先将尿布加温。

③ 预防疾病：注意并保持家庭卫生，接触新生儿前要洗手，减少探视，家人患有呼吸道感染时要戴口罩，以避免交叉感染。生后数天开始补充维生素 D，足月儿每天口服 400IU，早产儿每天口服 800IU。对未接种卡介苗和第 1 剂乙肝疫苗的新生儿，提醒家长尽快补种。未接受新生儿疾病筛查的新生儿，告知家长到具备筛查条件的医疗保健机构补筛。有吸氧治疗史的早产儿，在生后 4～6 周或矫正胎龄 32 周转诊到开展早产儿视网膜病变（ROP）筛查的指定医院进行眼底病变筛查。

④ 预防意外伤害：注意喂养姿势、喂养后的体位，预防乳汁吸入和窒息。保暖时避免烫伤，预防意外伤害的发生。

⑤ 促进母婴情感交流：母亲及家人多与新生儿说话、微笑和皮肤接触，促进新生儿感知觉发展。

三、婴儿期保健

（一）婴儿期特点

1. 生长发育

1 岁时体重为出生时的 3 倍，身长增长 50%，头围由平均 34cm 增长至 46cm。神经精神发育也很迅速。

2. 营养需要

由于生长发育快，对能量和蛋白质的需求特别高。若能量和蛋白质供给不足，就易发生营养不良和发育落后。消化和吸收功能都未发育完善，所以易发生消化不良和营养紊乱。

3. 免疫功能

从母体得到的免疫力逐渐消失，而自身后天获得的免疫力很弱，因此易患感染性疾病。

（二）保健要点

1. 合理喂养

出生至 6 个月进行纯母乳喂养，4～6 个月起开始添加辅食。在指导合理喂养过程中，提醒家长注意观察婴儿的粪便，特别是在婴儿开始逐步增添辅助食品后，帮助家长及时判断某种辅助食品的增加是否过量，婴儿的肠胃对该食品是否适应。若喂食过量或食品成分不适宜婴儿消化功能，很容易引起婴儿消化功能紊乱或腹泻。

2.促进感知觉发展

积极促进婴儿的感知觉发展，对他们的心理发展是极为重要的。婴儿视觉发展的大体趋势是：大约在生后第1个月末开始视线集中在某个物体上，4个月左右视线可追随物体移动180°。提高婴儿听觉定位、视觉、听觉等的分辨能力。

3.体格锻炼

体格锻炼能增强人体各系统的功能，增强身体对周围环境的适应能力，提高婴儿身体素质。

4.预防接种

婴儿时期对各种传染病都有较高的易感性，为保护婴儿身体健康，必须切实地按照我国卫生和计划生育委员会制定的全国计划免疫工作条例规定的免疫程序，为1岁以内婴儿完成预防接种的基础免疫。

5.预防常见病

呼吸道感染、腹泻等感染性疾病，以及贫血、佝偻病等营养性疾病常发生于婴儿期，严重地威胁婴儿健康，必须积极预防。

四、幼儿期保健

（一）幼儿期特点

生后第2年～第3年为幼儿期。幼儿的体格生长速度较婴儿缓慢，神经精神发育较迅速，语言和动作能力明显发展，自己会跑、能跳，独立性增强。语言发育也进入一个新的阶段，从学说单个字，到会说几个字组成的句子。幼儿正处在断乳之后，如果不注意膳食质量，供给充足的营养，则容易发生体重增长缓慢，甚至出现营养不良。此期与成年人接触增多，在正确教育下可以开始养成良好的生活习惯和卫生习惯。由于活动范围扩大，又没有安全感，易发生意外事故；又由于接触感染的机会较以前多，必须注意预防传染病。

（二）保健要点

1.合理安排膳食

幼儿的膳食必须要能供给足够的热量和各种营养素，以满足体格生长、神经精神发育和活动增多的需要，但幼儿在2岁半以前，乳牙尚未出齐，咀嚼和胃肠消化力较弱，因而食物宜细、软、烂。要为其安排平衡膳食，还要注意培养良好的进食习惯。

2.培养良好的生活习惯

1～3岁前是儿童各种习惯形成的重要时期。恰当的喂养行为不仅可以为婴幼儿生长发育提供充足的营养，还可以对儿童期甚至一生的饮食习惯起到重要的作用。良好睡眠、排便习惯的培养和形成对儿童的健康也很重要。同时要进行卫生习惯的培养，如饭后漱口或刷牙、饭前洗手等。

3.促进动作和语言发展

幼儿12～18个月学会走路，2岁以后能跑、跳、爬高。与此同时，手的精细动作也发展起来，1.5～2岁儿童逐渐学会拿各种玩具，并且不停地敲敲打打，会拿小匙把食物送到嘴里，端起杯子喝水，能用积木搭"高塔"。2.5岁以后，能拿笔"画画"，学会用小毛巾洗脸。1～3岁是儿童语言发展的关键时期，及时教会儿童说话是这个时期的重要任务。靠语言的帮助，记忆力也提高了。成人要积极地与儿童多交流，爱护儿童的好奇心和求知欲。

4. 预防接种

1岁以内预防接种的基础免疫已基本完成，但每种菌苗或疫苗接种后所产生的免疫力只能持续一定的年限，故要根据每种菌苗或疫苗接种后的免疫持续时间，按期进行加强免疫。急性传染病在儿童疾病中占重要位置，威胁着儿童身体健康。按照预防为主的方针，采取综合措施，做到防治结合，就可以控制传染病流行。

5. 预防意外事故

在全球范围内14岁以下儿童死亡中有一半死于意外伤害，已超过儿童肺炎、恶性肿瘤、先天性畸形以及心脏病等疾病的死亡总和。因此，儿童期意外伤害已被国际学术界确认，为21世纪儿童期重要健康问题。发生原因与儿童天生好动和家长安全意识淡薄有关。幼儿判断能力差，缺乏识别危险能力、安全意识和生活经验，无自我保护能力，因此积极的预防措施非常重要。

五、学龄前期保健

（一）学龄前期特点

1. 性格形成的关键时期

学龄期儿童脑发育接近成人，动作发育协调，语言、思维、想象力成熟，词汇量增加，急于用语言表达思想，遇到困难产生怀疑出现问题语言（自言自语）。情绪开始符合社会规范，社会情感发展，逐步产生道德感、美感和理智感。随思维、语言和社会情感的发展和教育的作用，理性意志（自觉、坚持、自制力等）萌芽。个性形成，性格内、外向及情绪稳定性进一步分化，此期个性仍有一定可塑性。当主动行为失败会产生失望和内疚。成人的态度对发展学龄前期儿童自信心非常重要。注意力保持较幼儿时间长（约20min）。

2. 体格生长速度较缓慢

每年体重增长2kg，身高增长5～7cm。学龄前期儿童体格生长发育主要受遗传、内分泌因素影响。眼功能发育基本完成，视深度逐渐发育成熟。但眼的结构、功能尚有一定可塑性，眼保健操是此期的重点内容之一。听觉发育完善。学龄前期儿童腋窝汗腺发育不成熟，在相同条件下躯干、胸部出汗较明显。

3. 免疫活跃

学龄前期儿童淋巴系统发育很快，青春期前达到高峰，以后逐渐消退达成人水平。此阶段可出现免疫性疾病。

（二）学龄前期保健

学龄前期儿童智力发展快、独立活动范围扩大。学龄前期儿童良好的学习兴趣、习惯与学龄期的在校学习状况有关，此期应注意从日常生活活动中培养。

1. 加强入学前期教育

加强入学前期教育较为重要，包括培养良好的学习习惯，注意发展儿童想象与思维能力，使之具有良好的心理素质。通过游戏、体育活动增强体质，在游戏中学习遵守规则和与人交往。活动内容安排动静结合，游戏中学习的形式可增加儿童兴趣，时间以 20～25min 为宜。

2. 预防感染与意外事故

集体机构儿童特别注意预防传染性疾病，如肝炎、麻疹、痢疾等疾病；预防儿童外伤、溺水、误服药物、食物中毒、触电等事故。

3. 合理安排生活

合理安排生活不仅可保证儿童身体健康，还可培养儿童的集体主义精神、控制情绪和遵守规则的能力。

4. 体格检查

体格检查每年 1～2 次，记录结果，了解生长速度；如每年身高增长低于 5cm，为生长速度下降，应寻找原因。教育儿童注意正确坐、走姿势，预防脊柱畸形。

5. 视力保健

每年每个学龄前期儿童接受一次视力检查（视力表）和眼的全面检查；培养良好用眼习惯；指导家长、幼儿园教师给儿童创造较好的采光条件；积极矫正屈光不正和功能训练；预防各种流行性眼病。

6. 口腔保健

3 岁儿童应学会自己刷牙，培养每天早晚刷牙的习惯，每次 2～3min，预防龋齿；帮助儿童纠正不良口腔习惯，包括吸吮手指、咬唇或物，预防错颌畸形。每半年或一年检查口腔一次。

7. 疾病普查

（1）缺铁性贫血　每年健康检查时应做 1～2 次血红蛋白（Hb）检查，Hb<110mg/L 者应治疗。

（2）尿、大便检查　每年健康检查时做一次尿、大便常规检查，排除泌尿系感染、肾疾病、寄生虫感染。

（3）遗尿症　5 岁后仍发生不随意排尿即为遗尿症，大多发生在夜间熟睡时称夜间遗尿症。应进一步鉴别是原发性或继发性遗尿症，以针对原因进行治疗。

六、学龄期保健

（一）学龄期儿童特点

从 6～7 岁到青春期开始之前称学龄期，相当于小学学龄期。此期小儿体格生长仍稳步增长，除生殖系统外其他器官的发育到本期末已接近成人水平。乳牙开始换生恒牙。脑的形态已基本与成人相同，智能发育较前更成熟，控制、理解、分析、综合能力增强，是长知识、接受文化科学教育的重要时期。

（二）学龄期儿童保健

1. 合理营养

保证营养充分而均衡，加强营养卫生宣传。

2. 体格锻炼

每天需要有户外活动、体格锻炼的机会，注意在活动中培养良好习惯。

3. 疾病预防

继续按时进行预防接种和健康检查。加强安全教育，预防意外发生。这个时期发病率较前为低，但要注意预防近视眼和龋齿，矫治慢性病灶。

4. 入学教育

帮助孩子适应学校生活。应加强教育，使他们在学校、在家庭中打好德、智、体、美、劳全面发展的基础。端正坐、立、行姿势，安排有规律的生活、学习和锻炼，保证充足的营养和休息，注意情绪和行为变化，避免思想过度紧张。针对心理健康问题要采取相应措施，多方面配合。

七、青春期保健

（一）青春期特点

1. 生理特点

生长发育在性激素作用下明显加快，出现第二次生长发育高峰，体重、身高增长幅度加大，第二性征逐渐明显，生殖器官迅速发育并趋向成熟，女孩出现月经，男孩发生遗精。

2. 心理特点

此时由于神经内分泌调节不够稳定，情绪表现强烈而不稳，心理与社会适应能力相对缓慢，表现为反抗性与依赖性、闭锁性与开放性、自满和自卑同时并存；性意识觉醒。

（二）青春期发育的常见问题

1. 青春期月经病

青春期下丘脑-垂体-卵巢轴以及性激素靶器官发育成熟过程中发生障碍，可能导致功能失调性子宫出血、闭经、痛经等常见月经病。青春期少女来月经时应注意经期卫生，增加营养，注意休息。月经过多应及时就医，不要滥用止血药和激素，以免造成不良后果。

2. 梦遗（遗精）

梦遗（遗精）指在睡眠中无意识地将精液排出。遗精是正常的生理现象，一般每月遗精两三次均属正常。有些男孩把精液看得很神秘，遇有遗精就感到不安、苦恼、困惑、羞愧和恐惧，误把生理现象视为病理现象，这是不正确的，应给予正确的指导。

3. "青春痘"（痤疮）

青少年中有60%左右会长痤疮，饮食调节有助于防治痤疮，多吃蔬菜和水果，少吃动物性脂肪、辛辣油腻食品及甜食。保持皮肤清洁是防治痤疮的有效措施。不可抓、挤、捏，不吸烟、不饮酒，保持乐观情绪。有的孩子因为长痤疮而苦恼，觉得不好看，影响自己形象，采取一些不恰当做法，造成不必要的损害，甚至产生自卑心理。

4. 青春期自慰行为

青春期自慰行为一般有性幻想、性梦和手淫三种形式。手淫在青少年中较为普遍，一般手淫不会危害身体健康，但由于手淫而引起的心理冲突能干扰青少年的生活、学习、情绪。

应该通过性教育使青少年认识到这是正常的生理和心理现象，只要这些现象没有经常不断地发生，对健康和心理发育都不会构成影响，减轻恐惧、苦恼、自责的心理。

此外，青春期常见问题还有青春期甲状腺肿大、青春期高血压、经前期综合征、神经性畏食等，也应该得到家长和社会的重视并予以恰当的处理，尤其是神经性畏食，治疗应以心理治疗为主，引导青春期女性树立正确的审美观念。

（三）青春期保健

1. 供给充足营养

要强调营养对青少年健康的重要性，注意营养成分的合理搭配，还应培养良好的饮食习惯。

2. 健康指导

培养良好的个人生活及卫生习惯，重点加强少女的经期卫生指导，如保持生活规律、避免受凉、剧烈运动及重体力劳动，注意会阴部卫生，避免坐浴等。保证充足睡眠，养成健康的生活方式，进行正确性教育。

3. 法制和品德教育

给予系统的法制教育，提倡学习高尚道德风尚，自觉抵制不良思想的影响。

4. 预防疾病和意外

每年体检 1 次，积极防止急性传染病、沙眼、龋齿等；加强安全教育，预防意外伤害的发生。

5. 防治常见心理行为问题

此期最常见的心理行为问题为多种原因引起的出走、自杀及对自我形象不满而出现的心理问题。家长和社会应给予重视并采取积极措施解决。

第二节　儿童体格锻炼与游戏

一、体格锻炼

儿童体格锻炼可采取多种形式，在日常生活中要利用日光、空气、水。此外，游戏、体操、体育活动以及一切户外活动均会对儿童机体产生积极的影响。各种锻炼又能互相补充和彼此加强。因此，多种锻炼可以同时进行。

（一）体格锻炼的原则

1. 循序渐进

利用自然因素进行体格锻炼，要根据幼儿的生理特点，宜循序渐进，逐步提高各种因素对幼儿的刺激强度，逐步延长锻炼时间，锻炼的方式由简单到复杂。这样才能使幼儿各种器官逐渐对锻炼产生良好适应。

2. 持之以恒

经过持续的锻炼，幼儿大脑皮质建立起有关的联系，当周围环境发生变化时，能灵活准确地调节有关的器官，使之迅速做出相应的反应，保持机体与外界环境的平衡。经过多次反复的练习，大脑皮质上有关的联系就变成了巩固而复杂的条件反射，从而达到增强体质，减少疾病的目的。

3. 注意个体差异

对不同年龄、不同健康状况的儿童选择锻炼方法、时间、强度应有所区别。如对体弱儿的体格锻炼应较健康儿缓慢，时间应短，并仔细观察。

4. 要有营养及合理生活制度作保证

体格锻炼会增加热量的消耗，只有食物可予以补充。因此，体格锻炼应适当增加各种营养素。锻炼时要注意内容的多样化，锻炼强度要符合年龄特点，时间要有所控制，否则会造成各生理功能的不协调，达不到锻炼的目的。

5. 要有准备和整理活动

开始做适当的准备活动，运动量逐渐增加，使心血管系统有足够时间提高其活动水平，同时消除肌肉、关节的僵硬状态，以减少外伤的发生。锻炼后的整理活动可使神经系统由紧张恢复到安静，以防止"运动性休克"的发生。

（二）体格锻炼的方法

1. 衣着适宜

儿童活动时应选择良好的天气，并且根据气候变化予以增减衣服。

2. 户外活动

新生儿满月后可抱到户外接触新鲜空气。夏季出生后2～4周即可开始抱到户外，每天1～2次。6个月以内每次由15min逐渐增加到2h，6～12个月可延长到3h，分2次进行。户外活动不仅有更多的机会接触大自然，并且机体不断受到自然因素的刺激，从而达到促进生长发育，预防佝偻病的目的。

3. 开窗睡眠和户外睡眠

冬季开窗睡眠要注意保暖，避免对流风，以开窗为宜。夏季移至户外睡眠，可在树荫下，但要时刻有人照管。随时注意孩子睡觉情况和气温变化。

4. 温水锻炼

婴儿脐带脱落后就可进行温水锻炼。水温恒定在39～40℃。冬春季每天一次；夏秋季每天2次，在水中7～12min，让儿童在水中任意活动，浴毕，可用33～35℃水冲淋儿童，用干毛巾擦干、包好、穿好衣服。每天坚持，不宜中断。

5. 体操与体育活动

应根据小儿不同时期的生长发育和生理特点采取不同的体操锻炼方法。婴儿可做被动操、主被动操、竹竿操；幼儿可做模仿操、徒手操、广播操、各种律动和健美操等。婴儿被动操和主被动操的主要目的是促进其动作发展，并能增强肌肉、骨骼的发育，加强血流循环和呼吸功能，促进新陈代谢。同时，做操时保育人员或家长对婴儿说话，有节奏的动作伴随着音乐节拍或口令能有意识地促进婴儿语言、意志、情绪和注意力的发展。做婴儿操时最好安排在婴儿情绪最好的时间，一般是在哺乳前、后0.5～1h进行，每天进行1～2次。可把婴儿置于一张铺有垫褥床上，尽可能少穿衣服，并用温和的声音和婴儿说话，同时可放一些轻音乐，使之心情舒畅。动作要轻柔、有节律。做操运动量要逐步增加，小儿生病期应停止做操。

二、游戏

游戏是儿童的自发学习。对儿童来说游戏不仅是一种消遣，还是主要的学习方式，儿童在游戏中学习，在游戏中健康成长，能使儿童获得德、智、体、美全面的发展。

（一）游戏的功能

1.游戏对儿童认知发展的作用

（1）游戏能促进儿童智力的发展　由于游戏是儿童自主性活动，儿童在游戏过程中总是处于积极状态，他们积极地去感知、观察游戏用的玩具和游戏同伴，去记忆游戏中的角色（角色的名字、动作、语言、表情等）、游戏的内容、游戏的情节。

（2）游戏有利于促进儿童语言能力的发展　游戏使儿童彼此之间交往的机会增多，而且有了表达自己思想和倾听他人谈话的需要。在游戏过程中，儿童之间需要合作与交往，需要用语言来交流思想、商讨办法。正是在这样的过程中，儿童的语言才逐渐得到发展。

2.游戏对儿童社会性发展的作用

儿童在游戏中既有现实伙伴间的交往，也有角色间的交往，儿童在这些交往过程中，得以发展社会性。儿童在分工与合作的过程中，逐渐学会与人相处的技巧、如何尊重他人等，有利于儿童认识他人、认识集体、把自己融于集体之中。

3.游戏对儿童情感发展的作用

由于儿童在游戏中总是伴随着愉悦的情绪体验，在这种轻松安全的情绪下活动，有利于发展儿童的成就感，增强自信心；同时，儿童在游戏中常常需要同伴之间的互助、合作才能保证游戏的顺利进行，这种游戏的共同体验有利于儿童关心、同情他人；游戏中还充满了想象，使儿童展现自己的智慧和能力，创造出各种美好的事物和造型，促使儿童感受美、表现美的能力提高。

4.游戏对儿童身体发展的作用

游戏可以促进儿童骨骼的成熟，锻炼儿童的运动技能和技巧，还有利于儿童内脏和神经系统的发育。

（二）游戏的种类

幼儿的游戏多种多样。分类的标准不一样，游戏的种类也各不相同。根据游戏的目的性分类，幼儿游戏主要有创造性游戏、教学游戏和活动性游戏；从认知发展的角度划分，游戏可分为功能游戏、建筑性游戏、假装游戏和规则游戏；从社会化程度的角度划分，游戏可分为无所事事游戏、单独游戏、旁观游戏、平行游戏、联合游戏和合作游戏。

第三节　计划免疫

计划免疫是指科学地规划和严格实施对所有儿童进行的基础免疫（全程足量的初种）及随后适时的"加强免疫"（复种），以确保儿童获得可靠的免疫。预防接种是计划免疫的核心内容。按照我国卫生和计划生育委员会的规定，婴儿必须完成卡介苗、脊髓灰质炎三型混合疫苗、百白破混合制剂、麻疹减毒疫苗、乙型肝炎病毒疫苗"五苗"基础免疫。

一、免疫方式与常用制剂

（一）获得性免疫方式

1. 主动免疫

主动免疫是指给易感者接种特异性抗原，刺激机体产生特异性免疫抗体，从而产生主动免疫力。其特点是抗体持续时间较久，一般为1~5年。

2. 被动免疫

被动免疫是未接受主动免疫的易感者在接触传染病后，可给予相应的抗体，使之立即获得免疫力。其抗体持续时间短，一般约3周。

（二）常用制剂

1. 主动免疫制剂

（1）灭活疫苗　选用免疫原性好的细菌、病毒、立克次体、螺旋体等，经人工培养，再用物理或化学方法将其杀灭制成疫苗。此种疫苗失去繁殖能力，但保留免疫原性。死疫苗进入人体后不能生长繁殖，对机体刺激时间短，要获得持久免疫力需多次重复接种。

（2）减毒活疫苗　用人工定向变异方法，或从自然界筛选出毒力减弱或基本无毒的活微生物制成活疫苗或减毒活疫苗。常用活疫苗有卡介苗、麻疹疫苗、脊髓灰质炎疫苗等。接种后在体内有生长繁殖能力，接近于自然感染，可激发机体对病原的持久免疫力。活疫苗用量较小，免疫持续时间较长。活疫苗的免疫效果优于死疫苗。

（3）类毒素　细胞外毒素经甲醛处理后失去毒性，仍保留免疫原性，为类毒素。其中加适量磷酸铝和氢氧化铝即成吸附精制类毒素。体内吸收慢，能长时间刺激机体，产生更高滴度的抗体，增强免疫效果。常用的类毒素有白喉类毒素、破伤风类毒素等。

2. 被动免疫制剂

常用制剂有抗毒素、人免疫球蛋白、细胞因子制剂、单克隆抗体制剂等。

人工被动免疫持续时间短，主要用于治疗和紧急预防。

二、计划免疫程序

免疫程序的制订和实施是计划免疫工作的重要内容，科学的免疫程序不但能充分发挥预防接种的效果、节省疫苗、减少浪费，同时还可以减少接种异常反应的发生。免疫程序包括儿童基础免疫程序（常规免疫程序）和成人、特殊职业人群、特殊地区需要接种疫苗的免疫程序两种。

基础免疫是指人体初次、全程和足量地进行某种疫苗的预防接种。每种疫苗基础免疫数和剂量是不同的。儿童基础免疫程序包括的疫苗有卡介苗、脊髓灰质炎减毒活疫苗糖丸、百白破混合疫苗、麻疹减毒疫苗和乙型肝炎疫苗，主要是针对结核病、脊髓灰质炎、百日咳、白喉、破伤风、麻疹和乙型肝炎共7种对儿童健康和生命有严重威胁的疾病进行预防。每个国家或一个国家的不同地区，根据疾病的流行情况、卫生资源、经济水平、实施条件及居民的自我保健要求，还可增加儿童免疫疫苗接种的种类，如甲型肝炎疫苗、腮腺炎疫苗、水痘疫苗、流行性乙型脑炎疫苗、流行性脑脊髓膜炎疫苗和风疹疫苗等。计划免疫程序见表3-1。

表3-1　计划免疫程序

疫苗	卡介苗	脊髓灰质炎减毒活疫苗糖丸	麻疹减毒活疫苗	百白破混合疫苗	乙型肝炎疫苗
预防疾病	结核病	脊髓灰质炎	麻疹	百日咳、白喉、破伤风	乙型肝炎
接种方法	皮内注射	口服	皮下注射	皮下注射或肌内注射	肌内注射
初种年龄	生后2~3天到2个月内	2、3、4个月各1丸	8个月以上	3、4、5个月各1针	生后24h内、1个月、6个月各1针（即0、1、6）
复种	7岁，12岁进行复查，"OT"试验阴性时加种	4岁加强口服（三价混合糖丸疫苗）	7岁加强一次	1.5~2岁、7岁各加强一次，用吸附白破二联类毒素	周岁时复查，免疫成功者3~5年加强，免疫失败重复基础免疫
注意点	2个月以上小儿接种前做结核菌素试验，阴性才接种	冷开水送服或含服，1h内禁用热开水	接种前1个月及接种后2周避免使用胎盘球蛋白及丙种球蛋白制剂	掌握间隔期，避免无效注射	

★ **考点提示：计划免疫的程序**

三、注意事项

1. 严格掌握禁忌证

一般禁忌证如急性传染病、活动性肺结核、风湿病、较重的心脏病、高血压病、肝肾疾病；有过敏史者；免疫缺陷者；慢性疾病急性发作等。特殊禁忌证如在接受免疫抑制药治疗期间、发热、腹泻和急性传染病期，严禁服用脊髓灰质炎活疫苗糖丸；患有结核病、急性传染病、肾炎、心脏病、湿疹及其他皮肤病者不应接种卡介苗。近1个月内注射过丙种球蛋白者，不能接种活疫苗。

2. 严格执行免疫程序

严格按照规定的接种剂量接种。注意预防接种的次数，按使用说明完成全程和加强免疫。按各种制剂要求的间隔时间接种，一般接种活疫苗后需隔4周，接种死疫苗后需隔2周，再接种其他活疫苗或死疫苗。

3. 严格执行查对制度

仔细核对儿童的姓名和年龄，严格检查制品标签，包括名称、批号、有效期及生产单位，并做好登记；检查安瓿有无裂痕，观察药液有无发霉、异物、凝块、变色或冻结等情况，若药液异常，立即停止使用。

4. 严格遵守无菌制度

每人一副无菌注射器、一个无菌针头，准确抽取所需剂量。抽吸后如有剩余药液，需用无菌干纱布覆盖安瓿口，在空气中放置不能超过 2h；接种后剩余药液应废弃，活菌苗应烧毁。接种时用 2％碘酊及 75％乙醇消毒皮肤，待干后注射；接种活疫苗时，只用 75％乙醇消毒，以免影响接种效果。

四、预防接种的反应及处理

（一）一般反应及处理

1. 局部反应

接种后 24h 左右局部出现红、肿、热、痛，有时伴有淋巴结增大。轻者只要注意适当休息，多饮开水，注意保暖，加强营养，通常 1～2 天后反应就会消失。重者可以用毛巾热敷、口服解热镇静药或卧床休息。但是接种卡介苗的红肿处不能做热敷，也不能用消毒剂（乙醇或碘伏、碘酒）涂抹，可用干净毛巾热敷。

2. 全身反应

接种后 5～6h 体温升高，持续 1～2 天，但接种活疫苗需经过一定潜伏期才有体温上升。可伴有头晕、恶心、呕吐、腹痛、腹泻、全身不适等反应。全身反应可对症处理，注意休息，多饮水。如果反应特别重，如出现化脓，高热持续不退，甚至抽搐、昏迷等症状时，应及时到医院检查治疗。

（二）异常反应及处理

1. 过敏性休克

于注射后数分钟或 0.5～2h 内出现烦躁不安、面色苍白、口周青紫、四肢湿冷、呼吸困难、脉细速、恶心呕吐、惊厥、大小便失禁以至昏迷。如不及时抢救，可在短期内有生命危险。此时应使患儿平卧，头稍低，注意保暖，并立即皮下或静脉注射 1：1000 肾上腺素 0.5～1ml，必要时可重复注射，有条件时给氧气吸入，病情稍稳定后，应尽快转至医院抢救。

2. 晕针

儿童常由于空腹、疲劳、室内闷热、紧张或恐惧等原因，在接种时或几分钟内出现头晕、心慌、面色苍白、出冷汗、手足冰凉、心跳加快等症状，重者知觉丧失、呼吸减慢。应立即使患儿平卧，头稍低，保持安静，饮少量热开水或糖水，短时间内即可恢复正常。数分钟后不恢复正常者，可针刺水沟穴（人中穴），也可皮下注射 1：1000 肾上腺素，每次 0.01～0.03ml/kg。

3. 过敏性皮疹

过敏性皮疹以荨麻疹最为多见，一般于接种后几小时至几天内出现，经服用抗组胺药后即可痊愈。

4. 全身感染

免疫系统有原发性严重缺陷或继发性免疫防御功能遭受破坏（如放射病）者，接种活菌（疫）苗后可扩散为全身感染。

★ 考点提示：预防接种的禁忌证、常见反应及处理方法

第四节　意外事故预防

儿童意外事故（childhood accident）是指由意想不到的原因所造成的损伤或死亡，如溺水、窒息、跌落伤、烧（烫）伤、切割伤等。1989年3月，人类发展研究所（NLCHD）召集学术会议，对意外伤害的定义和分类进行了标准化，即是一种突然发生的事件，是人类生活中对生命安全和健康有严重威胁的一种危险因素。国际疾病分类（ICD-9）已将其单独列为一类。伤害和其他疾病一样，是可以被认识、预知和控制的。儿童伤害的分类目前尚未统一，儿童常见伤害的分类见表3-2。

表3-2　儿童常见伤害的分类

分类方法	伤 害 名 称
按国际疾病分类（ICI-9）标准分类	①交通事故；②溺水；③中毒；④跌落伤；⑤烧伤、烫伤；⑥窒息；⑦砸伤；⑧其他(他杀、自杀、医疗事故等)
按伤害的原因分类	①窒息；②淹溺；③交通事故；④中毒；⑤跌落伤；⑥烧烫伤；⑦触电；⑧自然灾害(地震、洪水、泥石流、台风、雪崩、山体滑坡等)；⑨砸伤；⑩其他伤害,如烟花爆竹引起的伤害、各种机械损伤或锐器伤、动物咬伤等
按伤害的性质分类	①物理性,如烧伤、烫伤、触电、跌落伤等；②化学性,如药物中毒、农药中毒、强酸、强碱、一氧化碳中毒等；③生物性,如食物中毒,狗、蛇咬伤,蜂蜇伤等
按伤害发生场所分类	①家庭伤害；②托幼机构伤害；③课余时间发生的伤害

一、异物吸入与窒息

（一）异物吸入

1. 鼻腔异物

鼻腔异物多见于3岁左右的儿童，在玩耍时或好奇误将异物（如豆类、果核、纽扣、纸卷、石块等）塞入鼻腔。有的当时怕家长斥责而隐瞒，日久忘记，至局部和全身症状出现，才被发现。

（1）鼻腔异物的症状　临床症状随异物的大小、形状、性质而异，多有一侧性鼻塞，鼻涕带血含脓，有臭味。如异物光滑，刺激性小，短期内可无症状，较大的异物或植物性异物，膨胀后可将鼻腔完全阻塞，影响鼻窦引流，可并发鼻窦炎，发生流脓涕、头昏、头痛等。

（2）鼻腔异物的处理　长期鼻腔异物，患侧鼻前道常红肿，鼻腔内充满血脓性分泌物，清除后才能发现异物，异物存在日久将失去其色，不易分辨，可用浸有1%麻黄碱溶液或1:1000肾上腺素棉片，收敛鼻黏膜后，取钝头探针探查，可触知异物及其性质、大小、形状。遇圆形质硬光滑的异物，勿用鼻镊夹取，需用弯钩，伸至异物后面，然后向前钩出。如遇有生命的异物，可用滴有乙醚或氯仿的棉球塞入鼻前庭后数分钟，然后用鼻镊取出。取出异物后用1%麻黄碱溶液喷鼻腔，黏膜的肿胀和溃疡很快就会消失。

2. 气管、支气管异物

异物误入气管、支气管多发生在5岁以下儿童。由于儿童咽喉保护性反射不健全，当进食豆类、花生、瓜子等时，由于突然嬉笑或因惊吓哭泣，最容易发生异物吸入下呼吸道。小学生有口衔笔套、证章等的不良习惯，在玩耍时喊叫也会将口内容物吸入气管内。

（1）气管、支气管异物的症状 异物坠入下呼吸道后，主要为阻塞呼吸道和引起感染，病变的程度则决定于异物的性质、大小、形状以及停留部位和时间的长短。年龄越小，异物引起的阻塞与炎症越严重，进展越迅速。较小而光滑的异物，可以随呼吸气流上下活动，也可随体位变动而进入支气管，进入右侧者较多。这与解剖特点有关。异物吸入气管、支气管后均有剧烈的呛咳，面部潮红，重者口唇发绀、烦躁。当异物引起支气管不完全性阻塞而并发阻塞性肺气肿。若发生完全性支气管阻塞，则引起阻塞性肺不张，如不及时治疗，病情继续发展，可形成肺炎或肺脓肿，则出现高热、咳嗽、脓痰等症状。

（2）气管、支气管异物的处理 一旦异物落入下呼吸道后，自行咳出者甚少，应争取及早在直接喉镜或气管镜下取出异物。操作前应有充分的准备，要求稳、准、轻、快；对可能发生喉头水肿的患儿，应给予镇静药，同时静脉滴入抗生素和糖皮质激素。

（二）婴儿窒息

婴儿窒息是出生后1～3个月内小婴儿常见的伤害，多发生在严冬季节。在我国婴儿意外死亡率高主要是由于婴儿意外窒息死亡造成的。

1. 病因

主要见于家长照顾不周或护理婴儿的行为不正确。

① 母亲躺着给婴儿喂奶过程中，母亲熟睡后将乳房堵住婴儿口鼻引起窒息。

② 寒冷季节，成人和婴儿睡在一个被窝，或将婴儿搂在怀里，熟睡后成人手臂或被子捂住孩子脸部，阻塞婴儿呼吸道；或将被子盖过婴儿的头部以及外出时怕小婴儿受凉，将其包裹太严实，由于小婴儿活动能力弱，导致窒息。

③ 有时家长为防止婴儿吐奶弄脏衣被，在婴儿睡着时，常常在其颈下围个大毛巾或在枕边放块大塑料布，当婴儿睡醒时，无意将大毛巾或塑料布套在头上或盖在脸上，家长又不在身边，引起窒息；或家中塑料袋随意乱放，婴儿玩耍时将塑料袋套在头上引起窒息。

④ 将奶汁或奶块呛入气管引起窒息。

⑤ 婴儿独自睡眠，成人外出时，婴儿嘴边沾的奶汁引来小猫等宠物，小猫躯体或尾部压住婴儿的口和鼻，引起窒息。

2. 急救处理

当儿童呼吸道受到阻塞后，引起气体交换障碍，造成严重缺氧而导致窒息。若能及时发现，及时抢救可以成活，但窒息时间超过15min，往往可以引起不同程度的脑损伤。若窒息时间过长，机体缺氧严重，最终可以导致死亡。因此，一旦发现窒息，应立即进行急救。

① 迅速解除引起窒息的原因，清除口腔和呼吸道分泌物，保持呼吸道通畅。

② 对呼吸、心脏停搏者应立即进行心肺复苏。凡窒息患儿应立即送医院进行抢救。

二、外伤

婴儿期易发生跌伤，儿童期易发生烫伤，学龄前期易发生触电、严重外伤等。护理儿童应做到以下几点：

① 儿童居室的窗户、阳台、床铺等都应有护栏，防止从高处跌落。

② 家庭中的热水瓶应放到儿童拿不到的地方，不要放在炉灶周围。

③ 严禁儿童燃放烟花爆竹，不可随意玩火。

④ 室内电器、电源应有安全设施。

⑤ 大力开展安全知识的宣传教育。

三、溺水和交通事故

1. 溺水

儿童多以不慎跌入水中引起溺水多见，年长儿多以游泳发生意外多见。防止儿童溺水的措施有：①不可将婴儿单独留在澡盆内，儿童不可单独待在水缸、水桶、浴池边；②教育儿童不可单独或与小朋友去江河、池塘边玩耍；③开展游泳安全知识教育，让儿童了解预防溺水的知识，掌握一些自救和呼救的方法技能。

2. 交通事故

交通事故已成为儿童意外事故的"第一杀手"。在步行交通事故中，危险人群为5～9岁儿童；在驾车事故中，危险人群为10～14岁儿童。防止儿童发生交通意外的措施有：①开展交通安全常识的普及宣传、培养自觉遵守交通规则的意识；②学龄前儿童过马路时家长要牵着他们的手，不要在人多或车多的公路上独自行走；③不可在马路上奔跑或玩耍；④12岁以下儿童不可骑自行车上马路。

思考题

1. 简述新生儿期、婴儿期、幼儿期的保健重点。

2. 列出我国卫生和计划生育委员会规定的计划免疫程序。

3. 预防接种的常见反应有哪些？如何处理？

（卢　迪）

第四章

住院患儿的护理

【学习目标】

1.掌握儿科常用药物使用注意事项、约束保护法、头皮静脉输液法、暖箱使用法、光照疗法。

2.熟悉药物剂量计算方法、臀红护理法、婴儿沐浴法、婴儿抚触法、更换尿布法、婴幼儿灌肠法、股静脉穿刺术。

3.了解儿科医疗机构的设置及护理管理。

案例导入

案例回放：

　　患儿，男，5个月，因腹泻、呕吐伴发热3天入院。3天前患儿无诱因出现腹泻，呈蛋花汤样便，无黏液脓血，无特殊臭味，10余次/日。伴呕吐，呕吐物为胃内容物。偶有轻咳。

　　查体：体温38.8℃，精神萎靡，前囟和眼窝明显凹陷，皮肤干燥弹性差。发现臀部皮肤潮红，肛周糜烂。心肺腹（－）。

思考问题：

1.该患儿临床诊断有哪些？

2.作为护士你能做出哪些护理诊断？

3.护士能为患儿及家长做些什么？

第一节　儿科医疗机构设置及护理管理

　　目前我国儿科医疗机构有三类，专门的医院，结构最为全面，包括儿科门诊、儿科急诊、儿科病房；综合医院及妇幼保健院，设有儿科门诊和儿科病房。

一、儿科门诊

（一）儿科门诊设置

　　儿科门诊和一般门诊设置类似，设置有预诊室、挂号处、测体温处、候诊室、诊查室、化验室、治疗室，还有其他如配液中心、输液室、采血中心、饮水处、卫生间等，根据医疗机构的规模，儿科门诊的设置可缩减合并，但儿科由于就诊对象的特殊性，部分场所的设置具有儿科的独特性。

1. 预诊室

预诊室设于医院内距大门或儿科门诊最近处，有两个出口，一个通向门诊候诊室，另一个通向传染病隔离室。隔离室备有紫外线灯、洗手设备、隔离衣等消毒、隔离设施。

（1）预诊的目的　由于病情变化快，年龄跨度大，预诊可帮助识别急重症患，尽快安排急诊就诊，赢得抢救危重患儿的时机；尽早发现传染病患儿，尽早采取隔离措施，减少交叉感染机会。

（2）预诊的方法　预诊采取"一问、二看、三检查、四分诊"，简单扼要问诊、望诊以及体检，在较短时间内根据关键的病史、症状及体征，迅速做出初步判断，以免患儿逗留过久发生交叉感染。遇到危重患儿急需抢救时，立即护送至抢救室。预诊护士要求经验丰富、要求责任心强、动作迅速、决断能力强。

★ **考点提示：预诊的目的**

2. 挂号处

患儿经过预诊后，方可挂号就诊。

3. 测体温处

发热患儿就诊前应测量体温，如体温高达39℃以上者，应酌情先给予退热处理，以防高热惊厥。

4. 候诊室

儿科门诊由于陪伴就诊人员多，人员流动量大，候诊室应宽敞、明亮、空气流通，备有足够的候诊椅，有1~2张小床，为患儿换尿布、包裹之用。室内应设有墙报、黑板、电视等进行科学育儿知识的宣传。

5. 诊查室

为了减少就诊患儿互相干扰，应设多个诊查室。室内设有诊查床、桌、椅、诊查用具及洗手设备等，应光线明亮。

6. 化验室

化验室应设在诊查室附近，便于对患儿实验室检查。

7. 治疗室

治疗室应备有各种治疗所需设备、器械、药品。根据医院的规模、人员配备及患者的多少，必要时可以设专门儿科配液、输液中心、采血中心，以方便门诊临时治疗、观察的患儿。

8. 其他

如配液中心、输液室、采血中心、饮水处、卫生间等。

（二）儿科门诊护理管理

1. 组织管理

儿科门诊的特点是人员流动量较大，陪伴患儿就诊的家属多。护理人员要做好就诊前的准备、诊查中的协助及诊后向家属的解释工作，保证就诊秩序有条不紊。

2. 病情观察

小儿病情变化快，在候诊过程中，护士要经常巡视，注意观察患儿的面色、呼吸、神态等变化，发现异常情况及时处理。

3. 预防院内感染

严格执行消毒隔离制度，遵守无菌技术操作规程。及时发现传染病的可疑征象，并予以处理，消除可能使患儿院内感染的各种机会。

4. 杜绝事故差错

儿科门诊由于时间和季节的特点，就诊患儿往往比较集中，应根据患儿就诊量合理安排人力，缩短候诊时间。护士的班次应合理安排，同时严格执行核对制度，防止因忙乱而发生差错。

5. 卫生宣教

根据季节、疾病特点及儿科护理重点问题等，候诊时向患儿及其家长进行科普宣教。

二、儿科急诊

（一）儿科急诊的特点

① 发病急、来势凶、病情变化快，突发情况多，应及时发现，随时做好急救准备。

② 疾病临床表现不典型且语言表达不完善，医护人员应耐心询问，细致观察，尽快明确诊断，及时进行相应的处置。

③ 疾病的种类和特点有一定的季节规律性，如冬季的呼吸道感染、夏季的腹泻等，应根据规律做好充分的准备工作。

④ 常见急诊症状有高热、惊厥、呼吸困难、循环衰竭、休克、急性中毒、支气管异物、外伤等。

（二）儿科急诊设置

急诊是抢救患儿生命的第一线，因此急诊部的各室应必备齐全的抢救器械、急救药品等，确保抢救工作顺利进行。

1. 抢救室

抢救室是抢救患儿生命的第一线，常备抢救设备（如供氧设备、呼吸机、气管插管、心电监护、心电除颤机、雾化吸入器、洗胃机等）；各种急救药品；各种穿刺、切开包、导尿包等。

2. 观察室

观察室设有病人观察床、监护仪及一般抢救设备。

3. 治疗室

治疗室设有治疗用物品、暖箱或热辐射保暖台等。

4. 小手术室

准备清创缝合小手术、骨折固定、烧伤的初步处理。

（三）儿科急诊护理管理

1. 重视急诊抢救五要素，确保急诊抢救质量

急诊抢救的五个重要因素为人、医疗技术、药品、仪器设备及时间，其中人起最主要的作用。急诊应由责任心强、有工作丰富经验、动作快捷、技术熟练的护士担任。抢救技术精湛，药品种类齐全，仪器设备先进，时间上争分夺秒都是保证抢救成功缺一不可的重要环节。

2. 执行急诊岗位责任制度

坚守岗位，护士要主动巡视患儿，随时处理各种情况。开通生命绿色通道，若病情危险，应立即送抢救，再补办各种手续，争取时间挽救生命。

3. 建立各科常见急症抢救护理流程

常见急症的抢救护理流程张贴墙上，不断完善流程和常规。

4. 加强急诊文件管理

加强法律意识，保证医疗文书的完整性、及时填写护理记录、完善交接班制度。

三、儿科病房

儿科病房可分为普通病室和重症监护室，重症监护室还可分为新生儿重症监护病房（neonatal intensive care unit，NICU）、儿科重症监护病房（pediatric intensive care unit，PICU）和普通病室设置的监护室。

（一）儿科病房设置

1. 普通病室

普通病室设有大、小两种病室，大病室一般4~6张床，小病室1~2张床，每张床位占地 $2m^2$，床与床之间距离为1m，床与窗台之间距离为1m，窗外应设护栏。病室之间采用玻璃隔墙，以便医护人员观察患儿病情。提供具有儿科特色的游戏室或游戏区，有不同年龄患儿的玩具和设备。

2. 重症监护室

重症监护室主要收治病情危重、需要观察及抢救者。监护室应与普通病室、产房和手术室邻近，方便转运和抢救，室内备有各种抢救设备和监护设备。监护室主要由监护病室、隔离病室和辅助用室（治疗室、护士站、医护办公室等）组成。监护病室的床位安排可分为集中式和分散式。集中式是将床位集中在一个大房间内，中央设置护士站，便于观察抢救；分散式是将床位分散在小房间内，房间之间用透明玻璃隔开，方便观察和隔离感染，较安静。监护室为了满足患儿家长的探视需求，可在监护室内设置摄像器材，家长可通过监护室外的电视屏幕看到患儿的情况，以促进医患沟通，体现人文关怀。

3. 治疗室

治疗室分内、外两小间，各种治疗的准备工作在外间进行，便于无菌操作，将换药、抽血、穿刺等操作安排在内间，减少其他患儿的恐惧心理。

4. 护士站及医生办公室

护士站及医生办公室设在病房中间，靠近危重病房，以便于观察和抢救。

5. 配膳（奶）室

配膳（奶）室设在病房的入口处，室内应备有配乳用具、食品柜、消毒锅、冰箱、配膳桌及分发膳食用的餐车，如为营养部门集中配奶，另备有加热奶的用具。

6. 游戏室

游戏室设在病房的一端，室内宽敞明亮，空气流通，温度适宜。布局应适合患儿特征，有小桌、小椅，适合不同年龄的玩具、画册及电视机等，供住院患儿游戏、活动时使用。

7. 厕所、盥洗室和浴室

厕所、盥洗室和浴室的各种设施均应适合患儿年龄特点，浴室要宽敞，便于护士协助患儿沐浴，厕所不加锁，以防发生意外。

8. 其他

如医护值班室、家属谈话室等。

（二）儿科病房护理管理

1. 环境管理

病房环境要适合患儿的生理、心理特点。病房、走廊墙壁可以用图画、玩具画装饰。窗帘、寝具、衣物采用明快、鲜艳的颜色，室内空气流通，光线充足，温度和湿度适宜（表4-1）。

表 4-1　不同年龄患儿病房内适宜的温度和湿度

年龄	室温/℃	相对湿度
早产儿	24～26	55%～65%
足月新生儿	22～24	55%～65%
婴幼儿	20～22	55%～65%
学龄前及学龄儿童	18～20	50%～60%

★ 考点提示：不同年龄患儿病房内适宜的温度和湿度

2. 生活管理

患儿的饮食不仅要符合疾病的要求，也要满足生长发育需要。餐具应消毒。根据患儿年龄及疾病特点，合理安排休息与活动时间。衣服样式简单、布料柔软、经常换洗、保持清洁。保持病房安静，工作人员说话、走路、操作都要轻柔。

3. 安全管理

由于儿童没有安全防范意识，因此儿科病室的安全管理十分重要。各种设施、设备要考虑患儿的安全。防止跌伤、烫伤，防止误饮、误服。照明设备应定人负责管理，安全出口保持畅通。

4. 预防感染

严格执行消毒、隔离制度，保持地面、床面、走廊清洁整齐，物品摆放有序。不同病种患儿分室收治。工作人员操作前后应洗手。减少陪护，控制探视人员。

5. 传染病管理

发现传染病患儿应及时隔离或转院。对曾经接触过传染病的易感患儿可酌情做被动免疫，并进行监护。普通儿科病房一般不收治传染病患儿。

6. 家属管理

对家属进行健康宣教，介绍医院的规章制度，尤其是陪护、探视、消毒、隔离制度及安全制度，取得家属配合，共同搞好病房管理。

第二节　儿科健康评估特点

健康评估是获得护理诊断的必要环节，由于儿童时期是一个不断生长发育的动态变化过程，其疾病表现、变化、预后及住院心理反应都与成人有很多不同。只有把握各方面的特点，正确评估其健康状况，才能获得准确的主观、客观资料，为制订护理计划提供依据。

一、健康史采集特点

健康史是通过护士与患儿、家长及其他照顾者的交谈而获得，交谈获得的资料包括患儿的一般资料、发病经过、既往史、过敏史、饮食、排泄、睡眠方式、自理程度、对住院的反应、家庭、社会对患儿关心支持情况等。

1. 问诊内容

（1）一般项目　姓名、性别、年龄（1 天内问小时、1 个月内问几天，1 岁内问几个月，1 岁以上问几岁零几个月）、籍贯、民族、联系人姓名、住址、联系电话、职业、文化程度、入院日期、记录日期、病史陈述者（和患儿关系）及可靠程度等。

（2）主诉　患儿感受最主要的疾苦或最明显的症状和体征及持续时间，即就诊最主要的原因。主诉应言简意明，用一两句话全面概括。原则上不能用临床诊断或检查结果来代替主诉，若有几个症状，应按时间先后顺序。

（3）现病史　是病史中最主要的部分。

① 发病情况：时间、地点，起病缓急，病因及诱因。

② 主要症状的特点及其演变情况：要准确并具体描述每一个症状的发生发展及其变化。

③ 伴随症状：主要症状以外的症状（如咳嗽，是否伴随发热、咳痰、咯血、呼吸困难等）。

④ 诊治经过：是否诊治，做过何种检查，所用药物、疗程、疗效等。

⑤ 患病以来的一般情况：神志、精神状态、食欲、睡眠、大小便、体重改变、心理变化等。

（4）既往史

① 个人史：是病史最具有特点的部分。a. 母孕史，母孕期健康状况、用药情况；b. 出生史，新生儿特别需要了解第几胎、第几产、分娩方式、胎龄、Apgar 评分及出生体重；c. 幼儿一般不问分娩史，但与分娩有关的疾病需追问分娩史。

② 喂养史：喂养方法、添加辅食、断奶情况。不良饮食习惯，尤其是营养性疾病和消化道疾病者。

③ 生长发育史：体格、运动、语言发育情况。3 岁以内患儿应详细询问。3 岁以上患儿重点询问，若所患疾病与发育史有密切关系，应详细询问。

④ 预防接种史：是否接种了乙肝疫苗、卡介苗、百白破疫苗、麻疹疫苗、脊髓灰质炎糖丸，接种时间。

⑤ 既往健康史：既往健康状况和疾病史、传染病史、外伤史、手术史、意外事故史、输血及血制品史。

⑥ 过敏史：有无对药物、食物及环境因素过敏史，发生时间和症状。

⑦ 家族史：a.双亲的年龄、健康情况、职业、是否近亲婚配等；b.兄弟、姐妹的年龄和健康情况；c.家族中有无遗传性疾病，有无传染病患者；d.家庭居住条件、环境等。

（5）心理社会评估 了解患儿心理性格特征、家庭对患儿住院的反应、家长对疾病的认识程度、对治疗护理的配合意愿、家庭经济状况、社会支持程度等。

2. 问诊注意事项

（1）过渡性交谈 交谈前护士态度要诚恳友善，先做自我介绍，要明确谈话目的，耐心听取陈述，较大患儿最好让其自述病史，家长做必要的补充。语言应通俗易懂，不要使用医学术语等。要注意病史的可靠性。

（2）顺序询问 问诊一般由主诉开始，逐步深入进行，有目的、有层次。注意主诉和现病史中症状或体征出现的先后时间顺序，避免重复提问，同时应避免使用暗示的语气来引导家长或小儿作出回答。

（3）对危重患者 应简明扼要，边抢救危重患者边询问主要病史，以免耽误救治，详细的询问可在病情稳定后进行。

（4）结束语 以结束语表明问诊结束，并说明下一步计划，对患儿、家属的要求等。

二、体格检查特点

1. 体格检查的原则

（1）态度和蔼 与患儿及家庭建立良好关系，取得其信任与合作。为增加患儿的安全感，检查时婴幼儿可坐在家长腿上或躺在家长的怀里。

（2）环境舒适 温度适宜、光线明亮、环境安静，对年长儿还要照顾其害羞心理和自尊心，必要时适当遮挡。

（3）技术熟练 动作应轻柔、快捷，不要过多暴露身体部位，以免着凉。对急症或危重抢救患儿，应先重点检查生命体征，也可边抢救边检查。病情稍稳定后进行全面的体检。

（4）顺序灵活 婴幼儿注意力集中时间短，体格检查时应安静时先检查心肺听诊和腹部触诊，对患儿有刺激的部位（如口腔、咽部等）应最后检查。急诊首先检查重要生命体征和疾病损伤有关的部位。

2. 体格检查内容

（1）一般测量 体温、脉搏、呼吸在安静情况下计数，病情需要或5岁以上者测量血压（袖带宽度应为上臂长度的2/3）。还应测量患儿体重、身长（高）、头围、胸围、前囟、坐高等。

（2）皮肤 有无黄染、发绀、出血点、皮疹（应在自然光线下观察皮肤颜色），触诊有无浅表淋巴结增大。

（3）头颅 大小、形态、有无血肿、枕秃，囟门及骨缝是否闭合，有无颅骨软化等。

（4）口腔 扁桃体大小，牙齿萌出情况，有无麻疹黏膜斑、鹅口疮、杨梅舌。

（5）胸部 胸廓形状、对称性，有无异常搏动和畸形（鸡胸、漏斗胸、桶状胸、心前区隆起、肋骨串珠、肋缘外翻、赫氏沟），胸骨有无压痛，双肺呼吸音。

（6）心脏　心前区有无隆起、有无震颤、心界大小、心音、心率、有无杂音。

（7）腹部　动作轻柔，观察表情反应，正常婴幼儿肝边缘可在右肋下1～2cm，6～7岁后不应触到。肠鸣音是否正常，有无血管杂音。新生儿脐部有无出血、分泌物。

（8）脊柱和四肢　有无畸形、手镯征、脚镯征、"O"形腿、"X"形腿、杵状指（趾）等。

（9）肛门、生殖器　有无畸形、脱肛、肛裂。

（10）神经反射

① 一般检查：包括神志、精神状态、前囟饱满度、面部表情、反应灵敏度、动作语言发育，无异常行为，肢体动作能力等。

② 生理反射：出生时不存在，以后出现。腹壁反射：1岁后；提睾反射：生后4～6个月。

③ 新生儿查原始反射：觅食反射、吸吮反射、拥抱反射、握持反射，生后3～4个月消失。

④ 病理反射：巴宾斯基征2岁内双侧可为阳性，但一侧阳性、一侧阴性有临床意义。

★ 考点提示：新生儿的原始反射

第三节　住院患儿及其家庭的心理反应与护理

住院会引发患儿的各种心理问题，而曾有负性心理反应住院经历的患儿，再次入院后其心理问题往往表现得更为严重，表现为对治疗和护理难以配合，依从性差。由于发育水平的差异，不同年龄段的患儿对疾病的成因和后果、住院和各种治疗的理解有很大差异，了解各年龄段的患儿对疾病和住院的心理反应有助于帮助患儿尽快适应疾病和住院导致的变化，尽量避免患儿产生负性的心理反应。

一、各年龄期患儿对疾病的认识及对住院的心理反应

（一）各年龄期患儿对疾病的认识

1. 婴幼儿期

6个月以内的患儿，如生理需要获得满足，一般比较平静，较少哭闹。婴儿出生2个月后，开始注视母亲的脸并会微笑，该阶段是婴儿和母亲开始建立信任感的时期，若住院，则使此过程中断。同时，婴儿因住院而减少外界有益的刺激，感知觉和运动的发育会受到一定影响。6个月后婴儿能认识自己的母亲，开始认生，对母亲或抚育者的依恋性日趋增加。故6个月至1岁的患儿住院反应较为强烈，主要表现为分离性焦虑、哭闹、寻找父母、避开和拒绝陌生人，亦可有抑郁、退缩等表现。幼儿对母亲的依恋比婴儿更为强烈，对住院误认为是惩罚，害怕被父母抛弃；受语言表达与理解能力的限制，使他们易被误解和忽视；幼儿自主性开始发展，对住院限制其活动而产生孤独感，并表现出侵略性和攻击性行为等反抗情绪；甚至出现倒退现象，即倒退出现过去发展阶段的行为，如吸吮自己的拇指或咬指甲、尿床、吸吮奶嘴、要抱、不肯离开父母单独玩耍、过度依赖等，这是逃避压力常用的一种行为方式。

2. 学龄前期

学龄前期患儿对自己身体各部位和器官的名称有所了解，易将疾病和痛苦认为是对自身

不良行为的惩罚。

3. 学龄期

随着认知能力的提高，学龄期患儿开始了解身体各部分的功能，对疾病的病因有一定的认识，能听懂关于疾病和诊疗程序的解释。

4. 青春期

个性基本形成，心理适应能力较强，但情绪容易波动。住院后常常不愿意受医护人员过多的干涉。

(二) 患儿对住院的心理反应及护理

1. 住院患儿的心理反应

(1) 住院使患儿离开了熟悉的生活环境，由于医院规章制度的限制和各种诊疗措施，患儿常出现各种心理反应，常见的有以下两种。

① 分离性焦虑 (separation anxiety)：指由现实的或预期的与家庭、日常接触的人、事物分离时引起的情绪低落，甚至功能损伤。分离性焦虑一般表现为三个阶段，包含反抗期、失望期、否认期。

② 失控感 (loss of control)：是一种对生活中和周围所发生的事情感到有一种无法控制的感觉。医院的各项规章制度和住院期间的各种诊疗活动常使患儿体验到失控感，不同年龄段住院导致失控感的原因和后果也有所不同。

(2) 对疼痛和侵入性操作的恐惧 对疼痛的恐惧在各年龄段都是相似的，但幼儿及学龄前期患儿会害怕身体的完整性受到破坏，对侵入性操作和手术过程会感到焦虑和恐惧。

(3) 羞耻感和罪恶感 婴幼儿和学龄前患儿易将患病和住院视为惩罚，如错误观念得不到纠正，随着学龄后期道德观念的建立，患儿会产生羞愧、内疚和罪恶感等心理反应。

2. 住院患儿的心理护理

(1) 入院前教育 在日常生活中，父母、教师应等对患儿进行医院作用和功能的简单介绍，注意引导患儿对医院的正确理解，禁止用住院或者诊疗行为恐吓患儿，使其对住院和诊疗行为产生恐惧。有条件的情况下可组织参观医院，学习简单的健康知识，有利于患儿理解住院的目的，尽快熟悉医院环境。

(2) 减少分离 有条件时，应鼓励父母和照顾者对住院患儿进行陪护，护士应注意满足陪护者的生活需求，体现以家庭为中心的护理理念。当住院导致的分离不可避免时，护士应与家长协作采用积极的方式应对分离。

(3) 缓解失控感 在不违反医院规定和患儿病情允许的情况下，应鼓励患儿自由活动有条件时，可尽量保持患儿住院前的日常活动。如让患儿收看其喜欢的电视节目、从事其喜爱的娱乐活动等。在诊疗活动中，护士也可提供一些自我决策的机会缓解失控感。但要注意，护士在提供选择时，应避免询问患儿不能进行选择的情景，例如询问患儿"要不要打针？"，会让患儿觉得可以不打针，应该询问患儿"要打针了，你想坐在凳子上打，还是躺在床上打呢？"。

(4) 应用游戏或表达性活动来减轻压力 游戏不仅有助于患儿的生长发育，在住院时也有助于患儿应对住院带来的各种压力。

二、家庭对住院的反应及护理

罹患疾病和住院会使家庭进入应激状态，家庭会做出调整，以应对危机，良好的家庭成员适应能帮助和支持患儿应对疾病，并维持正常、健康的家庭功能。

（一）家庭对患儿住院的心理反应

1.父母对患儿住院的心理反应

（1）否认和质疑　在患儿确诊疾病和住院的初期，家庭处于震惊和慌乱中，如果患儿的疾病较为严重，父母往往对患儿的确诊表示质疑和难以接受。

（2）自责和内疚　患儿父母通常会寻找疾病的原因，如有线索提示父母有任何行为或因素导致患儿患病及病情加重，特别是当患儿病情严重时，父母常会感到自责和内疚。

（3）不平和愤怒　父母可能会感到不平和愤怒，并将这种愤怒向其他家庭成员和护士发泄，引发患儿父母与家庭成员和护士之间的矛盾和冲突。

（4）痛苦和无助　在目睹患儿忍受病痛和接受痛苦的诊疗程序时，父母会非常痛苦，面对压力不知所措，产生无助和孤独感。

（5）焦虑和悲伤　患儿预后的不确定性，会让家庭成员产生焦虑、担忧和预期性的悲伤，严重时会产生心理障碍，以至于影响生理功能。

2.兄弟姐妹对患儿住院的心理反应

对于有多个孩子的家庭，患儿住院的初期，兄弟姐妹可能会为过去与患儿打架或对其不够友爱而感到内疚，并认为他们的某些行为导致了患儿的疾病。兄弟姐妹可能对自己的身体健康表示担忧，害怕自己患上类似疾病，产生焦虑和不安全感。随着患儿住院时间的延长，兄弟姐妹可能嫉妒患儿独占了父母的注意力和关爱，甚至产生怨恨。

★ 考点提示：家庭对患儿住院的心理反应

（二）住院患儿的家庭护理

儿科护理强调以家庭为中心，护士应与患儿家庭合作，帮助家庭应对危机，维持正常的家庭功能。护士应评估各个家庭的需要，有针对性地进行干预。

1.对患儿父母的支持

向父母介绍医院的环境、工作人员，讲解疾病的知识，解释患儿的情况，用药的目的等。鼓励父母探视患儿或陪护患儿，并提供父母院内陪护的各项便利措施，如陪护的床、简便的生活设施等。鼓励和提醒父母休息、活动和摄取足够营养，以保持身体健康，更好地帮助和支持患儿。提醒或与家庭成员讨论，安排家庭成员轮换陪护照顾患儿，使父亲或母亲能得到休息。鼓励父母参与患儿的护理，并指导父母照顾患儿。向父母提供医院的电话和联系方式，在父母有疑问的时候可以与医院联系。安排充足的时间与父母沟通，使用开放性问题向父母提问，倾听患儿父母的感受，减轻父母内心的压力。

2.对患儿兄弟姐妹的支持

鼓励和提醒父母向患儿的兄弟姐妹解释患儿的情况，并公开讨论，了解其内心的想法和感受，使疑惑能获得解答，避免兄弟姐妹自觉被家庭隔绝在外。允许兄弟姐妹到医院探视患儿，或通过电话与患儿交流，如果兄弟姐妹不能到医院探视，可以给其提供患儿的照片；如能到医院探视，应注意向兄弟姐妹介绍医院的环境和设备，避免其产生恐惧或发生意外。鼓励兄弟姐妹参与对患儿的护理。鼓励家庭集体活动，如家庭聚餐、集体游戏等。帮助父母理解、应对患儿兄弟姐妹所经历的反应。如果兄弟姐妹有内疚感，应注意评估，给予关注。如果内疚感持续存在，则需要进一步的心理干预。

第四节　与患儿及家长的沟通

沟通是儿科护理中的重要技能，根据患儿的年龄、发育水平及心理发展不同的特点，通过沟通更有效地完成健康评估；建立良好的护患关系，表达关爱；解决患儿的健康问题，直接疏导患儿情绪上的症结，以提高护理质量。

一、与患儿的沟通

（一）沟通的特点

1. 语言表达能力差

由于患儿语言发育水平所限，不同年龄阶段的表达个人需要的方式也不同。

2. 分析认识问题能力差

患儿对事物的认识及对问题的理解、判断、分析能力均有一定的局限性。

3. 模仿能力、可塑性强

随着患儿智力发育日趋完善，思维能力进一步发展，他们注意模仿成人的一言一行，从而了解和认识周围环境。因此，护理人员在沟通中应注重自己的言谈举止，进行正确、有目的地引导。

（二）与患儿沟通的原则与方法

医护人员与患儿沟通最根本的原则就是尊重。护士应根据患儿的年龄、心理特点、所处的情景等来组织沟通的内容，选择适当的沟通方式和技巧，达到沟通的目的。

1. 语言交谈技巧

护士与患儿沟通多采用面对面的口头沟通。通过口头沟通，护士可将有关医院的环境、治疗护理等情况向患儿及家长进行详细解释，患儿也可将自己的生理需要、内心感受及时向护士倾诉。进行语言沟通时，应主动介绍、认真倾听和交谈、选择合适的语调和声调、适时鼓励、恰当运用幽默语言、尊重理解患儿。

2. 非语言沟通技巧

非语言沟通包括声音、外表、面部表情、身体姿势和手势、目光接触、个人空间和触摸等。对于年幼儿非语言沟通方式比语言沟通方式更有效。

3. 游戏沟通技巧

游戏是不可缺少的生活与活动内容之一。通过游戏介导与患儿接触，是促使相互之间逐渐熟悉、消除患儿陌生恐惧、有效沟通的途径。因此，护士在游戏中应尽量使患儿表达情感、发泄恐惧和焦虑情绪，并将健康教育的内容融入到游戏中去。

4. 分析绘画技巧

图画可有各种含义，多与个人熟悉的、体验到的事件有关，可以反映患儿复杂的心理状态。通过绘画可以表达患儿愿望、感受，宣泄情感。护士可通过绘画与患儿进行交流，了解和发现存在或潜在的问题。

二、与家长的沟通

护理人员与患儿的沟通及健康评估不仅需要家长的参与，而且很多需要家长协助完成。通过与家长的沟通，一方面可借助家长获得有关的大部分信息，促进与患儿有的放矢地交流；另一方面可减轻家长因患病所引起的紧张、焦虑不安情绪，使患儿及其家长能够保持稳定的情绪，安心接受治疗。与患儿家长的沟通须在真诚理解、平等尊重的前提下，常采用的方法有：鼓励交谈、恰当的沉默、移情、观察、求同存异、避免阻碍沟通。

第五节　用药特点

药物治疗是疾病治疗的重要措施之一，而药物在治疗疾病的同时也有某些毒副作用。由于儿童处于生长发育时期，肝肾功能尚未成熟，对药物的解毒、排泄功能较差，用药不当很容易发生中毒，导致严重后果。因此，儿童用药要注意药物的选择、给药途径及精确的剂量，做到合理安全。

1. 用药特点

① 儿童血-脑脊液屏障不完善，药物容易通过血-脑脊液屏障到达神经中枢，如婴幼儿对阿片类药物（如吗啡、哌替啶等）特别敏感，易引起呼吸中枢抑制，一般不宜使用。

② 儿童肝肾功能不成熟，解毒功能差，增加了药物不良反应，应注意用量。

③ 胎儿、乳儿可因母亲用药而受影响。

④ 先天有遗传病史的患儿要考虑到对某些药物的先天性异常反应，家族中有药物过敏史者，要慎用相应的药物。

⑤ 儿童易发生电解质紊乱。

2. 药物选择

在疾病治疗过程中，需结合患儿年龄、病情有针对性地选择药物。特别提示使用下列药物时的注意事项。

（1）抗生素　儿童感染性疾病较多见，抗生素是临床最常用的药物。针对不同细菌、不同感染部位，选择敏感抗生素。某些抗生素对儿童的毒副作用更突出，如早产儿使用氯霉素可引起灰婴综合征、链霉素可损害第Ⅷ对脑神经导致耳聋等。抗生素应用时间较长，容易造成肠道菌群失调，甚至引起真菌和耐药性细菌感染。因此，使用时要严格掌握适应证。

（2）退热药　发热是儿科感染性疾病常见症状，体温高于38.5℃时，给予物理降温、多饮水等措施之后仍高热不退者，可使用化学药物（如对乙酰氨基酚或布洛芬），但该类药物用后易多汗，应注意补充水分，防止虚脱，也不宜过早、过多应用。

（3）镇静止惊药　惊厥是儿科最常见急症，控制惊厥给予镇静药。新生儿脑发育不完善，对吗啡、地西泮较敏感，易抑制呼吸中枢，一般禁用吗啡，慎用地西泮，首选苯巴比妥钠。幼儿可首选水合氯醛、地西泮等。

（4）止咳平喘药　婴幼儿一般不用镇咳药，多用祛痰药口服或雾化吸入，使分泌物稀释、易于咳出。哮喘患儿首选局部吸入 β_2 受体激动药。茶碱类易引起新生儿、小婴儿烦躁不安，应慎用。

(5) 泻药和止泻药　有便秘时，不使用泻药，多以饮食调整或使用开塞露。患儿腹泻常由多种原因引起，治疗方法以病因治疗、防治脱水为主，同时加用调节肠道微生态环境活菌制剂，如乳酸杆菌、双歧杆菌，一般不用止泻药，以免因肠蠕动减少，增加肠道内毒素吸收，使全身中毒症状加重。

(6) 糖皮质激素　由于其具有抗感染、抗毒、抗过敏、抑制免疫等作用，临床应用广泛。但长期使用，可影响蛋白质、脂肪、糖代谢，抑制骨骼生长，降低机体免疫力诱发感染。应严格掌握其使用指征，在诊断未明确时避免滥用，以免掩盖病情。剂量和疗程要适当，长期应用者应逐渐减量停药，防止突然停药而出现反跳现象。此外，水痘患儿用激素可使病情加重，应禁止使用。

★ 考点提示：药物选择注意事项

3. 药物剂量计算方法

(1) 按体重计算　按体重计算药物剂量是最基本方法。计算公式：每天（次）剂量＝体重（kg）×每千克体重所需药量。患儿体重应用实际测得体重。按体重计算如已超过成人剂量，则以成人量为上限。

(2) 按年龄计算　小儿剂量＝年龄（岁数）×每岁需要量。也可以按说明书，分年龄段给药。常用按年龄计算的药物，如助消化的胃蛋白酶片、止咳糖浆、中成药物等。

(3) 按成人剂量折算　小儿剂量＝成人剂量/50×小儿体重。

若为注射药物，护士还需准确将药量换算为抽取注射用液量。如某患儿需肌内注射地西泮 2mg，针剂规格为 10mg/2ml，该患儿注射该药量应为：2mg/10mg×2ml＝0.4ml。

知识拓展

按体表面积计算用药量：剂量＝每天（次）每平方米体表面积所需药量×体表面积（m²）。患儿体表面积可按如下公式计算：

体重<30kg患儿的体表面积（m²）＝体重（kg）×0.035＋0.1

体重≥30kg患儿体表面积（m²）＝［体重（kg）－30］×0.02＋1.05

---

4. 给药方法

根据患儿的年龄、疾病种类、病情轻重，选择给药剂型、给药途径、给药时间、给药次数。

(1) 口服法　口服法是使用最为普遍的给药方法。口服给药经济方便，且可减少注射给患儿带来的不良刺激，因此能口服时尽量口服给药，对较大患儿应鼓励其自己吃药。对婴幼儿选用水剂、冲剂、滴剂，或将药片压碎溶化后喂服（有些肠溶片及缓释制剂不可用此法）。药物不可与食物放在一起喂，以免引起拒食。对年龄较大患儿，护士或家长应监督其服药，不应将药物发给患儿自行掌握，以免误服或隐瞒不服等情况。

(2) 注射法　注射给药起作用比口服快，重症、急症或有呕吐者多用此法。其特点是对精神刺激较大，易造成患儿恐惧，宜在注射前作适当解释，注射中给予鼓励。肌内注射次数过多易造成臀肌损害，使下肢活动受影响；静脉注射多用于抢救，在推注时速度要慢，并密切观察，勿使药液外渗；静脉滴注不仅用于给药，还可补充水分及营养，供给热量等，在临床应用广泛，需根据患儿年龄、病情调控滴速，避免进入液体过多。

（3）灌肠法　用此法药物吸收不稳定，小婴儿又难以保留药液，故一般较少使用。

（4）吸入法　对于支气管哮喘、喉炎、肺炎等，此法可以使药物直接到达呼吸道，起效快，全身副作用小。

（5）外用给药　如滴眼、滴鼻、滴耳、敷伤口、涂擦于皮肤等，利用药物的局部治疗作用。注意避免患儿用手抹入眼中或吃入口内。

（6）其他　舌下含服、含漱方法只用于能合作的较大患儿。对昏迷患儿必须用口服药物时，可用鼻饲法注入。

★ 考点提示：给药常用方法

第六节　儿科常用护理技术

一、更换尿布法

【目的】

保持臀部皮肤清洁、干燥、舒适，防止尿液、粪便对皮肤长时间的刺激，预防皮肤破损和尿布性皮炎的发生或使原有的尿布性皮炎逐步痊愈。

【用物准备】

尿布、尿布桶、护臀霜或鞣酸软膏、平整的操作台，根据需要准备小毛巾或湿纸巾、盆、温水。

【操作程序】

① 护士着装整齐，操作前洗手。

② 携用物至床旁，拉下一侧床挡，将尿布折成合适的长条形，放床旁备用。揭开盖被，将污湿的尿布打开。

③ 一手握住患儿的两脚轻轻提起，露出臀部，另一手用尿布洁净的上端将患儿会阴部及臀部擦净，并以此角盖上污湿部分。

④ 取出污湿尿布，卷折污湿部分于内面，放入尿布桶内。

⑤ 必要时将患儿抱起，以湿水清洗臀部。清洗时一手托住患儿大腿根部及臀部，并以同侧前臂及肘部护住患儿腰背部，另一手清洗臀部，用毛巾将臀部水分吸净。

⑥ 再握住并提起患儿双脚，使臀部略抬高，将清洁尿布的一端垫于腰骶部，放下双脚，由两腿间拉出尿布另一端并覆盖于下腹部，系上尿布带。

⑦ 整理衣服，盖好被子，拉好床挡。

⑧ 洗手、记录。

【注意事项】

① 选择质地柔软、透气性好、吸水性强的棉织品做尿布，或采用一次性尿布，以减少对臀部的刺激。

② 更换尿布时的动作应轻快，避免暴露患儿上半身。

③ 尿布包扎应松紧合适，以可插入一指为宜。防止因过紧而影响患儿活动或过松造成大便外溢。

④ 若患儿较胖或尿量较多，可在尿布上再垫一长方形尿布增加厚度，女婴将加厚层垫于臀下，男婴则将加厚层放于会阴部。

二、婴儿沐浴法

【目的】

① 清洁皮肤，预防皮肤感染。

② 促进血液循环，活动新生儿肢体，使之舒适。

③ 协助皮肤排泄和散热，降低过高的体温。

【用物准备】

浴盆、水温计、热水、婴儿浴液、婴儿洗发液、平整便于操作的处置台、大小毛巾、婴儿尿布及衣服、包被、棉签、棉球、碘伏、婴儿爽身粉、护臀霜或鞣酸软膏、体重秤、弯盘，根据需要备液状石蜡油、指甲剪等。

【操作程序】

① 护士着装整齐，操作前洗手。

② 携用物至床旁并按顺序摆好，浴盆置于床旁凳上（有条件时放在操作台上）。

③ 折盖被于三折至床尾，脱去患儿衣服（此时可根据需要测量体重），保留尿布，用大毛巾包裹患儿全身。

④ 擦洗面部。用单层面巾由内眦向外眦擦拭眼睛，更换面巾部位以同法擦另一眼，然后擦耳，最后擦面部。擦时禁用肥皂。用棉签清洁鼻孔。

⑤ 擦洗头部。抱起患儿，以左手托住患儿枕部，腋下夹住患儿躯干，左手拇指和中指分别向前折患儿双耳郭，以堵住外耳道口，防止水流入耳内；右手将肥皂涂于手上，洗头、颈、耳后，然后用清水冲洗吸干（图4-1）。对较大婴儿，可用前臂托住婴儿上身，将下半身托于护士腿上。

⑥ 浴盆底部铺垫一块浴巾，以免患儿在盆内滑跌。移开大毛巾及尿布，以左手握住患儿左臂靠近肩处，使其颈部枕于护士手腕处，再以右前臂托住患儿双腿，用右手握住患儿左腿靠近腹股沟处，使其臀部位于护士右手手掌上，轻放患儿于水中（图4-2）。

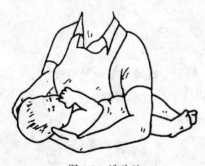

图4-1 洗头法

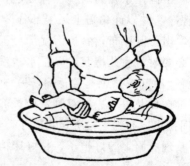

图4-2 入盆法

⑦ 松开右手，用另一浴巾淋湿患儿全身，抹肥皂按顺序洗颈下、臂、手、胸、背、腿、脚、会阴、臀部，边洗边随冲干净。在清洗过程中，护士左手始终将患儿握牢（只在洗背部时，左右手交接患儿，使患儿头靠在护士手臂上），洗净皮肤皱褶处，如颈部、腋下、腹股

沟等。同时，观察皮肤有无异常情况。

⑧ 洗毕，迅速将患儿依照放入水中的方法抱出，用大毛巾包裹全身并将水分吸干，对全身各部位从上到下按顺序检查，给予相应处理。必要时用液状石蜡棉签擦净女婴大阴唇及男婴包皮处污垢。

⑨ 更衣垫尿布，必要时修剪指甲，更换床单等。

⑩ 整理床单位，物归原处，洗手，记录。

【注意事项】

① 沐浴应在婴儿进食后1h进行，以免呕吐。沐浴水温控制在38～40℃，备水时水温略高2～3℃，以防脱衣过程中水温降低。

② 减少暴露，注意保暖，动作轻快。

③ 耳、眼内不得有水或肥皂沫进入。

④ 对患儿头顶部的皮脂结痂不可用力清洗，可涂液状石蜡浸润，待次日轻轻梳去结痂后再予以洗净。

⑤ 沐浴中观察婴儿全身情况，注意皮肤、肢体活动等，如有异常，及时报告和处理。沐浴过程中，注意观察面色、呼吸，如有异常，停止沐浴。

⑥ 注意保护未脱落的脐带残端，避免脐部被水浸泡或污水污染，可使用脐带贴保护脐部。

⑦ 防止交叉感染，沐浴床上每个婴儿更换一块治疗巾，婴儿全部洗完后，用消毒液擦拭沐浴床，浸泡沐浴池、沐浴垫，所用治疗巾弃之。

三、约束保护法

【目的】

① 限制活动，便于诊疗。

② 保护躁动不安的患儿以免发生意外，防治碰伤、抓伤和坠床等意外。

【用物准备】

① 全身约束：大毛巾、毯子或床单等方便包裹的物品。

② 手足约束：棉垫、绷带或手足约束带。

【操作程序】

① 根据具体情况选择合适的约束用物，将其携至床旁，核对姓名，并向家长解释操作目的，以取得家长配合。

② 全身约束法

a.将大毛巾折叠，达到能遮盖住由肩至脚踝的宽度。

b.将患儿平卧于大毛巾上，用一侧的大毛巾从肩部绕过前胸紧紧包裹身体，对侧腋窝将大毛巾整齐地压于身下（图4-3）。

c.用另外一侧大毛巾裹紧其手臂，经胸部压于背下。必要时可用约束带适当约束。

③ 手足约束法

a.绷带及棉垫法：用棉垫包裹手足，将绷带打成双套结，套在棉垫外拉紧，使肢体不能脱出，但是不能影响血液循环，将绷带系于床缘。

b.手足约束带法：将手足约束带（图4-4）一端系于手腕或足踝部，另一端系于床栏处，主要用于约束四肢末端，限制手足活动。

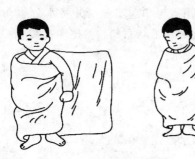

图 4-3　全身约束保护法

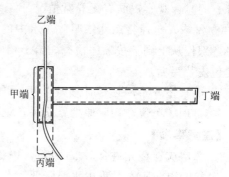

图 4-4　手足约束带

【注意事项】

① 必要时才使用约束，并向家长解释。

② 约束时松紧要适宜，避免过紧损伤皮肤，影响血液循环，过松失去约束的意义。

③ 在约束期间，加强巡视，注意观察约束部位的皮肤颜色、温度，掌握血液循环的情况。

四、头皮静脉输液法

婴幼儿头皮静脉极为丰富，分支较多，表浅易见，不滑动易固定，用头皮静脉输液便于

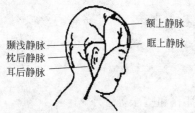

图 4-5　头皮静脉分布

保暖，不影响患儿肢体活动及其他诊疗和护理工作，常选用额上静脉、颞浅静脉及耳后静脉等。头皮静脉分布见图 4-5。

【目的】

① 补充液体、营养，维持体内电解质平衡。

② 使药物快速进入体内。

③ 静脉输血，增加血容量，维持血压。

【用物准备】

① 输液器、液体及药物。

② 治疗盘内：碘伏、棉签、弯盘、胶布、无菌巾内放一吸入生理盐水或 10％葡萄糖 10ml 的注射器、棉球、头皮针、输液器、输液架。根据需要备剃刀、肥皂、纱布、固定物。必要时备约束用品。

【患儿准备】

① 观察和选择合适的头皮静脉

a. 看：一般比较粗的静脉呈青色，细小的静脉呈暗紫色。

b. 按：用拇指稍用力按压局部皮肤来确定血管走向。

c. 摸：用拇指尖外侧面在患儿头部静脉的解剖位置横向稍用力滑蹭，会摸到"凹槽"，再上下来回横向滑蹭的同时用指甲轻轻留下"凹槽"走向，即静脉走向。在"凹槽"并不明显，但又略有静脉走向痕迹的时候，可将两手平放在痕迹两边，同时向痕迹稍用力推挤，即可出现一条细细白色的突出的线痕，即为静脉走向。同时要注意与动脉鉴别，患儿哭闹时动脉、静脉均可突起，触摸时动脉多无色并有搏动感，头皮未推挤出现的白色线痕多数为细小动脉。

② 操作前为患儿更换尿布或协助排尿，顺头发方向剃净局部毛发。

【操作程序】

① 操作者洗手、戴口罩。在治疗室内核对、检查药液、输液器，按医嘱加入药物，并将输液器针头插入输液瓶塞内，关闭调节器。

② 携用物至患儿床旁，核对患儿，再次查对药液，将输液瓶挂于输液架上，排尽空气。

③ 患儿仰卧或侧卧，头垫小枕，助手固定其肢体、头部。必要时采用全身约束法。

④ 操作者立于患儿头端，必要时剃去局部头发，仔细选择静脉，消毒皮肤。

⑤ 注射器抽取生理盐水接上头皮针，排净空气，操作者以左手拇指、示指分别固定静脉两端皮肤，右手持针，在距静脉最清晰点向后移 0.3cm 与皮肤呈 $5°\sim15°$ 角将针头沿静脉向心方向平行刺入皮肤，然后将针头稍挑起，沿静脉走向徐徐刺入，见回血后降低角度将针头再进针少许（$0.2\sim0.3cm$），打开调节器，观察点滴通畅，针尖处无肿胀，可用胶布固定针头。

⑥ 取下注射器，将头皮针与输液器相连接，调节滴速，并将输液软管用胶布固定于适当位置。

⑦ 整理用物，记录输液时间、输液量及药物。

⑧ 向家属说明输液治疗的有关注意事项。

【注意事项】

① 严格执行查对制度和无菌技术操作原则，注意药物配伍禁忌。

② 针头刺入皮肤，如未见回血，可用注射器轻轻抽吸，以确定回血；因血管细小或充盈不全而无回血者，可试推入少量液体，如畅通无阻，皮肤无隆起且点滴顺畅，证实穿刺成功。穿刺中注意观察患儿的面色和一般情况。

③ 常选用的静脉有额上静脉、颞浅静脉及耳后静脉。对长期输液患儿，应从静脉自远心端开始，注意保护静脉、交替使用静脉。对昏迷、抽搐等不合作患儿应选用容易固定部位的静脉。

④ 根据患儿病情、年龄、药物性质调节输液速度，观察输液情况。

⑤ 注意区分头皮动静脉。

⑥ 头皮针和输液管应牢固固定，防止头皮针移动、脱落。

⑦ 加强巡视，随时观察输液是否通畅、滴速及患儿对药物的反应，如发现异常，立即处理，必要时停止输液，通知医生。

⑧ 输液结束及时更换输液瓶或拔针。连续输液应 24h 更换输液器 1 次。

★ 考点提示：头皮静脉的输液方法、注意事项

五、股静脉穿刺术

【目的】

采取血标本。为诊断及治疗疾病提供依据，适用于婴幼儿。

【用物准备】

治疗盘内放 5ml 注射器或一次性真空采血针、碘伏、弯盘、棉签、采血管、纱布。

【操作程序】

① 备齐用物，携至患儿床旁，核对解释。

② 清洗患儿会阴部及腹股沟区皮肤，换尿布。

③ 患儿仰卧，垫高穿刺侧臀部。助手站在头端，用双肘及前臂约束患儿躯干及上肢，两手分别固定患儿两腿使之呈蛙状，即外展、外旋，使其关节屈曲呈直角（图 4-6）。

④ 操作者站在足端，常规消毒穿刺部位的皮肤和操作者左手的示指。

⑤ 穿刺

a.垂直穿刺法：操作者左手示指在腹股沟中、内 1/3 交界处触到股动脉搏动点，再次消毒穿刺点及操作者手指，右手持注射器沿股动脉搏动点内侧 0.5cm 处垂直刺入，感觉无阻力，见回血后固定，抽足所需血量后拔针。

b.斜刺法：在腹股沟下 1～3cm 处，针头与皮肤呈 45°向股动脉搏动点内侧 0.5cm 处向心方向刺入，其余操作同垂直穿刺法（图 4-6）。

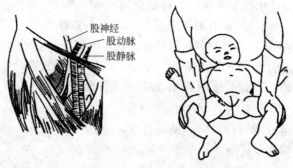

图 4-6　股静脉穿刺术

⑥ 拔针后立即用消毒干棉球压迫止血 5min。确认无出血方可放松。

⑦ 安抚患儿，平整衣服，整理用物。

【注意事项】

① 有出血倾向或凝血功能障碍者禁用此法，以免引起出血不止。

② 严格执行无菌操作，防止感染。

③ 穿刺前用尿布包裹好会阴部，以免排尿时污染穿刺点。

④ 若回血呈鲜红色，表明误入股动脉，应立即拔出针头，用无菌干棉球压迫 5～10min，直到无出血为止。

⑤ 若穿刺失败，不宜在同侧多次穿刺，以免形成血肿。

★ 考点提示：股静脉穿刺的注意事项

六、暖箱使用法

【目的】

使患儿体温保持稳定，提高未成熟儿的成活率。适用于出生体重在 2000g 以下，高危或异常新生儿，如新生儿寒冷损伤综合征、体温不升等（图 4-7）。

【用物准备】

① 暖箱准备：a.检查暖箱，保证安全；b.清洁、消毒暖箱；c.将蒸馏水加入水槽中至水位指示线。

② 接通电源：打开电源开关，将预热温度调至 28～32℃，预热 2h 温度能升到所需温度，此时，红绿灯交替亮。根据干湿计读数，调整湿度控制旋钮，维持箱内湿度在 55%～65%。

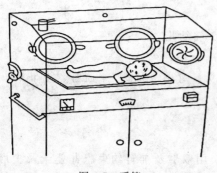

图 4-7　暖箱

③ 暖箱放置位置：避免放置在阳光直射、有对流风或取暖设备附近，以免影响箱内温度的控制。

【操作程序】

① 核对床号、姓名。评估患儿胎龄、日龄、出生体重、体温、病情及有无并发症。告知暖箱使用的重要性，取得家长合作。

② 将患儿穿单衣、裹尿布后放置到已准备好的暖箱内，根据患儿体重及出生日龄调节适中温湿度（表4-2）。若保温不好，可加盖被，但勿堵住气孔。

表4-2 不同出生体重早产儿暖箱温湿度参数

出生体重/g	温度				相对湿度
	35℃	34℃	33℃	32℃	
1000	出生10天内	10天后	出生3周内	5周后	55%～65%
1500	—	出生10天内	出生10天后	4周后	
2000	—	出生2天内	出生2天后	3周后	
2500	—	—	出生2天内	2天后	

③ 定时测量体温，根据体温调节箱温，并做好记录。在患儿体温未升至正常之前应每小时监测1次，升至正常后可每4h测1次。注意保持体温在36～37℃，并维持相对湿度。

④ 一切护理操作应尽量在箱内进行，如喂奶、更换尿布、清洁皮肤、观察病情及检查等。尽量少打开箱门，以免箱内温度波动。若确因需要暂出箱治疗和检查，注意在保暖措施下进行，避免患儿受凉。

⑤ 患儿出暖箱条件

a.患儿体重达2000g或以上，体温正常。

b.在不加热的暖箱内，室温维持在24～26℃时，患儿能保持正常体温。

c.在暖箱内生活了1个月以上，体重不到2000g，但一般情况良好。

★ 考点提示：出暖箱条件

【注意事项】

① 严格执行操作规程，定期检查有无故障，保证绝对安全。

② 使用中随时观察使用效果，如暖箱发出报警信号，应及时查找原因，妥善处理。

③ 严禁骤然提高暖箱温度，以免患儿体温上升造成不良后果。

④ 工作人员入箱操作、检查、接触患儿前，必须洗手，防止交叉感染。

⑤ 保持暖箱的清洁

a.使用期间每天用消毒液擦拭暖箱内外，然后用清水再擦拭一遍；每周更换暖箱1次，用过的暖箱除用消毒液擦拭外，再用紫外线照射；定期进行细菌培养，以检查清洁消毒的质量，如培养出致病菌，应将暖箱移出病房彻底消毒，防止交叉感染。

b.湿化器水箱用水每天更换1次，以免细菌滋生；机箱下面的空气净化垫每个月清洗1次，若破损，则更换。

c.患儿出箱后，暖箱应进行终末清洁消毒。

⑥ 注意保持患儿体温，腋窝温度维持在36.5～37.5℃。

⑦ 暖箱应放在温度为24～26℃的室温中，避免放在阳光直射、有对流风、取暖设备附近，以免影响箱内温度。

七、光照疗法

【目的】

光照疗法（phototherapy）又称光疗，是一种降低血清未结合胆红素的简便易行的方法，主要通过一定波长的光线使新生儿血液中脂溶性的未结合胆红素转变为水溶性异构体，易于从胆汁和尿液中排出体外，从而降低体内胆红素水平。其中以波长 450nm 的蓝光最为有效，绿光、日光灯或太阳光也有此效果。光疗按照射时间可分为连续光疗和间断光疗，对于黄疸较重的患儿，一般照射时间较长，但以不超过 4 天为宜。光疗的不良反应有发热、腹泻、皮疹、维生素 B_2 缺乏、低血钙、贫血、青铜症等，应注意观察。

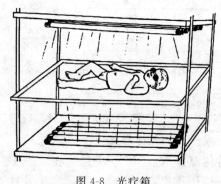

图 4-8 光疗箱

【用物准备】

光疗箱一般采用波长 425~475nm 的蓝色荧光灯，灯管与患儿皮肤距离 33~50cm，以 160~320W 为宜。光疗箱有单面和双面光疗箱两种，双面光优于单面光。患儿护眼罩用墨纸或胶片剪成眼睛状，其他用物准备如长条尿布、尿布带、胶布、工作人员用的墨镜等（图 4-8）。

【操作程序】

① 先打开位于光疗箱背部的总电源开关，再将光疗箱两旁的黄疸治疗灯电源开关打开。

② 测量患儿体温，必要时测体重，取血检测血清胆红素水平。

③ 将患儿全身裸露，用尿布遮盖会阴部，佩戴护眼罩，抱入已预热好的光疗箱内，记录入箱时间。

④ 使患儿均匀受光，并尽量使身体广泛照射。单面光疗时一般每 2h 更换体位一次，可以仰卧、侧卧、俯卧交替更换。俯卧照射时要有专人巡视，以免口鼻受压影响呼吸。

⑤ 监测体温，光疗时应每小时测体温 1 次或根据病情、体温情况随时测量，使体温保持在 36~37℃，根据体温调节光疗箱内的温度。如体温超过 37.8℃ 或低于 35℃，要暂停光疗，待体温恢复正常后再继续治疗。

⑥ 光疗过程中，因按照医嘱静脉输液，按需喂奶，保证水分及营养供给。

⑦ 严密观察病情，注意患儿精神、反应、呼吸、脉搏及黄疸程度的变化；观察大小便颜色与形状；检查皮肤有无发红、干燥、皮疹，有无呼吸暂停、烦躁、嗜睡、发热、腹胀、呕吐、惊厥等；监测血清胆红素。若有异常情况，须及时与医生联系，以便检查原因，及时进行处理。

⑧ 一般光照 12~24h 才能使血清胆红素下降，光疗总时间按医嘱执行。一般情况下，血清胆红素＜171μmol/L（10mg/dl）时可停止光疗。出箱前，先将衣服预热，穿好衣服，切断电源，除去护眼罩，抱回病床，并做好各项记录。

【注意事项】

① 患儿入箱前需进行皮肤消毒，禁忌在皮肤上涂粉剂和油类。患儿光疗时观察眼罩、会阴遮盖物有无脱落，注意皮肤有无破损。患儿体温高于 37.8℃ 或低于 35℃，应暂时停止光疗。

② 保证水分及营养供给。光疗过程中，应按医嘱静脉输液，按需喂奶。因光疗时患儿不显性失水比正常高 2~3 倍，故应在两次喂奶中间喂水，并记录出入液体量。

③ 严密观察病情。光疗前后及期间要监测血清胆红素变化，以判断疗效。光疗过程要观察患儿精神反应及生命体征；注意患儿黄疸的部位、范围、程度及变化，注意尿、大便的颜色和性状（部分患儿大便稀、薄、黄绿色，次数少增多，一般不需处理），注意患儿的神态、面色、食欲及前囟、哭声的变化，有无四肢颤抖、惊厥，注意皮肤有无发红、干燥、皮疹等，并随时记录。若有异常，须及时与医生联系，以便检查原因，及时进行处理。

④ 保持灯管及反射板清洁，并及时更换灯管。灯管使用 300h 后其灯光能量输出减弱 20%，900h 后减弱 35%，2700h 后减弱 45%。累计时间过长，应更换灯管。

⑤ 照射中勤巡视，及时清除患儿的呕吐物、汗水、大小便，保持玻璃的透明度。工作人员为患儿进行检查、治疗、护理时，可戴墨镜，并严格进行交接班。

⑥ 光疗结束后，倒尽湿化器水箱内的水，做好整机的清洗、消毒工作，有机玻璃制品忌用乙醇擦洗。

★ 考点提示：光照疗法的注意事项

八、婴幼儿灌肠法

【目的】

① 刺激肠蠕动，使患儿排出粪便。

② 清洁肠道，为检查或手术做准备。

③ 降温。

④ 清洁肠道有害物质，减轻中毒。

【用物准备】

① 治疗盘内置灌肠筒、玻璃接头、肛管、血管钳、大油布、治疗巾、弯盘、棉签、卫生纸、润滑剂、量杯、水温计。

② 输液架、便盆、尿布 4 块。冬季准备毛毯用于保暖。

③ 灌肠液常用 0.1%～0.2% 的肥皂水、生理盐水，温度 39～41℃，用于降低体温时为 28～32℃。

【操作程序】

① 备齐用物携至床旁，挂灌肠筒于输液架上，灌肠筒底距离床褥 30～40cm。

② 将枕头竖放，使其厚度于便盆高度相等，下端放便盆。

③ 将大油布和治疗巾上端盖于枕头上，下端放于便盆之下，防止污染枕头及床单。

④ 用大毛巾包裹约束患儿双臂后，使其仰卧于枕头上，臀部放在便盆宽边上。解开尿布，如无大小便，则用尿布垫在臀部于便盆之间，两腿各包裹一块尿布分别放在便盆两侧。

⑤ 连接肛管并润滑其前端，排尽管内气体，用血管钳夹紧橡胶管，将肛管轻轻插入直肠，婴儿插入 2.5～4cm，幼儿插入 5～7.5cm，然后固定，再用一块尿布覆盖在会阴部之上，以保持床单清洁。

⑥ 松开血管钳，使液体缓缓流入，护士一手始终扶持肛管，同时观察患儿一般状况及灌肠液下降速度。

⑦ 灌毕，夹紧肛管用卫生纸包裹后轻轻拔出，放入弯盘内，若需保留灌肠液，可轻轻夹紧患儿两侧臀部数分钟。

⑧ 协助排便，擦净臀部，取出便盆，为小婴儿系好尿布包裹，使其舒适。

⑨ 整理用物、床单元，记录溶液量及排便性质。

【注意事项】

① 根据年龄选用合适的肛管和决定灌肠液量（表4-3）。

表 4-3　不同年龄患儿灌肠液量

年龄	灌肠液量/ml
6个月以下	50
6个月～1岁	100
1～2岁	200
2～3岁	300

② 灌肠中注意保暖，避免受凉。液体流入速度宜慢，并注意观察情况，如疲乏，可暂停片刻后再继续，以免虚脱；如突然腹痛或腹胀加剧应立即停止灌肠，并与医生联系，给予处理。

③ 选择粗细合适的肛管，插管时动作轻柔，如溶液注入或排出受阻，可协助患儿更换体位或调整肛管插入深度，排出不畅时按摩腹部促进排出。

九、臀红护理法

知识拓展

臀红是婴儿臀部皮肤长期受尿液、粪便和漂洗不净的湿尿布刺激摩擦或局部湿热（使用不透气的尿布）等引起皮肤潮红、溃破甚至糜烂及表皮剥脱，又称尿布皮炎。

1.根据臀红严重程度分类

（1）轻度　主要为表皮潮红。

（2）重度　分为三度：一度表现为局部皮肤潮红，伴有皮疹；二度除以上表现外，并有皮肤溃破，脱皮；三度局部大片糜烂或表皮剥脱，可继发感染。

2.臀红预防

① 勤换尿布，保持臀部清洁干燥。

② 腹泻患儿便后温水洗臀，拭干，可涂油保护。

③ 选用质地柔软、吸水性强的棉织品做尿布，勿用油布或塑料布直接包裹患儿臀部。

④ 洗尿布应漂洗干净，避免肥皂沫残留。

【目的】

保持臀部皮肤干燥、清洁，减轻患儿疼痛，促进受损皮肤康复。

【用物准备】

尿布、面盆内盛温水，小毛巾、尿布桶，棉签、药物（1：5000高锰酸钾、紫草油、3%～5%鞣酸软膏、氧化锌软膏、鱼肝油软膏、康复新溶液、硝酸咪康唑霜）、弯盘、红外线灯。

【操作程序】

① 核对、解释。携用物至床旁，核对；向家长说明目的、操作过程及注意事项，取得配合。

② 降下床栏杆，打开包被。

③ 解开污湿尿布，用上端清洁处的尿布由上至下轻擦会阴及臀部，对折尿布将污湿部分盖住并垫于臀下。

④ 用温水清洗臀部，用软毛巾吸干水分，取出污湿尿布，卷折放入尿布桶内。

⑤ 用清洁尿布垫于臀下，条件许可时将臀部暴露于空气或阳光下 10～20min。

⑥ 重度臀红者可用 25～40W 红外线灯照射臀部 10～15min，灯泡距离臀部患处 30～40cm。

⑦ 暴露或照射后将蘸有油类或药膏的棉签贴在患处皮肤上，轻轻滚动涂药，用后的棉签放入弯盘内。

⑧ 给患儿包裹好尿布，拉平衣服，盖好被子。

⑨ 整理用物并记录。

【注意事项】

① 了解尿臀红的原因及分度。

② 保持臀部清洁干燥，必要时尿布应煮沸、消毒液浸泡或阳光下曝晒，以消灭细菌。

③ 清洗臀部时应手蘸温水进行冲洗，避免用毛巾直接擦洗。

④ 涂药时应用棉签贴在皮肤上轻轻滚动，不可上下涂擦，以免加剧疼痛和导致脱皮。

⑤ 暴露皮肤时应注意保暖，避免受凉；照射治疗时应避免烫伤。

⑥ 根据臀部皮肤受损程度选择油类或者药膏。

十、婴儿抚触法

【目的】

① 促进婴儿与父母的情感交流。

② 促进神经系统的发育和智力成熟。

③ 促进婴儿血液循环，加速新陈代谢，提高免疫力。

④ 加快食物的消化和吸收，减少婴儿哭闹，增加睡眠。

【用物准备】

平整的操作台、温度计、润肤油、婴儿尿布及衣服、包被。

【操作程序】

① 着装整齐，操作前洗手。

② 解开婴儿包被和衣服。

③ 将润肤油倒在手中，揉搓双手温暖后进行抚触。

④ 进行抚触动作，动作要轻柔，逐渐增加力度，每个动作重复 4～6 次。

a. 头部抚触：两拇指指腹从眉间滑向两侧发际；两拇指从下颌部中央向两侧向上滑动成微笑状；两手手指前额中央发际抚向脑后，最后两中指分别按在耳后乳突处，轻轻按压，完成头部抚触。

b. 胸部抚触：两手手掌分别从胸部的外下方向对侧外上方交叉推行进行胸部抚触。注意避开乳头。

c. 腹部抚触：可以用双手指分别按顺时针方向按摩婴儿腹部，避开脐部和膀胱。也可以用右手指腹从右上腹部到右下腹部，画一个英文字母"I"形，再由右下腹经右上腹、左上腹滑向左下腹，画一个倒"U"形。反复多次按摩，结束腹部抚触。

d. 四肢抚触：将双手拇指和示指弯成圈状，套在婴儿手臂上，由上往下滑动，揉捏其肌肉、关节。同法抚触下肢。

e. 手足抚触：托住婴儿的小手，用拇指从婴儿手掌根部滑向指尖，使婴儿的手掌伸张，并由指跟到指尖揉捏每一个手指，提捏各手指关节，重复操作一次。婴儿的足部用同样的方法抚触。

f.背部抚触：使婴儿呈俯卧位，涂上润肤油后，以脊柱为中点，双手掌分别从脊柱向两侧滑动按摩；从背部上端开始逐渐下移到臀部，最后由头顶沿脊椎抚触至臀部。

⑤ 包好尿布，穿衣服。

⑥ 整理用物，洗手。

【注意事项】

① 抚触过程中注意保暖防止受凉。

② 根据婴儿状态决定抚触时间，避免在饥饿和进食后1h内进行，最好在婴儿沐浴后进行，时间10～15min。

③ 抚触过程中注意观察婴儿的反应，如果出现哭闹、肌张力增高、兴奋性增加、肤色改变等，应暂停抚触，反应持续1min以上应停止抚触。

④ 注意力适当，避免过轻或过重。

⑤ 抚触过程中，注意与婴儿进行感情交流，面带微笑，语言温柔，可放舒缓、柔和的音乐。

⑥ 窒息抢救、颅内出血、皮下出血等特殊情况下禁做抚触。

思考题

1.用药如何按体重计算公式计算？

2.给药应结合患儿的哪些情况？

3.头皮静脉输液法应注意哪些问题？

4.暖箱使用环境有哪些要求？

（张　培）

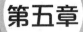

儿童营养与喂养

【学习目标】

1. 掌握儿童能量的需要、添加辅食的原则和顺序。
2. 熟悉母乳喂养的优点、母乳喂养方法及人工喂养的护理。
3. 了解儿童营养素需要的内容、各种营养素对机体的意义。

案例导入

案例回放：

　　某男婴5个半月，足月顺产。自出生后纯母乳喂养，未添加过任何辅食，未补充过维生素D、钙剂及铁剂。家长一直认为母乳是婴儿最好的食物，营养丰富，不需要额外添加其他食物。现家长带该男婴来儿童保健科咨询孩子生长发育情况，并想获得相关的儿童保健知识。

思考问题：

1. 根据上述情况，分析该婴儿目前在喂养方面存在的问题。
2. 根据添加辅食的原则，为该婴儿未来半年制订一份添加辅食计划表。

　　营养（nutrition）是指人体获得和利用食物维持生命活动的整个过程。营养素（nutrients）是食物中经过消化吸收和代谢能够维持生命活动的物质。儿童尤其婴幼儿期由于生长发育迅速，新陈代谢旺盛，需要营养素相对较多，但消化器官功能尚未完全成熟，消化能力弱。因此儿童膳食应有足够的营养，以满足机体生长发育的需要，又要考虑儿童的消化功能。供给适合儿童生理特点的营养种类和数量对儿童健康成长十分重要。营养不当、不足与过量都容易致病。

第一节　儿童能量与营养素的需要

一、能量需要

　　能量是保证儿童健康生长发育与活动的物质基础。人体所需的能量来源于三大营养素，即蛋白质（protein）、脂肪（fat）和糖类（carbohydrate，碳水化合物），能量缺乏与过剩都对身体健康不利。儿童总的能量消耗主要用于以下五个方面。

1. 基础代谢

基础代谢是指在清醒、安静、空腹的状态下，在 20～25℃环境中，维持生命最基本的生理活动所需要的能量。年龄越小，基础代谢率越高。婴幼儿期基础代谢的能量需要占总能量的 50%～60%，约为 230kJ/(kg·d) [55kcal/(kg·d)]，以后随年龄增长体表面积增加而逐渐减少，12 岁时需要量接近成人。

2. 食物的热力作用

人体摄取食物而引起的机体能量代谢的额外增多，主要用于食物消化、吸收、转运、代谢和存储。食物的热力作用需要量与食物的成分有关，蛋白质的热力作用最高，为本身产生能量的 30%。婴儿摄入的食物中的蛋白质含量较高，此项能量占总能量的占 7%～8%，年长儿的膳食为混合食物，其食物热力作用为 5%。

3. 生长发育所需

生长发育消耗的能量为儿童时期所特殊需要，与儿童的生长速度成正比。婴儿期生长发育最快，这部分所需要的能量最多，占总能量的 25%～30%。1 岁以后儿童生长速度趋于平稳，能量需要随之减少，至青春期体格发育再次加速，又增加了能量的需要量。

4. 活动消耗

儿童活动消耗需要能量与其身体大小、活动量大小、活动类型及活动持续时间有关，占总能量的 10%～15%。活动所需能量个体波动较大，并随年龄的增长而增加。当能量摄入不足时，儿童首先表现为活动减少。

5. 排泄消耗

排泄消耗指摄入的食物不能完全被消化吸收，随粪便排出体外而损失的部分。一般在 10%以内，如果有腹泻等消化系统疾病时可成倍增加。

儿童总能量需要为以上五方面能量的总和。年龄越小，生长发育越快，需要能量越多，随着年龄的增长，单位体重所需能量逐渐减少，婴儿期每天需 420～460kJ（100～110kcal）/kg，以后每增长 3 岁约减少 42kJ/kg（10kcal/kg），到 15 岁时约达成人需要量每天 250kJ/kg（60kcal/kg）。

二、营养素需要

营养素分为产能营养素（蛋白质、脂类、糖类）、非产能营养素（维生素、矿物质）及其他膳食成分（膳食纤维和水）。

（一）产能营养素

1. 蛋白质

蛋白质是生命的物质基础，它应满足生长发育的需要，也是组成多种激素、载体、酶及免疫因子等的物质基础。每克蛋白质产能 4kcal（16.8kJ）。1 岁以内婴儿每天需要的蛋白质推荐摄入量（RNI）为 1.5～3g/(kg·d)。组成蛋白质的氨基酸模式与人体蛋白质氨基酸模式接近的食物，生物利用率高，称为优质蛋白。优质蛋白主要来源于乳、蛋、肉、鱼，其次是豆类等。婴幼儿生长旺盛，保证优质蛋白质供给非常重要，优质蛋白应占 50%以上。

2. 脂类

脂肪是构成人体细胞的重要成分，除了供能之外，还能储存在体内，防止散热，增加皮肤弹性，对机体内脏起到机械保护，且协助脂溶性维生素（维生素 A、维生素 D、维生素 E、维生素 K）的吸收。每克脂肪产能 9kcal（37.8kJ）。膳食中的脂肪可改善食物口味和饱腹感，缩小食物体积、减轻胃肠负担。食物中乳类、肥肉、蛋黄、植物油等均含丰富的脂肪。

3. 糖类

糖类除了供能外，还参加人体中的多种生化反应，也是最主要、最经济的能量来源。可与脂肪酸或蛋白质合成糖脂、糖蛋白和蛋白多糖，从而构成细胞和组织。每克糖类产能 4kcal（16.8kJ）。食物中乳类、谷类、水果、豆类和蔬菜等均含有糖类。6 个月以内婴儿的糖类主要是乳糖、蔗糖、淀粉。

婴儿每天膳食中大三能量营养物质不能相互替代，提供能量合理的分配比例为：蛋白质占 10%～15%、脂肪 35%～50%、糖类 50%～60%。

（二）非产能营养素

1. 维生素（vitamin）

维生素是维持机体正常生命活动所必需的营养素。虽然需要量不多，但因体内不能合成或合成不足，必须由食物供给。维生素可分为脂溶性维生素（维生素 A、维生素 D、维生素 E、维生素 K）和水溶性维生素（B 族维生素和维生素 C 等）两大类。脂溶性维生素溶解于脂肪及脂肪溶剂，不被排泄，可储存于体内，故不需要每天供给，摄入过量会中毒。此类维生素缺乏症的临床表现发展缓慢。水溶性维生素溶于水，从尿中排泄迅速，不储存于体内，必须每天供给，这类维生素缺乏症的临床表现发展迅速。对儿童来说，维生素 A、维生素 D、维生素 C、维生素 B_1 是容易缺乏的维生素。各种维生素的作用和来源见表 5-1。

表 5-1　各种维生素的作用和来源

种类	作　用	来　源
维生素 A	促进生长发育，维持上皮组织的完整性，为形成视紫质所必需的成分，与铁代谢、免疫功能有关	肝、牛乳、奶油、鱼肝油；有色蔬菜和水果。主要来源是动物性食品
维生素 B_1	是构成脱羧辅酶的主要成分，为糖类代谢所必需，维持神经、心肌的活动功能，调节胃肠蠕动，促进生长发育	米糠、麦麸、葵花籽仁、花生、大豆、瘦猪肉含量丰富；其次为谷类；鱼、菜和水果含量少
维生素 B_2	为辅黄酶的主要成分，参与体内氧化过程	乳类、蛋、肉、内脏、谷类、蔬菜
维生素 B_{12}	参与核酸的合成、促进四氢叶酸的形成等，促进细胞及细胞核的成熟，对生血和神经组织的代谢有重要作用	动物性食品
维生素 C	参与人体的羟化和还原过程，对胶原蛋白、细胞间黏合质、神经递质的合成、类固醇的羟化、氨基酸代谢、抗体及红细胞的生成等均有重要作用	各种水果及新鲜蔬菜
维生素 D	调节钙磷代谢，促进肠道对钙的吸收，维持血液钙浓度，有利于骨骼矿化	人皮肤日光合成、鱼肝油、肝、蛋黄

2. 矿物质

（1）常量元素　每天需要量都在 100mg 以上的称为常量元素，如钙、磷、镁、钠、氯、钾和硫。钙与磷为构成骨骼和牙齿的主要成分。钠和氯在维持机体酸碱平衡与体液渗透压方面起重要作用。钾对维持细胞电生理、细胞内渗透压、水平衡以及神经传导、肌肉收缩等生理功能起重要作用。

（2）微量元素　体内含量很少，每天需通过食物摄入，对机体有一定生理功能的称为微量元素。如铁、铜、锌、碘、硒、钼、铬、钴、锰、镍、硅、锡、钒、氟等。铁为构成血红蛋白的主要成分。铜协助铁的转运，参与神经髓鞘的形成等。锌参与人体 50 余种酶的合成，对儿童的生长发育起重要作用。碘主要用于制造甲状腺素，碘长期摄入不足可引起甲状腺功能低下，使儿童发育滞迟、智力落后。其中铁、碘、锌缺乏症是全球最主要的微量营养素缺乏症。

（三）其他膳食成分

1. 膳食纤维

膳食纤维（dietary fiber）主要来自植物的细胞壁，为不被小肠酶消化的非淀粉多糖，包括纤维素、半纤维素、木质素、果胶、树胶、海藻多糖等。主要功能：吸收大肠水分，促进肠蠕动，软化大便，增加大便体积，促进肠蠕动；膳食纤维在大肠被细菌分解，产生短链脂肪酸，降解胆固醇，改善肝代谢，防止肠萎缩。婴幼儿可以从谷类、新鲜蔬菜、水果中获得一定量的膳食纤维。

2. 水

水（water）是人体的重要成分。营养素的输送及代谢的进行、体温调节等过程都需要水的参与才能完成。儿童代谢旺盛，需水量相对较多，年龄越小需水相对越多。婴儿需水每天 150ml/(kg · d)，以后每增长 3 岁每天减少 25ml/(kg · d)。成人需水每天 40～45ml/(kg · d)。

★ 考点提示：儿童总的能量需要

第二节　婴儿喂养

婴儿喂养的方法分为母乳喂养、部分母乳喂养和人工喂养三种，其中以母乳喂养最为理想。

一、母乳喂养

母乳为婴儿的天然食品，经大量研究证实母乳喂养（breast feeding）是婴儿（尤其是 6 个月以下的婴儿）健康饮食的重要方式。为保障儿童健康，必须大力提倡母乳喂养。

1. 母乳成分

产后不同时期，乳汁成分有所不同，4～5 天内分泌的乳汁称为初乳；5～14 天为过渡乳；14 天以后为成熟乳。初乳量少而质稠，略带黄色，含蛋白质（主要为免疫球蛋白）多而脂肪较少，有丰富的维生素 A、牛磺酸和矿物质，并含有初乳小球（充满脂肪颗粒的巨噬细胞及其他免疫活性细胞）。初乳最适合新生儿需要，故应尽量使新生儿能哺到初乳，每次喂哺量仅 15～45ml。过渡乳含脂肪较高而蛋白质和矿物质等逐渐减少，但乳糖含量较恒定。每次喂哺时最初分泌的乳汁及最后分泌的乳汁，成分也相差甚多，初分泌的乳汁含蛋白质高脂肪低，而后分泌的乳汁含蛋白质低脂肪高。各期人乳成分比较见表 5-2。

表 5-2　各期人乳成分比较　　　　　　　　　　　　单位：g/L

成　分	初　乳	过度乳	成熟乳
蛋白质	22.5	15.6	11.5
脂肪	28.5	43.7	32.6
糖类	75.9	77.4	75
矿物质	3.08	2.41	2.06
钙	0.33	0.29	0.35
磷	0.18	0.18	0.15

2. 母乳喂养的优点

（1）母乳营养丰富　母乳的营养成分最适合婴儿营养需要及婴儿胃肠道消化、吸收的能力，从而减少营养不良和消化功能紊乱的危险。母乳所含蛋白质、脂肪、糖类三者比例适当（1：3：6）。蛋白质总量虽较少，但其中清蛋白多而酪蛋白少，在胃内形成较小的凝块易消化吸收；脂肪含不饱和脂肪酸较多，脂肪颗粒小，又含较多解脂酶，有利于消化吸收；乳糖含量多，其中以乙型乳糖为主，它能促进肠道嗜酸乳杆菌生长，从而抑制大肠埃希菌（大肠杆菌）生长，减少腹泻的发生。母乳中钙、磷比例适宜（2：1），钙的吸收率较高；含较多的消化酶如淀粉酶、乳脂酶等，有助于消化；含微量元素如铁、锌、铜、碘较多，铁吸收率高于牛乳 5 倍。故母乳喂养儿在生后 4～6 个月内比牛奶喂养儿患缺铁性贫血概率低。

（2）母乳可增强免疫力　母乳中含有 sIgA，尤以初乳为高，在胃肠道内不受酸碱度的影响，不被消化，可与肠道病原体（细菌、病毒等）和过敏原结合，阻止其侵入肠黏膜，有抗感染和抗过敏的作用。母乳含有较多的乳铁蛋白，可抑制大肠埃希菌和白色念珠菌的生长，减少肠道感染等。此外，母乳尚有巨噬细胞、淋巴细胞和中性粒细胞等，母乳具有的抗感染性是其他任何乳品无法替代的。

（3）母乳喂养，温度适宜、吸乳速度容易控制，不易污染，经济方便，且乳量随婴儿生长而增加。

（4）母乳喂养可增进母婴感情，有利于婴儿心理发展及身体健康。

（5）对母亲的好处　母乳喂养可加快产妇产后康复，刺激子宫收缩，促进子宫修复，抑制排卵，推迟月经复潮，还可减少乳腺癌和卵巢癌的发生。连续哺乳 6 个月以上还可使乳母孕期贮备的脂肪消耗，促进乳母体型恢复至孕前状态。

3. 母乳喂养的护理

（1）时间　正常产新生儿生后尽早开奶，产后 30min 内将婴儿裸体放在母亲胸前，进行母婴皮肤接触，同时吸吮乳头。吸吮乳头的刺激可反射性地促进泌乳，尽早开奶可减轻婴儿生理性黄疸程度，降低低血糖的发生率。产后应母婴同室，医护人员要认真指导母亲让新生儿早吸吮、勤吸吮。最初 1～2 个月可不规定次数和时间，当婴儿饥饿（啼哭）时或母亲感到乳房胀满时就哺乳，即"按需哺乳"。生后 4 个月内坚持用母乳喂养，以后根据儿童睡眠规律可每 2～3h 喂 1 次，逐渐延长到 3～4h 喂 1 次，夜间停喂 1 次，一昼夜共 6～7 次，4～5 个月可减至 5 次。每次哺乳 15～20min，但要根据儿童吸吮能力及生活能力的不同，适当缩短或延长时间，以吃饱为准。

（2）喂法　哺乳前乳母先为婴儿换好尿布，清洗双手，湿热敷乳房 2～3min 后，拭净乳头，将婴儿抱于怀中，取坐位哺乳最为适宜。哺乳时应将乳头和大部分乳晕送入婴儿口中，保证婴儿鼻子能够进行呼吸。随时注意婴儿吸吮、吞咽情况，哺乳完毕后，将婴儿竖抱头靠在母亲肩上，轻拍其背，使吸吮时吞入胃中的空气排出，以防发生溢乳。每次哺乳时，两侧乳房哺喂的顺序应当交替进行，先吸空一侧再吸另一侧。

4. 母乳喂养注意事项

（1）乳母膳食应营养丰富，膳食不仅量足还要质优，尤其汤水要多些。睡眠充足，心情愉快，生活有规律，不随便服药，以确保泌乳质量。

（2）保持乳头清洁，如乳头皲裂时暂停直接哺乳，用吸乳器将乳汁吸出，消毒后再喂，并以鱼肝油软膏涂擦乳头，防止感染。经常排乳不畅或每次喂哺未将乳汁吸空，引起乳汁淤积，可发生乳核（乳房小硬块），有胀痛。初起时应及早进行局部湿热敷及轻轻按摩将其软化，并于喂乳后用吸乳器将乳汁吸空，以防乳腺炎发生。如已发生乳腺炎，乳汁仍应定时吸空，丢弃。待感染控制后，可继续喂乳。

（3）母乳喂养禁忌证　乳母患急慢性传染病，消耗性疾病，或重症心、肝、肾疾病、精神分裂症等暂停或不宜母乳喂哺。

5. 断乳

随着儿童年龄增长，母乳的量和质不能满足婴儿营养所需，同时婴儿的消化功能日趋成熟，乳牙萌出，咀嚼能力增强，已可适应半固体和固体食物。对 4～5 个月的婴儿在逐渐添加辅食的同时，逐渐减少哺乳的次数，为断乳作准备。一般 10～12 个月可断乳，遇夏季炎热或婴儿体弱多病，而乳母体质好，泌乳量仍旺盛时，可适当推迟断乳时间，但最好不超过 18 个月。

二、部分母乳喂养

因母乳不足或其他原因不能全部以母乳喂养，而同时采用母乳与配方奶或兽乳喂养婴儿者，称为部分母乳喂养（mero-breast feeding）。部分母乳喂养优于人工喂养，方法有两种。

1. 补授法

母乳喂养的婴儿体重增长不满意，提示母乳不足。每次喂哺后适当补充其他乳品。此法尽可能使婴儿多得到母乳，又可定时吸空乳房，刺激母乳分泌。补授法适合 6 个月以内的婴儿，补授的量由婴儿食欲及母乳量多少而定。

2. 代授法

母亲因生活、工作条件限制，不能按时哺乳，则可每天喂哺数次母乳，另以其他乳品代替。即在某一次母乳哺喂时，有意减少哺喂母乳量，增加其他带乳品的量，从而逐渐完全代替所有的母乳。

三、人工喂养

4～6 个月以内的婴儿，母亲因各种原因不能哺喂婴儿而完全用牛乳、羊乳或其他代乳品喂养婴儿时，称人工喂养（bottle feeding）。此法虽不如母乳喂养好，但若能选用优质乳品或代乳品，调配恰当，供量充足，也能满足婴儿的营养需要。

1. 鲜牛乳

人工喂养时选用鲜牛乳。

（1）牛乳的成分和特点　含蛋白质量虽较人乳多，但以酪蛋白为主，入胃后凝块较大不易消化。牛乳不饱和脂肪酸（亚麻酸）低于人乳，脂肪颗粒大，故较难消化吸收。牛乳含乳糖低，主要为甲型乳糖，其可促进大肠埃希菌生长，易致腹泻。另外，牛乳在收集、运输过程中易受细菌污染等，故应用时需经调配以矫正其缺点。牛乳钙磷比例为1.2：1，磷含量较高，影响钙的吸收。牛乳矿物质总量较人乳高，加重婴儿肾负担。

（2）全牛乳的家庭改造

① 稀释（加水或米汤）使矿物质、酪蛋白浓度降低，减轻婴儿消化道、肾负荷；稀释度根据婴儿月龄而定：出生后1～2周的新生儿可用2：1乳（牛乳2份、水1份），以后逐渐增至3：1乳，4：1乳，至满月后即不必稀释。

② 加糖：改变牛乳中三大热量营养素的比例，利于吸收，软化大便。一般100ml牛奶中可加蔗糖5～8g。

③ 煮沸（3min），以灭菌消毒，且使牛乳中蛋白质变性，使之不易在胃中凝成大块。

2. 羊乳

羊乳的营养价值与牛乳大致相同，蛋白质凝块较牛乳细而软，脂肪颗粒大小与人乳相仿。但羊乳中叶酸含量很少，长期哺给婴儿易患巨幼细胞贫血。

3. 婴儿配方奶粉

以牛乳为基础的改造奶制品，使之宏量营养素成分尽量"接近"人乳，适合婴儿的消化能力和肾功能。将牛乳脱脂及去掉部分盐分，加入乳清蛋白，降低酪蛋白、无机盐的含量；添加不饱和脂肪酸、乳糖、强化婴儿生长的核苷酸、维生素、锌、铁、铜等，使其适合婴儿的营养需要。婴儿配方奶粉是除了母乳以外的最佳选择，使用时按年龄选用。

4. 牛乳量计算

一般可按每天能量需要计算。婴儿每天需能量420～460kJ（100～110kcal）/kg，需水150ml/kg。每100ml牛乳加糖8g，约供能量420kJ（100kcl）。故按能量需要计算：

婴儿每天需要量（ml）＝8％糖牛乳110ml×婴儿体重（kg）。

婴儿每天需水量为150ml/kg。

除牛乳外尚需补充水为（150～110）×体重（kg）。

全日牛乳量，水量可分次喂给。

例如：某婴儿体重5kg，每天需喂8％糖牛乳量为110ml/kg×5kg＝550ml（鲜牛乳550ml、糖44g），每天需水量为150ml/kg×5kg＝750ml，除牛乳外每天尚需供水200ml。全日牛乳量、水量可以分次喂给。

5. 代乳品及其他食品

如5410代乳品及豆浆等，以大豆为主要成分，因大豆含多种必需氨基酸，营养价值比一般谷类高，但消化吸收不如乳类容易。必要时可作3个月以上婴儿代乳食品或部分母乳喂养用。乳儿糕、米粉等以米、面为主制成，含有丰富的碳水化合物，但蛋白、脂肪含量少，所含必需氨基酸比值也不完善，一般只宜作为辅助食品，而不宜代替乳汁作为婴儿主食。

★ 考点提示：婴儿喂养的方式、母乳喂养的优点

6. 人工喂养的护理

（1）选用适宜奶嘴　注意奶嘴孔大小合适，防止过大引起呛奶，过小奶流不畅。

（2）测试乳液温度　防止过热或过凉。

（3）避免空气吸入　始终保持奶头处于低位。

（4）加强乳具消毒　乳具每次用过后清洗干净，并且定期消毒。

（5）及时调整乳量　随着小儿体重的变化，及时计算乳量。

四、婴儿食物的转换

婴儿4～6个月后，无论是母乳喂养、人工喂养或部分母乳喂养，均不能满足其需要，应随婴儿的生长发育和消化功能的成熟以及营养需要量的增加，向固体食物转化，以保证婴儿健康。婴儿的食物转换过程是培养婴儿对其他食物的兴趣，让其逐渐适应各种食物的味道，并培养其自行进食能力及良好的饮食习惯，并逐渐以固体食物代替乳类，同时为断奶打下基础。

1. 食物转换的目的

（1）补充乳类营养的不足　随着消化系统酶分泌的逐渐成熟、胃容量的增加、乳牙的萌出，婴儿对营养的需求不断增加，母乳中所含的铁、维生素等均不能满足婴儿生长发育的需要，需要另外补充。

（2）训练婴儿咀嚼功能食物　从流质、半流质饮食向固体食物的转换，有利于训练婴儿的咀嚼功能，满足婴儿的食物需要。

（3）培养婴儿良好的饮食习惯。

2. 食物转换的原则

应遵循由少到多，由稀到稠，由细到粗，由一种到多种食物的原则，逐渐过渡到固体食物。并根据婴儿的消化情况而定，天气炎热和婴儿患病时应暂停引入新食物。

3. 食物转换

添加辅食的时间应根据婴儿的体格生长、神经发育以及摄食技能、社交技能几方面发育状况决定，一般应在婴儿4～6个月开始添加。添加辅食的顺序见表5-3。

表 5-3　添加辅食的顺序

月龄	食物性状	辅食品种
<3 个月	水状食物	鱼肝油制剂、鲜果汁、新鲜青菜汤、米汤
4～6 个月	泥状食物	米粉、蛋黄、鱼泥、菜泥、水果泥
7～9 个月	末状食物	粥、烂面、饼干、蛋、鱼、豆腐、肉末、肝泥
10～12 个月	碎食物	厚粥、软饭、面条、馒头、豆制品、碎菜、碎肉等

★ 考点提示：添加辅食的原则和顺序

第三节　幼儿营养与膳食安排

一、幼儿进食特点

1. 食物摄取量减少

1岁以后儿童生长速度减慢，进食相对稳定，较婴儿期对能量的需求相对减少，食欲相对略有下降。

2. 心理需求发生转变

幼儿神经心理发育迅速，好奇心强，表现出探索性行为，进食时也表现为强烈的自我进食欲望。成人应满足其自我进食欲望，培养其独立进食能力。这一时期幼儿注意力容易被玩具等分散注意力，从而导致进食量下降，成人应注意培养幼儿良好的进食习惯。

3. 家庭成员的影响

家庭成员进食行为和对食物的反应可作为幼儿模仿的对象。幼儿期形成的饮食习惯可影响其若干年甚至终身。因此家长应注意不挑食、不偏食、不暴饮暴食，进食要按时定量。给幼儿创造一个积极健康的进食氛围，则幼儿对食物的偏爱会增加。

4. 进食技能的培养

幼儿的进食技能发育状况和婴儿期的训练有关，错过训练吞咽、咀嚼的关键期，长期食物过细，幼儿期会表现不爱吃固体食物。

二、幼儿膳食安排

幼儿膳食中营养素和能量的摄入以及各营养素之间的配比需满足该年龄阶段儿童的生理需要。菜肴宜多加豆制品、鱼、肉、肝、蛋等，并辅以乳类，以供给足够的能量和优质蛋白质。膳食制品应细、软、烂、碎，易于咀嚼、吞咽和消化。幼儿每天需要能量蛋白质占 10%～15%；脂肪 30%～35%；糖类 50%～60%。其中优质蛋白质应占总蛋白的 1/2。每天 3 次正餐加 1～2 次点心。食物种类应多样，注意色、香、味、形，同种食物烹饪要赋予变化，以刺激儿童食欲。要从小培养良好的饮食习惯，做到进餐定时、定量、不挑食、不偏食，少吃零食、甜食等。

思考题

（一）简答题

1. 儿童能量需要主要用于几个方面？
2. 简述母乳喂养的优点。
3. 简述添加辅食的年龄及原则。

（二）案例分析

1. 健康小儿，男，5 个月，体重 7kg，人工喂养，请根据牛乳配比方案计算该患儿每天需要的牛乳量和水量。

2. 小儿，女，1 周岁。母乳喂养。此时正值炎热夏季，家长来咨询喂养方法。想给该小儿断奶，但每次喂哺辅食的时候小儿总是食欲不好，胃口不佳。为此家长非常焦急。请指导该家长正确的喂养知识，并帮其制订合理的断奶时间及断奶后营养素供应。

（王松梅）

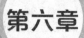

第六章
营养障碍性疾病患儿的护理

【学习目标】
　　1.掌握蛋白质-能量营养不良、维生素D缺乏性佝偻病、手足搐搦症的病因、临床表现、护理措施。
　　2.熟悉蛋白质-能量营养不良、维生素D缺乏性佝偻病、手足搐搦症的治疗要点。
　　3.了解维生素D缺乏性佝偻病、手足搐搦症的发病机制。了解儿童肥胖症的病因及临床表现。

案例导入

案例回放:
　　患儿,男,6个月,因食欲低下,逐渐消瘦3个月入院。患儿近3个月来体重不增、烦躁不安。患儿系人工喂养、未加辅食。4个月抬头,现不能坐。体格检查:体温35℃,脉搏88次/分,呼吸41次/分,体重4.4kg,身高55cm。精神萎靡,表情呆滞,全身皮肤苍白、干燥、无弹性。头颅无畸形,额部出现皱纹,前囟1.5cm×2cm,头发枯黄,双眼窝明显凹陷,口周未见青紫,颈软。心肺未见异常,腹平软,腹壁皮下脂肪消失,肝肋下3cm,质软,脾未触及肿大,未触及包块。四肢肌张力明显减低,各种反射均未引出。

思考问题:
　　1.该患儿应考虑哪种疾病?
　　2.最主要的护理诊断是什么? 如何进行饮食护理?

第一节　蛋白质-能量营养不良

　　蛋白质-能量营养不良(protein-energy malnutrition,PEM)又称营养不良,是由于缺乏热量和(或)蛋白质引起的一种营养缺乏症。临床表现以体重不增,为最早表现,皮下脂肪减少或消失、逐渐进行性消瘦或水肿为主要特点,严重者出现各系统功能紊乱。多见于婴幼儿。

【病因】

1. 喂养不当

总热量长期不足，如奶粉配制过稀、骤然断奶；食物搭配不合理，挑食偏食，单纯用淀粉类喂哺。

2. 疾病因素

迁延性腹泻或慢性腹泻、先天性消化道畸形、严重的先天性心脏病等；慢性消耗性疾病，如肾病综合征、结核病、慢性感染。早产儿、多胎儿、低出生体重儿，生长速度相对较快，对蛋白质的需要量相对较多。

【病理生理】

1. 新陈代谢异常

（1）蛋白质　由于蛋白质摄入不足或蛋白质丢失过多，使体内蛋白质代谢处于负平衡。当血清总蛋白<40g/L、白蛋白<20g/L时，即可发生低蛋白水肿。

（2）脂肪　能量摄入不足导致体内脂肪大量消耗，致使血清胆固醇浓度下降。肝是脂肪代谢的主要器官，当人体脂肪大量消耗超过肝的代谢能力时可造成肝脂肪浸润及变性。

（3）糖类　由于摄入不足和（或）消耗过多，导致糖原不足，血糖偏低，轻度症状不明显，重度可引起低血糖昏迷甚至猝死。

（4）水、盐代谢　由于脂肪大量消耗，细胞外液容量增加，低蛋白血症可进一步加剧，引起水肿。易出现低渗性脱水、酸中毒、低钾血症、低钠血症、低钙血症、低血镁症。

（5）体温调节能力下降　营养不良儿童体温偏低，可能与热量摄入不足；皮下脂肪薄，散热快；血糖降低；耗氧量低、脉率和周围循环量减少有关。

2. 各系统功能低下

（1）消化系统　由于消化液和酶的减少，酶活性降低，肠蠕动减弱，菌群失调，致消化功能低下，易发生腹泻。

（2）循环系统　心脏收缩力减弱，心排血量减少，血压偏低，脉细弱。

（3）泌尿系统　肾小管吸收功能减弱，尿量增加而尿比重下降。

（4）神经系统　精神抑郁，有时烦躁不安、表情淡漠、反应迟钝、记忆力减退、条件反射不易建立。

（5）免疫功能　非特异性和特异性免疫功能均明显降低，极易并发各种感染。

★ 考点提示：营养不良的概念、病因

【临床表现】

1. 体重不增

体重不增是营养不良的最早表现，随着病情的加重，生长发育停滞，体重下降。

2. 皮下脂肪减少

皮下脂肪减少顺序是：腹部—躯干—臀部—四肢—面颊部。同时出现消瘦，肌肉松弛，肌张力降低，皮肤干燥无弹性。腹部皮下脂肪的厚度是判断营养不良程度的重要指标之一。

3. 各系统功能紊乱

食欲下降，消化吸收不良，常发生呕吐、腹泻；肌肉萎缩、松弛；循环功能低下，出现血压降低、心率减慢、四肢发凉。常伴发营养不良性水肿。精神萎靡不振或烦躁、萎靡交替出现。运动和语言发育迟缓。

4.营养不良分度

营养不良分度见表6-1。

表6-1 营养不良分度

临床表现	Ⅰ度	Ⅱ度	Ⅲ度
体重低于正常均值	15%～25%	25%～40%	40%以上
腹部皮下脂肪	0.4～0.8cm	<0.4cm	消失
消瘦	不明显	明显	皮包骨、老人貌
身长	可正常	低于正常	明显低于正常
肌张力	正常	明显低下	肌肉萎缩
消化功能	尚可	明显低下	极差
皮肤	稍苍白	苍白、干燥	干燥、无弹性
精神状态	尚可	萎靡	萎靡、烦躁
并发症	少	有	多见

5.并发症

（1）感染　继发各种感染，如上呼吸道感染、肺炎、鹅口疮、肺结核等。

（2）多种维生素缺乏症　以维生素 A 缺乏引起的角膜干燥、软化或溃疡多见。其次有口角炎、齿龈出血、佝偻病等。

（3）营养性缺铁性贫血。

（4）自发性低血糖症　多在夜间或清晨出现，表现出汗、心慌、面色苍白、脉搏减慢、呼吸暂停、抽搐、昏迷死亡。

> **知识拓展**
>
> **营养不良分型**
>
> 1.消瘦型
>
> 由于能量严重不足所致，其特点为消瘦，皮下脂肪消失，皮肤干燥松弛及失去弹性和光泽，消瘦严重者呈"皮包骨头"样。
>
> 2.水肿型
>
> 由于严重蛋白质缺乏所致，以全身水肿为其特点，水肿先见于下肢、足背，渐及全身。
>
> 3.混合型
>
> 绝大多数患者因蛋白质和能量同时缺乏，故临床表现为上述二型之混合。

★ 考点提示：营养不良的最早表现，营养不良的分度

【辅助检查】

血浆蛋白：血浆总蛋白量降低、白蛋白降低为突出表现。血糖和胆固醇水平下降。胰岛素样生长因子（IGF-1）反应灵敏且受其他因素影响小，它的降低被认为是早期诊断营养不

良灵敏可靠的指标。

【治疗要点】

本病应早发现、早治疗，采取综合治疗措施。其中病因治疗是关键。

1. 饮食

根据患儿消化能力给予易消化、有营养、富含维生素的饮食。

2. 促进消化功能

给予助消化药物，如胃蛋白酶、胰酶、多酶片等。

3. 补充营养物质

病情重者可输入氨基酸、白蛋白、新鲜血浆、脂肪乳等。口服葡萄糖20～30g后用胰岛素2～3U，皮下注射。

4. 促进蛋白质合成

蛋白同化激素如苯丙酸诺龙，每次肌内注射10～25mg，每周1～2次，连续2～3周。

【护理评估】

1. 健康史

了解患儿喂养史，了解患儿出生胎龄、体重；有无影响消化、吸收的疾病以及慢性消耗性疾病。

2. 身体状况

测量体重、身高、皮下脂肪厚度，了解精神状态、各系统器官的功能状态，是否有并发症发生。

3. 心理-社会状况

评估家长对营养、喂养知识的了解程度，家庭经济状况，家长对本病的认识程度。

4. 辅助检查

了解血浆蛋白、血糖水平是否下降等。

【护理诊断】

（1）营养失调：低于机体需要量　与营养物质长期摄入不足和（或）消耗增加有关。

（2）有感染的危险　与机体免疫功能下降有关。

（3）潜在并发症　自发性低血糖、营养性缺铁性贫血等。

（4）生长发育障碍　与营养缺乏、不能满足生长发育的需要有关。

（5）知识缺乏　与患儿家长缺乏儿童营养与喂养的知识有关。

【护理目标】

① 增加营养素摄入，满足患儿的营养需要。

② 患儿不发生感染、低血糖，出现时能及时处理。

③ 生长发育指标逐渐达到正常水平。

④ 家长学会儿童营养的有关知识，喂养方法正确。

【护理措施】

1. 休息与活动

适当休息，避免劳累，加强护理。保证充足睡眠及精神愉快。恢复期可到户外活动，接受新鲜空气及阳光。根据患儿具体情况逐渐增加活动量。

2. 饮食护理

鼓励患儿进食高热量、高蛋白、高维生素、低脂肪易消化的饮食，适合其消化功能。要根据病情轻重和消化功能调整饮食的量及种类。其原则是：由少到多，由稀到稠，循序渐进，逐渐增加。能量的供应标准应由低至正常，超过正常再恢复到正常。

（1）Ⅰ度营养不良　在原有膳食的基础上增加热量，蛋白质 3～4.5g/(kg·d)，体重达到正常后，再逐渐恢复到正常需要。

（2）Ⅱ、Ⅲ度营养不良　逐渐进行，热量供应从 167～250kJ/(kg·d) 开始，逐渐增加到 502～628kJ/(kg·d)，蛋白质从 2g/(kg·d) 开始，增加到 3～4g/(kg·d)。

3. 病情观察

定期监测儿童体重、身高、皮下脂肪厚度、并发症观察。如果出现面色苍白、饥饿、出冷汗、心率减慢、呼吸暂停、抽搐、神志不清等，应立即通知医生，并注射 25%～50% 葡萄糖溶液进行抢救。观察患儿的病情变化，有无发热、咳嗽、腹泻等感染的表现。

4. 对症护理

（1）预防感染发生　保持皮肤清洁，勤洗澡，勤换尿布、内衣，勤晒被褥。伴有水肿者，应防止皮肤破损继发感染。由于长期卧床局部皮肤受压，血液循环差，弹性降低及长期受潮湿、摩擦等刺激易发生褥疮，应经常保持皮肤清洁、干燥。床铺要平整、无碎屑，衣被要柔软，常协助患儿翻身，防止褥疮发生。水肿患儿肌内注射药物，进针宜深，拔针后局部用干棉签压迫数分钟，防止药液外渗。保持口腔清洁，做好口腔护理。气温变化时，要及时增减衣物，调节室温，以防上呼吸道感染。

（2）有营养性贫血表现者及时补充铁剂。对维生素 A 缺乏引起的眼干燥症患儿，可用生理盐水湿润角膜及涂抗生素眼膏，同时口服或注射维生素 A 制剂。

5. 用药护理

按医嘱给予静脉营养疗法。苯丙酸诺龙为油剂，应用粗针头深部注射。输液液量不宜多，速度宜慢，以防止发生心力衰竭。出现低血糖应按医嘱静脉输入 25%～50% 葡萄糖液。

6. 心理护理

患儿多年幼，心理活动简单。重度者反应迟钝、淡漠、对周围事物不感兴趣，性格内向，不能很好适应环境。患儿父母常感焦虑或无能为力。应对患儿体贴关心，建立良好的护患关系，取得患儿及家长的信任，鼓励患儿进行适当的游戏与活动；有针对性地向家长介绍疾病治疗、护理及预后，使患儿及家长克服焦虑、紧张、恐惧等心理现象，树立治愈信心。

★ **考点提示**：自发性低血糖的表现及处理

【护理评价】

① 是否满足了儿童的营养需要。

② 患儿感染是否得到有效预防和控制。低血糖是否得到有效的预防。

③ 体重、身高是否逐渐恢复正常。

④ 患儿家长是否已经掌握营养不良发生的原因，学会正确喂养患儿的方法。

【健康教育】

向家长介绍婴儿营养需要，添加辅食的原则、方法。改变不良饮食习惯。加强体格锻炼，保证充足睡眠。预防传染病。及时治疗儿童急慢性疾病，矫治先天畸形等。做好生长发育监测。

第二节 儿童肥胖症

儿童肥胖症（obesity）分为单纯性肥胖和内分泌疾病引起的肥胖。前者是由于能量长期摄入过多，超过人体的消耗，使体内脂肪过度积聚、体重超过正常范围的一种营养障碍性疾病。儿童体重超过同性别、同身高正常儿均值20％者便可诊断为肥胖症。儿童肥胖症呈增多的趋势，在我国占5％～8％。肥胖不仅影响儿童的健康，还可延续至成年，增加高血压病、糖尿病、冠心病、胆石症、痛风等疾病的风险和猝死的诱因。

【病因与病理生理】

1. 病因

(1) 摄入能量过多　是肥胖的主要原因。多余的能量便转化为脂肪贮存体内。

(2) 活动量少。

(3) 遗传因素　父母皆肥胖的后代肥胖率高达70％～80％；双亲之一肥胖者，后代肥胖发生率40％～50％；双亲正常的后代发生肥胖者仅10％～14％。

(4) 调节饱食感及饥饿感的中枢失去平衡　如精神创伤（如亲人病故或学习成绩低下）以及心理异常等因素亦可致儿童过食。

(5) 有3％～5％的儿童肥胖症继发于各种内分泌代谢病或遗传性疾病，这些儿童不仅体脂的分布特殊，且常伴有肢体异常或智能异常。

2. 病理生理

肥胖可因脂肪细胞的体积增大或数量增多而引起。人体的脂肪细胞数目在胎儿出生前3个月、生后1年以及11～13岁3个阶段增多最快。若肥胖发生在这三时期，可引起脂肪细胞增多型肥胖，治疗比较困难且容易复发。在其他时期发生的肥胖，仅脂肪细胞体积增大而数目正常，此类治疗较易奏效。

【临床表现】

单纯性肥胖可发生于任何年龄，但最常见于婴儿期、5～6岁和青春期，且男童多于女童。常见临床表现如下。

1. 食欲

患儿食欲旺盛，喜吃甜食和高脂肪食物，不爱活动。

2. 易疲劳

明显肥胖的儿童常有疲劳感，活动时气短或腿痛。严重肥胖者由于脂肪的过度堆积限制了胸部扩展和膈肌运动，使肺通气量不足，呼吸浅快，造成缺氧、气急、发绀、红细胞增多，心脏扩大或出现充血性心力衰竭甚至死亡，称肥胖-换氧不良综合征。

3. 体格检查

可见皮下脂肪丰满，但分布均匀，腹部膨隆下垂，严重肥胖者可因皮下脂肪过多，使胸腹、臀部及大腿皮肤出现皮纹；因体重过重，走路时两下肢负荷过度可致膝外翻和扁平足。女孩胸部脂肪过多应与乳房发育相鉴别，后者可触到乳腺组织的硬结。男性肥胖儿因大腿内侧和会阴部脂肪过多，阴茎可隐匿在阴阜脂肪垫中而被误诊为阴茎发育不良。

肥胖分度有以下几级。

(1) 超重　大于参照人群体重 10％～19％。

(2) 轻度肥胖　大于参照人群体重 20％～39％。

(3) 中度肥胖　大于参照人群体重 40％～49％。

(4) 重度肥胖　大于参照人群体重 50％。

★ 考点提示：小儿肥胖的诊断标准、临床表现、分度

【辅助检查】

常规检查血压、糖耐量、血糖、腰围、高密度脂蛋白（HDL）、低密度脂蛋白（LDL）、三酰甘油、胆固醇等指标，根据肥胖的不同程度其中某些指标出现异常。严重患儿超声检查有脂肪肝。

【治疗要点】

采取减少产热能性食物的摄入，加强运动。饮食疗法和运动疗法是两项最主要的措施。同时采取消除心理障碍、配合药物治疗的综合措施。继发性肥胖的患儿应进行原发病的治疗。

【护理诊断】

(1) 营养失调：高于机体需要量　与摄入过多高热量食物、运动量过少、遗传、体内激素调节紊乱有关。

(2) 自我形象紊乱　与肥胖引起形象改变有关。

(3) 潜在并发症　高血压病、高脂血症、糖尿病。

【护理措施】

1. 一般护理

在家庭的配合下，指导患儿家属制订合理饮食计划，改进膳食习惯。注意进食方式和环境，如增加咀嚼次数、减慢进食速度，避免进食时边看电视或边听广播，定期检查执行计划的效果。

2. 饮食管理

为了达到减肥的目的，患儿每天摄入的能量必须低于机体消耗的总能量。在限制热能基础上，使蛋白质、脂肪、糖类配比适宜，无机盐、维生素供给充分。推荐低脂肪、低糖类和高蛋白质食品，应保证膳食中微量营养素的供给，必要时可服用复合维生素片剂。鼓励患儿进食体积大、饱腹感强而能量低的蔬菜类食品，如萝卜、胡萝卜、芹菜、冬瓜、黄瓜、南瓜、苹果、柑橘等，以增加饱腹感。避免油煎食品、方便食品、快餐、零食、巧克力等食物。养成良好的饮食习惯，少食多餐，避免过饱，细嚼慢咽。

3. 运动疗法

适量运动能促进脂肪分解，减少胰岛素分泌，使脂肪合成减少，蛋白质合成增加，促进肌肉发育。选择适合患儿具体情况的运动方式进行活动，需兼顾运动的有效性、可行性及趣味性，并注意循序渐进、长期坚持，否则体重不易下降或下降后又复升。

4. 心理护理

引导患儿正确对待存在的问题，鼓励患儿说出害怕及担忧的心理感受，帮助患儿接纳自身形象，消除患儿因肥胖而带来的自卑。鼓励家长向患儿表达不嫌弃和关心的情感。指导患儿参加正常的社交活动，建立健康的生活方式。

【健康教育】

宣传单纯性肥胖的预防知识及危害性，向家长讲述科学喂养知识，培养儿童良好饮食习惯，家长应带领儿童参加运动和坚持锻炼。对患儿实施生长发育监测，定期门诊复查。

第三节 维生素 D 缺乏性疾病

案例导入

案例回放：

　　患儿，男，6 个月，因夜间烦躁不安，多汗 1 个月，前来就诊。体格检查：体温 36℃，脉搏 78 次/分，呼吸 38 次/分，体重 9.8kg，身高 60cm。发现有枕秃，颅骨软化，触之似乒乓球感。血生化检查：血钙 2mmol/L，血磷 1.0mmol/L，碱性磷酸酶 310U/L。胸部、四肢骨骼未见畸形。肝、脾未触及肿大。

思考问题：

　　1.该患儿应考虑哪种疾病？处于该病的哪一时期？

　　2.引起该病的主要原因是什么？如何护理？

一、维生素 D 缺乏性佝偻病

营养性维生素 D 缺乏性佝偻病（rickets of vitamin D deficiency）是婴幼儿常见的慢性营养缺乏症，是我国儿童保健重点防治的"四病"之一，是由于儿童体内维生素 D 不足引起钙、磷代谢失常，造成骨骼病变为特征的全身慢性营养性疾病。主要见于 2 岁以下的婴幼儿，我国北方的患病率高于南方。

★ 考点提示：维生素 D 缺乏性佝偻病的概念

【维生素 D 的来源及生理功能】

1.维生素 D 的来源

婴幼儿体内维生素 D 来源主要有三个途径：母体-胎儿的转运、食物中的维生素 D、日光照射皮肤合成。光照皮肤合成是其主要来源。人体皮肤中的 7-脱氢胆固醇经日光中的紫外线照射可转变为维生素 D_3（胆骨化醇），这是内源性。天然食物及母乳中维生素 D 含量很少，婴儿可从某些强化食品中可获得，这是外源性。各种维生素 D 须经肝、肾二次羟化，成为 1,25-（OH）$_2D_3$ 才具有生物活性作用。

2.维生素 D 的生理功能

促进小肠黏膜细胞合成钙结合蛋白，促使肠道对钙、磷的吸收；增加肾近曲小管对钙、磷的重吸收，利于骨的矿化作用；促使钙盐在骨样组织的沉积及旧骨中的骨盐溶解，促进骨骼发育。

【病因】

1.日光照射不足

紫外线不能通过玻璃窗，如儿童缺乏户外活动，或者居住在高层建筑群、多烟雾尘埃，缺乏紫外线照射；或者居住在北方，因寒冷季节长、日照时间短，紫外线量明显不足，均可使内源性维生素 D 生成不足。

2. 维生素 D 摄入不足

天然食物包括母乳中含维生素 D 少，不能满足婴幼儿需要；或未及时添加鱼肝油，易患佝偻病。

3. 围生期维生素 D 不足

母亲妊娠期，特别是妊娠后期维生素 D 营养不足，如母亲严重营养不良、肝肾疾病、慢性腹泻，以及早产、双胎等均可使婴儿体内维生素 D 储存不足。

4. 生长速度快、需要量增加

骨骼生长速度与维生素 D 和钙的需要量成正比。早产或双胎婴儿生后生长发育快，且体内储存的维生素 D 不足，易发生本病。婴儿早期生长速度较快，也易发生佝偻病。

5. 疾病及药物影响

胃肠道或肝胆疾病影响维生素 D 吸收；肝肾严重损害可致维生素 D 羟化障碍。长期服用抗惊厥药使维生素 D 分解加速；糖皮质激素有对抗维生素 D 对钙的转运作用。

★ 考点提示：维生素 D 缺乏性佝偻病的病因

【发病机制】

维生素 D 缺乏性佝偻病可以看成是机体为维持血钙水平而对骨骼造成的损害。长期严重维生素 D 缺乏使肠道对钙、磷吸收减少，导致血钙、磷的下降。此时甲状旁腺代偿调节反应灵敏，分泌升钙素增加，促使旧骨溶解脱钙，使血钙维持正常；同时抑制肾小管再吸收磷，使血磷降低。故患儿可以血钙正常，血磷明显降低，钙、磷乘积＜40，使新骨矿化受阻，骨质软化。加之成骨细胞代偿性增生，骨骺端形成骨样组织堆积、骨骼畸形，伴血生化改变。

【临床表现】

本病多见于 3 个月至 2 岁的婴幼儿，临床上将其病程分为四期，即初期、活动期、恢复期、后遗症期。

1. 初期（早期）

初期（早期）多见于 6 个月以内，特别是 3 个月以内小婴儿。以神经精神症状为主，表现为易激惹、烦躁不安、夜惊、夜啼、常与室温季节无关的多汗。因汗液刺激头皮，常摇头擦枕致枕后脱发，形成枕秃或脱发圈（图 6-1）。但这些并非佝偻病的特异症状。

2. 活动期（激期）

早期维生素 D 缺乏的婴儿未经治疗，继续加重。该期主要表现为骨骼改变和运动功能发育迟缓。

（1）骨骼改变

① 头部：6 月龄以内婴儿可见颅骨软化（乒乓头），7～8 月龄时变成方颅（图 6-2），严重时呈马鞍状或十字状头形。囟门过大、迟闭、出牙延迟。

② 胸部：胸廓畸形多见于 1 岁左右婴儿。肋骨串珠（rachitic rosary）：肋骨与肋软骨交界处骨样组织增生，呈钝圆形隆起，上下排列如半球状；肋膈沟（Harrison groove）：因肋骨软化，膈肌附着处的肋骨长期受膈肌牵拉，内陷形成水平状横沟，又叫郝氏沟；胸骨柄向前凸出为鸡胸、向内凹陷为漏斗胸。这些胸廓畸形可影响呼吸功能，并发呼吸道感染，甚至肺不张。

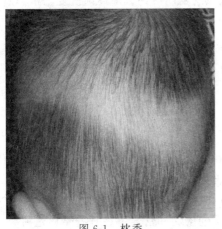

图 6-1 枕秃

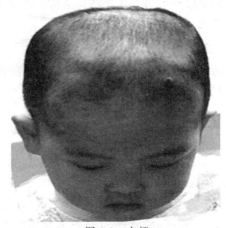

图 6-2 方颅

③ 四肢：6 月龄以上患儿腕、踝畸形成手镯征、足镯征；膝关节畸形成 "O" 形腿或 "X" 形腿（图 6-3）。

④ 脊柱：患儿会坐或站立后，因韧带松弛可致脊柱后突、侧弯。

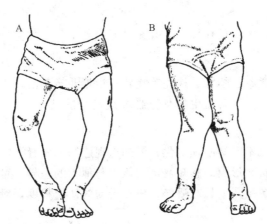

图 6-3 "O" 形腿和 "X" 形腿

（2）运动功能发育迟缓 由于低血磷使肌张力减低，肌肉、关节松弛、无力，运动功能发育延迟，腹部膨隆如蛙腹。

（3）神经系统 发育迟缓、条件反射形成缓慢、表情淡漠、语言发育落后。

（4）免疫系统 免疫力低下，患儿易感染及贫血。

3. 恢复期

患儿经治疗及日光照射后，临床症状及体征逐渐减轻或消失。

4. 后遗症期

后遗症期多见于 2 岁以后的患儿。除留有不同程度的骨骼畸形外，临床症状消失。

★ 考点提示：维生素 D 缺乏性佝偻病的临床表现分期、各期主要特点

【辅助检查】

1. 血生化检查

初期血清 $25-(OH)D_3$ 下降，PTH 升高，血钙下降，血磷下降，碱性磷酸酶正常或稍

高。激期除血清钙稍低外，其余指标改变更加明显。恢复期血钙、磷逐渐恢复正常。后遗症期血生化正常。

2. X线长骨摄片

激期可见干骺端增宽，临时钙化带模糊，边缘不齐呈毛刷状，骨干密度降低。

【治疗要点】

1. 活动期治疗

控制病情活动，防止骨骼畸形。

（1）口服维生素D制剂　一般剂量为2000～4000IU/d，持续4～6周，之后改为预防量400IU/d，大于1岁婴儿预防量600IU/d，恢复期服用预防量。

（2）补充钙剂　主张从膳食的牛奶、配方奶和豆制品中获取。只要有足够的牛奶（每天500ml）不需要补充钙剂，仅在有低血钙表现、严重佝偻病和营养不足时需要补充钙剂。

2. 后遗症期的治疗

严重的骨骼畸形4岁以后可给予外科手术矫正。

【护理评估】

1. 健康史

了解患儿出生季节、生活居住地区，有无日光照射不足（如室外活动少等情况）。

2. 身体状况

了解儿童是否有易激惹、烦躁、枕秃等症状；根据儿童年龄，重点检查易发生的骨骼改变，儿童是否有运动迟缓；了解血生化及骨骼X线检查情况。

3. 心理-社会状况

患儿可有烦躁、睡眠不安等心理变化，激期出现感知觉发育滞后。有骨骼畸形的重症患儿，随着年龄增长，对自我形象的感知及运动能力与他人的差异，可产生自卑心理，影响心理健康和社会交往。了解患儿家长对喂养、户外活动的认识程度，对病情进展的焦虑心情。

【护理诊断】

（1）营养失调：低于机体需要量　与日光照射少和摄入维生素D不足有关。
（2）有感染的危险　与免疫功能低下有关。
（3）潜在并发症　骨骼畸形，维生素D过量至中毒。
（4）知识缺乏　家长缺乏对佝偻病的预防及护理知识。

【护理目标】

① 维生素D缺乏的症状及体征减轻或消失。
② 避免感染或感染得到控制。
③ 不发生骨骼畸形及维生素D中毒或发生时能及时发现。
④ 家长能说出本病的预防和护理要点。

【护理措施】

1. 增加日照

指导家长每天带患儿进行一定的户外活动。生后2～3周即可带婴儿户外活动，冬季应在背风处，在不影响保暖的情况下尽量暴露皮肤。每天接受光照由10min开始逐渐延长到1～2h。保证每天1～2h户外活动时间。夏季可在阴凉处活动，尽量暴露皮肤。居室应安静，室内活动时开窗，让紫外线透过。

2. 饮食护理

提倡母乳喂养，增加富含维生素 D 的食物，如动物肝、蛋、植物油、蘑菇、酵母等。

3. 病情观察

观察患儿烦躁、夜啼、多汗、枕秃有无好转。应用维生素 D 制剂期间如出现食欲减退、烦躁不安、呕吐、腹泻或顽固性便秘、体重下降、表情淡漠等表现时，应考虑维生素 D 中毒。

4. 对症护理

（1）预防骨骼畸形　患病期间可定时户外活动，但不能坐、站、走时间过长，以免发生骨骼变形。若已有畸形发生，如鸡胸可取俯卧位，做抬头挺胸运动；"O"形腿按摩外侧肌群；"X"形腿按摩内侧肌群；增强肌张力，促使畸形矫正。衣着应柔软、宽松，床铺要松软，以免影响骨骼发育。

（2）防止骨折　护理操作时动作要轻柔，换尿布时动作要轻要慢，在协助做治疗和检查过程中不能用力过猛过大，以防发生骨折。

5. 预防感染

因患儿出汗多，要保持皮肤清洁，勤换内衣、被褥、枕套，减少汗液刺激引起的不适。少带患儿到公共场所，减少呼吸道感染机会。

6. 用药护理

（1）口服维生素 D　保证维生素 D 的用量，但如用量过大，有发生中毒的可能。

（2）注射维生素 D　注射前应事先补钙，以防发生低钙惊厥。注射针尖要粗、部位要深，并要更换注射部位，以利于吸收。

7. 心理护理

医务人员要有爱心、有耐心，态度和蔼，对入睡困难、哭闹的儿童要耐心护理，必要时给予爱抚、搂抱，使患儿平静入睡。

★ **考点提示：维生素 D 缺乏性佝偻病的护理措施**

【护理评价】

① 患儿夜惊、烦躁、枕突、睡眠等症状有无好转，骨骼改变有无恢复。

② 患儿有无发生感染、骨折、维生素 D 中毒等并发症。

③ 家长能否说出本病的预防和护理要点。

【健康教育】

① 介绍佝偻病的预防及护理知识：给患儿父母讲述佝偻病的病因、预防及护理方法，示教日光浴、喂服维生素 D 及按摩肌肉纠正畸形的方法。

② 孕妇及哺乳母亲应接受日光照射，每天应在 1h 以上。孕妇饮食中应含有丰富的维生素 D、钙、磷。

③ 儿童要多晒太阳，提倡母乳喂养，及时添加富含维生素 D 和钙的辅食；婴儿生后 2 周起，给预防量的维生素 D 制剂 400～800IU/d，夏天接受日照多，可间断补充。以上预防措施应持续至 2 岁。早产、多胎及北方冬季日照短者可适当增加预防量。

★ **考点提示：维生素 D 缺乏性佝偻病的健康教育**

二、维生素 D 缺乏性手足搐搦症

维生素 D 缺乏性手足搐搦症（tetany of vitamin D deficiency）是由于缺乏维生素 D 引起血中钙离子降低，导致神经、肌肉兴奋性增高而出现以惊厥、手足搐搦或喉痉挛为主要症状的病症，多见于 6 个月以下的小婴儿。

【病因与发病机制】

维生素 D 缺乏时，血钙下降，而甲状旁腺反应迟钝，不能代偿性分泌增加，则低血钙不能恢复，一般血清总钙量<1.75～1.88mmol/L 或钙离子<1.0mmol/L 时即可导致神经-肌肉兴奋性增高，出现手足抽搐、喉痉挛，甚至全身性惊厥的症状。

维生素 D 缺乏致使机体出现甲状旁腺功能低下的原因据推测为：婴儿体内维生素 D 缺乏的早期，甲状旁腺急剧代偿分泌增加，以维持血钙水平；当维生素 D 继续缺乏，甲状旁腺反应过度而疲惫，出现血钙降低。初夏季节儿童接受日光增多或维生素 D 治疗之初，骨脱钙减少，肠道吸收钙相对不足，而骨骼加速钙化、大量钙沉积于骨，使血钙降低。发热、感染、饥饿时组织细胞分解释放磷，使血磷增加，血钙降低。

【临床表现】

1. 症状

典型发作可表现为手足搐搦、喉痉挛和惊厥。以惊厥最为常见，以手足搐搦最具特征，单独以喉痉挛出现的最少，但最具危险性。部分患儿有程度不等的佝偻病活动期的表现。

（1）惊厥（convulsion）　突然发生四肢抽动，两眼上窜、面肌痉挛、神志不清。惊厥持续可短至数秒，或长达数分钟甚至更长；发作可一天数次，甚至数十次；发作停止后，意识恢复，精神萎靡而入睡，醒后活泼如常。轻者仅表现为短暂的两眼上窜、面肌抽动或惊跳，而神志清醒，一般不发热。

（2）手足搐搦（tetany）　多见于较大婴儿、幼儿。表现为突发手足痉挛呈弓状，腕部屈曲，手指伸直，拇指贴近掌心呈"助产士手"（图 6-4）；足部踝关节伸直、足趾向下弯曲，似"芭蕾舞足"（图 6-5）。

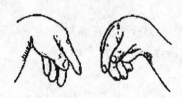

图 6-4　助产士手

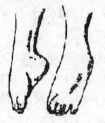

图 6-5　芭蕾舞足

（3）喉痉挛（laryngospasm）　婴儿多见。主要表现为喉部肌肉及声门突发痉挛，呼吸困难，可突然发生窒息，严重缺氧可猝死。

2. 隐性体征

无发作时可通过刺激神经-肌肉而引出以下体征。

（1）面神经征　以指尖或叩诊锤叩击耳前面神经穿出处（颧弓与口角间的面颊部）可引起眼睑和口角抽动，为面神经征阳性，新生儿期可有假阳性。

（2）腓反射　叩击膝下外侧腓骨小头上腓神经处，可见足向外侧收缩。

（3）陶瑟征　用血压计袖带包裹上臂，使血压维持在收缩压与舒张压之间，5min内可见该手出现痉挛症状，属阳性体征。

★ 考点提示：维生素D缺乏性手足搐搦症的临床表现

【辅助检查】

血钙测定：正常血钙浓度为2.25～2.27mmol/L，患儿血钙低于1.75～1.88mmol/L，或钙离子<1.0mmol/L。

【治疗要点】

1. 急救处理

惊厥发作时应立即氧气吸入；喉痉挛者立即将舌头拉出口外，可进行人工呼吸或加压给氧，必要时气管插管术。用药物迅速控制惊厥或喉痉挛。首先地西泮肌内注射或静脉注射，每次0.1～0.3mg/kg，或苯巴比妥每次5～7mg/kg肌内注射。也可用10%水合氯醛保留灌肠，每次40～50mg/kg。

2. 补充钙剂

钙剂静脉注射可迅速提高血钙浓度，惊厥停止后口服。10%葡萄糖酸钙5～10ml加10%葡萄糖溶液5～20ml中缓慢静脉注射或滴注，必要时每天可重复2～3次。第2日改为10%氯化钙口服，每次5～10ml，一日3次。

3. 补充维生素D

惊厥控制后3～5天，按维生素D缺乏性佝偻病给予维生素D治疗。

【护理评估】

1. 健康史

了解患儿出生史，是否为早产儿、多胞胎儿，孕母可有维生素D缺乏史；了解喂养史，是否为人工喂养，有无接受日光照射、补充维生素D；询问近期有无发热、感染、腹泻或接受大剂量维生素D等。

2. 身体状况

询问儿童是否有惊厥、呼吸困难等症状，血钙浓度检查结果。

3. 心理-社会状况

惊厥发作有碍患儿自身形象，常严重挫伤年长患儿的自尊心。此外，惊厥反复发作可使患儿紧张、害怕、焦虑，对生活缺乏自信。

【护理诊断】

（1）有窒息的危险　与惊厥及喉痉挛有关。

（2）营养失调：低于机体需要量　与维生素D缺乏有关。

（3）知识缺乏　家长缺乏惊厥和喉痉挛的护理知识。

【护理措施】

1. 惊厥发作时的护理

（1）保持病室环境安静，尽量减少对患儿的刺激。将患儿的头放低，偏向一侧，使唾液和呼吸道分泌物由口角流出，并及时吸除。不可强行喂食、喂水，以防止窒息。备好各种抢救器材、药物准备抢救。

（2）控制惊厥及喉痉挛　遵医嘱立即给予镇静药、钙剂。静脉注射钙剂时应缓慢推注或滴注，以免血钙骤升，发生呕吐甚至心脏停搏。

（3）防止窒息　应迅速将患儿就地平放，松开衣领，颈部伸直，头向后仰，以保持呼吸道通畅。移去患儿身边的危险物品，以免受伤。喉痉挛者立即将舌头拉出口外。必要时行气管插管或气管切开。

（4）防止受伤　可在患儿上下牙齿之间放置用纱布包裹的压舌板，避免舌被咬伤。在手心放置纱布卷，防止指甲抓伤。应有专人看护，防止坠床。惊厥发作时，切忌用力按压肢体，以免造成骨折、肌肉撕裂及关节脱位。

2. 病情观察

密切关注惊厥发作的表现，注意保持呼吸道通畅，观察有无缺氧症状。按医嘱用药过程中应加强巡视，密切观察患儿呼吸、心律、血压的变化。

3. 用药护理

（1）抗惊厥药　惊厥使机体耗氧增加，喉痉挛可引起窒息，二者均需立即处理。地西泮肌内注射或静脉注射，静脉注射速度应缓慢。

（2）补充钙剂　注射钙剂不能渗出血管外，以防引起组织坏死。一旦渗出，可用0.25%普鲁卡因局部封闭，20%硫酸镁湿敷。口服10%氯化钙，为避免影响钙剂吸收，勿与乳类同服。

（3）补充维生素D　症状控制后按医嘱补充维生素D，预防维生素D中毒。

4. 心理护理

消除患儿紧张、焦虑和害怕的心理，给予同情和理解。解除患儿家属恐惧、不安的心理负担，配合医护人员进行抢救。

★ **考点提示**：维生素D缺乏性手足搐搦症发作时的护理、静脉注射钙剂的护理

【健康教育】

指导家长合理喂养，指导患儿家长对儿童惊厥、喉痉挛发作时的处理。新生儿生后两周应每天给予生理量维生素D（400～800IU/d），处于生长发育高峰的婴幼儿更应采取综合性预防措施，即保证一定时间的户外活动、给予预防量的维生素D和钙剂并及时添加辅食。饮食应含丰富的维生素D、钙、磷和蛋白质等营养物质。

思考题

（一）简答题

1.简述营养不良的脂肪减少顺序。营养不良的分度。

2.简述营养不良的饮食护理。

3.简述引起维生素D缺乏性佝偻病的原因以及该病在临床上的分期。

4.简述维生素D缺乏性手足搐搦症的典型症状和隐性体征，并叙述该病惊厥或喉痉挛时的急救护理。

（二）病例分析

1.患儿，女，2岁，体重6kg，身长80cm，腹部皮下脂肪消失，皮肤苍白，弹性消失，肌肉萎缩，反应低下。

（1）根据营养不良的分度判断该患儿属于哪个阶段？

（2）给该患儿制订一份饮食护理计划。

2.患儿，女，13个月，体检发现：胸部出现肋膈沟，下肢"O"形腿。骨X线表现为长骨钙化带消失，干骺端呈杯口状改变，骨骺软骨带增宽，骨密度减低。

（1）考虑该患儿患了什么疾病？

（2）该病临床分期有哪些？

（3）如何指导患儿户外活动？

（王松梅）

第七章

新生儿与新生儿疾病患儿的护理

【学习目标】

1.掌握新生儿分类，正常足月儿、早产儿的特点、护理措施；新生儿窒息、新生儿缺氧缺血性脑病、新生儿颅内出血、新生儿呼吸窘迫综合征、新生儿黄疸、新生儿败血症、新生儿寒冷损伤综合征、新生儿低血糖、新生儿低钙血症的概念、临床表现、护理诊断、护理措施。

2.熟悉新生儿窒息、新生儿缺氧缺血性脑病、新生儿颅内出血、新生儿呼吸窘迫综合征、新生儿黄疸、新生儿败血症、新生儿寒冷损伤综合征、新生儿低血糖、新生儿低钙血症的发病机制、治疗要点。

3.了解新生儿窒息、新生儿缺氧缺血性脑病、新生儿颅内出血、新生儿呼吸窘迫综合征、新生儿黄疸、新生儿溶血病、新生儿脐炎、新生儿败血症、新生儿低血糖、新生儿低钙血症的辅助检查方法。

案例导入

案例回放：

患儿，男性，出生2天。生后3h家长发现呼吸困难，口周有青紫，呼吸逐渐不规则，并有呼吸暂停现象，青紫逐渐加重。不喝水，不吃奶。无发热，无咳嗽，无呕吐、腹泻，无抽搐。已排胎便2次，排尿1次。患儿为第一胎，38周剖宫产，出生时Apgar评分为9分。体格检查：体温36℃，呼吸66次/分。呼吸不规则，呼气时呻吟。反应低下，哭声无力。面色苍白，口周明显青紫，鼻翼扇动。心音较弱，心率168次/分。双肺呼吸音低，可听到细小湿啰音。腹软，肝于肋下2cm，脾未触及。四肢肌张力低下，末端凉，发绀。拥抱反射未引出。辅助检查：白细胞计数$12.1×10^9$/L，血红蛋白140g/L；胸部X线片显示两肺透过度下降，双肺均匀的细小颗粒状阴影，可见支气管充气征。

思考问题：

（1）该患儿发生了什么问题？

（2）请做出正确的护理诊断。

（3）请制订详细的护理措施。

新生儿期是指从出生到满 28 天内的一段时间，此期间的婴儿称新生儿（newborn）。这是婴儿生理功能进行大的调整而逐渐适应宫外生活的时期。围生期是指产前、产时和产后的一段时间，我国现采用的围生期定义是：从妊娠 28 周至生后 7 天。新生儿期疾病具有其特点，其发病率和死亡率在人的一生中最高，因此护理、监护和治疗都特别重要。国际上通常用新生儿死亡率和围生期死亡率作为衡量某个国家和地区经济水平和卫生保健状况的标准之一。

第一节　新生儿分类

1. 根据胎龄分类

（1）足月儿（full-term infant）　是指胎龄满 37 周至不满 42 周（260～293 天）的新生儿。

（2）早产儿（pre-term infant）　指胎龄满 28 周至不满 37 周（196～259 天）的新生儿。其中第 37 周的早产儿因成熟度已接近足月儿，故又称过渡足月儿。

（3）过期产儿（post-term infant）　指胎龄≥42 周（294 天）的新生儿。

2. 根据体重分类

（1）正常出生体重儿（normal birth weight，NBW）　指出生体重在 2500～4000g 的新生儿。

（2）低出生体重儿（lowbirth weight，LBW）　指出生 1h 内体重不足 2500g 的新生儿。体重不足 1500g 者又称极低出生体重儿，体重不足 1000g 者称超低出生体重儿或微小儿。低出生体重儿以早产儿和小于胎龄儿多见。

（3）巨大儿（giant infant）　指出生体重超过 4000g 者，包括正常和有疾病者。

3. 根据体重与胎龄的关系分类（图 7-1）

（1）适于胎龄儿（AGA）　指出生体重在同胎龄儿平均体重的第 10～90 百分位者。

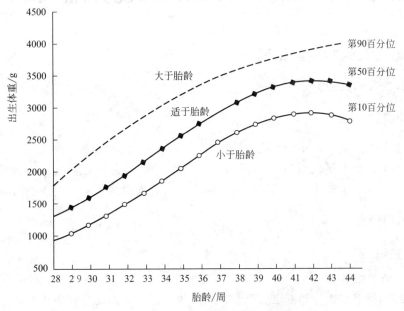

图 7-1　新生儿出生体重与胎龄的关系

（2）小于胎龄儿（SGA） 指出生体重在同胎龄儿平均体重的第 10 百分位以下的新生儿。我国习惯上将胎龄已足月，而体重在 2500g 以下的新生儿称足月小样儿，是小于胎龄儿最常见的一种。

（3）大于胎龄儿（LGA） 指出生体重在同胎龄儿平均体重的第 90 百分位以上的新生儿。

4. 根据生后周龄分类

（1）早期新生儿 指生后 1 周以内的新生儿。此期处于围生期，是死亡率最高的时期。

（2）晚期新生儿 指生后 2～4 周的新生儿。

5. 高危儿

高危儿（high rist infant）指已经发生或可能发生危重疾病而需要特殊监护的新生儿。高危儿常见于以下情况。

① 母亲有高危妊娠史：如母亲患糖尿病、心脏病或肾病、妊娠高血压综合征、感染性疾病史，或孕母为 Rh 阴性血型，过去有死胎、死产史，或有性传播史，或孕母年龄＞40 岁及＜16 岁，或孕母有吸烟、吸毒、酗酒史。

② 异常分娩：如各种难产和手术产、急产、产程延长、分娩过程中母亲有使用镇静和（或）镇痛药物史。

③ 胎盘因素：如胎盘早期剥离、胎盘发育不良及羊膜早破等。

④ 脐带因素：脐带过长、过短、打结、绕颈、脱垂等。

⑤ 新生儿因素：窒息、多胎、早产儿、小于胎龄儿、巨大儿、宫内感染和各种先天性畸形。

★ 考点提示：足月儿、早产儿、低出生体重儿、高危儿

第二节 正常新生儿和早产儿的特点及护理

一、正常新生儿的特点及护理

【正常新生儿的特点】

（一）外观特点

正常新生儿哭声响亮，皮肤红润，胎毛少，耳壳软骨发育良好，乳晕清晰，乳头突起，乳房可扪到结节，整个足底有较深的足纹，指（趾）甲发育良好，可达到或超过指（趾）尖。四肢肌张力好，呈屈曲状。男婴睾丸已降至阴囊，女婴大阴唇可覆盖小阴唇。

（二）生理特点

1. 呼吸系统

胎儿肺内含有液体为 30～35ml/kg，在分娩时经产道挤压，约 1/3 的肺液由口、鼻排出，其余由肺间质毛细血管和淋巴管吸收，如吸收延迟，则出现湿肺症状。出生后新生儿在第一次吸气后啼哭，肺泡张开，开始呼吸运动。新生儿鼻腔小，黏膜血管丰富，易堵塞。胸

腔小，呼吸肌薄弱，呼吸时主要靠膈肌的运动，故以腹式呼吸为主。呼吸次数 40～45 次/分，呼吸较表浅，节律不规则。

2. 循环系统

胎儿出生后血液循环发生重要变化，脐带结扎，肺血管阻力下降，卵圆孔和动脉导管功能性关闭。有的新生儿在生后最初几天内心前区可听到杂音，可能与动脉导管暂时未闭有关。新生儿心率波动较大，范围为 90～160 次/分，平均 120～140 次/分，血压平均为 9.3/6.7kPa（70/50mmHg）。

3. 消化系统

足月新生儿出生时吞咽功能已经完善，贲门括约肌不发达，胃呈水平位，幽门括约肌则发育良好，因此易发生溢乳和呕吐。新生儿消化道面积相对较大，有利于大量流质营养物质的消化和吸收。肠壁较薄，通透性高，有利于吸收母乳中免疫球蛋白，但也易使毒素和消化不全的营养物通过肠壁进入血液循环，而引起中毒或过敏反应。

出生后 10～12h 内开始排胎便，胎粪由胎儿的肠黏膜分泌物、胆汁及咽下的羊水所组成，呈墨绿色糊状。约于 3 天内排完。若超过 24h 无胎粪排出，应检查新生儿是否存在肛门闭锁或其他消化道畸形。

足月儿除淀粉酶分泌不足外，其他消化酶的能力均已完善，能够满足其生理需求。新生儿肝葡萄糖醛酸转换酶的活力较低，是新生儿出现生理性黄疸的重要原因，同时对多种药物代谢能力低下，易发生药物中毒。

4. 血液系统

足月儿血容量平均为 85ml/kg。出生时新生儿血液中红细胞数、网织红细胞和血红蛋白含量高，不久逐渐下降。血红蛋白中胎儿血红蛋白（HbF）约占 70%，以后逐渐被成人血红蛋白（HbA）所替代。胎儿血红蛋白对氧的亲和力较强，氧离曲线左移。因此，缺氧时发绀不明显。新生儿刚出生时白细胞较高，第 3 天开始下降，5 天后接近婴儿正常值。血小板出生时已达成人水平。

5. 泌尿系统

新生儿一般在生后第 1 天排尿，如生后 48h 仍不排尿，需进一步检查原因。新生儿肾小球的滤过率低，肾稀释功能与成人相似，但浓缩功能较差，排出同等量的溶质时，新生儿所需水分比成人多 2～3 倍。因此对牛乳喂养的新生儿，宜多喂温开水。新生儿肾的排磷功能较差，牛乳喂养者血磷较高，血钙偏低，故易发生低血钙。

6. 神经系统

新生儿的脑相对较大，其重量为出生体重的 10%～20%（成人仅占 2%），脊髓相对较长，其末端约在第 3、第 4 腰椎下缘，故腰椎穿刺时应在第 4、第 5 腰椎间隙进针。足月儿大脑皮质兴奋性低，睡眠时间长，觉醒时间一昼夜仅为 2～3h。新生儿出生时已具备多种暂时性的原始反射，常见的原始反射如下。

（1）觅食反射（rooting reflex）　用手指触摸新生儿口角周围皮肤，头部转向刺激侧并开始吸吮。

（2）吸吮反射（sucking reflex）　将乳头或奶嘴放入新生儿口内，出现有力的吸吮动作。

（3）握持反射（grasp reflex）　将物品或手指放入新生儿手心中，立即将其握紧。

（4）拥抱反射（embrace reflex）　用一手扶新生儿身体至斜卧位，另一手托其头、颈部，然后迅速放低托头的手，使其头、颈倾斜 10°～15°或新生儿仰卧位，拍打床面后表现为其双臂伸直外展，双手张开，然后内收到胸前屈曲，双手握拳呈拥抱状。

上述反射生后数月自然消失，如新生儿期这些反射减弱或消失常提示有神经系统疾病、损伤或颅内出血。新生儿巴宾斯基征、凯尔尼格征等呈阳性反应可属正常现象。

7. 体温调节

由于外部环境温度比母亲子宫内低，新生儿刚出生时体温明显下降，以后若环境温度适中，体温逐渐回升，波动在 36～37℃。新生儿体温调节中枢功能尚不完善，皮下脂肪薄，体表面积相对较大，容易散热。新生儿对寒冷的反应与成人不同，主要依靠棕色脂肪的代谢产热，棕色脂肪分布在大血管周围、肩胛间区和肾周围。室温过高时，足月儿能通过皮肤蒸发和出汗散热，若体内水分不足，可使新生儿发生"脱水热"。室温过低时，则可发生硬肿症。适宜的环境温度（中性温度）对新生儿尤为重要。"中性温度"又称"适中温度"，是指能维持正常体温及皮肤温度的最适宜的环境温度，在此温度下，身体耗氧量最少，蒸发散热量最少，新陈代谢最低。不同胎龄、不同出生体重、不同日龄的新生儿，其所需的中性体温是不同的。

8. 能量和体液代谢

在中性环境温度下，新生儿的基础热量需要量为 209kJ/kg（50kcal/kg），加之活动、食物的特殊动力作用、大便丢失和生长需要等，每天共需热量为 419～502kg/kg（100～120kcal/kg）。新生儿体液总量占体重的 70%～80%，每天液体需要量为：第 1 天 60～80ml/kg，第 2 天 80～100ml/kg，第 3 天以上 100～140ml/kg。电解质需要量：钠、钾每天各需 1～2mmol/kg。新生儿患病时易发生酸碱平衡失调，特别易发生代谢性酸中毒，需及时纠正。

9. 免疫系统

新生儿特异性免疫功能和非特异性免疫功能均不成熟。胎儿可通过胎盘从母体获得 IgG，因此新生儿及最初数月的乳儿不易感染某些传染病（如麻疹等）。IgA 和 IgM 分子较大，不能通过胎盘，因此新生儿易患呼吸道和消化道感染，以及大肠埃希菌和葡萄球菌引起的败血症。人乳（特别是初乳）中含分泌型 IgA（sIgA），可提高抵抗力。新生儿网状内皮系统和白细胞的吞噬作用较弱，一些血清补体含量低，需要特别重视新生儿感染性疾病的预防。

10. 皮肤特点

新生儿初生时皮肤上覆有一层灰白色胎脂，有保护皮肤和保暖的作用。新生儿皮肤薄嫩，而且富于血管，易擦伤而致细菌感染，严重者还可导致败血症，因此皮肤的清洁和保护极为重要。脐带经无菌结扎后逐渐干燥，残端在 3～7 天内脱落。应注意保持脐带干燥，防止发生脐炎。

11. 新生儿常见的特殊生理状态

（1）生理性黄疸　见本章第七节。

（2）新生儿生理性体重下降　新生儿出生数天内，因进食少，水分丢失过多导致体重的下降，5～6 天降到最低点，一般不超过 10%，生后 10 天内恢复到出生时体重。

（3）乳腺肿大　男女都可发生，在生后 3～5 天出现乳房肿大，如蚕豆或鸽蛋大小。其原因与母亲内分泌影响有关。多于生后2～3周消退，不必特殊处理，若强力挤捏可造成乳腺继发感染。

（4）假月经　少数女婴生后5～7天从阴道流出少量血液，持续1～3天停止。其原因是母亲妊娠后期雌激素进入胎儿体内，出生后突然中断，形成类似月经的出血。一般不需处理。

（5）"马牙"和"螳螂嘴"　新生儿上腭中线和齿龈切缘上常有黄白色小斑点，俗称"板牙"或"马牙"，是上皮细胞堆积或黏液腺分泌物积留所致，形成"上皮珠"，在生后数周至数月自行消失，不可刮擦或挑破。新生儿两颊部各有一隆起脂肪垫，俗称"螳螂嘴"，有利于吸吮乳汁，不应挑割，以免发生感染。

（6）新生儿红斑及粟粒疹　生后1～2天，在头部、躯干及四肢常出现大小不等的多形红斑，称为新生儿红斑；也可因皮脂腺堆积形成小米粒大小黄白色皮疹，称为新生儿粟粒疹，几天后便自然消失。

★ 考点提示：新生儿常见的特殊生理状态

【护理诊断】

（1）有窒息的危险　与呛奶、呕吐有关。

（2）有体温改变的危险　与体温调节中枢发育不完善有关。

（3）有感染的危险　与新生儿免疫功能低下及皮肤黏膜屏障功能差有关。

【护理措施】

1. 新生儿娩出后的护理

（1）新生儿娩出后，开始呼吸前应迅速清除口、咽、鼻部的黏液及羊水，保持呼吸道通畅。

（2）新生儿娩出后1～2min内结扎脐带断端，并将残端无菌包扎。

（3）用消毒纱布或脱脂棉清洁眼部，可给予0.25%氯霉素眼药水滴眼。

（4）出生后将头皮、耳后、腋下及其皮肤皱褶处的血迹和较多的胎脂轻轻揩去。因胎脂对新生儿有保护作用，不必洗去，在生后数小时胎脂会逐渐被吸收。用干毛巾吸干羊水，擦干皮肤后，用预先温热好的包被包裹婴儿，然后置于中性温度环境中，以保持体温稳定。

（5）给新生儿戴上写明母亲姓名、床号、婴儿性别和出生日期、时间的腕带。

2. 保持呼吸道通畅

（1）经常检查新生儿鼻孔是否通畅，清除鼻孔内的分泌物。

（2）保持新生儿适宜的体位，一般以右侧卧位为好。仰卧时应避免颈部前屈或过度后仰。婴儿俯卧时，应有专人看护，防止发生窒息。

（3）避免包被、奶瓶、母亲的乳房或其他物品遮盖新生儿口鼻腔或按压胸部。

3. 保暖

新生儿体温调节功能不完善，因此应有足够的保暖措施，保暖方法有戴帽子、母亲怀抱、热水袋、婴儿暖箱和远红外辐射床等。使用时因人而异，最好使新生儿处于中性温度的环境中。此外，医护人员在接触新生儿时，手、仪器、物品等均应预热，以免导致传导散热。注意各项护理工作集中进行，暴露新生儿的时间不宜太长。

4. 喂养

正常足月儿提倡早哺乳，一般生后30min内即可让新生儿吸吮母亲乳头，以促进乳汁分泌，并防止低血糖，鼓励按需哺乳。确定无母乳者，先试喂5%～10%葡萄糖液，若无消化道畸形，吸吮吞咽能力良好，可给予配方乳，配方乳可每3h一次，每天7～8次。人工喂养者，应注意奶具专用和清洁、消毒。母乳喂奶前应清洗乳头，喂奶后将婴儿竖立抱起、轻拍背部，以排出咽下的空气，防止溢奶。奶量以喂奶后安静、无腹胀、体重增长（15～30g/d）为标准。定时测量体重，以了解营养状况和发育情况。

5. 预防感染

（1）新生儿室的环境　新生儿室应阳光充足、空气流通。有条件的医院最好配备空调和空气净化设备。保持室温在22～24℃，相对湿度55%～65%。规模较大的病区应设观察室、新生儿重症监护室（NICU）、足月儿室及早产儿室，另配1～2间空房间，供临时隔离或空气消毒时使用。新生儿室应该使用湿法进行日常清洁，每晚应用紫外线照射30min，并定期全面清洁和消毒。

（2）工作人员的管理　建立和严格遵守消毒隔离制度，入新生儿室需更衣、换鞋、洗手，护理每个新生儿前后均要洗手，治疗器具使用后用消毒液擦洗。每季度对工作人员做一次咽拭子培养，对带菌者及患感染性疾病者应暂时调离新生儿室。

（3）脐部护理　每天用乙醇棉签擦拭新生儿脐带残端和脐窝部，保持脐带残端清洁和干燥，一般生后3～7天残端脱落，每天换消毒纱布。脐带脱落前，应每天检查脐部有无渗血，若渗血较多，应重结扎。同时观察脐部有无脓性分泌物和异味，脐部有无红肿等，及时发现感染表现。如发生感染，可用3%过氧化氢清洗，再用2.5%碘酊消毒脐部，或使用抗生素。

（4）皮肤护理　每天为婴儿沐浴时注意检查皮肤黏膜的情况，包括颜色、有无化脓灶和出血点等。用温开水轻轻除去皱褶处的污物。脐带脱落后每天洗澡至少1次，每次大便后用温水洗净臀部，以免发生尿布炎。尿布应用浅色、柔软、吸水性强的棉布，勿用塑料或橡皮制品。婴儿衣服应柔软、宽松、不用纽扣。

（5）黏膜护理　每次喂乳后喂少许温开水洗净口腔即可。不可给婴儿挖鼻腔和耳道，以免损伤黏膜。若鼻腔有分泌物，可用消毒棉签蘸水轻轻拭去。清洁眼部分泌物时，应由眼睑内侧向外侧擦拭，必要时用0.25%的氯霉素眼药水滴眼。

6. 促进母婴感情建立

正常新生儿出生后即可让其裸体伏于母亲胸部，吸吮乳头，既可刺激乳汁的分泌，又可促进母子情感的联结。提倡母婴同室和母乳喂养，尽早（生后30min内）将新生儿放在母亲身旁。在婴儿安静清醒时，鼓励家长给婴儿以良性的皮肤刺激，如抚摸头部、面颊、额头和四肢等，以及轻轻抱起和摇动，眼神和语言的交流有利于婴儿身心发育。

7. 健康教育

向家长介绍婴儿喂养、保暖、预防感染、预防接种、促进发育等知识。开展先天性甲状腺功能减低症、苯丙酮尿症和半乳糖症等先天性代谢性疾病或遗传病的筛查，这些疾病在新生儿期开始治疗可取得良好效果，否则对智力和体格发育影响严重。

二、早产儿的特点及护理

早产儿指胎龄满28周至不满37足周的婴儿。早产儿的死亡率远远高于足月儿，随着出生体重的降低而急剧上升。

【早产儿的特点】

(一) 外观特点

早产儿体重大多在 2500g 以下，身长不到 47cm，哭声低弱，四肢肌张力低下，皮肤薄、红嫩，胎毛多，头发少。耳郭软骨发育不成熟，紧贴颅骨。乳晕不清，乳腺结节小或不能摸到。足底光滑，纹理少。指（趾）甲软，未达到指（趾）尖。男婴睾丸未降至阴囊，女婴大阴唇不能覆盖小阴唇。

(二) 生理特点

1. 呼吸系统

早产儿呼吸中枢发育不成熟，呼吸快而浅，常有不规则间歇呼吸或发生呼吸暂停。呼吸暂停是指呼吸停止达 15~20s，或虽不到 15s，但伴有心率减慢（＜100 次/分）并出现发绀。由于肺发育不成熟，肺泡表现活性物质少，早产儿易发生肺透明膜病。有宫内窘迫史的早产儿易发生吸入性肺炎。以上这些均使早产儿易发生缺氧和呼吸衰竭。

2. 循环系统

早产儿心率偏快，血压偏低。由于肺部小动脉的肌肉层发育未完全，动脉导管关闭常常延迟，胎龄越小，其发生动脉导管未闭（PDA）的比例越高，PDA 能引起左向右分流，可无症状，也可导致肺水肿、缺氧，导致肺动脉高压，造成心力衰竭。

3. 消化系统

早产儿吸吮及吞咽能力弱，易呛乳而致乳汁吸入性肺炎。贲门括约肌松弛、胃容量小，易溢乳。早产儿各种消化酶分泌不足，消化能力弱，但生长发育所需的营养素却相对高，因此需要合理安排喂养，以母乳喂养为宜。早产儿因缺氧及喂养不当易发生急性坏死性小肠炎，要注意乳汁的渗透压不可超过 460mmol/L。

早产儿肝功能不成熟，葡萄糖醛酸转移酶不足，因此生理性黄疸程度重，持续时间长，易发生胆红素脑病。肝内维生素 K 依赖凝血因子合成少，易发生出血症。早产儿肝糖原储存少，合成蛋白质的功能差，易发生低血糖和低蛋白血症。

4. 神经系统

神经系统的功能与胎龄有密切关系，胎龄越小，反应越差，原始反射难以引出或表现反射的不完整，因此神经系统检查可作为估计胎龄的依据。早产儿易发生缺氧，导致缺氧缺血性脑病。早产儿脑室管膜下存在发达的胚胎生发层基质，该组织是一个未成熟毛细血管网，缺氧时易导致毛细血管出血引起颅内出血。

5. 泌尿系统

早产儿肾浓缩功能差，肾小管对醛固酮反应低下，排钠分数高，易产生低钠血症。葡萄糖阈值低，易发生尿糖。碳酸氢根阈值低，肾小管排酸能力差，在用普通牛奶人工喂养时，因为酪蛋白含量较高，可发生晚期代谢性酸中毒。

6. 免疫系统

早产儿体液免疫系统和细胞免疫系统均不成熟，由母体处所获得的 IgG 免疫球蛋白少，自身细胞免疫及抗体 IgA、IgG、IgM 合成不足，补体水平低下，皮肤屏障功能差，使早产儿对各种感染的抵抗力极弱。

7. 体温调节

早产儿缺少棕色脂肪，基础代谢率低，产热少，体表面积相对大，皮下脂肪少，易散热，体温易随环境温度变化而变化，易出现体温偏低或不升，故要特别注意保暖，随时调节环境温度，胎龄越小中性温度要求越高。另一方面，由于汗腺发育不成熟，出汗功能不全，易发生体温过高。

【护理诊断】

（1）体温过低　与体温调节功能差有关。

（2）营养失调：低于机体需要量　与吸吮、吞咽、消化功能差有关。

（3）自主呼吸受损　与呼吸中枢不成熟、肺发育不良、呼吸肌无力有关。

【护理措施】

1. 病室环境

早产儿应与足月儿分开护理。室内温度保持在 24～26℃，晨间护理时应达 27～28℃，相对湿度 55％～65％。早产儿室应设置婴儿培养箱（封闭式暖箱）、远红外保暖床、微量输液泵、给氧和光疗等设备。工作人员应具有高度责任感、丰富的知识和经验，人员相对固定。

2. 保暖

早产儿出生后，应根据其体重、胎龄和特殊病情，立即给予不同的保暖措施，同时加强体温监测，每 4～6h 测体温一次。一般体重小于 2000g 者，应尽早将其置于培养箱中保暖，并将箱温调至适中温度。适中温度是指能维持正常体温最适宜的环境温度，在此温度下身体耗氧量最少，蒸发散热量最少，新陈代谢最低。适中温度与日龄和出生体重有关，体重越轻适中温度越接近早产儿的体温。体重大于 2000g 者可在箱外保暖。条件较差的单位可因地制宜，采取简易方法，如使用暖水袋保暖，水温为 50～70℃，用毛巾包裹后放置在婴儿两侧和足下，应注意防止烫伤发生。新生儿头部散热量大，可为其戴绒布帽。还可用母亲怀抱的方式保暖，但应避免因堵塞新生儿口、鼻而导致窒息死亡。护理早产儿应在暖箱中或暖床上进行，集中各项护理操作，并尽量缩短操作时间，以免造成体温降低。早产儿每天体温应稳定在 36～37℃，温差小于 1℃。

3. 喂养

为防止发生低血糖，早期合理喂养十分重要。早产儿生长发育速度快，所需营养物质多，若经口喂养不能满足营养需要，可通过静脉补充营养和液体。

（1）开奶时间　及早喂奶可预防低血糖的发生。一般生后 2h 即可开始喂养，从微量喂养逐步增加到足量喂养。先试喂糖水，无呕吐等不良反应者可喂奶。如发生过呼吸困难、手术产儿或体重过低者，应延迟开奶时间，并采用静脉营养。

（2）喂养方式　母乳喂养是最佳选择，无母乳时可选用早产儿配方乳。早产儿配方乳中蛋白质含量至少为 2g/100ml，并以乳清蛋白为主。早产儿配方乳一般用到早产儿体重达 2000g 时，可改用标准配方乳喂哺。

（3）喂奶量及间隔时间　主要与早产儿的体重、日龄有关，并根据其活动量、病情，以及耐受程度而定。以不发生胃潴留和呕吐为原则，确定喂哺量和间隔时间。

（4）喂养方法　根据早产儿的吸吮能力可采用以下方法。

① 直接母乳喂养：出生体重较大且吸吮能力强的可直接喂哺母乳，但应避免疲劳。

② 奶瓶喂养：用于体重较大且有吸吮力的早产儿，奶头应较软，奶孔大小适宜，奶孔过大可引起呛咳、窒息，过小易使早产儿疲劳。

③ 滴管喂养：用于吸吮能力差，但有吞咽能力的早产儿。

④ 胃管喂养：适用于吸吮和吞咽能力均差的早产儿，注意插管的深度和确认是否插入胃内。每次灌注奶液前应检查胃潴留情况，然后缓慢注入奶液，最后用 2～3ml 温开水冲洗胃管，此法有助于保存早产儿的体力。喂哺时和喂哺后应注意观察有无发绀、呛咳、溢乳、呕吐等异常反应。必要时可于喂奶前后吸氧。每天应详细记录出入量、准确测量体重，以便分析、调整营养量。

早产儿需要补充一些维生素和矿物质。出生后立即肌内注射维生素 K_1 1mg，连续 3 天，预防出血症。生后两周开始补充维生素 D，由每天 100IU，逐步增加至每天 300～400IU。8 周后补充铁剂。此外，还应补充维生素 A、B 族维生素、维生素 C、维生素 E。

4. 预防感染

早产儿抵抗力比足月儿更低，更应注意消毒隔离。严格遵守空气和物品消毒制度，加强工作人员的管理，防止交叉感染，护理前后需用肥皂洗手，护理人员定期做鼻咽拭子培养，感染及带菌者调离早产儿室。加强口腔、皮肤及脐部的护理。经常帮助早产儿更换体位，以防发生肺炎。

5. 维持有效呼吸

早产儿易发生呼吸暂停，需观察其呼吸状态。若出现呼吸暂停，给予弹足底、托背等刺激。若无效，可采用氨茶碱 5mg/kg 肌内注射或静脉滴注给药。早产儿有缺氧表现者给予氧气吸入，但氧浓度一般为 30%～40%，持续吸氧时间不宜超过 3 天，以免发生氧中毒。

6. 密切观察病情

护理人员应加强巡视，密切观察病情变化。如发现异常表现，如体温低、呼吸不规则或呻吟、面部或全身青紫或苍白、烦躁不安、反应低下、惊厥发生、黄疸出现早或程度重、拒食等，应及时报告医生，并协助查找原因，进行处理。

★ **考点提示**：足月儿、早产儿的特点和护理要点

第三节　新生儿窒息

新生儿窒息（asphyxia of newborn）是胎儿因缺氧发生宫内窘迫或娩出后生后 1min 内无自主呼吸或未建立规律性呼吸，导致低氧血症和混合性酸中毒。新生儿窒息是导致新生儿伤残和死亡的重要原因之一。

【病因及发病机制】

(一) 病因

凡能影响母体和胎儿血液循环和气体交换的因素都会造成新生儿窒息。

1. 孕母因素

孕母患糖尿病，严重贫血，心、肾、肺等全身疾病；患妊娠高血压、胎盘异常等产科疾

病；吸毒、吸烟；孕母年龄＞35 岁或＜16 岁；多胎妊娠。

2. 分娩因素

因脐带打结、受压、绕颈、脱垂等造成脐带血流中断；难产、手术助产，如高位产钳、胎头吸引等；产程中麻醉药使用不当。

3. 胎儿因素

早产儿、小于胎龄儿、巨大儿；严重先天性畸形的新生儿、羊水或胎粪吸入者；宫内感染所致的神经系统受损等。

（二）发病机制

窒息早期，因低氧血症和酸中毒导致血流重新分配，胃肠道、肺、肾、肌肉、皮肤等器官血流减少，而心、脑、肾上腺等重要器官的血流供应得到保证。若严重窒息，缺氧持续存在，发生严重代谢性酸中毒，导致全身各重要器官受累，包括脑损伤、呼吸衰竭、循环衰竭、坏死性肠炎、肾损害及低血糖等生化和血液改变。同时，可引起肛门括约肌松弛，胎粪排出，污染羊水。若患儿因缺氧出现真性呼吸，可吸入被胎粪污染的羊水。

【临床表现】

1. 胎儿缺氧

早期表现为胎动增加，胎心率加快至＞160 次/分，晚期胎动减少甚至消失，胎心率减慢＜100 次/分，最后停搏。羊水可被胎粪污染成黄绿色或深绿色。

2. 新生儿娩出时窒息

窒息程度可用 Apgar 评分评估（表 7-1），于出生后 1min、5min 各评一次。评分 8～10 分为正常；4～7 分为轻度窒息，患儿皮肤青紫、呼吸浅表或不规则，肌张力增强或正常；0～3 分为重度窒息，患儿皮肤苍白，呼吸微弱或无呼吸，肌张力低下。若生后 1min 评 8～10 分而数分钟后又降到 7 分以下者亦属窒息。如 5min 评分仍低于 6 分者，发生神经系统后遗症可能性较大，预后较差。

表 7-1　新生儿 Apgar 评分法

体征	评分标准			出生后评分	
	0	1	2	1min	5min
皮肤颜色	青紫或苍白	身体红,四肢紫	全身红		
心率/(次/分)	无	＜100	＞100		
弹足底或插鼻管	无反应	有些动作,如皱眉	哭,打喷嚏		
肌张力	松弛	四肢略屈曲	四肢活动		
呼吸	无	慢,不规则	正常,哭声响		

窒息患儿经过及时抢救大多数能够恢复呼吸，皮肤转红，哭声响亮。少数重度窒息或缺氧较久可引起多脏器损害，如胎粪吸入综合征、呼吸暂停、缺氧缺血性脑病、颅内出血、低血糖、低血钙、少尿、坏死性小肠结肠炎等。

★ 考点提示：新生儿窒息的 Apgar 评分标准

【辅助检查】

1. 血气分析

血气分析显示呼吸性酸中毒和代谢性酸中毒，pH 降低，$PaCO_2$ 升高，PaO_2 下降，BE

值下降。

2. 头颅 CT 检查

头颅 CT 检查帮助诊断缺氧缺血性脑病和颅内出血。

【治疗要点】

1. 预防

做好产前检查，对高危胎儿进行监护。

2. 早期预测

估计胎儿娩出有窒息的危险时，做好抢救和复苏的准备工作，包括人员、仪器、物品等。

3. 复苏

采用国际通用的 ABCDE 复苏方案。

A（airway）：开放气道，尽快吸净呼吸道黏液和羊水。

B（breathing）：建立呼吸，增加通气。

C（circulation）：维持正常循环，保证足够心排血量。

D（drug）：药物治疗。

E（evaluation）：评价。

前三项最为重要，其中 A 是根本，B 是关键。评价和保温贯穿于整个复苏过程。

4. 复苏后处理

评估和监测呼吸、心率、血压、尿量、肤色、经皮氧饱和度及窒息所致的神经系统症状等，注意维持内环境稳定，控制惊厥，治疗脑水肿。

【护理诊断】

（1）不能维持自主呼吸　与羊水、气道分泌物吸入导致低氧血症和高碳酸血症有关。

（2）有感染的危险　与吸入羊水或胎粪以及免疫功能低下有关。

（3）体温过低　与缺氧、环境温度低下有关。

（4）潜在并发症　缺氧缺血性脑病与颅内出血。

（5）恐惧（家长）　与病情危重及预后不良有关。

【护理措施】

1. 复苏

对窒息的新生儿立即采取复苏措施，由新生儿科和产科医护人员共同处理。应早期预测发生新生儿窒息的危险性，做好抢救和复苏的准备工作，包括技术、设备、用品和人员安排等。

（1）复苏程序　新生儿娩出后应分秒必争进行抢救，按 ABCDE 复苏方案进行。

A：开放气道　胎儿娩出后，立即挤尽口、咽、鼻部的黏液。将出生新生儿置于预热的开放式远红外线抢救台上，立即用温热毛巾擦干头部及全身的羊水及血迹，以减少散热。患儿仰卧，肩部以毛巾抬高 2～3cm，使颈部轻微仰伸，用吸管吸净口腔、咽部及鼻腔的黏液和分泌物，先口后鼻。吸引时间不超过 10s。

B：建立呼吸　弹足底或刺激皮肤，以引起啼哭、建立呼吸，应在生后 20s 内完成。经刺激后若出现正常呼吸，心率＞100 次/分，给予保暖观察。如无自主呼吸和（或）心率＜100 次/分，立即用复苏器加压给氧；如声门下有胎粪颗粒者、需较长时间加压给氧者、疑有膈疝者，应 20s 内完成气管插管和 1 次吸引。

C：维持循环　无心跳或 30s 正压人工呼吸后心率＜60 次/分，需胸外按压心脏，用双拇指或中示指按压胸骨中、下 1/3 交界处，按压频率为 100～120 次/分，按压 3 次通气 1 次，按压深度 1.5～2cm（前后胸直径 1/3 的深度）。

D：药物治疗　在充分正压呼吸和胸外心脏按压后，心率仍＜60 次/分，给 1：10000 肾上腺素 0.1～0.3ml/kg，静脉或气管滴入，必要时可重复。酌情可使用扩容、纠酸药物。必要时可给纳洛酮及血管活性药物。

E：评价　在复苏过程中，每操作一步的同时，均要评价新生儿情况，再决定下一步的操作，直到完成复苏。

（2）复苏后监护　复苏后至少监护 3 天，注意病情变化，监护体温、呼吸、心率、血压、尿量、皮肤颜色和神经系统症状等，并注意合理喂养，预防感染等问题。

2. 保温

整个治疗护理过程中应注意患儿的保温，可将患儿置于远红外保暖床上，病情稳定后置于暖箱中保暖或热水袋保暖，维持患儿肛温 36.5～37℃。

3. 家庭支持

耐心细致地解答病情，告诉家长患儿目前的情况和可能的预后，帮助家长树立信心，促进父母角色的转变。

★ 考点提示：新生儿窒息 ABCDE 复苏方案

第四节　新生儿缺氧缺血性脑病

新生儿缺氧缺血性脑病（hypoxic ischemic encephalopathy，HIE）是由于各种围生期因素引起的缺氧和脑血流减少或暂停而导致胎儿和新生儿的脑损伤，是新生儿窒息后的严重并发症。病情重，病死率高，少数幸存者可产生永久性神经功能缺陷，如智力障碍、癫痫、脑性瘫痪等。

【病因及发病机制】

（一）病因

缺氧是发生新生儿缺氧缺血性脑病的核心，其中围生期窒息是最主要的原因，而窒息主要发生在产前、产时，少数为产后。另外，出生后肺部疾病、严重心脏病变及严重失血也可引起脑损伤。

（二）发病机制

本病的发病机制非常复杂，脑血流改变：当缺氧缺血为不完全时体内血流发生第一次重新分配，保证心、脑、肾上腺的血液供给。如缺氧持续存在，则发生血流第二次重新分配，使脑干、丘脑及小脑的血供得以保证，而损害大脑皮质矢状窦两旁的带状区。如缺氧缺血是完全性，上述代偿机制不会发生，直接损害基底神经节、丘脑、脑干。缺氧和高碳酸血症可导致脑血管自主调节功能障碍,当血压升高时,脑血流灌注过度可致颅内出血;当血压下降时,脑血流减少引起缺氧缺血性脑损害。

【临床表现】

主要表现为意识障碍,肌张力和原始反射的改变,临床上分轻、中、重三度(表7-2)。

表7-2 新生儿缺氧缺血性脑病的临床分度

项目	轻度	中度	重度
意识	兴奋	嗜睡、迟钝	昏迷
肌张力	正常	减低	松软
拥抱反射	活跃	减弱	消失
吸吮反射	正常	减弱	消失
惊厥	无	可有	频繁发作
中枢性呼吸衰竭	无	无或轻度	严重
瞳孔改变	无	常缩小	不对称或扩大,对光反射消失
前囟张力	正常	正常或稍饱满	饱满或紧张
脑电图	正常	异常	异常
病程及预后	症状持续72h以内,预后好,少有后遗症	大多数2周内症状消失,不消失者如存活,可能有后遗症	病死率高,多在1周内死亡,存活者症状持续数周,多有后遗症

1. 轻度

主要表现为兴奋,易激惹,拥抱反射活跃,肌张力正常,一般无意识障碍,症状24h内明显,多于3天内消失,预后良好。

2. 中度

表现为嗜睡,反应迟钝,肌张力减低,肢体自发活动减少,常伴有惊厥。前囟张力可增高,原始反射减弱。症状在出生后72h最明显。大多数7天内症状消失,预后好。如病情恶化,反复抽搐,10天后症状不消失者预后差。

3. 重度

意识不清,常处于昏迷状态,肌张力低下,自发活动和疼痛反应消失,常12h内频繁惊厥。前囟张力高,原始反射消失等。本型死亡率高,存活者多数留有后遗症。

★ **考点提示:新生儿缺氧缺血性脑病的临床表现**

【辅助检查】

1. 血生化检查

血清肌酸激酶同工酶(CPKBB)升高。

2. B超

B超对脑水肿、脑室及其周围出血有较好的诊断价值。

3. 头颅CT

头颅CT有助于了解脑水肿,颅内出血的部位和性质。对预后判断有一定意义。最适合的检查在生后2~5天。

4. 脑电图

轻度可无异常，对中、重度判断损伤程度和预后有帮助。

【治疗要点】

1. 供氧

选择适当的方法供氧。

2. 止惊

首选苯巴比妥钠，顽固性抽搐者加用地西泮或水合氯醛。

3. 减轻脑水肿

控制液体量，可首先选用呋塞米和白蛋白脱水，严重者可给予20%甘露醇。

4. 纠正酸中毒

代谢性酸中毒可酌情使用碳酸氢钠。

5. 亚低温治疗

亚低温治疗适用于足月儿。

【护理诊断】

（1）潜在并发症　颅内压增高。

（2）有失用性综合征的危险　与缺氧缺血导致的后遗症有关。

（3）不能维持自主呼吸　与颅内压增高、脑组织受损影响呼吸中枢有关。

【护理措施】

1. 一般护理

根据病情，选用喂养方式，必要时鼻饲喂养或静脉营养，保证热量供给。

2. 病情观察

监测患儿意识状态、肌张力、呼吸、心率、囟门等情况，以及惊厥有无发生、发生的时间、表现等。做好记录并及时与医生取得联系。

3. 遵医嘱用药

① 镇静首选苯巴比妥钠。②维持良好循环功能，保证脑血流灌注。必要时使用多巴胺以及多巴酚丁胺。③减轻脑水肿，首选呋塞米和白蛋白，重者可用甘露醇。④酌情选用1.4%碳酸氢钠纠正代谢性酸中毒。

4. 对症护理

及时清除呼吸道分泌物，选择适当给氧方法，维持 $PaO_2 > 6.65$（50mmHg），$PaCO_2 < 5.32kPa$（40mmHg）。

5. 心理护理

早期给予患儿动作训练和感知刺激，母亲多怀抱患儿，多看五颜六色的玩具，多听轻音乐。向家长耐心细致地解答病情，以取得理解。恢复期指导家长掌握康复干预措施。

【健康教育】

① 耐心细致解答病情，介绍有关医学知识，降低家属的心理焦虑程度。
② 定期到医院复查，坚持治疗及功能锻炼，促进患儿早日康复。

第五节　新生儿颅内出血

新生儿颅内出血（intracranial hemorrhage of the newborn）主要由缺氧或产伤引，是新生儿常见的危重疾病。临床表现以中枢神经系统兴奋或抑制状态为特征。早产儿发病率较高，病死率高，预后较差。

【病因】

新生儿尤其是早产儿，生后 1 周内凝血功能不成熟，且血管壁薄，故易出血。缺氧和（或）产伤是本病的主要病因。

1. 缺氧

产前、产程中及产后各种引起缺氧、缺血的因素都可导致颅内出血，以早产儿多见。缺氧和酸中毒可使毛细血管通透性增高、破裂出血，引起室管膜下生发层基质出血，脑实质点状出血，以及蛛网膜下隙出血。

2. 产伤

因胎头过大、头盆不称、急产、臀位产、高位产钳和吸引器助产等使胎儿头部受损伤造成颅内出血。医疗或护理操作时对头部按压过重也可造成颅内出血。

3. 其他

窒息、酸中毒、高渗液体快速输入、机械通气不当等可导致毛细血管破裂引起颅内出血。

★ 考点提示：新生儿颅内出血的病因

【临床表现】

1. 症状和体征

症状和体征主要与出血部位和出血量有关，一般在生后 2～3 天内发病。一般先表现为神经系统兴奋症状，随后出现抑制症状。

（1）颅内压增高　前囟隆起，脑性尖叫，血压增高，惊厥，角弓反张。

（2）神志改变　激惹、嗜睡、昏迷，兴奋与抑制交替出现。

（3）眼症　双目凝视，斜视，眼球上转困难，眼球震颤。瞳孔不对称，对光反射消失。

（4）呼吸改变　如呼吸增快、减慢、不规则或暂停等。

（5）肌张力改变　早期增高，以后减低。

（6）原始反射　觅食反射、拥抱反射等减弱或消失。

（7）其他　低体温、面色苍白、黄疸等。

2. 不同部位的颅内出血临床表现特点

（1）脑室周围及脑室内出血　脑室周围及脑室内出血多见于早产儿。常于 24～72h 内出现症状，表现为呼吸暂停、嗜睡、肌张力低下、拥抱反射消失。

（2）蛛网膜下隙出血　大多有产伤史。出现抽搐，腰椎穿刺可见血性脑脊液。

（3）硬膜下出血　多有产伤史，轻微出血者可无症状，明显出血者出现惊厥、偏瘫、斜视等神经系统症状。

★ 考点提示：新生儿颅内出血的临床表现

【辅助检查】

1. 影像学检查

头颅 B 超、CT、MRI 检查有助于确定出血部位、程度、范围。

2. 脑脊液检查

脑脊液可以是血性脑脊液。由于脑脊液检查是有创性检查，目前已很少应用。

3. 血常规

血常规可以有贫血表现。

4. 血生化检查

血清肌酸激酶同工酶（CPKBB）增高。

【治疗要点】

1. 控制止血

可选用维生素 K_1、酚磺乙胺。严重患儿可少量多次输新鲜血浆或全血。

2. 降低颅内压

可选用地塞米松、呋塞米。早期慎用甘露醇，以免加重出血。

3. 镇静止惊

选用苯巴比妥，效果差者可加用地西泮。

4. 支持疗法

保持患儿安静，较少刺激，防止再出血。注意保暖，必要时可入暖箱，保证热量和液体供给。也可适当吸氧，改善脑缺氧。

【护理评估】

1. 健康史

评估孕妇围生期健康状况，胎儿有无宫内窘迫、患儿有无窒息史，有无产伤和窒息等不正常生产史及家长对该病预后的认识程度。

2. 身体状况

评估患儿意识状态：有无兴奋、易激惹、嗜睡、反应迟钝或昏迷；评估肌张力及肢体活动情况，有无肌张力减低或消失，观察并记录惊厥的次数。检查患儿的各种反射情况，如吸吮、拥抱反射有无减弱或消失，观察瞳孔是否等大及有无对光反应。评估有无缺氧、循环衰竭及程度。

3. 心理-社会状况

了解家长对疾病的认识度，对疾病危险的接受程度。

4. 辅助检查

了解头颅 CT 和 B 超检查结果，了解出血部位和出血量。

【护理诊断】

（1）潜在并发症　颅内压增高。

（2）不能维持自主呼吸　与颅内出血致颅内压升高压迫呼吸中枢有关。

（3）营养失调：低于机体需要量　与摄入量减少和呕吐有关。

（4）焦虑　与家长担心患儿预后有关。

【护理目标】

① 颅内出血逐渐减轻，呼吸正常，无呼吸暂停现象。

② 患儿能得到所需的营养及水分。

③ 家长对患儿的康复恢复信心，积极配合治疗。

【护理措施】

1. 一般护理

根据病情选择喂养方式，必要时鼻饲喂养或静脉高营养，保证热量供给。保持安静，减少不必要的刺激。

2. 病情观察

密切观察呼吸频率和节律。及时清理呼吸道分泌物，保持呼吸道通畅。避免压迫胸部，影响呼吸。根据缺氧程度给予用氧，注意用氧的方式和浓度，症状好转，及时停用氧气。

3. 对症护理

对颅内压增高者用地塞米松每天 $0.5\sim1.0mg/kg$，分 4 次静脉滴注，速度不宜太快。呼吸节律不整，瞳孔不等大时可使用甘露醇每次 $0.25\sim0.5g/kg$。选用维生素 K_1、酚磺乙胺、卡巴克洛等止血。体温过高时给予物理降温，体温过低时用远红外辐射床、暖箱或热水袋保暖。

4. 心理护理

病情危重时应及时向家长介绍病情和治疗、护理方案，鼓励家长表达内心感受，耐心解答家长的疑问。恢复期应指导康复方法，鼓励坚持治疗和随访。有后遗症时，教会家长对患儿进行功能训练，增强战胜疾病的自信心。

★ **考点提示：新生儿颅内出血的护理措施**

【护理评价】

① 患儿神志、前囟、生命体征等是否恢复正常。

② 患儿营养摄入是否平衡，体重是否正常。

③ 家长对本病的发生、发展及预后是否了解，心理状态是否平稳。

【健康教育】

① 加强围生期保健工作，减少异常分娩所致的产伤和窒息。

② 向家长解答病情，给予支持和安慰，减轻其紧张和恐惧心理。

③ 对后遗症者，鼓励家长做好智力开发、肢体功能训练。

第六节　新生儿呼吸窘迫综合征

新生儿呼吸窘迫综合征（neonatal respiratory distress syndrome，NRDS）又称新生儿肺透明膜病（hyaline membrane disease，HMD），是指出生后不久即出现的进行性呼吸困

难、青紫、呼气性呻吟、吸气性三凹征和呼吸衰竭。主要发生在早产儿，是新生儿期重要的呼吸系统疾病。其病理特征为肺的外观暗红，肺泡壁至终末细支气管壁上附有嗜伊红透明膜。

【病因及发病机制】

本病主要是由于缺乏肺泡表面活性物质（PS）引起。PS由肺泡Ⅱ型细胞产生，主要成分为磷脂，具有降低肺泡表面张力，使呼气时肺泡仍张开而不萎缩的作用。在胎龄20～24周出现，35周后迅速增加。故本病在胎龄小于35周的早产儿中更多见。此外，在缺氧、剖宫产、糖尿病孕母的婴儿和肺部严重感染情况下，本病的发病率增高。

PS缺乏，肺泡壁表面张力增高，呼气时肺内残余气减少，肺泡逐渐萎陷、不张，导致通气不良，出现缺氧、发绀。缺氧、酸中毒引起肺血管痉挛，阻力增加，导致在动脉导管、卵圆孔水平发生右向左分流，导致肺灌注量减少，肺组织缺氧严重，毛细血管及肺泡壁渗透性增加，纤维蛋白沉积于肺泡表现形成透明膜，气体交换进一步受阻，使缺氧及酸中毒更加严重，形成恶性循环。严重时，右向左分流量达心排血量的80％，出现心力衰竭，即使吸入高浓度氧气，青紫也不易改善。

【临床表现】

1. 症状

出生时可以正常，或有窒息。在生后4～6h内出现呼吸困难，呈进行性加重，伴呼气时呻吟，吸气时胸廓凹陷，出现鼻翼扇动、发绀、肌张力低下、呼吸暂停甚至出现呼吸衰竭。

2. 体征

肺部听诊呼吸音低，早期无啰音，以后可听到细小水泡音；心音减弱、胸骨左缘可闻及收缩期杂音。

3. 预后

重者多于3天内死亡。若生存3天以上，有望恢复。

★ **考点提示：新生儿呼吸窘迫综合征的病因和临床表现**

【辅助检查】

1. 血气分析

血气分析示PaO_2下降，$PaCO_2$升高，pH降低。

2. 磷脂（PL）和鞘磷脂（S）的比值

分娩前抽取羊水测磷脂（PL）和鞘磷脂（S）的比值，如低于2∶1，提示胎儿肺发育不良。

3. 胸部X线检查

胸部X线检查有特征性表现，早期两肺野普遍透光度降低，内有散在的细小颗粒和网状阴影；以后出现支气管充气征；重者可整个肺野不充气，呈"白肺"。

4. 胃液振荡试验（泡沫稳定试验）

胃液1ml加95％乙醇1ml，震荡15s后静止15min，如果沿管壁有一圈泡沫为阳性。阳性者可排除本病。

【治疗要点】

1. 保暖

应保证体温在36～37℃，暖箱相对湿度在50％左右。

2. 保持呼吸道通畅

及时清除咽部黏液。

3. 保证营养和液体入量

不能哺乳者用 1/5 张含钠液 60~80ml/(kg·d)，第 2 天以后 100~120ml（kg·d），静脉滴注。

4. 吸氧和机械呼吸

使 PaO_2 维持在 6.7~9.3kPa（50~70mmHg），PaO_2 过高可导致早产儿视网膜病（ROP）而失明。吸入氧浓度（FiO_2）＞0.6，超过 24h 对肺有一定毒性，可导致支气管肺发育不良（慢性肺部疾病）。

5. 表面活性物质（PS）替代疗法

表面活性物质（PS）有天然、人工合成和混合制剂三种。将表面活性物质（PS）制剂每次 100~200mg/kg 混悬于 4ml 生理盐水中，尽早由气管导管滴入，用药后 1~2h 可见症状好转，隔 12h 重复同剂量。生后 2 天内多次（2~3 次）。生后正常呼吸前就给 PS 可起预防作用。

6. 对症治疗

纠正水、电解质紊乱和酸碱平衡失调；控制心力衰竭，用毒毛花苷 K 每次 0.01mg/kg，或毛花苷 C 每次 0.015mg/kg，缓慢静脉注射。

7. 预防和控制感染

严格消毒隔离制度；选用有效抗生素，一般用青霉素 20 万~25 万 U/(kg·d)。

【护理诊断】

（1）不能维持自主呼吸　与缺乏 PS 导致进行性肺不张有关。
（2）气体交换受损　与肺泡缺乏 PS 导致肺透明膜形成有关。
（3）营养失调：低于机体需要量　与摄入量不足有关。
（4）焦虑（家长）　与病情危重有关。

【护理措施】

1. 一般护理

（1）环境　维持中性环境温度，相对湿度在 55%~65%，使患儿皮肤温度保持在 36~37℃，减少耗氧量。

（2）喂养　准确记录患儿 24h 出入量，不能吸乳吞咽者可用鼻饲法或补充静脉高营养液。

2. 病情观察

严密观察病情，用监护仪监测体温、呼吸、心率，经皮测氧分压等，并随时进行再评估，认真记录特别护理记录单。

3. 对症护理

及时清除口、鼻、咽部分泌物，必要时给予雾化吸入后吸痰，保持呼吸道通畅。

供氧及辅助呼吸：根据病情及血气分析采用不同供氧方法和调节氧流量，使 PaO_2 维持在 6.67~9.3kPa（50~70mmHg），SaO_2 维持在 85%~95%。

4. 用药护理

遵医嘱气管内滴入表面活性物质。①体位正确，即头稍后仰，使气道伸直；②彻底吸净气道分泌物；③抽取药液，从气管中滴入（患儿分别取平卧位、右侧卧位、左侧卧位），然后用复苏囊加压给氧 1～2min，使 PS 在两侧肺内均匀分布，有利于药液更好地弥散。用药后 4～6h 内禁止气道内吸引。

★ **考点提示：新生儿呼吸窘迫综合征的用药护理**

【健康教育】

让家属了解治疗过程，取得最佳配合。同时做好育儿知识宣传工作。

第七节　新生儿黄疸

新生儿黄疸（neonatal jaundice）是新生儿时期胆红素在体内积聚而出现皮肤、黏膜、巩膜等黄染的临床现象。其病因复杂，临床症状轻重不一。新生儿黄疸分为生理性黄疸与病理性黄疸两大类。病理性黄疸占新生儿住院病例的首位，严重者可发生胆红素脑病，导致死亡或严重后遗症。

【新生儿胆红素代谢特点】

1. 胆红素生成相对较多

新生儿每天生成的胆红素为 8.8mg/kg，是成人的 2 倍以上，主要是未结合胆红素，其原因为：①胎儿时期处于氧分压偏低的环境，红细胞代偿性增多，而出生后氧分压提高，使过多的红细胞破坏；②新生儿红细胞寿命比成人短 20～40 天，形成胆红素的周期缩短；③其他来源的胆红素生成较多。

2. 肝功能不成熟

肝功能不成熟主要由于：①肝细胞摄取胆红素的能力差，新生儿生后 5 天内，肝细胞内缺乏摄取胆红素所必需的 Y 蛋白和 Z 蛋白，5～10 天后才达成人水平；②肝细胞形成结合胆红素的能力差，肝细胞内尿苷二磷酸葡萄糖醛酸转移酶的含量和活力不足，不能将未结合的胆红素有效地转换成结合胆红素，此酶 7 天才接近正常；③新生儿肝排泄胆红素能力差；可出现暂时性肝内胆汁淤积。

3. 肝肠循环增加

刚出生的新生儿，正常菌群尚未建立，不能将进入肠道的胆红素还原成粪胆原、尿胆原；而肠内 β-葡萄糖醛酸苷酶活性较高，易将肠道内结合胆红素分解为未结合胆红素，重新吸收入血液而达肝，加重肝负担。若胎粪排出延迟，则肠壁吸收胆红素更多。

【新生儿黄疸分类】

（一）生理性黄疸

新生儿生理性黄疸是由于新生儿胆红素特点引起的，50%～60% 的足月儿和 80% 以上的早产儿可出现生理性黄疸。其特点为：①足月儿 2～3 天出现黄疸；②4～5 天达高峰；③10～14 天消退，早产儿消退稍晚，可至 3～4 周消退；④血清胆红素浓度 < 221μmol/L

（12.9mg/dl），早产儿＜256.5μmol/L（15mg/dl）；⑤每天胆红素浓度升高＜85μmol/L（5mg/dl）；⑥一般情况良好。

（二）病理性黄疸

具备下列任何一项者应考虑病理性黄疸：①黄疸出现过早（生后24h内）；②黄疸程度重，血清胆红素浓度足月儿＞221μmol/L（12.9mg/dl），早产儿＞256.5μmol/L（15mg/dl）；③进展快，每天上升超过85μmol/L（5mg/dl）；④黄疸持续时间长，足月儿超过2周，早产儿超过4周；⑤黄疸退而复现；⑥血清结合胆红素超过26μmol/L（＞1.5mg/dl）。

病理性黄疸常见病因及特点如下。

1. 感染性疾病

（1）新生儿肝炎　多数由病毒引起，以巨细胞病毒为常见，其他如乙型肝炎病毒、风疹病毒、疱疹病毒、甲肝病毒等都可引起。一般起病慢，常在生后1～3周或更晚出现黄疸，可伴有畏食、呕吐、体重不增等；随黄疸加重，大便可由黄变为浅黄，灰白色。轻症4～6周渐恢复，重症可渐发展为肝硬化，因肝性脑病死亡。

（2）新生儿败血症及其他感染　以大肠埃希菌及金黄色葡萄球菌为多见。细菌毒素可抑制葡萄糖醛酸转移酶的活力，并使红细胞破坏增加而致黄疸，感染早期以未结合胆红素为主，晚期以结合胆红素为主。黄疸随感染发展而加重，随感染控制而消失。

2. 非感染性疾病

（1）新生儿溶血病　详细内容见本章第八节。

（2）胆道闭锁　可有胆总管、肝管或肝内胆管发育不全、狭窄或闭锁。临床上以肝内胆管闭锁多见。表现为生后2～3周黄疸渐加重。皮肤呈黄绿色。尿色深黄，大便由浅黄色逐渐转变为白色。肝明显增大，质地硬，于3～4个月发展为胆汁淤积性肝硬化，应早期手术治疗。

（3）母乳性黄疸　常与生理性黄疸重叠出现，患儿一般状态良好，可持续4～12周。停止母乳24～72h胆红素即可明显下降。其原因可能是母乳中含有的β-葡萄糖醛酸苷酶活性高，使胆红素回吸收增加所致；也有人认为由于母乳喂养的婴儿，缺乏使胆红素转为粪胆原、尿胆原的细菌所致。

（4）遗传性疾病　红细胞葡萄糖-6-磷酸脱氢酶（G-6-PD）缺乏症在我国南方多见，胆红素脑病发生率较高；其他如红细胞丙酮酸激酶缺乏症、球形细胞增多症、半乳糖血症、α_1-抗胰蛋白酶缺乏症等。

（5）药物性黄疸　如由维生素K_3、维生素K_4、新生霉素等药物引起。

★ **考点提示：新生儿黄疸的概念，新生儿胆红素代谢特点，区分生理性黄疸与病理性黄疸**

【治疗要点】

1. 病因治疗

采取相应的措施，治疗基础疾病。

2. 降低血清胆红素

（1）光照疗法　未结合胆红素浓度增高超过221μmol/L者应进行光照疗法。

（2）供给营养　尽早开始母乳喂养，既可以防止新生儿低血糖，又可以诱导肠道正常菌群的建立，减少肝肠循环，也能保持大便通畅，减少肠壁对胆红素的再吸收。

3. 保护肝脏

禁用对肝脏有损害及可能引起溶血、黄疸的药物。

4. 控制感染

有严重感染如新生儿败血症者应积极使用有效抗生素，消除感染病灶。

5. 药物治疗

（1）肝酶诱导剂　常用苯巴比妥钠每天 5mg/kg，分 2～3 次口服，共 4～5 天；也可用尼可刹米每天 100mg/kg，分 2～3 次口服，共 4～5 天。

（2）供给血浆或白蛋白　静脉点滴血浆或白蛋白可降低血清游离胆红素，防止胆红素脑病发生。

【护理评估】

1. 健康史

了解患儿胎龄、分娩方式、Apgar 评分、母婴血型、体重、喂养及保暖情况；询问患儿体温变化及大便颜色、药物服用情况、有无诱发物接触。

2. 身体状况

观察患儿的反应、精神状态、吸吮力、肌张力等情况，监测体温、呼吸、患儿皮肤黄染的部位和范围，注意有无感染灶、有无抽搐等。了解胆红素变化。

3. 心理-社会状况

了解患儿家长心理状况，对本病病因、性质、护理、预后的认识程度，尤其是胆红素脑病患儿家长的心理状况。

【护理诊断】

（1）潜在并发症　胆红素脑病。

（2）知识缺乏（家长）　缺乏关于新生儿黄疸护理的基本知识。

【护理目标】

① 患儿胆红素脑病的早期征象得到及时发现、及时处理。

② 患儿家长能根据黄疸的原因，给予正确的护理。

【护理措施】

1. 一般护理

低体温和低血糖时胆红素与白蛋白的结合受到阻碍。应注意保暖，使体温维持在 36～37℃。提早喂养有利于建立肠道菌群，使胎粪排出，减少胆红素的肝肠循环，减轻黄疸的程度。患儿黄疸期间常表现食欲差、吸吮无力，应耐心喂养，保证热量供给，必要时静脉滴注 10% 葡萄糖液，以防止发生低血糖。母乳性黄疸者可停喂母乳 3 天，黄疸明显下降后恢复母乳喂养。停母乳期间宜用吸奶器将母乳吸出，应保持乳汁分泌，婴儿暂时改用其他代乳品。

2. 病情观察

（1）观察黄疸出现的时间、颜色、范围及程度等，以协助医生判断病因，并估计血清胆红素浓度，判断其发展情况。当血清胆红素达到 85.5～119.7μmol/L（5～7mg/dl）时，皮肤可出现黄疸，通常先在面部，随着胆红素浓度增高，黄疸的程度加重，逐渐由躯干向四肢发展，当血清胆红素达 307.8μmol/L（18mg/dl）时，躯干呈橘黄色，当手足心转为橘黄色时，其血清胆红素可达 $342\mu mol/L$ （20mg/dl）以上。

（2）监测生命体征，如体温、吸吮能力、有无呕吐、肌张力和肝大小、质地变化等，根据病因、病情及时判断有无胆红素脑病、肝硬化等。

（3）观察大小便次数、量、性质、颜色深浅的变化，有无大便呈白色。如胎粪延迟排出，给予灌肠，促进大便及胆红素排出。

3. 诊疗护理

降低血清胆红素浓度。早期新生儿胆红素过高可致胆红素脑病，对新生儿生命和健康有很大威胁，必须积极预防，以减少新生儿死亡率和智残儿童的发病率。

（1）光照疗法的护理 见第四章第六节。

（2）换血过程中的护理 换血过程中注意患儿保暖，密切观察患儿全身情况及反应、皮肤颜色等，监测生命体征，详细记录每次入量、出量、累计出入量、心率、呼吸、静脉压、用药等，做好心电监护。

（3）遵医嘱输血浆每次 25ml 或白蛋白 1g/kg，使未结合胆红素与白蛋白结合，以防胆红素脑病的发生。应用苯巴比妥及尼可刹米，以诱导肝葡萄糖转移酶的生成。还可应用中药消退黄疸，有一定疗效。

4. 对症护理

及时纠正缺氧、酸中毒，预防和控制感染，避免使用引起新生儿溶血或抑制肝酶活性药物（如维生素 K、磺胺等）。

★ **考点提示：新生儿黄疸的护理措施**

【护理评价】

① 评价患儿黄疸是否消退。

② 患儿家长能否给予患儿正确的照护。

【健康教育】

① 帮助家长了解新生儿黄疸发生的原因和患儿病情，以取得合作。

② 对新生儿溶血病患儿，告知家长应做好产前咨询及孕妇预防性服药；发生胆红素脑病，及时给予康复治疗和护理。

③ 对母乳性黄疸者，告知家长预后良好。

④ 对新生儿肝炎患儿，应告知家长，患儿病程长，少数预后差。鼓励家长积极配合治疗。

⑤ 对胆管闭锁患儿，告知家长，早期综合治疗部分可获缓解，必要时及早手术，使家长能积极配合和理解。

⑥ 对因败血症而引起黄疸者，应对家长讲明原因，按疗程积极配合治疗的重要性，促进患儿尽快康复。

第八节 新生儿溶血病

新生儿溶血病（hemolytic disease of newborn）是指因母子血型不合，母亲的血型抗体通过胎盘进入胎儿循环，发生同种免疫反应导致胎儿、新生儿红细胞破坏而引起溶血。在已发现的人类26个血型系统中，以ABO血型不合最常见，Rh血型不合较少见。

【病因】

目前已知血型抗原有160多种，但新生儿溶血病以ABO血型不合最常见，Rh血型不合较少见。主要是由于母体存在着与胎儿血型不相容在血型抗体（IgG），这种IgG血型抗体可经胎盘进入胎儿循环后，引起胎儿红细胞破坏，出现溶血。

1. ABO溶血

主要发生在母亲为O型血，婴儿为A型或B型，若母亲AB型而婴儿为O型则不会发生溶血。ABO溶血发生在第一胎者占40％～50％。

2. Rh溶血

Rh血型系统中，D抗原发现最早，抗原性最强，临床上把具有D抗原者称Rh阳性，反之称为阴性。我国汉族99.66％为Rh阳性。Rh血型不合主要发生在Rh阴性孕妇和Rh阳性的胎儿。一般不会发生在第一胎，但随着胎次增多越来越严重。

【临床表现】

新生儿溶血病临床表现轻重差异较大，一般ABO溶血病较轻，Rh溶血病较重。

1. 黄疸

Rh溶血者大多在24h内出现黄疸，ABO溶血大多在出生后2～3天出现，黄疸发展迅速。

2. 贫血

Rh溶血者贫血出现早且重，ABO溶血者贫血多不明显。

3. 肝脾大

严重溶血髓外造血活跃，引起肝脾大，Rh溶血病较ABO溶血病明显。

4. 胆红素脑病

一般在生后2～7天发生，10天以后发生极少见，早产儿尤易发生。胆红素脑病主要因未结合胆红素量过多，引起某些神经核损伤。其他与血-脑屏障不成熟、血清白蛋白含量低、窒息缺氧、酸中毒、感染等多因素有关。胆红素脑病典型临床表现可分为4期。

① 警告期：嗜睡、吸吮力弱、尖声哭叫、肌张力下降、时限12～36h。

② 痉挛期：双眼凝视、发热抽搐、角弓反张、呕吐、前囟隆起、呼吸不规则，时限12～36h。患儿1/3～1/2死亡。

③ 恢复期：抽搐减少至消失，正常吃奶并体重增加。

④ 后遗症期：多在2个月左右，出现手足徐动、耳聋、眼球运动障碍、智力落后等中枢神经系统损害的后遗症。

★ 考点提示：新生儿溶血病的病因、胆红素脑病

【辅助检查】

1. 血型检测

母子血型不合。

2. 红细胞、血红蛋白

红细胞、血红蛋白降低，网织红细胞、有核红细胞增多。

3. 血清胆红素

血清胆红素增高。

4. 抗体检测

改良直接抗人球蛋白试验、患儿红细胞抗体释放试验、患儿血清中游离抗体试验阳性，是确诊新生儿溶血病的主要依据。

【治疗要点】

1. 产前治疗

产前治疗可采用孕妇血浆置换术、宫内输血。

2. 新生儿治疗

新生儿治疗包括换血疗法、光照疗法、纠正贫血及对症治疗（可输血浆、白蛋白，纠正酸中毒、缺氧；加强保暖；避免快速输入高渗性药物）。

护理评估、护理诊断、护理目标、护理措施、护理评价及健康教育见本章第七节。

第九节　新生儿脐炎

新生儿脐炎指与脐带相连组织的感染。

【病因】

新生儿出生断脐时或出生后脐部处理不当，脐残端被细菌入侵、繁殖而引起的感染。最常见的化脓菌为金黄色葡萄球菌、大肠埃希菌，其次为表皮葡萄球菌和链球菌，其他细菌较少见。

★ 考点提示：新生儿脐炎的概念和病因

【临床表现】

最早表现为脐带根部发红，或脱落后伤口不愈合，脐窝湿润、少量脓性分泌物。严重者脐部及脐周明显红肿发硬，脓性分泌物较多，伴有臭味，炎症向周围组织扩散形成蜂窝织炎等，如细菌经脐动脉侵入血液可引起败血症或腹膜炎，出现全身中毒症状。发热，不吃奶，精神差，烦躁不安等。慢性脐炎时局部形成脐部肉芽肿，为一小樱红色肿物突出，常常流黏性分泌物，经久不愈。

【辅助检查】

1. 外周血象

可有白细胞增高，中性粒细胞增高。

2. 病原体检查

取局部分泌物做细菌培养找到致病菌。

【治疗要点】

1. 保持局部干燥

勤换尿布，防止尿液污染。

2. 局部换药

用3％过氧化氢冲洗局部2～3次后用碘酊消毒，酒精脱碘，或用甲紫每天涂2～3次。已形成脓肿者，及时切开引流换药。

3. 抗生素治疗

首选青霉素，感染严重者加氨苄西林。也可以根据细菌药物敏感试验结果选用抗生素。已形成慢性肉芽肿者用10％硝酸银，或硝酸银棒局部烧灼。如肉芽较大不易烧灼者，给予手术切除。

【护理诊断】

（1）皮肤完整性受损　与脐部感染有关。

（2）潜在并发症　败血症。

【护理措施】

脐部护理：勤换尿布，避免尿液污染脐部，注意沐浴后的脐部护理。保持脐部清洁、干燥。局部有脓性分泌物者，可用3％过氧化氢溶液清洗后，以碘酊涂抹。如有脓肿形成，需切开引流。

遵医嘱应用抗生素，观察用药效果。

★ 考点提示：新生儿脐炎的临床表现、护理措施

第十节　新生儿败血症

新生儿败血症（neonatal septicemia）是指新生儿期细菌侵入血循环并在其中生长繁殖，产生毒素造成的全身感染。

【病因及发病机制】

1. 病原菌

致病菌随不同地区和年代而异。我国以葡萄球菌最多见，其次为大肠埃希菌。近年来机会致病菌（表皮葡萄球菌、铜绿假单胞菌、克雷伯菌、大肠埃希菌、变形杆菌、沙雷菌、微球菌、D组链球菌）、厌氧菌（类杆菌群、产气荚膜梭菌）和耐药菌株感染有增加趋势，空肠弯曲菌、幽门螺杆菌等亦成为败血症新的致病菌。

2. 感染途径

（1）产前感染　孕母有菌血症，细菌可以通过胎盘血行感染胎儿。过多的有创产科操作，若消毒不严也可致胎儿感染。

（2）产时感染　胎膜早破、产程延长时，细菌上行污染羊水，胎儿吸入、吞入产道中污染的分泌物使胎儿感染。产伤等也可造成细菌侵入血液。

（3）产后感染　较常见，尤其是金黄色葡萄球菌。细菌通过皮肤、黏膜、脐部或呼吸道、消化道侵入血液；还可通过医疗器械消毒不严造成医源性感染。环境、用具、家庭成员及医护人员，均可通过飞沫、皮肤接触等感染新生儿。

3. 免疫功能低下

（1）非特异性免疫　①新生儿屏障功能差，皮肤角质层薄，黏膜柔嫩，易破损而失去保护

作用；脐残端为开放伤口；胃液少、酸度低、杀菌力弱，肠黏膜通透性大，这些均有利于细菌及毒素侵入血循环；②淋巴结缺乏吞噬细菌的过滤作用，不能将细菌局限于淋巴结；③经典和旁路途径的补体激活能力差，对某些病原体的调理作用减低；④中性粒细胞储备量少，黏附性及趋化性明显低于成人。

（2）特异性免疫　①母体内 IgG 虽可通过胎盘，但胎龄越小，IgG 水平越低；②IgM 和 IgA 不能通过胎盘，新生儿体内含量很低，故对革兰阴性菌缺乏抵抗力；③新生儿血中 T 淋巴细胞、B 淋巴细胞和自然杀伤细胞的免疫应答力弱，直接吞噬及杀伤病原体的功能明显低下。

★ 考点提示：新生儿败血症常见病因

【临床表现】

临床症状常不典型，主要为严重的全身中毒症状，并可累及多个系统。

1. 早期表现

精神食欲不佳、哭声弱、体温不稳定等，继而迅速发展为精神萎靡、嗜睡、不吃、不哭、不动、面色发灰，体壮儿常伴发热，体弱儿、早产儿则体温不升。

2. 黄疸

黄疸日渐加重，有时可为败血症的唯一表现，生理性黄疸消退延迟或退而复现，黄疸加重无法用其他原因解释。

3. 出血倾向

皮肤黏膜瘀点、瘀斑、紫癜，呕血、便血、肺出血、严重者发生弥散性血管内凝血（DIC）。

4. 休克征象

面色苍白，皮肤花纹，血压下降，尿少或无尿。

5. 中毒性肠麻痹

呕吐、拒奶、腹胀、腹泻等。

6. 脑膜炎

出现凝视、尖叫、呕吐、前囟饱满、抽搐等。

7. 肝脾大

出现较晚，一般为轻至中度肿大。

8. 其他

如气促、发绀、呼吸暂停。

本病早期诊断有一定困难，对有可疑病史、感染中毒表现或能找到局部感染灶的患儿要提高警惕。

★ 考点提示：新生儿败血症的临床表现

【辅助检查】

1. 血常规

多数患儿血白细胞计数和中性粒细胞增多，少数感染严重者白细胞计数也可降低，但中性粒细胞中杆状核细胞比例增加，血小板计数增加。

2. 细菌培养

细菌培养是确诊本病的依据。但血培养阳性率较低。局部病灶的细菌培养结果对病原诊断有参考价值。因新生儿抵抗力低下以及培养技术等原因，培养阴性结果也不能排除败血症。

3. C 反应蛋白测定

细菌感染后，C 反应蛋白 6～8h 即上升，当感染被控制后短期内即可下降，因此 C 反应蛋白还有助于疗效观察和预后判断。

【治疗要点】

1. 控制感染

早期、联合运用有效抗生素，并应足量、足疗程和静脉给药。葡萄球菌感染时，应选用新型青霉素或万古霉素；革兰阴性杆菌感染宜选用氨苄西林、氨基糖苷类或第三代头孢菌素。若病原不明应联合应用以上两类药物。宜静脉给药，以保证抗生素有效进入体内，一般疗程为 10～14 天。

2. 处理局部病灶

如脐炎、脓疱疮等。

3. 对症治疗和支持疗法

注意保暖、供氧、纠正酸中毒及电解质紊乱；保证能量及水的供给。补充营养和液体，结合病情给予静脉内高营养，早产儿可静注免疫球蛋白。

【护理诊断】

(1) 体温过高或过低　与全身感染有关。

(2) 皮肤黏膜完整性受损　与脐部等局部化脓性感染有关。

(3) 营养失调：低于机体需要量　与摄入量不足和全身感染中毒有关。

(4) 潜在并发症　出血、休克、化脓性脑膜炎。

【护理措施】

1. 一般护理

预防交叉感染，对感染患儿与非感染患儿应采取隔离管理。工作人员在护理患儿前后应加强手的清洁消毒。患儿所用器械、用具、衣物、床褥均应高压消毒处理，避免发生医源性感染。

2. 病情观察

观察患儿生命体征、神志、面色、皮肤、前囟、哭声、呕吐情况、有无惊厥等，以及时发现脑膜炎、出血倾向、休克、胆红素脑病等表现，应及时通知医生，配合抢救处理。

3. 诊疗护理

在静脉给药前应做血培养和药物敏感试验，以明确病原和针对性地给药。为提高血培养的阳性率，可在不同部位取双份标本。取血和装标本的操作过程中需严格遵守无菌原则，避免杂菌污染，采血后立即送实验室培养。

4. 用药护理

熟悉所用抗生素的药理作用、剂量、用法、不良反应及配伍禁忌。用氨基糖苷类药物时，注意观察对肾、听力的影响，按时化验尿液。败血症疗程较长，故应注意保护血管，有计划地交换穿刺部位。

5. 清除局部感染灶

脐部感染时，应每天 1~2 次清创换药，可用 3％过氧化氢清洗后再涂以 2％碘酊。皮肤有小脓疱时，用 75％乙醇消毒后用无菌针头将脓疱刺破。有口腔破溃、鹅口疮和其他皮肤破损时均应及时处理，防止感染蔓延扩散。

6. 对症护理

维持正常体温。败血症患儿体温波动较大时，应每 1~2h 监测体温 1 次。体温高者调节环境温度，松开包被，供给充足的水分或温水浴，体温即可下降；新生儿不宜用退热药。体温不升时，应用热水袋或暖箱保温，以使患儿恢复正常体温。

7. 心理护理

做好家长的心理护理，讲解抗生素治疗过程长的原因，取得家长合作，减轻家长的恐惧及焦虑。

★ **考点提示：新生儿败血症的治疗要点和护理措施**

【健康教育】

向家长解释新生儿败血症的预防和护理知识。介绍脐部护理方法，接触患儿前洗手，保持皮肤清洁、保持口腔黏膜的完整性等。

第十一节　新生儿寒冷损伤综合征

新生儿寒冷损伤综合征（neonatal cold injure syndrome）简称新生儿冷伤，主要是受寒的情况下引起的低体温和多器官功能的损伤。严重者引起皮肤和皮下脂肪变硬与水肿，所以亦称新生儿硬肿症（neonatal scleredema）。

【病因及发病机制】

1. 内因

新生儿体温中枢发育不成熟，体温易随环境温度波动。新生儿体表面积较大，且血流丰富易于散热。新生儿缺乏寒战反应产热，靠棕色脂肪产热，早产儿棕色脂肪含量少，在感染、窒息时棕色脂肪的产热过程受到抑制。新生儿皮下脂肪中的饱和脂肪酸含量多、熔点高，当受寒、体温降低时易凝固。

2. 外因

（1）环境寒冷或保温不当　环境温度过低，引起新生儿交感神经兴奋，儿茶酚胺增加，引起外周小血管收缩，出现肢端发冷和微循环障碍，甚至休克。休克进一步导致组织缺氧、代谢性酸中毒和能量代谢紊乱，严重时可发生弥散性血管内凝血、多器官功能障碍。

（2）感染　新生儿严重感染时，能量消耗增加，摄入不足，产热不够，不能维持正常体温。

（3）其他　缺氧、肺炎、颅内出血、心力衰竭、休克、红细胞增多症等，都可以作为直接原因或诱因而引起发病。

★ **考点提示：新生儿寒冷损伤综合征的概念和病因**

【临床表现】

本病多发生在冬、春寒冷季节，以出生 3 天或早产新生儿多见。

1. 一般表现

早期表现有反应差，哭声低，呼吸困难，吃奶差，严重者不吃不哭。

2. 低体温

肛温低于 35℃，重者低于 30℃，四肢或全身出现冰凉，低体温时常伴有心率的减慢。

3. 硬肿

因皮脂硬化和水肿形成，皮肤紧贴皮下组织，不能移动，按之如橡皮样，呈暗红色或青紫色。全身硬肿发生的顺序为：小腿→大腿外侧→整个下肢→臀部→面颊→上肢→全身，常呈对称性。

4. 多脏器损害

早期呼吸、心率变慢，心音低钝。严重者出现休克、心力衰竭、弥散性血管内凝血、少尿、无尿，肾衰竭等，临终前常有肺出血。

5. 病情分度

常根据体温、硬肿范围及器官功能受损程度分为轻、中、重三度（表 7-3）。

表 7-3　新生儿寒冷损伤综合征的病情分度

程度	体温/℃		硬肿范围/%	器官功能改变
	肛温	腋-肛温差		
轻度	≥35	正值	<20	无或轻度功能减低
中度	<35	0 或正值	25～50	多功能损害明显
重度	<30	负值	>50	多功能损害，弥散性血管内凝血

【辅助检查】

根据病情检查血常规、血气分析、血糖、电解质、凝血时间、凝血酶原时间、尿素氮、肌酐等，必要时拍胸部 X 线片。

【治疗要点】

1. 复温

复温是治疗低体温患儿的关键。复苏原则是逐步复温，循序渐进。

2. 支持疗法

足够的热量有利于体温恢复，根据患儿情况选择经口喂养或静脉营养。严格控制输液量及速度。

3. 对症治疗

出现休克时需扩容纠酸，静脉给多巴胺每分钟 $5\sim15\mu g/kg$。有血小板减少和高凝状态时，可用肝素，并输新鲜全血或血浆，每次 $20\sim50ml$。有出血倾向的患儿，可给维生素 K_1、酚磺乙胺等。出现肾功能不全时，可给呋塞米，每次 $1mg/kg$。

4. 控制感染

有感染者及病情严重者选用抗生素。

★ **考点提示：新生儿寒冷损伤综合征的临床表现和复温原则**

【护理诊断】

（1）体温过低　与寒冷、早产、窒息、感染有关。

（2）营养失调：低于机体需要量　与喂养不当、吸吮困难、摄入不足有关。

（3）组织灌注量改变　与皮下脂肪凝固、微循环障碍有关。

（4）有感染的危险　与患儿机体抵抗力降低有关。

（5）潜在并发症　肺出血、DIC。

（6）知识缺乏　与家长缺乏有关新生儿的正确保暖及育儿知识有关。

【护理措施】

1. 一般护理

供给充足的热量和液体有利于患儿恢复正常体温和疾病的康复。开始每天热能应达到209.2kJ/kg，水 50ml/kg。随着体温的上升逐渐增至每天 419～502kJ/kg，水分为 100～120ml/kg。细心喂养，能吸吮的患儿可经口喂养，吸吮无力者可用滴管、鼻饲或静脉营养的方法。重者可输血及血浆。严格控制输液速度，最好应用输液泵，以免发生心力衰竭和肺出血。

2. 病情观察

对患儿应进行持续全面评估，监测和记录生命体征，暖箱温度，摄入的热量、液体量和尿量，以及硬肿范围等。如发现患儿呼吸突然加快，面色青紫，肺部啰音出现或增多，应考虑肺出血，及时报告医生，及时救治。

3. 对症护理

正确复温是治疗新生儿寒冷损伤综合征的重要措施，复温的原则是循序渐进，逐步复温。

（1）肛温＞30℃，腋-肛温差为正值，产热良好的轻中度患儿，温水浴后将患儿用预热的暖衣被包裹，移进预热至 30℃ 的暖箱内。根据患儿体温恢复情况，保持暖箱温度 30～34℃ 范围内，每小时测体温 1 次，在 6～12h 内恢复正常体温。当肛温升至 35～36℃ 后，暖箱温度调至该患儿的适中温度。条件较差的单位可采用提高室温、采用热水袋、热炕、电热毯或母亲怀抱等方法取暖。

（2）肛温在 30℃ 以下者，腋-肛温差负值，产热衰竭的重度患儿，将其置于比体温高 1～2℃ 的预热暖箱中，每小时提高箱温 0.5～1℃，箱温不超过 34℃，12～24h 恢复正常体温。还可辅以恒温水浴疗法，水温 39～40℃，脐带用消毒纱布和橡皮膏包扎固定。每次 15min，每天 1～2 次，浴后擦干放入暖箱。用远红外抢救台快速复温时，床面温度从 30℃ 开始，每 15～30min 提高体温 1℃，随体温升高逐步提高床温，最高 33℃；为防止空气对流的影响，可在暖床和婴儿上方覆盖无色透明的塑料薄膜。为防止塑料薄膜烫伤患儿，勿直接接触患儿。体温正常后将患儿置于已预热的适中温度暖箱内。

【健康教育】

介绍有关硬肿症的疾病知识；指导患儿家长加强护理，注意保暖，保持适宜的环境温度和湿度；鼓励母乳喂养，保证足够的热量。

★ **考点提示：新生儿寒冷损伤综合征的护理措施**

第十二节　新生儿低血糖

新生儿低血糖（hypoglycemia of newborn）指足月儿出生 3 天内全血血糖＜1.67mmol/L（30mg/dl），3 天后＜2.2mmol/L（40mg/dl）；低体重儿 3 天内＜1.1mmol/L（20mg/dl），1 周后＜2.2mmol/L（40mg/dl）。目前认为全血血糖＜2.2mmol/L（40mg/dl）都诊断为新生儿低血糖。

【病因及发病机制】

1. 葡萄糖产生过少和需要量增加

（1）早产儿、小于胎龄儿，主要与肝糖原、脂肪、蛋白贮存不足和糖原异生功能低下有关。

（2）败血症、寒冷损伤、先天性心脏病，主要由于能量摄入不足，代谢率高，而糖的需要量增加，糖原异生作用低下所致。

（3）先天性内分泌和代谢缺陷病常出现持续顽固的低血糖。

2. 葡萄糖消耗增加

葡萄糖消耗增加多见于糖尿病母亲婴儿、Rh 溶血病、Beckwith 综合征、窒息缺氧及婴儿胰岛细胞增加症等，均有高胰岛素血症所致。

【临床表现】

无症状或无特异性症状，表现为反应差或烦躁、喂养困难、哭声异常、肌张力低、激惹、惊厥、呼吸暂停等。经补充葡萄糖后症状消失、血糖恢复正常。如反复发作，需考虑糖原贮积症、先天性垂体功能减退症和胰高糖素缺乏症等。

【辅助检查】

1. 血糖测定

高危儿应在生后 1h 内监测血糖，以后每隔 1～2h 复查，直至血糖浓度稳定。

2. 持续性低血糖者

应酌情选测血胰岛素、胰高糖素、T_4、TSH、生长激素、皮质醇、血、尿氨基酸及有机酸等。

3. 高胰岛素血症

可做胰腺 B 超或 CT 检查，疑有糖原贮积症时可以做相应的检查。

【治疗要点】

无症状低血糖患儿可给予进食葡萄糖，如无效，改为静脉输注葡萄糖。对有症状患儿都应静脉输注葡萄糖。对持续或反复低血糖者除静脉输注葡萄糖外，结合病情给予氢化可的松静脉滴注、高血糖素肌内注射或泼尼松口服。

【护理诊断】

（1）营养失调：低于机体需要量　与摄入不足，消耗增加有关。

（2）潜在并发症　呼吸暂停。

【护理措施】

1. 喂养

生后能进食者尽早喂养，根据病情给予 10% 葡萄糖或吸吮母乳。早产儿或窒息儿尽快建立静脉通路，保证葡萄糖输入。

2. 监测

定期监测血糖，静脉输注葡萄糖时及时调整输注量及速度，用输液泵控制并每小时观察记录 1 次。

3. 观察

观察病情变化，注意有无震颤、多汗、呼吸暂停等，有呼吸暂停者及时处理。

★ 考点提示：新生儿低血糖的临床表现和护理措施

第十三节　新生儿低钙血症

新生儿低钙血症（neonatal hypocalcemia）指新生儿血液中总钙低于 $1.75 \sim 2mmol/L$（$7.0 \sim 8.0mg/dl$）或游离钙低于 $0.9mmol/L$（$3.5mg/dl$）。正常情况下血液中总钙为 $2.5mmol/L$（$10mg/dl$），游离钙为 $1.5mmol/L$（$6mg/dl$）。低钙血症是新生儿时期惊厥的重要原因之一。

【病因及发病机制】

1. 早期低血钙

早期低血钙是指发生于生后 48h 内，多见于早产儿，各种难产儿，颅内出血、败血症、窒息、低血糖等患儿；或母亲有糖尿病、妊娠高血压综合征及甲状旁腺功能亢进症等情况的患儿。由胎儿钙储备不足，或甲状旁腺功能受抑制，或降钙素增多引起。

2. 晚期低血钙

晚期低血钙发生在出生 48h 后，多见于足月儿、人工喂养儿，因牛乳、代乳品及谷类食物中含磷高，不利于钙的吸收。

3. 其他低血钙

其他低血钙多见于维生素 D 缺乏或先天性甲状旁腺功能减退的婴儿。

【临床表现】

症状轻重不一，主要表现为神经-肌肉兴奋性增高，烦躁不安、惊跳、手足抽搐，震颤和惊厥。发作时可以出现心率增快或发绀，严重表现为喉痉挛和呼吸暂停。消化系统可以出现呕吐、便血等症状。发作间歇时患儿一般情况良好，但肌张力稍高，腱反射增强。

【辅助检查】

1. 血钙、血磷测定

血钙低，血磷在早期可正常或增高，在晚期增高。

2. 其他

尿钙、脑电图、心电图检查有助于鉴别诊断。

【治疗要点】

静脉注射10％葡萄糖酸钙，若必要时可间隔6~8h再给药1次，症状控制后可口服葡萄糖酸钙。

鼓励母乳喂养，以降低血磷，改善血钙的水平。

对于血磷持续较高者可以口服10％氢氧化铝3~6ml/次，并同时服钙剂，以阻止肠道吸收磷，提高血钙水平。甲状腺功能减退症者除补充钙剂外，同时补充维生素D，并根据血钙、尿钙水平及时调整剂量。

【护理诊断】

（1）有窒息的危险　与低血钙造成的喉痉挛有关。

（2）婴儿行为紊乱　与神经、肌肉兴奋性增高有关。

【护理措施】

1. 一般护理

鼓励母乳喂养，如无法进行母乳喂养，应给予母乳化配方奶喂养。

2. 病情观察

备好吸引器、氧气、气管插管、气管切开等急救用物，一旦发生喉痉挛等紧急情况，争分夺秒组织抢救。

3. 正确用药

10％葡萄糖酸钙每次2ml/kg，以5％葡萄糖液稀释1倍后静脉注射，速度为≤1ml/min。并有专人监护心率，以免注入过快引起循环衰竭和呕吐等毒性反应。当患儿的心率低于80次/分时，应立即停用。同时，静脉用药整个过程应确保静脉通畅，以免药物外溢而造成局部组织坏死。发现药液外溢，立即拔针停止注射，局部用25％~50％硫酸镁湿敷。口服葡萄糖酸钙时，应在两次喂奶间给药，禁忌与牛奶同时服用，以免影响钙的吸收。

★ 考点提示：新生儿低钙血症的护理措施

【健康教育】

介绍育儿知识，提倡母乳喂养。无法母乳喂养者，提供可选择的几种配方乳。牛乳喂养者，指导正确使用钙剂和维生素D制剂。

思考题

1. 新生儿如何根据体重与胎龄的关系进行分类？

2. 新生儿有哪几种特殊生理状态？

3. 简述早产儿的护理措施。

4. 简述Apgar评分标准。

5. 简述新生儿不同部位颅内出血的特点。

6. 简述新生儿胆红素代谢特点。

7. 简述生理性黄疸和病理性黄疸的区别点。

8. 简述新生儿败血症常见的感染途径。

9. 简述新生儿寒冷损伤综合征的病因。

10. 简述新生儿寒冷损伤综合征的复温措施。

（张玉红）

第八章

呼吸系统疾病患儿的护理

【学习目标】

1.掌握急性上呼吸道感染、急性感染性喉炎、急性支气管炎、肺炎以及支气管哮喘患儿的临床表现及护理措施。

2.熟悉急性上呼吸道感染、急性感染性喉炎、急性支气管炎、肺炎以及支气管哮喘的病因及治疗要点。

3.了解急性上呼吸道感染、急性感染性喉炎、急性支气管炎、肺炎以及支气管哮喘的概念、发病机制和辅助检查。

案例导入

案例回放：

患儿，男，14个月，因"发热、咳嗽5天，加重1天"入院。患儿入院1周前因受凉出现咳嗽，夜间明显伴间歇发热，昨起咳嗽加重，有痰鸣，伴持续高热不退。

查体：体重10.5kg，体温39.7℃，呼吸急促，神志清，精神弱，咽部充血明显，扁桃体无异常，双侧颈旁可触及数枚绿豆大小淋巴结，质软，无压痛。呼吸45次/分，双肺呼吸音粗，可闻及散在干啰音和细湿啰音，心率140次/分，律齐，腹软，肝肋下1cm，质软。

实验室检查：血常规示WBC $15.5×10^9/L$，N 56.6%，L 34.9%，Hb 102g/L，PLT $258×10^9/L$，CRP 32mg/L；急诊胸部X线片示支气管肺炎。

初步诊断：支气管肺炎。

入院后予青霉素抗感染治疗，氨溴索化痰及其他对症治疗。入院当日夜间患儿烦躁气急，口周轻度发绀，呼吸困难，肺部细湿啰音增加，心率达160次/分，肝肋下3cm。

思考问题：

1.患儿入院时体温39.7℃，应做好哪些护理？

2.当患儿缺氧时，护士应如何给予护理？

3.对于肺炎患儿，在护理上还需注意什么？

第一节　儿童呼吸系统解剖生理特点

儿童呼吸系统疾病包括上呼吸道、下呼吸道急、慢性炎症，呼吸道异物，呼吸道变态反应性疾病，胸膜疾病，先天性畸形，肺部肿瘤等，是儿科最常见的疾病，占住院患儿的 1/4，占门诊患儿的 60%～70%。北方地区发病率更高，其中以急性上呼吸道感染、支气管炎、支气管肺炎发病率较高，尤其肺炎为最多见，因此国家卫生和计划生育委员会把支气管肺炎列为重点防治的儿童"四病"之一。儿童各年龄时期呼吸系统的解剖生理特点不同，因此疾病在各年龄期的发生、发展、预后及护理方面具有不同特点。

呼吸系统以环状软骨为界划分为上呼吸道、下呼吸道。上呼吸道包括鼻、鼻窦、咽、咽鼓管、会厌及喉；下呼吸道包括气管、支气管、毛细支气管、呼吸性毛细支气管、肺泡管及肺泡。

一、解剖生理特点

（一）解剖特点

1. 上呼吸道

（1）鼻和鼻窦　婴幼儿鼻腔相对较短，后鼻道狭窄，黏膜柔嫩，血管丰富，婴儿无鼻毛，因此易受感染。感染后鼻腔易堵塞而发生呼吸困难，影响吸吮。鼻窦黏膜与鼻腔黏膜相延续，鼻窦口相对较大，故急性鼻炎可累及鼻窦。婴儿出生后 6 个月就可患鼻窦炎，以上颌窦和筛窦最易感染。

（2）鼻咽和咽部　婴儿鼻咽和咽部相对窄小而垂直。咽扁桃体生后 6 个月已发育，腭扁桃体 1 岁末才逐渐增大，在 4～10 岁时发育达高峰，14～15 岁时又逐渐退化，因此扁桃体炎常见于年长儿，而 1 岁以内少见。咽部富有淋巴组织，咽后壁淋巴组织感染时，可发生咽后壁脓肿。婴幼儿的咽鼓管较宽、直、短，呈水平位，故鼻咽炎时易致中耳炎。

（3）喉　儿童喉部呈漏斗形，相对较窄，软骨柔软，黏膜柔嫩，富有血管及淋巴组织，故炎症时易发生充血、水肿，而可引起喉头狭窄，出现声嘶和吸气性呼吸困难。

★ 考点提示：咽鼓管的特点

2. 下呼吸道

（1）气管和支气管　婴幼儿气管和支气管管腔相对狭窄；软骨柔软，缺乏弹力组织，支撑作用小；黏膜血管丰富，黏液腺分泌不足而较干燥，纤毛运动差，不能很好地排出吸入的微生物和有害物质。因此，易因感染而充血、水肿，分泌物增加，导致呼吸道阻塞。由于左侧支气管细长，由气管的侧方发出，走向倾斜，右侧支气管粗短，为气管的直接延伸，走向垂直，因此异物易进入右侧支气管，引起肺不张或肺气肿。

（2）肺　儿童肺的结构特点为弹力纤维发育差，血管丰富，毛细血管和淋巴组织间隙较成人宽，间质发育旺盛，肺泡数量较少，造成肺含血量丰富而含气量相对较少，故易发生肺部感染，感染时又易引起间质性炎症、肺不张或肺气肿等。肺门处有大量的淋巴结与肺各部分相联系，肺部炎症可引起肺部淋巴结反应。

（3）胸廓和纵隔　婴幼儿胸廓上下径较短，前后径相对较长，呈圆桶状；肋骨呈水平位，膈肌位置较高；呼吸肌发育差。呼吸时胸廓运动幅度小，肺不能充分扩张、通气和换气，易因缺氧和二氧化碳潴留而出现青紫。儿童的纵隔相对较成人大，占胸腔内相当的空间，因而肺的扩张易受到限制。纵隔周围组织松软，富有弹性，故在气胸或胸腔积液时易发生纵隔移位。

★ **考点提示：右侧支气管的特点**

儿童呼吸系统的解剖特点及临床意义见表 8-1。

表 8-1　儿童呼吸系统的解剖特点及临床意义

部位	特点	临床意义
鼻	鼻腔短小、无鼻毛，后鼻道狭窄，黏膜嫩，血管丰富	易感染，并易引起鼻塞而致呼吸困难，影响吸吮
鼻窦	鼻窦口相对较大，鼻窦黏膜与鼻腔黏膜直接相连	鼻腔炎症时易致鼻窦炎，上颌窦和筛窦最易感染
鼻泪管	较短，开口处瓣膜发育不全	鼻腔炎症易引起结膜炎
咽	狭窄、垂直。腭扁桃体在 1 岁内发育差，4～10 岁时发育达高峰，14～15 岁后逐渐退化	扁桃体炎多见于年长儿，1 岁内少见
咽鼓管	宽、短、直，呈水平位	鼻咽炎时易致中耳炎
喉	呈漏斗状，相对狭窄，黏膜嫩且富有血管和淋巴组织	炎症时局部充血、水肿，易致呼吸困难和声嘶
气管、支气管	管腔相对狭窄，黏膜嫩且血管丰富，软骨柔软，缺乏弹力组织，黏液腺分泌不足，纤毛运动差。右支气管粗短，为气管的直接延伸	易感染，并易引起气道阻塞，且感染后痰液黏稠不易咳出；气管异物易进入右侧支气管，引起肺不张和肺气肿
肺	弹力纤维发育差，血管丰富，淋巴间隙较成人宽，间质发育旺盛；肺泡小、数量少，使其含血量多	易感染，并易引起间质性肺炎、坠积性肺炎、肺不张或肺气肿
胸廓、纵隔	呈桶状，肋骨呈水平位，膈肌位置高；胸腔容积小，呼吸肌发育差；纵隔相对大，周围组织软	肺的扩张受到限制，不能充分通气、换气，患病时易发生缺氧发绀；胸腔积液或积气时易致纵隔移位

（二）生理特点

1. 呼吸频率和节律

儿童生长发育快，代谢旺盛，需氧量高，但因潮气量小，所以只能增加呼吸频率来满足机体代谢需要。年龄越小，呼吸频率越快。婴儿由于呼吸中枢发育尚未完全成熟，呼吸调节功能不完善，易出现呼吸节律不整，尤以早产儿、新生儿最为明显。各年龄儿童的呼吸和脉搏频率见表 8-2。

表 8-2　各年龄儿童的呼吸和脉搏频率

年龄	呼吸/(次/分)	脉搏/(次/分)	呼吸：脉搏
新生儿	40～45	120～140	1：3
1 岁以下	30～40	110～130	1：(3～4)
2～3 岁	25～30	100～120	1：(3～4)
4～7 岁	20～25	80～100	1：4
8～14 岁	18～20	70～90	1：4

儿童呼吸频率受诸多因素影响，如激动、哭闹、活动、发热、贫血、呼吸系统和循环系统的疾病等，均可使呼吸增快。因此，测量呼吸次数必须在儿童安静或睡眠时测量。

2. 呼吸类型

婴幼儿呼吸肌发育不全，胸廓活动范围小，呈腹式呼吸。随着年龄增长，呼吸肌逐渐发育，开始行走后，腹腔器官下降，肋骨逐渐变为斜位，开始出现胸腹式呼吸。

3. 呼吸功能特点

儿童各项呼吸功能的储备能力均较低，当患呼吸道疾病时较易发生呼吸功能不全。

（1）肺活量　指一次深吸气后的最大呼气量，儿童为 50～70ml/kg。在安静情况下，年长儿仅用肺活量的 12.5％ 进行呼吸，而婴幼儿则需用 30％ 左右，说明婴幼儿的呼吸储备量较小。

（2）潮气量　指平静呼吸时每次吸入或呼出的气体量。儿童的年龄越小，肺容量越小，潮气量也越小。儿童的潮气量约为 6ml/kg，仅为成人的 1/2。

（3）每分通气量　指每分钟潮气量与呼吸频率的乘积。正常婴幼儿呼吸频率较快，若按体表面积计算，其每分通气量与成人相近。

（4）气体弥散量　二氧化碳的排出主要靠弥散作用。二氧化碳的弥散速率比氧大，因此二氧化碳的弥散障碍较少发生。儿童肺小，肺泡毛细血管总面积和总容量均较成人小，故气体总弥散量也小，但若以单位肺容量计算则与成人相似。

（5）气道阻力　气道阻力的大小受管腔大小和气体流速等的影响。儿童气道管腔小，阻力大于成人，但可随气道管腔发育阻力逐渐减低。

4. 血气分析

新生儿和婴幼儿的肺功能检查难以进行，但可进行血气分析了解氧饱和度水平和血液酸碱平衡状态，为诊断和治疗提供依据。儿童动脉血气分析正常值见表 8-3。

表 8-3　儿童动脉血气分析正常值

项目	新生儿	～2 岁	2 岁以上
pH	7.30～7.40	7.30～7.40	7.35～7.45
PaO_2/kPa	7.98～11.97	10.64～13.30	10.64～13.30
$PaCO_2$/kPa	3.99～4.67	3.99～4.67	4.67～6.00

★ **考点提示**：不同年龄儿童的呼吸频率

二、免疫特点

儿童呼吸道的非特异性及特异性免疫功能均较差，如咳嗽反射及纤毛运动功能差，难以有效清除吸入的尘埃和异物颗粒。婴幼儿体内的免疫球蛋白含量低，尤以分泌型 IgA 为甚。此外，乳铁蛋白、溶菌酶、干扰素、补体等数量及活性不足，故易患呼吸道感染。

第二节　急性上呼吸道感染

案例导入

案例回放：

患儿，女，10 个月，因发热、流涕 2 天来院就诊。体检：体温 38.8℃，脉搏 140 次/分，呼吸 36 次/分。发育正常，营养中等。神志清，精神略差，面色潮红。咽充血，双侧扁桃体不大。两肺呼吸音稍粗，未闻及干、湿啰音。心脏检查未见异常。

思考问题：
  1.初步考虑该患儿患什么病？并找出诊断依据。
  2.该患儿存在哪些护理问题？
  3.如何为该患儿制订护理措施？

急性上呼吸道感染（acute upper respiratory infection，AURI）简称"上感"，俗称"感冒"，是儿童最常见的疾病。主要侵犯鼻、鼻咽和咽部。如呼吸道的某一局部炎症特别突出，即按该炎症处命名，常称为"急性鼻咽炎""急性咽炎""急性扁桃体炎"等。也可统称为上呼吸道感染。该病四季均可发生，但冬季、春季多见。可散发流行。

【病因及发病机制】

（一）病因

急性上呼吸道感染 90％以上由病毒引起，主要有合胞病毒、流感病毒、副流感病毒、腺病毒、鼻病毒、柯萨奇病毒等。也可继发细菌感染，最常见的是溶血性链球菌，其次为肺炎球菌、流感嗜血杆菌等。

（二）发病机制

儿童由于防御功能不完善，易患呼吸道感染。呼吸道黏液腺分泌不足，纤毛运动差，因而物理性的非免疫防御功能较成人差，分泌型 IgA 生成不足，使气道易受微生物侵袭。通过含有病毒的飞沫、雾滴，或经污染的用具进行传播。常于机体抵抗力降低时，如受寒、劳累、淋雨等情况，原已存在或由外界侵入的病毒和（或）细菌，迅速生长繁殖，导致感染。此外，由于支气管高反应性的存在，致使部分婴幼儿因呼吸道感染等因素而诱发呼吸道变态反应性疾病。

★ 考点提示：急性上呼吸道感染的常见病原体

【临床表现】

临床症状轻重不一，与年龄、病原体及机体抵抗力不同有关。年长儿症状较轻，以局部症状为主，无全身症状或全身症状较轻；婴儿病情大多较重，常有明显的全身症状。

（一）一般类型上呼吸道感染

1.全身症状

大多数患儿有发热，体温可高可低，持续 1～2 天或 10 余天。重症患儿可出现畏寒、头痛、食欲缺乏、乏力。婴幼儿多有高热，常伴有呕吐、腹泻、腹痛，烦躁不安，甚至高热惊厥。部分患儿发病早期，由于发热引起肠痉挛、反射性肠蠕动增强、蛔虫骚动或肠系膜淋巴结炎症，可有脐周围阵痛，有的类似急腹症，应注意区别。

2.局部症状

主要是鼻咽部症状，如出现鼻塞、流涕、打喷嚏、流泪、咽部不适痒、咽痛等，亦可伴轻咳及声嘶。新生儿和小婴儿可因鼻塞而出现张口呼吸或拒乳。

3.主要体征

咽部充血、红肿。咽部淋巴滤泡肿大。可有扁桃体肿大、充血并有渗出物。颌下淋巴结肿大、有触痛。肠道病毒引起者可出现不同形态的皮疹。

(二) 两种特殊类型上呼吸道感染

1. 疱疹性咽峡炎（herpangina）

疱疹性咽峡炎是由柯萨奇 A 组病毒引起，好发于夏秋季。起病急，高热，咽痛，咽充血，咽腭弓、腭垂、软腭等处可见数个疱疹，直径 2～4mm，周围有红晕，疱疹破溃后形成小溃疡。疱疹也可发生在口腔的其他部位。病程 1 周左右。

2. 咽-结合膜热（pharyngo-conjunctival fever）

咽-结合膜热病原体为腺病毒。咽-结合膜热常发生于春夏季，是一种以发热、咽炎、结合膜炎为特征的急性传染病，可在儿童集体机构中流行。临床主要表现为发热、咽痛，一侧或双侧眼结合膜炎及颈部或耳后淋巴结肿大。病程 1～2 周。

(三) 并发症

上呼吸道感染可并发中耳炎、鼻窦炎、咽后壁脓肿、颈淋巴结炎、喉炎、支气管炎、肺炎等。年长儿若患链球菌性上呼吸道感染可引起急性肾炎、风湿热等。

★ **考点提示**：两种特殊类型上呼吸道感染的病原体

【辅助检查】

1. 外周血象

病毒感染者白细胞计数正常或偏低；细菌感染者血白细胞及中性粒细胞可增高。

2. 病原体检查

疑似流行性感冒时可以做鼻咽分泌物病毒分离、病毒抗原检测；血清学病毒抗原检测可明确病原体。普通上呼吸道感染一般不做此项检查。

3. 抗链球菌溶血素 O（ASO）

链球菌引起者血中 ASO 滴度增高。

【治疗要点】

1. 病因治疗

抗病毒药物常用利巴韦林等，也可使用板蓝根冲剂、大青叶等中药治疗。如病情严重，继发细菌感染或发生并发症者可选用抗菌药物（如复方磺胺甲噁唑、青霉素等）。链球菌感染或既往有肾炎或风湿热病史者，应用青霉素或红霉素 7～14 天。

2. 对症治疗

高热者给予物理降温或药物降温；高热惊厥者给予镇静、止惊处理；咽痛者含服咽喉片。多休息，多饮水，注意呼吸道隔离。

【护理评估】

1. 健康史

询问患儿有无因护理不当而受凉的病史；有无居住拥挤、通风不良、空气污浊的情况；是否患过营养缺乏性疾病、先天性心脏病、贫血等；有无发热、打喷嚏、流涕、咽痛、咳嗽等。

2. 身体状况

评估患儿是否有鼻塞、流涕、打喷嚏、流泪、咽部不适发痒、咽痛、轻咳、声嘶等；婴幼儿有无高热或低热及消化道症状；是否伴有中耳炎、喉炎、支气管炎、肺炎等并发症。

3. 心理-社会状况

家长在患儿起病初多不重视，当患儿出现高热等严重表现后，会因担心病情恶化而产生焦虑、抱怨等情绪。另外，有些上呼吸道感染与当地空气污染及被动吸烟有关，还应做好社区卫生状况的评估。

4. 辅助检查

分析白细胞计数及分类是否正常；咽培养是否有病原菌生长；血中、抗链球菌溶血素 O（ASO）滴度是否增高。

【护理诊断】

（1）体温过高　与感染有关。

（2）舒适的改变　与鼻塞、咽痛、发热等有关。

（3）潜在并发症　高热惊厥、中耳炎、肺炎等。

【护理目标】

① 患儿鼻塞、咽痛有所减轻，不适感减轻。

② 患儿体温恢复并保持正常。

③ 无并发症发生。

④ 家长和患儿能以积极的心态配合治疗。

【护理措施】

1. 一般护理

保持室内空气新鲜，但应避免对流风。温度和湿度适宜，避免过干、过热，减少对呼吸道黏膜的刺激，减少细菌感染。患儿应减少活动，注意休息。如有发热者应卧床，并经常更换体位，以防止肺炎的发生。患儿应与其他患儿或正常儿分室居住，接触者应戴口罩，这既可以保护接触者，同时又保护患儿，防止并发细菌感染。

2. 饮食护理

给予富含营养、易消化的饮食，保证充足的营养和水分。因发热、呼吸增快增加水分消耗，要注意常喂水，入量不足者进行静脉补液。

3. 病情观察

密切观察病情变化，注意咳嗽的性质及神经系统症状，口腔黏膜变化及皮肤有无皮疹等，以便能早期发现麻疹、猩红热、百日咳、流行性脑脊髓膜炎等急性传染病以及及时控制高热惊厥。注意观察咽部充血、水肿、化脓情况，在疑有咽后壁脓肿时，应及时报告医生，同时要注意防止脓肿破溃后脓液流入气管引起窒息。

4. 对症护理

（1）发热护理　低热患儿注意休息，多饮水。体温超过 38.5℃时，应给予物理降温或药物降温，防止高热惊厥的发生。

（2）鼻部护理　及时清除鼻咽部分泌物和干痂，保持鼻孔周围清洁，并用凡士林、液状石蜡等涂抹，以减轻分泌物的刺激。嘱患儿不要用力擤鼻，以免炎症经咽鼓管向中耳发展引起中耳炎。鼻塞严重的患儿，可先清除鼻腔分泌物，再用 0.5％麻黄碱液滴鼻，每天 2～3 次，每次 1～2 滴。如婴儿因鼻塞而妨碍吸吮，可在哺乳前 15min 滴鼻，使鼻腔通畅，保证吸吮。

（3）咽部护理　咽部不适时可给予润喉含片或雾化吸入。婴幼儿饭后喂少量的温开水以清洗口腔，年长儿饭后漱口，以防止口炎的发生，并可避免用口呼吸引起的口腔黏膜干燥。

5. 心理护理

向家长介绍疾病相关知识，结合儿童的免疫力低等特点，解释反复发热的原因，告诉家长和患儿配合治疗的重要性。

【护理评价】

① 患儿鼻塞、咽痛是否有所减轻，舒适度有无提高。

② 患儿体温是否恢复正常。

③ 患儿住院期间有无并发症发生。

④ 家长和患儿能否以积极的心态配合治疗。

【健康教育】

1. 指导家庭护理

因上呼吸道感染患儿多不住院，应根据患儿及家长的理解能力介绍上呼吸道感染的家庭护理。

（1）嘱患儿多饮水，饮食要清淡，少食多餐，给高蛋白质、高热量、高维生素的易消化饮食。

（2）注意休息，减少氧和能量消耗。小于 1 岁儿童鼻塞时可在喂乳或临睡前 10～15min 适当用 0.5％麻黄碱液滴鼻，每次 1～2 滴。不可用药过频，以免引起心悸等表现。

（3）指导预防并发症的方法，如不可捏住患儿双侧鼻孔用力擤鼻涕，避免引起中耳炎或鼻窦炎，并介绍如何观察并发症的早期表现。如发现异常，及时通知医护人员。

2. 介绍上呼吸道感染的预防常识

让家长了解增加抵抗力是预防上呼吸道感染的关键。掌握儿童穿衣需适应气温的变化，居室空气应保持新鲜，增加营养和加强体格锻炼。集体儿童机构中如有上呼吸道感染流行趋势，可在室内用食醋熏蒸法消毒。鼓励儿童多做户外活动，但在呼吸道感染高发季节避免到人多拥挤的公共场所。婴儿期提倡母乳喂养，积极防治佝偻病及营养不良。丙种球蛋白不能有效地预防上呼吸道感染发生，更不能滥用激素退热。

第三节　急性感染性喉炎

急性感染性喉炎（acute infectious laryngitis）是喉部黏膜急性弥漫性炎症，以声嘶、犬吠样咳嗽、喉鸣和吸气性呼吸困难为特征。一年四季均可发生，冬春季多见，常见于婴幼儿。

【病因及发病机制】

（一）病因

由病毒或细菌感染引起，亦可并发于麻疹、百日咳和流感等急性传染病。常见的病毒为副流感病毒、流感病毒和腺病毒，常见的细菌为金黄色葡萄球菌、链球菌和肺炎链球菌。由于儿童喉部解剖特点，炎症时易充血、水肿而出现喉梗阻。

（二）发病机制

婴儿喉在颈部位置相对较高，且舌的基底部距喉很近。儿童喉腔狭窄，如新生儿气道最狭窄部位的直径仅为 $5\sim6mm$；软骨柔软，对气道的支撑能力差，容易使气道在吸气时塌陷。吸气时，气流进入是由低于胸外大气压的胸腔及气道内压所驱动。此压力与气道直径的 4 或 5 次方成反比。直径减少 50%，压力增加 32 倍。因此，上气道梗阻患儿可产生很大的胸腔内负压。为克服这种负压，辅助呼吸肌均参与运动。强大的胸腔负压可致胸壁凹陷。腹腔与胸腔主动脉压力差的增加可致奇脉。强大的胸腔负压也使梗阻以下气管内负压增大，明显低于大气压，从而使梗阻下段的胸腔外气道动力性塌陷，进一步加重气道梗阻造成恶性循环，通过上气道的气流呈涡流状，可在通过声带结构时发生颤动引起喉鸣。起初喉鸣为低调、粗糙、吸气性，随梗阻加重变为柔和、高调并扩展至呼气相。严重梗阻时可闻呼气喘鸣，最终可发生气流突然终止。

【临床表现】

1. 症状

起病急、症状重。可有发热、犬吠样咳嗽、声嘶、吸气性喉鸣和三凹征。严重时可出现发绀、烦躁不安、面色苍白、心率加快。咽部充血，间接喉镜检查可见喉部、声带有不同程度的充血、水肿。一般白天症状轻，夜间入睡后加重，喉梗阻者若不及时抢救，可窒息死亡。

2. 体征

间接喉镜检查可见黏膜弥漫性充血，尤其是声带充血，声带由白色变为粉红色或红色。有时可见声带黏膜下充血，声带因肿胀而变厚，但两侧声带运动正常。临床上按吸气性呼吸困难的轻重，将喉梗阻分为四度（表8-4）。

表 8-4　急性感染性喉炎喉梗阻分度

分度	临床表现	体征
Ⅰ度	仅活动后出现吸气性喉鸣和呼吸困难	呼吸音及心率无改变
Ⅱ度	安静时有吸气性喉鸣和呼吸困难	可闻及喉传导音或管状呼吸音，心率加快（120～140 次/分）
Ⅲ度	吸气性喉鸣和呼吸困难，烦躁不安，口唇及指（趾）发绀，双眼圆睁，惊恐万状，头面出汗	呼吸音明显减弱，心音低钝，心率快（140～160 次/分）
Ⅳ度	渐显衰竭，昏睡或昏迷，抽搐，由于无力呼吸，三凹征可不明显，面色苍白或发灰	呼吸音几乎消失，仅有气管传导音，心音低钝，心律失常

★ 考点提示：急性感染性喉炎喉梗阻的分度

【辅助检查】

1. 血常规检查

病毒感染者白细胞计数正常或偏低，淋巴细胞计数相对增高。细菌感染者白细胞计数增高，中性粒细胞增高。

2. 血氧饱和度测定

血氧饱和度测定可明确是否缺氧。

3. X线摄片

颈部后前位及侧位 X 线摄片，以排除会厌炎及气管异物。

【治疗要点】

1. 保持呼吸道通畅

糖皮质激素或 1‰~3‰ 麻黄碱雾化吸入，促进黏膜水肿消退。

2. 控制感染

细菌感染者选择敏感抗生素及时静脉输入，常用青霉素类、头孢菌素类及大环内酯类。病毒感染者可选用利巴韦林、阿昔洛韦等。

3. 糖皮质激素

糖皮质激素有抗炎和抑制变态反应作用，可及时减轻喉头水肿，缓解喉梗阻。病情轻者口服泼尼松，Ⅱ度以上喉梗阻患儿给予地塞米松、氢化可的松或甲泼尼龙静脉滴注。

4. 对症治疗

缺氧者给予吸氧；烦躁不安给予异丙嗪，除镇静外尚有减轻喉头水肿的作用；痰多者应以祛痰药；不宜用氯丙嗪和吗啡。

【护理评估】

1. 健康史

询问患儿有无因护理不当而受凉的病史；有无居住拥挤、通风不良、空气污浊的情况；是否患过营养缺乏性疾病、先天性心脏病、贫血等；是否患过麻疹、百日咳等传染病；有无发热、打喷嚏、声嘶、犬吠样咳嗽等。

2. 身体评估

了解患儿症状出现和加重的时间；评估患儿精神、神志、体温、呼吸、心率、血压等生命体征，了解有无窒息的危险等情况。

3. 心理-社会状况

评估家长有无心理压力，是否具备护理患儿的知识。

4. 辅助检查

评估白细胞计数及分类，了解血氧饱和度测定等。

【护理诊断】

（1）有窒息的危险　与急性喉炎所致的喉梗阻有关。

（2）体温过高　与喉部感染有关。

（3）恐惧　与呼吸困难有关。

（4）知识缺乏　患儿及家长缺乏有关急性感染性喉炎的护理和预防知识。

【护理目标】

① 患儿呼吸功能有效改善。

② 患儿体温恢复正常。

【护理措施】

1. 改善呼吸功能，防止窒息发生

保持室内空气清新，温、湿度适宜；血氧饱和度<92%时遵医嘱及时给予吸氧，可采用面罩或氧气罩吸入湿化的氧气；用糖皮质激素或1%～3%麻黄碱雾化吸入，以迅速消除喉头水肿，恢复呼吸道通畅。

2. 病情观察

密切监测体温变化，超过38.5℃要及时给予物理降温或药物降温。根据喉鸣、青紫、烦躁、三凹征等表现，判断缺氧程度，随时做好气管切开的准备，以免因吸气性呼吸困难而窒息致死。

3. 对症护理

供给充足的水分和营养，哺喂时避免呛咳，必要时静脉补液。

4. 用药护理

遵医嘱给予抗生素、糖皮质激素及镇静药，注意观察药物疗效和不良反应。

5. 心理护理

多巡视，缓解患儿及家长的紧张情绪。

【护理评价】
① 患儿呼吸是否保持通畅。
② 患儿体温是否下降至正常。

【健康教育】
① 加强户外活动，增强体质，提高抗病能力。保持口腔清洁，养成晨起、饭后和睡前刷牙漱口的习惯。
② 注意气候变化，及时增减衣服，避免受凉。在感冒流行期间，尽量减少外出，以防感染。

第四节　急性支气管炎

急性支气管炎（acute bronchitis）是由于各种致病原引起的支气管黏膜急性炎症，气管常同时受累，故又称为急性气管支气管炎。常继发于上呼吸道感染之后，或为某些急性传染病早期的一种临床表现。凡能引起上呼吸道感染的病原体均可引起支气管炎。免疫功能低下、特异性体质、营养缺乏性疾病、支气管局部结构异常等均为本病的危险因素；气候变化、空气污染、化学因素的刺激为本病的诱发因素。婴幼儿多见。

【病因】

1. 病原体

病原体为病毒、肺炎支原体或细菌，或为其混合感染。能引起上呼吸道感染的病原体都可引起支气管炎。病毒感染中以流感病毒、副流感病毒、腺病毒以及呼吸道合胞病毒等占多数，肺炎支原体亦不少见，在病毒感染的基础上，致病性细菌可引起继发感染，较常见的细菌有肺炎球菌、A 组 β 溶血性链球菌、葡萄球菌及流感嗜血杆菌，有时为百日咳杆菌、沙门菌属或白喉杆菌。

2. 危险因素

免疫功能低下、特异性体质、营养障碍、佝偻病和支气管局部结构异常，环境污染、经常接触有毒气体，亦可刺激支气管黏膜引发炎症等。

【临床表现】

起病可急可缓，大多先有上呼吸道感染的症状。

1. 主要症状

发热和咳嗽，发热高低不一，多在 38.5℃ 左右，2～4 天即退热，部分患儿可不发热。咳嗽起初为刺激性干咳，1～2 天后支气管分泌物增多，咳有痰声。痰由黏液变为黏液脓性。咳重时可引起呕吐。经 3～5 天后痰量减少，咳嗽逐渐消失。

2. 全身症状

婴幼儿较明显，除发热、咳嗽外，可有呕吐、腹泻等消化道症状。

3. 体征

随疾病时期而异，可见咽部充血，呼吸稍增快，肺部呼吸音粗糙，或有少许的散在干啰音、粗中湿啰音。啰音的特点是易变，常在体位改变或咳嗽后减少甚至消失。一般无气促和发绀。

4. 喘息性支气管炎（哮喘性支气管炎）

喘息性支气管炎是一种特殊类型的支气管炎，多发生于婴幼儿。患儿除上述一般支气管炎症状外，还伴有类似哮喘的症状。常具有以下特点：①好发于 1～3 岁的儿童，常有湿疹或其他过敏史；②起病急，但亦有在呼吸道感染 2～3 天后才出现症状者，主要表现为呼气性呼吸困难，听诊两肺布满哮鸣音，呼气时间延长及少量的粗湿啰音，叩诊呈鼓音。哭闹、烦躁时呼吸困难加剧，可有鼻翼扇动及三凹征，严重者出现发绀；③本病有反复发作的倾向，一般随年龄的增长发作逐渐减少。

【辅助检查】

1. 血常规检查

病毒感染者白细胞计数正常或偏低，淋巴细胞计数相对增高。细菌感染者白细胞计数增高，中性粒细胞增高。

2. 胸部 X 线检查

可无异常改变，或有肺纹理增粗，肺门阴影增浓。

【治疗要点】

主要是对症治疗和控制感染。

1. 控制感染

病毒感染时采用抗病毒药物治疗。对年幼体弱儿或有发热、痰多而黄，白细胞增多时须考虑为细菌感染，则使用抗生素，如青霉素类、大环内酯类、复方磺胺甲噁唑等。

2. 祛痰、止咳

可口服止咳糖浆、祛痰药祛痰止咳，一般不用镇咳药，以免抑制其自然排痰，但当干咳影响儿童的休息时可给异丙嗪口服。

3. 止喘

有哮喘症状者可口服氨茶碱，有烦躁不安时可与镇静药合用。

【护理评估】

1. 健康史

应详细询问既往健康情况，是否有上呼吸道感染史，是否有湿疹和其他过敏史，是否有免疫功能低下、营养不良、佝偻病等。注意询问发病时间及发病后治疗情况。

2. 身体状况

评估患儿有无发热、咳嗽、咳痰情况，注意肺部呼吸音变化，有无干啰音、湿啰音。

3. 心理-社会状况

哮喘性支气管炎易反复发作，患儿常因呼吸困难而烦躁不安，住院患儿因环境陌生以及与父母分离易出现焦虑、恐惧。家长因缺乏对发病原因和预防知识的了解，担心患儿会发展成为支气管哮喘而产生恐惧与担忧。

4. 辅助检查

了解血象变化，评估胸部 X 线结果。

【护理诊断】

（1）清理呼吸道无效　与炎症引起的支气管平滑肌痉挛、分泌物增多有关。
（2）体温过高　与感染有关。
（3）知识缺乏　与家长缺乏有关本病的护理及预后知识有关。

【护理目标】

① 住院期间咳嗽次数减少、胸痛缓解。
② 住院期间体温恢复正常。
③ 住院期间呼吸通畅、痰液容易咳出。

【护理措施】

1. 一般护理

保持室内空气新鲜，室温 18～22℃，室内湿度宜在 50%～60%，以利于排痰。减少活动，保证充足的睡眠和休息，摄入充足的水分和营养，以提高机体抵抗力。取半卧位或舒适体位，定时为患儿翻身拍背，以利于呼吸通畅和呼吸道分泌物的排出。

2. 病情观察

注意观察有无缺氧的表现，必要时给予吸氧。

3. 用药护理

遵照医嘱给予抗生素或抗病毒药物，并注意观察用药后反应。喘息严重者可加用泼尼松 3～5 天。过敏因素引起者可用抗过敏药物。在应用茶碱类药物时应注意药物的吸收和排泄有较大的个体差异，应密切观察临床反应，以免过量或不足。可遵照医嘱应用祛痰药，禁用或慎用镇咳药或镇静药，以免抑制咳嗽反射，影响痰液咳出。如痰液黏稠可定时进行雾化吸入。

4. 对症护理

发热的护理：监测体温，观察热型，以便采取相应的降温措施，降温方法同上呼吸道感染。

5. 心理护理

向家长介绍本病的病因、治疗过程、治疗要点等方面。该病会反复发作，所以要做好预防，对家长强调预防的重要性。让家长与患儿了解增强身体免疫力的方法，引导患儿进行户外活动，增强体格锻炼，从而起到增强患儿对气温变化的适应能力。根据气温的变化，患儿要合理地增减衣物，避免受凉。呼吸道疾病流行期间，患儿不宜到人多且拥挤的地方，避免交叉感染。

★ **考点提示：急性支气管炎的护理措施**

【护理评价】

① 患儿咳嗽次数是否减少，胸痛是否缓解。

② 患儿体温是否恢复正常。

③ 患儿呼吸是否通畅，痰液能否顺利咳出。

【健康教育】

① 介绍急性支气管炎的病因、治疗和护理要点，向家长说明哮喘性支气管炎多数是可以痊愈的，消除家长的恐惧与担忧。

② 阐明预防本病的关键是预防上呼吸道感染，积极治疗上呼吸道感染，防止炎症蔓延到气管、支气管；积极预防营养缺乏性疾病和传染病，按时进行预防接种；加强营养，增强体质，适当进行户外活动；居室要经常通风，保持空气新鲜，维持适宜的温湿度；避免吸入刺激性气体和有害粉尘等。

第五节 肺 炎

案例导入

案例回放：

患儿，女，10 个月，因"发热、咳嗽 5 天，气促 1 天"入院。患儿 5 天前无明显诱因出现发热、咳嗽，体温波动在 38.5～39.2℃，咳嗽呈阵发性，为刺激性干咳。在当地医院诊断为上呼吸道感染，给予抗生素治疗和退热处理。近 1 天来，咳嗽逐渐加重，伴有喘憋，咳痰，痰液较多。

体格检查：体温 39.6℃，脉搏 160 次/分，呼吸 60 次/分。精神萎靡，口周发绀，鼻翼扇动，有轻度的三凹征。心音低钝，双肺可闻及密集的中、细湿啰音。

辅助检查：WBC $14×10^9$，N 0.80，L 0.20。胸部 X 线片显示：双肺下野点片状阴影。

思考问题：

1. 该患儿可能的临床诊断是什么？

2. 患儿目前主要的护理诊断问题是什么？

3. 应采取哪些护理措施？

肺炎（pneumonia）是指各种不同病原体及其他因素所引起的肺部炎症。临床上以发热、咳嗽、气促、呼吸困难和肺部固定湿啰音为特点。肺炎是婴幼儿时期的常见病，一年四季均可发生，以冬春寒冷季节多见，多由急性上呼吸道感染或支气管炎向下蔓延所致。本病不仅发病率高，病死率也高，占我国儿童死亡原因的第一位，是我国儿童保健重点防治的"四病"之一。

【分类】

肺炎目前采用的分类方法如下。

（1）**按病理分类** 大叶性肺炎、支气管肺炎、间质性肺炎。

（2）**按病因分类** 病毒性肺炎、细菌性肺炎、真菌性肺炎、支原体肺炎、吸入性肺炎和过敏性肺炎等。

（3）**按病程分类** 急性肺炎（1个月以内）、迁延性肺炎（1~3个月），慢性肺炎（3个月以上）。

（4）**按病情分类** 轻症肺炎、重症肺炎。

① 轻症肺炎：除呼吸系统外，其他系统仅有轻微受累，全身症状轻。

② 重症肺炎：病情重，除呼吸系统症状外，全身中毒症状明显，并可累及其他系统，可出现心力衰竭、呼吸衰竭、中毒性脑病、中毒性肠麻痹等。

临床上若病因明确，则以病因分类较实用，可指导治疗。病因不明则按病理分类。若两者均不能提供明确资料，则按病程、病情分类。儿童以支气管肺炎多见，因此，本节以支气管肺炎为重点内容。

【病因及发病机制】

（一）病因

1. 内在因素

婴幼儿机体的免疫功能不健全，加上呼吸系统解剖生理特点，故婴幼儿易患肺炎。低出生体重儿，营养不良、维生素 D 缺乏性佝偻病、先天性心脏病患儿更易患肺炎。

2. 环境因素

如居室拥挤、通风不良、空气污浊、阳光不足、冷暖失宜等均可使小儿的抵抗力降低，对病原体的易感性增加，为肺炎的发生创造有利的条件。

3. 病原体

常见的病原体为病毒和细菌。发达国家主要是病毒性肺炎，发展中国家以细菌性肺炎常见，如肺炎链球菌肺炎。也可在病毒感染的基础上并发细菌感染，形成混合感染。

由于抗生素的广泛应用，耐药菌株如铜绿假单胞菌、金黄色葡萄球菌、真菌所致的肺炎增多。由于实验室诊断水平的提高，确诊为肺炎支原体肺炎也日见增多。

★ **考点提示：儿童肺炎常见的病原体**

（二）发病机制

病原体多由呼吸道入侵，也可经血行入肺。病原体入侵支气管、肺，引起支气管黏膜水肿，管腔狭窄，肺泡腔内充满炎症渗物，肺泡壁充血水肿而增厚，从而影响通气与换气功能障碍，导致低氧血症及二氧化碳潴留。为增加通气及呼吸深度，出现代偿性的呼吸与心率增快、鼻翼扇动和三凹征。重症可产生呼吸衰竭。由于病原体毒素作用，重症常伴有毒血症，引起不同程度的感染中毒症状。缺氧、二氧化碳潴留及毒血症共同作用可累及重要脏器，导致循环系统、消化系统、神经系统的一系列症状以及代谢性酸中毒和呼吸性酸中毒、电解质紊乱（图 8-1）。

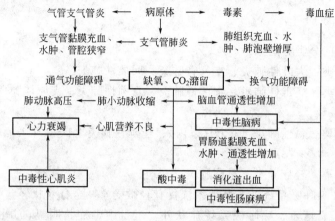

图 8-1　肺炎发病机制

1. 循环系统

常见心肌炎、心力衰竭及微循环障碍。缺氧使肺小动脉反射性收缩，使肺循环压力增高形成肺动脉高压，导致右心负担加重。病原体和毒素作用心肌，引起心肌炎。肺动脉高压和中毒性心肌炎是诱发心力衰竭的重要原因。重症患儿可出现微循环障碍、休克及弥散性血管内凝血。

2. 中枢神经系统

缺氧和二氧化碳潴留不仅影响脑细胞的能量代谢，使 ATP 生成减少，乳酸堆积，引起脑细胞内水钠潴留，而且也使脑血管扩张，血流减慢、血管通透性增加；二者均可引起脑水肿和颅内高压。病原体毒素作用亦可致中毒性脑病。

3. 消化系统

缺氧和毒血症可使胃肠黏膜受损，可发生黏膜糜烂、出血、上皮细胞坏死、脱落等应激反应。严重者发生中毒性肠麻痹和消化道出血。也可发生胃肠功能紊乱，出现呕吐、腹泻等症状。

4. 水、电解质紊乱和酸碱平衡失调

重症肺炎患儿常出现混合性酸中毒。这是由于缺氧使体内有氧代谢发生障碍，酸性代谢产物增加，加之高热、进食少等因素而发生代谢性酸中毒；二氧化碳潴留，碳酸增加导致呼吸性酸中毒。缺氧和二氧化碳潴留致肾小动脉痉挛而引起水钠潴留；严重抗利尿激素分泌增加，使钠水重吸收增加，可造成稀释性低钠血症。

【临床表现】

（一）支气管肺炎

由于病原体及机体的反应性不同，支气管肺炎以 2 岁内儿童多发，临床表现可轻可重。

1. 轻型支气管肺炎

起病较急，发病前几天多有上呼吸道感染。以呼吸系统症状为主，主要表现为发热、咳

嗽和气促。发热程度不一，热型不定，小婴儿及重度营养不良儿可不发热，甚至体温不升；咳嗽频繁，初为刺激性干咳，以后咳嗽有痰；发热、咳嗽后可气促，呼吸加快，频率每分钟可达 40～80 次，鼻翼扇动，重者呈点头式呼吸、三凹征，唇周发绀。肺部可听到较固定的中、细湿啰音，以背部两肺底和脊柱两旁较多。新生儿或小婴儿症状体征可不明显。

2. 重症支气管肺炎

除呼吸系统症状外，常有循环系统、神经系统、消化系统受累及严重的全身中毒症状。

（1）循环系统　常见心肌炎、心力衰竭及微循环障碍。心肌炎时，患儿表现面色苍白、心动过速、心音低钝、奔马律，心电图显示 ST 段下移和 T 波低平、倒置。心力衰竭时，表现突然呼吸加快＞60 次/分；极度烦躁不安，面色苍白、发灰；心率增快，婴儿＞180 次/分，幼儿＞160 次/分，心音低钝、奔马律；肝迅速增大，尿少、下肢水肿等。

（2）神经系统　发生中毒性脑病时出现烦躁、嗜睡、惊厥、前囟膨隆、球结膜水肿、瞳孔对光反射迟钝或消失、呼吸节律不齐甚至呼吸停止、脑膜刺激征等。

（3）消化系统　主要表现为腹胀、食欲缺乏、呕吐、腹泻，若发生中毒性肠麻痹时出现严重腹胀、肠鸣音消失、吐咖啡色物、便血等。

3. 并发症

支气管肺炎如早期合理治疗，并发症少见。若延误诊断或病原体致病力强，可引起脓胸、脓气胸、肺大疱，还可发生肺脓肿、化脓性心包炎等并发症而出现相应的症状。

★ 考点提示：肺炎并发心力衰竭的表现，肺炎并发中毒性脑病和中毒性肠麻痹的表现

（二）不同病原体所致肺炎的特点

1. 呼吸道合胞病毒肺炎

呼吸道合胞病毒肺炎（respiratory syncytial virus pneumonia）亦称喘憋性肺炎，是由呼吸道合胞病毒感染所致，多见于 2 岁以内婴幼儿，尤以 2～6 个月的婴儿多见。起病急骤，临床上除发热、咳嗽和呼吸困难外，以喘憋为主要表现，很快出现吸气性呼吸困难及缺氧症状。体征以喘鸣为主，肺底部可听到细湿啰音。临床上有两种类型。

① 喘憋性肺炎（间质性肺炎）：病情严重，全身中毒症状和呼吸困难明显。此型肺部体征出现较早，满肺喘鸣音，肺底部有细湿啰音。

② 毛细支气管炎：有喘憋表现，但中毒症状不重。

2. 腺病毒肺炎

腺病毒肺炎（adenovirus pneumonia）为腺病毒感染引起，多见于 6 个月至 2 岁婴幼儿。本病常呈流行性，病死率较高。临床主要特点为起病急，体温在 1～2 天之内即可达到 39℃以上，多为稽留热。热程长，轻者持续 7～10 天开始退热，重者持续 2～3 周。咳嗽较剧，频咳或阵咳，呈阵发性喘憋、呼吸困难、发绀等。本病早期出现精神萎靡、嗜睡、烦躁、面色苍白等全身中毒症状。肺部体征出现较晚，常在高热 4～5 天后才开始出现少许湿啰音，随后出现因病变融合所致的肺实变体征。X 线肺部改变较肺部体征早，可见大小不等的片状阴影或融合成大病灶，并可见病灶周围性肺气肿。病灶吸收较缓慢，需数周至数月。此型肺炎病情严重，病程迁延，往往留有严重的肺功能损害。

3. 金黄色葡萄球菌肺炎

金黄色葡萄球菌肺炎（staphylococcal pneumonia）多见于新生儿及婴幼儿。本病可原

发于肺部，也可由其他部位感染灶的金黄色葡萄球菌经血行播散入肺。金黄色葡萄球菌能产生多种毒素与酶，使肺部发生广泛性出血、坏死及多发性小脓肿，并可引起迁徙化脓性病变。临床起病急，病情重，进展迅速。除了有肺炎的临床表现外，中毒症状明显，多呈弛张性高热，烦躁不安，面色苍白，有时有呕吐、腹胀，皮肤可见猩红热样皮疹或荨麻疹样皮疹，严重者出现惊厥甚至休克。肺部体征出现较早，双肺可闻及中、细湿啰音。容易并发肺脓肿、脓胸、脓气胸、肺大疱等。白细胞数明显增高，中性粒细胞增高，有核左移现象。小婴儿及体弱儿白细胞数可正常或偏低，但中性粒细胞的比例仍高。胸部X线表现依病变不同，可出现小片浸润影、小脓肿、肺大疱或胸腔积液等。

4. 肺炎支原体肺炎

肺炎支原体肺炎（mycoplasmal pneumonia）为肺炎支原体感染所致。各年龄段的儿童均可发病，年长儿多见。本病常有中低度发热。常伴有咽痛和肌肉酸痛等。除发热外，刺激性干咳较为突出，有的酷似百日咳样咳嗽，咳出黏稠痰，甚至带血丝。有些患儿有胸痛、食欲缺乏、恶心、呕吐、腹泻等症状。肺部体征常不明显，少数可听到干、湿啰音。胸部X线检查改变明显，与肺部体征不成比例。

【辅助检查】

1. 血常规

细菌性肺炎时白细胞计数升高及中性粒细胞数增多，并有核左移，胞质可见中毒颗粒；病毒性肺炎时白细胞计数正常或偏低，有时淋巴细胞增高或出现变异淋巴细胞。

2. 病原学检查

可进行病毒分离、细菌培养等。

3. X线检查

支气管肺炎的病原体不同，其X线表现有共同性，也有各自的特点。共性为早期肺纹理增强，透光度减低，逐渐两肺下野、中内带出现大小不等的点状或小片絮状影（图8-2）。出现肺气肿、肺不张、脓胸、脓气胸、肺大疱时会有相应的X线表现。

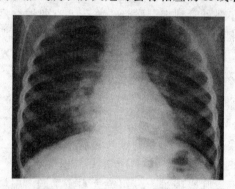

图 8-2　支气管肺炎胸部正位片

【治疗要点】

主要为控制感染、改善肺的通气功能、对症治疗、防治并发症。

1. 控制感染

（1）抗生素治疗　根据不同病原体选用敏感抗生素，使用原则为早期、联合、足量、足疗程、静脉给药。一般用至体温正常后5～7天，临床症状基本消失后3天。肺炎链球菌性肺炎首选青霉素或阿莫西林，青霉素过敏者选用大环内酯类抗生素；金黄色葡萄球菌肺炎首选苯唑西林钠或氯唑西林钠，耐药者选用万古霉素或联用利福平，体温正常后 2～3 周可停药，总疗程≥6 周；肺炎支原体肺炎首选大环内酯类抗生素，疗程至少 2～3 周。

（2）抗病毒治疗　可选用利巴韦林、干扰素 α、聚肌苷酸-聚胞苷酸等。

2. 对症治疗

止咳、平喘、降温等，必要时可给予吸氧。及时纠正水、电解质、酸碱平衡失调。

3. 糖皮质激素

严重憋喘、呼吸衰竭、全身中毒症状重、脑水肿者，常用地塞米松静脉滴注，0.1～0.3mg/(kg·d)，或琥珀酸氢化可的松 5～10mg/(kg·d)，加入瓶中静脉滴注，疗程 3～5 天。

4. 并发症的治疗

中毒性肠麻痹者，应禁食、胃肠减压、注射新斯的明等。若出现心力衰竭，应保持安静、给予吸氧、强心药、利尿药、血管活性药物等。脓胸和脓气胸者及时进行穿刺引流，若脓液黏稠、经反复穿刺抽脓不畅或发生张力性气胸，行胸腔闭式引流。若出现呼吸衰竭，应用人工呼吸器。

★ 考点提示：肺炎患儿的抗生素疗程

【护理评估】

1. 健康史

应详细询问生长发育史，既往是否有反复呼吸道感染，家族中是否有哮喘病史。有无发热、咳嗽、气促。应注意评估病因及病前有无呼吸道传染病接触史。是否有营养不良、佝偻病、先天性心病、免疫功能低下等疾病。

2. 身体评估

评估患儿有无发热、咳嗽、咳痰及性质，体温增高的程度、热型；了解呼吸、心率、肺部啰音；有无呼吸困难及唇周发绀等症状和体征；有无循环、神经、消化系统受累的临床表现。

3. 心理-社会状况

了解患儿既往是否有住院的经历，家庭经济情况如何，评估患儿是否有因发热、缺氧等不适及环境陌生、与父母分离产生焦虑和恐惧，是否有哭闹、易激惹。患儿家长是否有因患儿住院时间长、知识缺乏等产生的焦虑不安、抱怨的情绪。

4. 辅助检查

评估血象变化，评估胸部 X 线检查结果。

【护理诊断】

（1）清理呼吸道无效　与呼吸道分泌物过多、痰液黏稠、无力排痰有关。

（2）气体交换受损　与肺部炎症造成通气和换气功能障碍有关。

（3）体温过高　与肺部感染有关。

（4）潜在并发症　心力衰竭、中毒性脑病、中毒性肠麻痹、脓胸、脓气胸、肺大疱。

（5）营养失调：低于机体需要量　与发热、消化道功能紊乱、摄入不足有关。

（6）知识缺乏　与患儿家长缺乏有关儿童肺炎的基本知识有关。

【护理目标】

① 患儿呼吸道分泌物能够得到及时清除，呼吸道保持通畅。

② 患儿呼吸困难、发绀消失，呼吸平稳。

③ 患儿体温恢复正常。

④ 患儿在住院期间不发生并发症，或发生时能被及时发现并得到有效处理。

⑤ 患儿营养摄入充足，表现为体重稳定。

⑥ 患儿家长能够说出肺炎的护理和预防要点。

【护理措施】

1. 一般护理

（1）保持室内空气新鲜，室温维持在 18～22℃，湿度以 60% 为宜。不同病原体肺炎患儿应分室居住，以免交叉感染。病室每天紫外线消毒一次。

（2）加强营养，给予高蛋白质、高维生素、易消化饮食，以提高机体抵抗力。鼓励患儿多饮水，必要时通过静脉补充水分，以利于痰液稀释及排出。

（3）患儿头抬高 30°～60°，经常变换体位，定时翻身拍背，以利于呼吸道分泌物排出。

2. 保持呼吸道通畅

及时清除口鼻分泌物。对痰液黏稠不易咳出者，可用超声雾化器雾化吸入稀释痰液，一般每天 2～4 次，每次 20min。遵照医嘱给患儿口服祛痰药。必要时给予吸痰，注意吸痰不可过于频繁，动作要轻快，吸痰后宜立即给氧。

3. 密切观察病情

（1）密切观察有无心力衰竭的表现，如患儿出现烦躁不安、面色苍白、呼吸增快、心率增快、肝在短时间内迅速增大等心力衰竭的表现，立即报告医生，给予氧气吸入，同时减慢输液速度，控制在每小时 5ml/kg，并遵医嘱给予强心、利尿、镇静等药物。

（2）患儿如出现呼吸困难、咳嗽加重、口吐粉红色泡沫痰，即为肺水肿的表现。立即嘱患儿取坐位，双腿下垂，给患儿间歇吸入 20%～30% 乙醇湿化的氧气，每次吸入时间不宜超过 20min。

（3）若患儿发热持续不退或退而复升，中毒症状加重，呼吸困难和咳嗽加重，咳出大量脓性痰提示并发了肺脓肿。如果患儿突然出现剧烈咳嗽、呼吸困难、胸痛、发绀、烦躁不安、脉率加快、患侧呼吸运动受限，应考虑并发了脓胸或脓气胸，应立即准备配合做胸腔穿刺或胸腔闭式引流。

（4）腹胀明显、低钾血症者，应补钾。中毒性肠麻痹者，应禁食和胃肠减压，并给予腹部热敷、肛管排气等，也可皮下或足三里穴注射新斯的明，或用酚妥拉明静脉滴注。

（5）如患儿出现烦躁或嗜睡、惊厥、昏迷、呼吸节律不规则等，提示颅内压增高，应及时报告医生进行抢救。

★ **考点提示：肺炎合并心力衰竭的护理措施**

4. 吸氧

凡有呼吸困难、喘憋、口唇发绀等缺氧表现者应立即给氧。一般采用鼻导管吸氧，氧流量 0.5～1L/min（即滤过瓶中每分钟出现 100～200 个气泡），氧浓度不超过 40%。新生儿或婴幼儿可用鼻塞、面罩、头罩或氧帐给氧，面罩给氧流量为 2～4L/min，氧浓度为 50％～60％。若出现呼吸衰竭，则使用机械通气正压给氧。

★ 考点提示：不同给氧方式的氧流量和氧浓度

5. 维持体温正常

体温过高应给予相应的降温措施，体温过低多见于重症肺炎和新生儿肺炎，应采取相应的保暖措施。

6. 用药护理

（1）按医嘱给予抗生素、祛痰药或支气管解痉药。观察药物疗效，注意药物不良反应。

（2）对重症患儿应准确记录 24h 出入量。要严格控制静脉滴注速度，最好使用输液泵，保持液体均匀滴入。

（3）发生心力衰竭时应减慢输液速度，并给予吸氧、呋塞米及酚妥拉明等。静脉注射毛花苷 C 应稀释，速度应缓慢，给药前数脉搏，心率＜100 次/分或脉率不齐应暂停给药，与医生联系。

7. 心理护理

护士应主动关心患儿，做到态度亲切、和蔼、耐心，以减少分离性焦虑；对年长儿可用通俗的语言说明住院和静脉注射对疾病治疗的重要性；应经常抱婴幼儿，使其得到充分的关爱和心理满足；要主动与家长沟通，及时向家长介绍患儿病情，耐心解答问题，给予家长心理支持。

【护理评价】

① 患儿呼吸道是否保持通畅，能否有效排出痰液。

② 患儿气促、呼吸困难是否逐渐改善。

③ 患儿体温是否恢复正常。

④ 患儿是否发生并发症，有并发症时是否得到有效干预。

【健康教育】

1. 向患儿家长介绍患儿病情及转归

解释所用药物的作用和疗程，指导家长协助观察病情，更好地与医护人员配合。对年长儿解释本病治疗的重要性。鼓励患儿与医护人员合作。

2. 讲解肺炎的护理要点

保持患儿舒适体位，让患儿保持安静，减少氧的消耗及减轻心脏负担；患儿咳嗽时给予正确的拍背方法；注意观察患儿呼吸频率；协助护理人员观察输液速度，防止过快引起心力衰竭；保证热量供给，喂养应耐心，少量多次。

3. 出院后指导

患儿加强体质锻炼，多进行户外活动，在寒冷季节外出时，注意保暖。尽量避免到人多的公共场所，防止上呼吸道感染进而预防肺炎的发生。指导家长积极治疗引起肺炎的原发病，如佝偻病、先天性心脏病等，以减少肺炎的发生。定期进行健康检查及预防接种。

第六节　支气管哮喘

支气管哮喘（bronchial asthma）简称哮喘，是一种表现反复发作性咳嗽、喘鸣和呼吸困难，并伴有气道高反应性的可逆性、梗阻性呼吸道疾病。一般认为，与变态反应有关，但众多的研究证明，不是所有哮喘患者都有明确的免疫学变化，反之，也不是所有变态反应性疾病患者均发生哮喘。哮喘可在任何年龄发病，但多数始发于4～5岁以前。积极防治儿童支气管哮喘对防治成人支气管哮喘意义重大。

【病因及发病机制】

（一）病因

1. 呼吸道感染

（1）呼吸道病毒感染　在婴幼儿期主要有呼吸道合胞病毒（RSV）、副流感病毒、流感病毒和腺病毒，其他如麻疹病毒、腮腺炎病毒、肠道病毒、脊髓灰质炎病毒偶尔可见。

（2）支原体感染　由于婴幼儿免疫系统不成熟，支原体可以引起婴幼儿呼吸道慢性感染，若处理不恰当，可以导致反复不愈的咳嗽和喘息。

（3）呼吸道局灶性感染　慢性鼻窦炎、鼻炎、中耳炎、慢性扁桃体炎，是常见的儿童上呼吸道慢性局灶性病变。一方面可以引起反复的感染；另一方面又可以通过神经反射引起反复的咳嗽，需要对这些病灶进行及时处理。

2. 吸入过敏物质

1岁以上的幼儿，呼吸道过敏逐渐形成，如对室内的尘螨、蟑螂、宠物皮毛和对室外的花粉等过敏原过敏，长期持续低浓度过敏原吸入，可以诱发慢性气道过敏性炎症，引起机体致敏，并产生气道慢性特应性炎症，促进气道高反应性形成。随着接触过敏原时间增加，气道炎症和气道高反应性逐渐加重，往往发展成儿童哮喘。短时间吸入高浓度过敏原可以诱发急性哮喘；这类哮喘发作较为突然，多数在环境中过敏原浓度较高的季节发作。

3. 胃食管反流

由于解剖结构的原因，也有医源性因素（如应用氨茶碱、β受体兴奋药等），可以引起胃食管反流，在婴幼儿尤为多见，它是导致喘息反复不愈的重要原因之一。临床上多表现为入睡中出现剧烈的咳嗽、喘息，平时有回奶或呕吐现象。

4. 遗传因素

许多调查资料表明，哮喘患者亲属患病率高于群体患病率，并且亲缘关系越近，患病率越高；患者病情越严重，其亲属患病率也越高。目前，对哮喘的相关基因尚未完全明确，但有研究表明，有多位点的基因与变态反应性疾病相关。这些基因在哮喘的发病中起着重要作用。

5. 其他

吸入刺激性气体或剧烈运动、哭闹、油漆、煤烟、冷空气吸入均可作为非特异性刺激物诱发哮喘发作，其中油漆散发的气体可触发严重而持续的咳嗽发作，应尽量避免。剧烈运动、哭闹使呼吸运动加快，呼吸道温度降低或呼吸道内液体渗透压改变，而诱发哮喘发作。

（二）发病机制

目前认为本病发病机制极为复杂，是一种多因素、多细胞相互作用的慢性炎症性疾病。这些细胞释放炎性介质，激活气道靶细胞，引起支气管痉挛、微血管渗漏、黏液分泌亢进、黏膜水肿和神经反射兴奋。患儿的气道反应性增高许多倍，轻微的刺激因素即可引起强烈的广泛的支气管收缩而引起哮喘。

【临床表现】

儿童支气管哮喘分为急性发作期、慢性持续期和临床缓解期。

1. 急性发作期

哮喘患儿在急性发作前通常会有先兆症状，表现为胸闷、咳嗽，其次为鼻塞、流涕、打喷嚏、鼻痒、咽痒、眼睛痒和流泪等。其中鼻塞、流涕、打喷嚏、咳嗽等表现常被家长误以为是"感冒"而耽误了对哮喘的及时诊治。在某些情况下，如患儿白天过于顽皮、气温变化较大、气候阴湿等，应特别注意先兆期的表现，若能在先兆期及时防治则有利于控制哮喘的发作。但一部分患儿的哮喘急性发作不一定有先兆期，而表现为哮喘的突然发作，这往往与受凉、剧烈运动或吸入某种刺激性气体或过敏原有关。

2. 慢性持续期

哮喘本身就是一种慢性疾病。慢性持续就是指在相当长的一段时间内，患儿仍有不同程度的喘息、咳嗽、气短、胸闷等症状。虽然应用平喘药物能够暂时加以控制，但缓解期比较短。特别是一些患儿，其家长平时不重视预防，用药不当，又因反复呼吸道感染，治疗不理想，导致气道慢性炎症和气道高反应性持续存在，因此哮喘就呈慢性持续状态。

3. 临床缓解期

临床缓解期是指哮喘患儿症状和体征消失，第一秒用力呼气容积或者呼气峰流速≥80％预计值，并维持 4 周以上。

★ 考点提示：支气管哮喘的临床表现

【辅助检查】

1. 嗜酸细胞计数

大多数变应性鼻炎（过敏性鼻炎）及哮喘患儿血中嗜酸细胞计数超过 $300 \times 10^6/L$，痰液中也可发现有嗜酸细胞增多。

2. 血常规

红细胞、血红蛋白、白细胞计数及中性粒细胞一般均正常，但应用 β 受体兴奋药后白细胞计数可以增加。若合并细菌感染，两者均增加。

3. 胸部 X 线检查

缓解期大多正常。在发作期多数患儿可呈单纯过度充气或伴有肺门血管阴影增加；有合并感染时，可出现肺部浸润；发生其他并发症时可有不同征象。但胸部 X 线有助于排除其他原因引起的哮喘。

4. 皮肤过敏原检查

目的是了解哮喘患儿发病因素和选择特异性脱敏疗法。

5.肺功能检查

对估计哮喘严重程度及判断疗效有重要意义。一般包括肺容量、肺通气量、弥散功能、流速-容量图和呼吸力学测验。

6.血气分析

血气分析是测量哮喘病情的重要实验室检查，特别对合并低氧血症和高碳酸血症的严重病例，可用来指导治疗。

【治疗要点】

哮喘控制治疗越早越好。要坚持长期、持续、规范、个体化治疗原则。治疗包括：①急性发作期，快速缓解症状，如平喘、抗炎治疗；②慢性持续期和临床缓解期，防止症状加重和预防复发，如避免触发因素、抗炎、降低气道高反应性、防止气道重塑，并做好自我管理。注重药物治疗和非药物治疗相结合，不可忽视非药物治疗（如哮喘防治教育、过敏原回避、患儿心理问题的处理、生命质量的提高、药物经济学等诸方面）在哮喘长期管理中的作用。

1.哮喘急性发作期治疗

（1）β_2 受体激动药　是目前临床应用最广的支气管舒张药。根据起作用的快慢分为速效和缓慢起效两大类，根据维持时间的长短分为短效和长效两大类。吸入型速效 β_2 受体激动药疗效可维持 4～6h，是缓解哮喘急性症状的首选药物。病情较轻时选择短期口服短效 β_2 受体激动药（如沙丁胺醇片和特布他林）。严重哮喘发作时第 1h 可每 20min 吸入 1 次，以后每 2～4h 可重复吸入。药物剂量：每次沙丁胺醇 2.5～5.0mg 或特布他林 2.5～5.0mg。

（2）糖皮质激素　病情较重的应给予口服泼尼松短程治疗 1～7 天，每天 1～2mg/kg，分 2～3 次。一般不主张长期使用口服糖皮质激素治疗儿童哮喘。严重哮喘发作时应静脉给予甲泼尼龙，每天 2～6mg/kg，分 2～3 次输注，或氢化可的松每次 5～10mg/kg。必要时可加大剂量。一般静脉糖皮质激素使用 1～7 天，症状缓解后即停止静脉用药。若需持续使用糖皮质激素者，可改为口服泼尼松。

（3）抗胆碱能药物　吸入型抗胆碱能药物如异丙托溴铵舒张支气管的作用比 β_2 受体激动药弱，起效也较慢，但长期使用不易产生耐药，不良反应少。

（4）短效茶碱　可作为缓解药物用于哮喘急性发作的治疗，主张将其作为哮喘综合治疗方案中的一部分，而不单独应用治疗哮喘。需注意其不良反应，长时间使用者，最好监测茶碱的血药浓度。

（5）硫酸镁　对于 2 岁及以上儿童哮喘急性发作，尤其是症状持续＜6h 者，硫酸镁吸入治疗可以作为常规吸入短效 β_2 受体激动药（SABA）和异丙托溴铵之外的一种备选方案；静脉应用硫酸镁也可尝试使用。

2.哮喘慢性持续期治疗

（1）吸入型糖皮质激素　吸入型糖皮质激素（ICS）是哮喘长期控制的首选药物，也是目前最有效的抗炎药物，优点是通过吸入，药物直接作用于气道黏膜，局部抗炎作用强，全身不良反应少。通常需要长期、规范吸入 1～3 年才能起预防作用。目前临床上常用的吸入型糖皮质激素有布地奈德、丙酸氟替卡松和丙酸倍氯米松。每 3 个月应评估病情，以决定升级治疗、维持目前治疗或降级治疗。

（2）白三烯调节剂　分为白三烯合成酶抑制剂和白三烯受体拮抗剂，该药耐受性好，副作用少，服用方便。白三烯受体拮抗剂包括孟鲁司特和扎鲁司特。

（3）缓释茶碱　缓释茶碱用于长期控制时，主要协助 ICS 抗炎，每天分 1～2 次服用，以维持昼夜的稳定血药浓度。由于茶碱毒性较强，故不推荐其用于儿童哮喘的控制治疗，除非不能使用 ICS 者。

（4）长效 β_2 受体激动药　药物包括福莫特罗、沙美特罗、班布特罗及丙卡特罗等。

（5）肥大细胞膜稳定剂　肥大细胞膜稳定剂色甘酸钠，常用于预防运动及其他刺激诱发的哮喘，治疗儿童哮喘效果较好，副作用小，在美国等国家应用较多。

（6）全身用糖皮质激素　患儿哮喘重度发作过程中，在使用高剂量 ICS 加吸入型长效 β_2 受体激动药及其他控制药物疗效欠佳的情况下，可短期使用全身性糖皮质激素。

（7）联合治疗　对病情严重度分级为重度持续和单用 ICS 病情控制不佳的中度持续的哮喘提倡长期联合治疗，如 ICS 联合吸入型长效 β_2 受体激动药、ICS 联合白三烯调节剂和 ICS 联合缓释茶碱。

★ 考点提示：支气管哮喘的常用药物

【护理评估】

1. 健康史

详细询问患儿起病前情况，如起病缓急，近期有无上呼吸道感染，有无接触致敏物质的病史，发病后是否及时治疗，用药后哮喘症状是否能有效控制；既往有无类似发作史，有无湿疹、过敏性鼻炎、食物及药物过敏史；家族中有无类似疾病等。

2. 身体评估

以咳嗽、胸闷、喘息和呼吸困难为典型症状，常反复出现，尤以夜间和清晨为甚。发作前有刺激性的干咳、流涕、打喷嚏，发作时呼气性呼吸困难和喘息；重症患儿呈端坐呼吸，烦躁不安，大汗淋漓、面色青灰。体检可见胸廓饱满，三凹征，听诊可听见哮鸣音，重症患儿哮鸣音可消失。哮喘急剧严重发作，经合理应用拟交感神经药物仍然不能在 24h 内缓解称为哮喘持续状态。儿童慢性或反复咳嗽有时可能是支气管哮喘的唯一症状，即咳嗽变异性哮喘。

3. 心理-社会状况

注意观察患儿和父母出现恐惧和焦虑的症状，陌生的医院环境和大量的医疗处置都可能增加他们的压力；应评估患儿和家庭对哮喘控制和护理质量的满意度，评估他们对疾病严重程度的认识；了解患儿家庭社会支持的水平、文化背景或信仰。

4. 辅助检查

评估辅助检查结果。

【护理诊断】

（1）低效性呼吸型态　与支气管痉挛所致通气、换气功能障碍有关。

（2）清理呼吸道无效　与呼吸道分泌物过多、黏稠，咳嗽无力有关。

（3）体温过高　与感染有关。

（4）潜在并发症　呼吸衰竭、心力衰竭、自发性气胸等。

【护理目标】

① 患儿呼吸困难缓解，能进行有效呼吸。

② 患儿呼吸道分泌物能够得到及时清除，呼吸道保持通畅。

③ 患儿体温维持正常。

④ 患儿住院期间无并发症发生。

【护理措施】

1. 缓解呼吸困难

协助患儿取舒适坐位或半坐位，另外还可采用体位引流，以协助排痰；给予氧气吸入，浓度为40%为宜。监测患儿呼吸，并注意有无呼吸困难及呼吸衰竭的表现，必要时给予机械通气；遵医嘱给予气管扩张药和糖皮质激素雾化吸入，必要时静脉给药，并注意观察疗效和不良反应。

2. 合理活动与休息

给患儿提供一个安静、舒适的环境以利于休息，护理操作应尽量集中完成。协助患儿的日常生活，指导患儿活动，依病情而定，逐渐增加活动量，尽量避免情绪激动及剧烈活动。

3. 密切观察病情

患儿出现烦躁不安、发绀、大汗淋漓、气喘加剧、心率加快、血压下降、呼吸音减弱等情况，应立即报告医生并积极配合抢救。同时还应警惕发生哮喘持续状态。

4. 用药护理

(1) 讲解气雾剂的使用方法，使用吸入治疗时应嘱患儿在按压下喷药与咽喉部的同时深吸气，然后闭口屏气10s，可获较好的效果。吸药后清水漱口可减轻口腔局部不良反应。

(2) 由于氨茶碱的有效浓度与中毒浓度很接近，故应做血浓度监测，维持在每毫升10～15μg水平为最佳血药浓度。氨茶碱的不良反应主要有胃部不适、恶心、呕吐、头晕、头痛、心悸及心律失常等。

(3) 拟肾上腺素类药物的不良反应主要是心动过速、血压升高、虚弱、恶心、变态反应等，应注意观察。

5. 心理护理

哮喘发作时，应安抚并鼓励患儿不要紧张、害怕。指导家长以积极的态度去应对疾病发作，充分调动患儿和家长的自我护理、预防复发的主观能动性，并鼓励其战胜疾病的信心。

【护理评价】

① 患儿呼吸是否平稳，肺部听诊呼吸音是否正常，哮鸣音是否消失。

② 动脉血气分析结果是否维持在正常范围。

③ 患儿是否能摄入足够的液体，痰液是否能咳出。

【健康教育】

① 指导家长保持室内空气清洁，禁放花草或地毯等。

② 给予营养丰富、易消化、低盐、高维生素、清淡无刺激食物。避免食用与发病有关的食物，如鱼、虾、螃蟹等，以免诱发哮喘发作。

③ 活动与休息，发作时卧床休息，保持患儿安静和舒适，指导家长给予其合适的体位，缓解期逐渐增加活动量。

④ 帮助家长认识哮喘发作的先兆，及时正确使用气雾剂，及早用药控制，减轻哮喘症状。

⑤ 指导患儿及家长确认哮喘发作的诱因，避免接触过敏原，去除各种诱发因素。

⑥ 宣传身体锻炼的意义，指导家长帮助患儿在缓解期内的功能锻炼。增强御寒能力，预防呼吸道感染。

婴幼儿哮喘的诊断标准

　　婴幼儿哮喘的诊断标准包括：①喘息发作≥3 次；②发作时双肺闻及以呼气相为主的哮鸣音，呼气相延长；③具有特应性体质，如婴幼儿湿疹、过敏性鼻炎等；④一级亲属中有哮喘病等过敏史；⑤排除其他婴幼儿时期的喘息疾病。凡具有以上第①、第②、第③条即可诊断哮喘。若喘息仅 2 次，又具有第②、第⑤条时，先诊断为可疑哮喘。若同时具备第③或第④条时，可进行哮喘治疗性诊断，阳性者诊断为哮喘。

思考题

　　1.简述轻症肺炎与重症肺炎的区别。

　　2.简述急性感染性喉炎喉梗阻的分度。

　　3.肺炎患儿保持呼吸道通畅的措施有哪些？

　　4.如何指导支气管哮喘患儿合理用药？

（卢　迪）

第九章

循环系统疾病患儿的护理

【学习目标】

1.掌握先天性心脏病患儿的主要临床表现、护理措施。

2.熟悉胎儿血液循环的特点、儿童血压、心率的特点；先天性心脏病病因、分类、辅助检查。

3.了解儿童循环系统解剖生理特点，先天性心脏病的病理生理、治疗要点。

案例导入

案例回放：

患儿，男，3岁。因突发昏厥1次入院。患儿于入院1h前在活动中突发昏厥，伴发绀及四肢抽搐，持续数分钟。该患儿出生后不久即出现指（趾）端发绀，哭闹后更明显。平时喜蹲踞。既往无昏厥及抽搐发作史。体检：生长发育迟缓，身材矮小，口唇发绀，杵状指，心前区隆起，胸骨左缘第3肋间可闻及Ⅱ级收缩期喷射性杂音，P_2减弱。胸部 X 线检查提示：右心室增大，肺动脉段凹陷，心尖上翘呈"靴形"心，肺门血管影缩小，肺纹理减少，肺野透亮度增加。

思考问题：

1.该患儿初步诊断是什么？

2.法洛四联症临床表现有什么特点？

3.家长在患儿昏厥和抽搐时应如何处理？

第一节　儿童循环系统解剖生理特点

一、心脏的胚胎发育

在胚胎早期大约两周后，胚盘的中胚层细胞发育形成一个纵直管道的原始心管。在遗传基因的作用下，心管扭曲形成动脉干、心球、心室、心房与静脉窦等结构，但此时心脏仍为单一的管道，由静脉窦流入的血液由动脉干流出。接着房室间隔形成将房室分隔开。胚胎第3周末心房即有左右之分，同时由心室底部突出室间隔基胚并向房室管方向生长，使心室分成左右两个腔室。至胚胎第 7 周时室间隔上缘的结缔组织、漏斗部及心内膜垫融合成膜部室间隔，使室间孔完全闭合。第 8 周房、室中隔完全形成，发育为四腔心脏。在室间隔发育过程中，任何部分出现异常即可出现室间隔缺损，其中以室间隔膜周部的高位缺损最常见。

胚胎时期原始的心脏出口是一根动脉总干，在总干的内层、对侧分别长出一纵嵴，两侧纵嵴在中央轴相连，把动脉总干分隔为主动脉与肺动脉。由于该纵隔自总干分支处成螺旋形向心室生长，使肺动脉向前并向右旋转与右心室连接，主动脉向左并向后旋转与左心室连接。在胚胎发育过程中如该纵隔发育异常，分隔不均或扭转不全，可造成主动脉骑跨、肺动脉狭窄或大动脉错位等畸形。

胎儿的原始心脏约于胚胎第 2 周形成，大约在第 4 周开始心脏有循环作用，至第 8 周即发育形成四腔心脏。故心脏胚胎发育的关键时期是在胚胎第 2～8 周，在此期间如果受到某些物理、化学和生物因素的影响，则易形成心脏血管发育的畸形。先天性心脏病的形成主要在这一时期。

★ 考点提示：先天性心脏病形成的主要时期

二、胎儿血液循环和出生后的改变

（一）正常胎儿的血液循环

胎儿时期的营养和物质代谢是通过脐血管以及胎盘和母体之间以弥散方式进行交换的。由胎盘来的动脉血经脐静脉进入胎儿体内，至肝下缘分成两支，一支流入肝与门静脉血流汇合，另一支经静脉导管入下腔静脉，与来自下半身的静脉血混合，共同流入右心房。由于下腔静脉瓣的阻隔，使来自下腔静脉的混合血（以动脉血为主）流入右心房后，约 1/3 经卵圆孔流入左心房，再经左心室入升主动脉，主要供应心脏、脑及上肢；来自上半身回流的静脉血经上腔静脉流入右心房后，绝大部分与来自下腔静脉约 2/3 的混合血一起经右心室，进入肺动脉。由于胎儿肺呈压缩状态，故进入肺动脉的血液只有少量流入肺经肺静脉回到左心房，其余大部分的血液经动脉导管流入升主动脉、降主动脉（以静脉血为主），供应腹腔器官及下肢，最后经过脐动脉回至胎盘（图 9-1）。

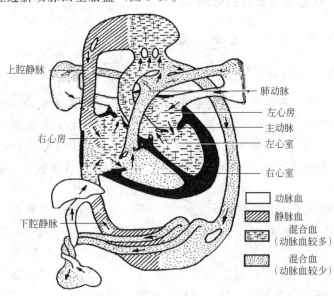

图 9-1 胎儿循环示意图

综上所述，胎儿血液循环有以下特点：①胎儿营养物质和气体是通过脐血管、胎盘与母体进行交换的；②静脉导管、卵圆孔、动脉导管是胎儿血液循环的特殊通道；③因为肺无呼吸，所以胎儿只有体循环而无有效的肺循环；④胎儿时期左心脏、右心脏都向全身供血；⑤除脐静脉内是动脉血，胎儿体内大多为混合血；⑥肝的血液含氧比较丰富，其次是心、脑及上半身，腹腔器官和下半身血液含氧最少。

★ 考点提示：胎儿血液循环的特点

（二）出生后血循环的改变

1. 脐带结扎

出生后新生儿脐血管被阻断，胎盘血液循环停止。呼吸建立，肺泡扩张，肺循环压力下降，肺开始进行有效的气体交换。脐血管在血流停止后 6～8 周完全闭锁，形成韧带，脐动脉变成膀胱韧带，脐静脉变成肝圆韧带。

2. 卵圆孔关闭

随着呼吸建立，肺泡扩张，肺小动脉管壁肌层逐渐退化，管壁变薄、扩张，肺循环压力下降，从右心室经肺动脉流入肺的血液增多，使肺静脉回流到左心房的血量亦增多，左心房压力因而增高。当左心房压力超过右心房压力时，卵圆孔的瓣膜会发生功能上的关闭，生后 5～7 个月时卵圆孔解剖上大多闭合。

3. 动脉导管闭合

由于肺循环压力的降低和体循环压力的升高，流经动脉导管的血流逐渐减少到最后停止，动脉导管形成功能性关闭。同时，自主呼吸使动脉血氧含量增高，致使动脉导管壁平滑肌受到刺激后收缩逐渐闭塞，约 80% 的婴儿于生后 3 个月、95% 的婴儿于生后 1 年内在解剖上关闭，动脉导管形成动脉韧带。如果动脉导管持续未闭则考虑有畸形存在。

★ 考点提示：动脉导管闭合的时间

三、正常儿童心脏、血管、心率、血压特点

（一）心脏重量、位置和形状

儿童心脏相对比成人重，新生儿心脏重量 20～25g，约占体重的 0.8%，而成人只占 0.5%。随着年龄增长，心脏重量与体重比值下降。胎儿期右心室负荷较左心室大，出生时两侧心室壁厚度为 1∶1，为 4～5mm。随着年龄的增加，体循环量日趋增大，左心室负荷明显增加，而肺循环的阻力在生后则明显下降，致使左心室壁厚度较右心室壁增厚更快，故左右心的增长不均衡。

儿童心脏的位置随年龄增长而改变。2 岁以下婴幼儿的心脏多呈横位，心尖冲动位于左侧第 4 肋间、锁骨中线外侧 1.0～2.0cm，心尖部主要为右心室。随着儿童的站立行走、肺及胸部的发育和横膈的下降等，心脏逐渐由横位转变为斜位，心尖部转变为左心室。2～5 岁时心尖冲动逐渐移到左侧第 5 肋间、锁骨中线上，7 岁以后心尖冲动逐渐移到锁骨中线内侧 0.5～1.0cm。儿童心脏在婴幼儿期为球形、圆锥形或椭圆形，6 岁以后的心脏形状接近于成人，长椭圆形较为常见。

（二）血管特点

儿童的动脉相对比成人粗。新生儿动脉与静脉内径之比为 1:1，而成人则为 1:2。随着年龄增长，动脉口径相对变窄。另外，婴儿期肺、肾、肠道及皮肤的微血管口径较成人粗大，血液供给比成人好，因此对这些器官的新陈代谢和发育起到良好的作用。

（三）心率

由于儿童新陈代谢旺盛，身体组织需要更多的血液供给，但心脏每次搏出量有限，只有通过增加搏动次数来满足需要。所以儿童年龄越小，心率越快。另外，婴幼儿迷走神经兴奋性低，而交感神经占优势，故心率较快。随着年龄的增长，心率逐渐减慢。新生儿心率平均120~140 次/分，1 岁以内 110~130 次/分，2~3 岁 100~120 次/分，4~7 岁 80~100 次/分，8~14 岁 70~90 次/分。

儿童心率容易受多种因素影响，如活动、哭闹、进食、发热都会导致心率变化，故应在儿童安静时测心率、脉搏，每次测至少 1min。一般体温每升高 1℃，脉搏每分钟增加 10~15 次。入睡时脉搏每分钟减少 10~12 次。

（四）血压

动脉血压的高低主要取决于心排血量和外周血管阻力。由于儿童心排血量较少，血管口径较粗，动脉壁柔软，故年龄越小，动脉压力越低。随着年龄的增加，动脉压会逐渐升高。新生儿收缩压平均为 60~70mmHg（8~9.3kPa），1 岁时 70~80mmHg（9.3~10.7kPa），2 岁以后收缩压可按下列公式计算：

收缩压(mmHg)=(年龄×2+80)mmHg 或收缩压(kPa)=(年龄×0.3+10.7)kPa

舒张压为收缩压的 2/3。收缩压高于此标准 20mmHg（2.67kPa）以上为高血压，低于此标准 20mmHg（2.67kPa）以上为低血压。正常情况下，下肢血压比上肢约高 20mmHg（2.67kPa）。测血压时血压计袖带的宽度应为上臂长度的 2/3，袖带宽度为 7~8cm。

婴幼儿循环系统疾病以先天性心脏病多见，年长儿以风湿性心脏病、病毒性心肌炎多见。先天性心脏病是我国婴儿死亡的主要原因之一。

★ 考点提示：各年龄段儿童心率和血压正常值

第二节　先天性心脏病

先天性心脏病（congenital heart disease，CHD）是指胎儿时期心脏或大血管发育异常而导致的心血管畸形，是儿童最常见的心脏病，简称先心病。随着现代医学模式的改变，人类疾病谱和死亡谱发生了很大的变化，出生缺陷已逐渐占据我国新生儿死亡因素的首位，而CHD 是最常见的心脏病，几乎占据主要出生缺陷疾病的 1/3。儿童年龄越小，发病率越高。各类先天性心脏病中以室间隔缺损发病率最高，其次为房间隔缺损、动脉导管未闭和肺动脉狭窄，存活的发绀型先天性心脏病中以法洛四联症最常见。随着心血管医学的迅速发展，许多常见的先天性心脏病得到了准确的诊断和合理的治疗及护理，病死率已显著下降。

一、先天性心脏病的病因及分类

【病因】

绝大多数先天性心脏病的病因尚不清楚。在胎儿心脏发育阶段，任何影响心脏胚胎发育的因素，使心脏某一部分发育停顿或异常即可造成先天性心脏畸形。目前认为大多数先天性心脏病的发生可能是胎儿周围环境因素和遗传因素相互作用的结果。先天性心脏病的病因与很多因素相关，可分为内因和外因，以外因为多见。

1. 内因

主要与遗传相关，可为染色体异常或多基因突变引起。近年研究已证明，第7、第12、第15、第22和第21号染色体上有与形成心血管畸形有关的基因。

2. 外因

宫内感染，母亲妊娠最初2个月内病毒感染，如风疹病毒、流感病毒、流行性腮腺炎病毒及柯萨奇病毒感染等。孕母缺乏叶酸、接触放射线、服用某些药物（抗癫痫药、抗肿瘤药等）、患有代谢性疾病（糖尿病、苯丙酮尿症等）或胎儿宫内缺氧等均可能与此病有关。

★ **考点提示：先天性心脏病的常见外因**

【分类】

先天性心脏病的种类很多，可有两种以上畸形同时存在。根据心脏左、右两侧及大血管之间有无分流及分流的方向将先天性心脏病分为三类。

1. 左向右分流型（潜伏青紫型）

在正常情况下，由于体循环压力大于肺循环，左心压力高于右心压力，导致血液经异常通道自左向右分流，右心的静脉血不会进入左心，故无青紫。当患儿剧烈哭闹、屏气或任何病理情况下致使肺动脉或右心压力增高并超过左心压力时，则可出现血液自右向左分流而出现暂时性青紫。此类型临床最为常见，主要有室间隔缺损、房间隔缺损、动脉导管未闭等。

2. 右向左分流型（青紫型）

某些原因（如右心室流出道狭窄）致使右心室压力增高并超过左心室，导致血液经异常通道从右向左分流，右心的静脉血大量流入体循环；或因大动脉起源异常，使大量静脉血流入体循环，均可出现持续性青紫。此型临床病情重、病死率高，如法洛四联症、大动脉转位等。

3. 无分流型（无青紫型）

心脏左、右两侧或动静、静脉之间无异常通路或分流，故不出现青紫。常见的有肺动脉狭窄、主动脉缩窄、右位心等。

★ **考点提示：先天性心脏病分类**

二、临床常见的先天性心脏病

（一）室间隔缺损

室间隔缺损（ventricular septal defect，VSD）简称室缺，是胚胎期室间隔发育不全而形成的左右心室间的异常通道。在我国室间隔缺损占儿童先天性心脏病的30%～50%，是先天性心脏病中最常见的类型，常与其他心脏畸形同时存在。按缺损部位可分为膜部缺损、肌部缺损，前者最多见。按缺损大小可以分为小型缺损，缺损直径 0.5cm 以下；中型缺损，缺损直径在 0.5～1.5cm；大型缺损，缺损直径大于 1.5cm（图 9-2）。

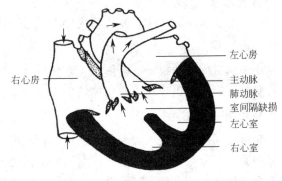

图 9-2　室间隔缺损示意图

【病理生理】

室间隔缺损者由于正常左心室、右心室之间存在着压力阶差，左心室的压力高于右心室，因此出现血液自左向右分流，患儿一般无青紫。左向右分流的血液致肺循环血流量增加，经肺静脉回至左心房的血量亦增加，引起左心房及左心室负荷加重，导致左心室肥厚甚至扩张，左心房压力的升高，导致肺间质充血，故患儿易患肺部或上呼吸道感染。大量的左向右分流，肺循环血流量明显增加，当超过肺血管床的容量限度时，出现容量性肺动脉高压；随肺动脉压力的升高致肺小动脉痉挛，肺小动脉中层和内膜层逐渐增厚、管腔变小最终发展为不可逆的阻力性肺动脉高压。肺血管阻力及肺动脉压逐渐升高，右心室压力亦随之增高，当左心室、右心室的压力趋于接近时，心室水平的左向右分流，逐渐变为左向右及右向左的双向分流。当右心室收缩压超过左心室时，可出现左向右分流逆转为右向左分流为主，临床上出现持久性发绀，称之为艾森门格综合征（Eisenmenger syndrome）。

【临床表现】

临床表现取决于室间隔缺损的大小、肺动脉血流量及左右心室压力阶差。

1. 症状

小型缺损分流量较小，患儿可无明显症状，仅活动后稍感疲乏，生长发育一般不受影响。缺损较大时左向右分流多，体循环血量相应减少，多数患儿有喂养困难、体重不增、消瘦，活动后出现乏力、气短、多汗，生长发育缓慢。由于分流引起肺循环充血导致患儿容易出现反复呼吸道感染、充血性心力衰竭等。有时因扩张的肺动脉压迫喉返神经，引起声嘶。当肺动脉压显著升高而出现持续的右向左分流时，患儿可出现青紫，即艾森门格综合征。患儿活动增加、肺部感染时发绀加重。晚期可发生右心衰竭，可见口唇、指（趾）端发绀，严重时出现肝大、下肢水肿等表现。

2. 体征

可见心前区隆起，心前区搏动增强，可触及收缩期震颤，叩诊时心浊音界扩大。胸骨左缘 3～4 肋间可闻 Ⅲ～Ⅳ 级全收缩期吹风样杂音，肺动脉高压者肺动脉第二心音（P₂）亢进。

3. 并发症

室间隔缺损易并发支气管炎、支气管肺炎、充血性心力衰竭、肺水肿和感染性心内膜炎等。

【辅助检查】

1. 胸部 X 线检查

小型缺损者 X 线心影大致正常。中型缺损者心影轻度增大，左心房、左心室增大，以左心室增大为主。大型缺损者，肺野明显充血，肺动脉段明显凸出，左心室、右心室均增大。晚期右心室增大为主。X线透视检查可见肺门搏动，称"肺门舞蹈"征。

2. 心电图

小型的室间隔缺损，心电图可正常或电轴左偏。较大缺损呈现左心室轻、中度肥厚，有肺动脉高压时，可出现双心室肥厚或右心室肥厚。

3. 超声心动图检查

超声心动图检查是一种无创检查技术，能提供心脏内部结构、明确缺损部位，还能提供心脏功能及部分血流动力学信息。室间隔缺损患儿的超声心动图检查可见左心室、左心房、右心室内径增大。可显示室间隔回声中断，并可确定缺损的大小及部位。多普勒彩色血流显像还可直接观察到分流的位置、方向，并且能估测分流量的大小。

4. 心导管检查

右心室血氧含量高于右心房，右心室和肺动脉压力增高。判断肺动脉高压的程度。对于小型室间隔缺损，心电图检查、X线检查基本正常亦无手术指征的，都不必进行创伤性心导管检查和心血管造影。

【治疗要点】

1. 内科治疗

预防并发症，对症治疗。主要防止呼吸道感染、感染性心内膜炎和充血性心力衰竭的发生。出现临床症状时进行抗感染、强心、利尿、扩张血管及对症治疗。

2. 心导管介入治疗

采用扣式双盘堵塞装置蚌状伞或蘑菇伞。

3. 外科直视手术修补治疗

室间隔小型缺损有自然闭合的可能，心电图、X线检查正常者暂不需手术治疗。大、中型缺损可介入或手术治疗。显著肺动脉高压，有双向或右至左分流为主者，不宜手术。艾森门格综合征为手术禁忌。较大室间隔缺损伴有大量左向右分流者，确定诊断后即应手术治疗，以防因延迟手术而导致肺血管病变。

★ 考点提示：室间隔缺损的主要症状、体征和辅助检查

（二）房间隔缺损

房间隔缺损（atrial septal defect，ASD）是儿童时期常见的先天性心脏病，是房间隔在心脏胚胎发育过程中发育不良、吸收过度或心内膜垫发育障碍，导致两心房之间存在通路。女性较多见。

【病理生理】

房间隔缺损者出生后由于左心房压力高于右心房，左心房的血流经缺损部位分流至右心房，体循环血流量减少，可引起患儿发育迟缓，体力活动受到一定限制。部分患者亦可无明显症状。左向右分流使右心血流量增加，舒张期负荷加重，故右心房、右心室增大（图9-3），严重者发生心力衰竭。分流导致肺循环血量增加，肺循环充血而易反复呼吸道感染，肺循环压力增高，晚期可导致肺小动脉肌层及内膜增厚，管腔狭窄，引起肺动脉高压，左向右分流减少，甚至出现右向左分流，即艾森门格综合征，患儿临床表现出持续性发绀。

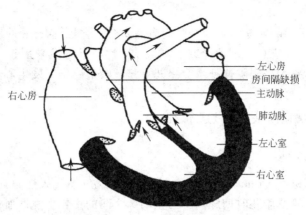

图 9-3 房间隔缺损示意图

右心房

左心房
房间隔缺损
主动脉
肺动脉
左心室
右心室

【临床表现】

房间隔缺损的临床表现取决于分流量的多少，分流量与缺损大小、左右心房压力阶差及心室的顺应性有关。

1. 症状

分流量少者无症状，仅在体检时发现心脏杂音。缺损较大的患儿因分流量大而致体循环血流量不足，影响生长发育，表现为体形瘦小、面色苍白，活动后气促、易疲乏及多汗等。分流导致肺循环血流量增多而易出现反复呼吸道感染，严重者发生心力衰竭。当患儿剧烈哭闹、屏气或合并肺炎或心力衰竭时，右心房压力可超过左心房，出现右向左分流而呈现暂时性青紫。

2. 体征

体检可见生长发育落后，消瘦，心前区隆起，心尖冲动弥散，心浊音界扩大，一般无震颤。心脏听诊，胸骨左缘 2～3 肋间可闻见 Ⅱ～Ⅲ 级收缩期喷射性杂音。肺动脉瓣区第二心音（P_2）增强或亢进，并呈固定分裂。

3. 并发症

房间隔缺损常见的并发症为反复呼吸道感染、充血性心力衰竭等。

【辅助检查】

1. X 线检查

心脏外形呈现轻、中度扩大，以右心房、右心室增大为主，肺动脉段突出，肺门血管阴影增粗，肺野充血，主动脉心影缩小。X 线透视检查可见"肺门舞蹈"征。

2. 心电图检查

电轴右偏。右心房和右心室肥大。

3. 超声心动图检查

可以显示房间隔缺损的位置、大小，显示右心房和右心室内径增大，可观察到分流的位置、方向，且能估测分流量的大小。

【治疗要点】

1. 内科治疗

对症治疗，预防呼吸道感染、防止发生心力衰竭等并发症。

2. 外科治疗

直径<3mm 的房间隔缺损多在 3 个月内自然闭合，直径>8mm 的房间隔缺损一般不会自然闭合，可在 3~5 岁进行介入治疗或手术。介入性心导管术采用扣式双盘堵塞装置蚌状伞或蘑菇伞。手术治疗为房间隔修补术。患儿反复呼吸道感染、发生心力衰竭或合并肺动脉高压者应当尽早手术治疗。

★ 考点提示：房间隔缺损的主要体征

（三）动脉导管未闭

动脉导管未闭（patent ductus arteriosus，PDA）为儿童先天性心脏病常见的类型之一，女孩较多见。动脉导管是胎儿时期肺动脉与主动脉之间的重要生理性血流通道，适应于胎儿时无肺呼吸情况下特殊循环状态。出生后随肺血管阻力下降，流经动脉导管血液减少而很快功能性关闭，大多数婴儿于生后 3 个月左右动脉导管在解剖上完全关闭，退化形成动脉韧带。若出生后由于各种原因所造成婴儿动脉导管持续开放，未能闭锁，即称动脉导管未闭。

【病理生理】

根据未闭的动脉导管大小、长短和形态，一般分为三型：①管型；②漏斗型；③窗型。病理生理学改变：由于主动脉压明显高于肺动脉压，主动脉内血流通过未闭合的动脉导管向肺动脉分流（即左向右分流），故周围动脉舒张压下降而致脉压增大。血液自主动脉向肺动脉的分流致使肺循环血量增加，引起左心舒张期容量负荷增加，左心房、左心室扩大（图9-4）。长期大量分流，肺血管由保护性痉挛致内膜增厚，甚至末梢肺小动脉闭锁，导致肺动脉压力升高，右心负荷加重，可致右心肥大和衰竭。当肺动脉压力超过主动脉压力时，即产生右向左分流，肺动脉内未氧合血通过动脉导管逆向流入主动脉内，临床上出现发绀。动脉导管逆向分流的血液走向降主动脉，表现为左上肢及下半身发绀，又称差异性发绀。

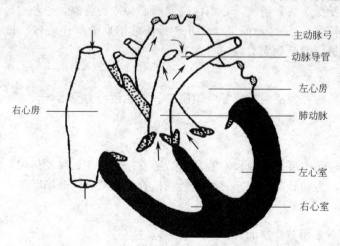

图 9-4　动脉导管未闭示意图

【临床表现】

临床症状取决于分流量的大小，分流量的大小与未闭动脉导管的粗细，主动脉、肺动脉的压差有关。

1. 症状

分流量小者临床可无症状，仅在体检时偶然发现心脏杂音。动脉经导管粗大分流量大者可出现心悸、气急、咳嗽、乏力、多汗、喂养困难及生长发育迟缓等。当肺动脉压力超过主动脉压力产生右向左分流时，患儿呈现差异性发绀，表现为下半身青紫，左上肢有轻度青紫，右上肢正常。

2. 体征

体检患儿多消瘦，于胸骨左缘第 2～3 肋间可闻及粗糙、响亮、连续性机器样杂音，占整个收缩期和舒张期，收缩期末最响，杂音最响处可扪及震颤。杂音向左锁骨下、颈部和背部传导。肺动脉第二心音（P_2）增强。动脉舒张压降低，脉压增大，可出现周围血管体征，如毛细血管搏动、水冲脉及枪击声等。

3. 并发症

如支气管肺炎、充血性心力衰竭、感染性心内膜炎、肺血管病变等。婴儿期易患的肺部感染及心力衰竭是本病常见的死亡原因。

【辅助检查】

1. X 线检查

分流量大者左心室和左心房可有不同程度的扩大，肺动脉段突出。肺动脉高压者，右心室增大，主动脉弓增大。两肺纹理增多、增粗。透视可见肺门搏动。

2. 心电图

分流量较小者心电图可正常。分流量较大者可左心室肥大、左心房肥大。合并肺动脉高压者右心室肥大。

3. 超声心动图检查

可显示降主动脉与肺动脉间有管状连接，多普勒彩色血流显像可直接看到有血液自主动脉向肺动脉分流及分流大小。

4. 心导管检查

右心导管检查可见肺动脉血氧含量明显高于右心室，并可直接测得肺动脉压力。有时导管可自肺动脉经动脉导管至降主动脉。心导管检查适于肺动脉高压或疑有其他畸形者。

【治疗要点】

动脉导管未闭早产儿可于一周内使用吲哚美辛或阿司匹林口服，以抑制前列腺素合成，促使导管平滑肌收缩而关闭导管。手术治疗采用手术结扎或切断缝扎导管。近年来介入治疗已成为动脉导管未闭的首选治疗方法，可采用微型弹簧圈、蘑菇伞等堵塞动脉导管。

★ 考点提示：动脉导管未闭的主要症状、体征和辅助检查

（四）法洛四联症

法洛四联症（tetralogy of Fallot，TOF）是存活婴幼儿中最常见的青紫型先天性心脏病。1888 年法国医生 Etienne Fallot 首先对本病作了详细的描述。法洛四联症由以下四种畸形组成：①肺动脉狭窄，以漏斗部狭窄较多见；②室间隔缺损；③主动脉骑跨，主动脉根部骑跨在室间隔缺损上；④右心室肥厚。以肺动脉狭窄最重要，对患儿的病理生理和临床表现有重要影响（图 9-5）。

【病理生理】

肺动脉狭窄可引起右心室流出道梗阻，右心室排血受阻，肺循环血流量减少，同时右心

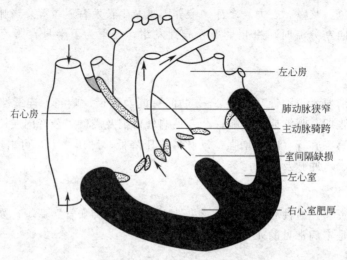

左心房

肺动脉狭窄

主动脉骑跨

室间隔缺损

左心室

右心室肥厚

右心房

图 9-5　法洛四联症示意图

室压力增高，右心室可出现代偿性的肥厚。肺动脉狭窄严重，右心室压力超过左心室压力时，大量右心室的血液可经室间隔缺损排入左心室再进入主动脉，同时右心室的血液可经骑跨在左右心室上的主动脉直接进入主动脉。室间隔缺损和主动脉骑跨，右向左分流的血液导致主动脉血氧饱和度下降，临床上出现发绀。另外，由于肺动脉狭窄，肺循环血流量减少，肺循环进行气体交换的血流减少，进一步加重了青紫的程度。患儿体循环动脉血氧饱和度下降，为了代偿缺氧，机体继发红细胞及血红蛋白增多。

【临床表现】

1. 症状

青紫为主要表现，其程度和出现的早晚与肺动脉狭窄程度有关。多于生后 3～6 个月逐渐出现青紫，并随年龄的增加而加重。青紫多见于毛细血管丰富的部位，如口唇、指（趾）端、球结合膜等。因血氧含量下降，活动耐力差，当啼哭、情绪激动、活动量增加及寒冷时，即可出现气急及青紫加重。蹲踞症状多见，患儿行走、游戏时常主动取蹲踞体位片刻。蹲踞时，下肢屈曲使静脉回心血量减少，减轻心脏负荷，同时下肢受压，体循环阻力增加，使右向左分流减少，从而缺氧症状得以暂时缓解。阵发性脑缺氧发作常见于婴儿，患儿在哭闹、排便、睡眠苏醒后以及感染、贫血等情况下均可诱发缺氧发作。由于狭窄的肺动脉漏斗部肌肉突然发生痉挛，引起一时性肺动脉梗阻，使脑缺氧加重所致。表现为阵发性呼吸困难，患儿呼吸急促、烦躁不安、发绀加重，严重者可引起突然昏厥、抽搐、意识丧失，甚至死亡。发作可持续数分钟或数小时，常能自行缓解。年长儿常表现为头痛、头昏，与脑缺氧有关。

2. 体检

患儿生长发育落后，重者智力发育落后。青紫明显，舌色发暗。心前区可稍隆起，胸骨左缘第 2～4 肋间常可闻及 Ⅱ～Ⅲ 级收缩期喷射性杂音，多以第 3 肋间最响，杂音响度取决于肺动脉狭窄程度。肺动脉狭窄程度严重者，流经肺动脉的血量少，杂音则短而轻，漏斗部痉挛时杂音消失。肺动脉第二心音（P_2）减弱或消失。由于长期缺氧，导致指（趾）端毛细血管扩张、增生，局部软组织和骨组织也增生肥大，表现为指（趾）端膨大如鼓槌状，称杵状指（趾）。

3. 并发症

常见并发症为脑血栓、脑脓肿、感染性心内膜炎、红细胞增多症等。

【辅助检查】

1. X线检查

右心室增大，心尖上翘，肺动脉段凹陷，心影呈"靴形"心；肺门血管影缩小、两侧肺纹理减少、透亮度增加。轻症患儿X线表现可正常。

2. 心电图

电轴右偏，右心室肥大，严重者可见右心房肥大。

3. 血液检查

周围血红细胞计数和血红蛋白量明显增多。

4. 超声心动图

可见肺动脉瓣及漏斗部狭窄。主动脉内径增宽，主动脉向右骑跨于室间隔上，室间隔连续中断，可判断骑跨程度。

5. 心导管检查

右心导管检查右心室压力升高，肺动脉到右心室有压力阶差及移行区。根据压力曲线可以判断肺动脉狭窄的类型。有时导管可通过缺损进入左心室或升主动脉。

6. 心血管造影

右心室造影可显示肺动脉狭窄的程度及部位、室间隔缺损的大小及主动脉骑跨程度。

【治疗要点】

1. 内科治疗

（1）一般治疗　预防感染，防治脱水和并发症。

（2）缺氧发作的治疗　①立即予以膝胸体位，轻者即可缓解；②吸氧、保持安静；③皮下注射吗啡；④普萘洛尔缓慢静脉注射，减慢心率，缓解发作，必要时15min后再重复一次；口服普萘洛尔可预防再次缺氧发作；⑤纠正代谢性酸中毒，给予碳酸氢钠，缓慢静脉注入，10~15min可重复应用；⑥严重意识丧失、血压不稳定患儿，尽早行气管插管，人工呼吸。

2. 外科治疗

绝大多数患儿可施行根治术。轻症患儿，手术年龄以4~6岁为宜。临床症状明显者，应在6个月到1岁时施行根治术。根治有困难可做姑息手术，即体肺分流术。待年长后一般情况改善时再做根治术。

★ 考点提示：法洛四联症畸形的组成、主要症状、体征和辅助检查

三、先天性心脏病患儿的护理

【护理评估】

1. 健康史

了解母亲妊娠史，尤其妊娠最初2个月内有无感染史、接触放射线及用药、饮酒史，母亲是否患有代谢性疾病，家族中有无先天性心脏病患者。发现患儿心脏病的时间，是否喜欢

蹲踞。有无出现过阵发性呼吸困难或突然昏厥发作。有无反复的呼吸道感染病史。既往儿童生长发育的情况、喂养及体重增加情况。

2. 身体状况

观察患儿精神状态、生长发育的情况。皮肤黏膜有无发绀及发绀程度，有无杵状指（趾）、胸廓畸形。心脏杂音的位置、性质和强度，是否有心音分裂、亢进，特别是肺动脉瓣区第二音有无异常。有无呼吸急促、鼻翼扇动，有无肺部啰音、肝大、颈静脉怒张等心力衰竭的表现。

3. 心理-社会状况

了解家长对疾病以及治疗、防护知识的了解程度，家庭经济状况，评估家长和患儿目前的心理状况。

4. 辅助检查

了解胸部 X 线检查、心电图检查、血液检查以及超声心动图、心导管检查、心血管造影等检查是否异常以及病变程度。

【护理诊断】

（1）活动无耐力　与先天性心脏病体循环血量减少或血氧饱和度下降有关。

（2）有感染的危险　与肺血增多等有关。

（3）营养失调：低于机体需要量　与喂养困难、食欲低下有关。

（4）生长发育迟缓　与体循环血量减少或血氧下降影响生长发育有关。

（5）潜在并发症　感染性心内膜炎、心力衰竭、脑血栓等。

【护理目标】

① 患儿活动量得到适当的限制，满足基本生活所需。

② 患儿不发生感染及各种并发症，发生并发症时能及时发现、合理处理。

③ 增加营养素摄入，患儿的生长需要可以满足。生长发育指标逐渐达到正常水平。

④ 患儿与家长能够获得本病的相关知识，得到心理支持，配合治疗护理。

【护理措施】

1. 休息与活动

休息可以减少心脏负担，使症状缓解。保持环境安静，为患儿提供良好的生活环境，室内温度适宜 $20\sim22℃$，湿度 $55\%\sim60\%$。保持患儿舒适。按患儿病情轻重安排病室。重症需要卧床休息，抬高床头，限制活动。避免哭闹和烦躁。护理及诊疗操作集中进行。根据病情安排适当活动。法洛四联症患儿在游戏或行走时，常突然出现蹲踞体位，不可强行拉起，应让患儿自行蹲踞或起立，劝其休息，并帮助患儿取胸膝卧位。

2. 饮食护理

给予患儿高蛋白、高维生素、易消化、清淡的食物，注意补充营养，改善患儿营养状况。进食以少量多餐为宜，避免进食过饱。小婴儿喂乳前最好先吸氧，斜抱位间歇喂乳，适当延长每次喂乳时间，耐心喂哺。对喂养困难的患儿更要耐心喂养，可少量多餐，避免呛咳和呼吸困难。由于心排血量减少，胃肠黏膜淤血、组织缺氧，致使消化功能降低，食欲低下。应调剂食谱，注意营养搭配，注意食物的色、香、味，鼓励患儿进食，保证营养需要。心功能不全的患儿需准确记录出入量，心力衰竭时应根据病情，采用无盐或低盐饮食。

★ 考点提示：先天性心脏病婴儿的喂乳护理

3. 病情观察

（1）预防充血性心力衰竭　观察患儿情绪、精神、面色、呼吸，监测心率、心律、血压等。患儿突然烦躁、哭闹、呼吸加快，拒奶，检查若发现心律失常（如期前收缩）、心率加快，及时与医生取得联系，遵医嘱对症处理，详细记录病情变化。如有面色苍白、烦躁不安、呼吸困难、端坐呼吸、咳粉红色泡沫样痰、肝大、水肿等心力衰竭的表现，按心力衰竭护理。

（2）预防感染　注意观察患儿有无精神不振、烦躁不安、食欲缺乏等。有无出现呼吸系统感染症状，如发热、咳嗽、气促，肺部听诊呼吸音粗糙，严重者可在脊柱两旁及两肺底听到固定的中、细湿啰音等。如出现呼吸道或其他部位感染按医嘱给予抗生素治疗，并加强护理。避免患儿去公共场所、人群集中的地方，以免交叉感染。先天性心脏病患儿应与感染性疾病患儿分室收治，避免接触感染患者。根据气候变化随时增减衣物，预防上呼吸道感染，防止肺部感染。患儿在接受小手术（如拔牙、扁桃体切除术）时，严格执行无菌操作，术前、术后应按医嘱给足量的抗生素，避免发生感染性心内膜炎。仔细观察患儿口腔黏膜有无充血及破损，每天进行两次口腔护理，一旦发生感染，应及时按医嘱给予抗生素治疗。为预防感染，除严重心力衰竭的患儿，均需按时接受预防接种。

★ **考点提示：先天性心脏病患儿预防感染措施，小手术前后、预防接种时间**

（3）预防昏厥和抽搐　法洛四联症患儿因活动、哭闹、便秘、贫血或感染等可引起阵发性缺氧发作，注意观察患儿有无呼吸困难，甚至昏厥、抽搐等表现，一旦发作，轻者使其取胸膝位即可缓解，重者应立即给予吸氧，尽量使患儿保持安静，并与医生合作，给予普萘洛尔、吗啡治疗。

★ **考点提示：法洛四联症患儿阵发性缺氧发作时的处理**

（4）预防脑血栓　法洛四联症患儿血液黏稠度高。当天气炎热、发热、大量出汗或呕吐、腹泻时，体液丢失过多可致血液浓缩，易形成血栓，尤其是脑血栓。因此，应注意液体的补充，必要时可静脉输液。

★ **考点提示：法洛四联症患儿脑血栓的预防**

4. 对症护理

（1）患儿出现呼吸急促、青紫等症状时，取半卧位休息。患儿烦躁不安，出现三凹征或点头呼吸，口周、指（趾）甲青紫，给予氧气吸入，烦躁者遵医嘱给镇静药。对于充血性心力衰竭患儿，应置于半卧位或坐位，双腿下垂；给予氧气吸入并减慢输液速度。及时报告医生，遵医嘱给予强心、利尿、镇静药物，以增强心肌收缩力，减慢心率，增加心排血量，减轻体内水钠潴留。保持患儿安静减少耗氧，从而减轻心脏负荷。心力衰竭的患儿绝对卧床休息，日常活动均由护理人员协助完成，避免患儿用力取物或排便，以减少氧及能量消耗。严格控制输液速度和量，避免增加心脏负担。减少不良刺激，必要时遵医嘱应用镇静药物。饮食清淡易消化，适当限制钠盐和水的摄入量。

（2）患儿出现水肿时，限制水、钠摄入，根据病情给无盐或少盐、易消化饮食。避免进食含钠量高的食品，如腌制品、发酵面食、罐头、味精、啤酒、碳酸饮料等。每天食盐摄入量少于5g，服利尿药者可适当放宽。尿少者，遵医嘱给利尿药。每周测量体重2次，严重水肿，每天测体重1次。每天做皮肤护理2次，动作要轻。患儿床上铺海绵垫，保持床单、被褥和衣服的清洁、柔软、平整、干燥。定时翻身，局部按摩，预防褥疮的发生。水肿明显的患儿，由于循环及营养不良，皮肤弹性差、抵抗力低，水肿部位易受损伤，帮助患儿翻身或改变体位时，要避免拖、拉等增加皮肤摩擦的动作，防止皮肤损伤。如皮肤有破损，应及时处理，以防发生皮肤感染。

（3）患儿出现咳嗽、咯血时，应绝对卧床休息，抬高床头，头偏向一侧。备好痰吸引器，必要时协助患儿排痰。详细记录咳痰、咯血的量、颜色、性质等。正确收集痰标本并及时送检，进行痰涂片或痰细菌培养检查。剧烈咳嗽的患儿，遵医嘱给予药物治疗。口服止咳糖浆后不可以立即饮水，儿童不可以在睡前服用止咳药物。若患儿发生病情变化，立即配合医生抢救。危重患儿应设专人护理，密切观察病情，详细记录。病室内应备有抢救设备，如急救车、吸痰器、吸氧设备、心电监护仪等。

（4）保持大便通畅，多食含纤维素丰富的食物，适当的活动，防止便秘。患儿出现便秘时，应立即报告医生处理，遵医嘱给缓泻剂，注意不能使用大剂量液体灌肠，以防增加心脏负担。严禁病情不稳定的患儿下地独自排便，防止发生意外。

5. 用药护理

（1）应用利尿药的护理　遵医嘱正确使用利尿药，并注意不良反应的观察和预防，定期监测血电解质及酸碱平衡情况。对使用速效利尿药者，应注意观察有无电解质紊乱、酸碱平衡失调及循环血量改变的表现。静脉注射呋塞米后，要注意有无脱水、低钠、低钾等症状的发生。防止低钾血症诱发洋地黄中毒或加重心力衰竭。应用保钾利尿药需注意有无胃肠道反应、嗜睡、乏力、皮疹，高血钾等不良反应。利尿药的应用时间选择早晨或日间为宜，避免夜间排尿过频而影响患儿的休息。

（2）应用洋地黄的护理　1岁以内心力衰竭的发病率最高，其中先天性心脏病引起者最多见。儿童心力衰竭多采用首先达到洋地黄化的方法，然后根据病情需要继续使用维持量。能口服的患儿，给予地高辛口服。病情较重或不能口服者可选择毛花苷C或地高辛静注。洋地黄类药物的治疗量和中毒量较接近，故易发生中毒。易导致洋地黄中毒的情况主要包括：肾功能不全、低血钾、严重缺氧、急性心肌炎等。应用洋地黄类药物应注意以下几方面。

① 用药前：a.应用1ml注射器准确抽取药液，以保证用药量准确，以10%或25%的葡萄糖液稀释后静脉给药，静脉注射速度要缓慢，不少于5min；b.每次给药前应先测患儿脉搏或心率1min，当婴幼儿脉率＜80～90次/分，年长儿＜60～70次/分时，或患儿脉搏节律不规则应暂停用药，并通知医生。

② 用药时：a.严格遵医嘱给药、密切观察患儿脉搏、心率、心律及心电图变化；b.口服洋地黄药物时，应按时按量服用，剂量一定要准确，如患儿服药后呕吐，应及时联系医生，决定是否补服；c.应避免与其他药物同时服用，避免同时使用钙剂；d.如心电监护记录异常，应立即暂停给药并通知医生。

③ 用药后：给药后1～2h要监测患儿心率和心律，并注意心力衰竭表现是否改善，以配合医生调整用药计划。洋地黄治疗有效的指标是：气促改善，脉搏减慢并且搏动增强，心率减慢、心音有力、肝回缩、尿量增加，患儿安静、呼吸平稳、口唇、指甲发绀好转，食欲好转等。

④ 用药期间：a.应多给患儿进食富含钾的食物（如香蕉、橘子等），或遵医嘱给氯化钾溶液；暂停进食含钙量高的食物，以免增加药物毒性；b.密切观察患儿情况，必要时监测血清洋地黄的浓度。洋地黄中毒表现有食欲下降、恶心、呕吐等；心血管反应为各种心律失常，如窦性心动过缓或过速、期前收缩、房室传导阻滞等，室性期前收缩二联律是最为常见的表现，是较严重的毒性反应；视物模糊、黄视绿视、头晕、头痛、复视、嗜睡、昏迷等；

c. 洋地黄类药物毒性反应的处理：立即停用洋地黄类药并报告医生。停用排钾利尿药，检测血钾，积极补充钾盐；快速纠正心律失常，如果血钾不低可使用利多卡因或苯妥英钠；对缓慢心律失常，可使用阿托品 0.5～1mg 治疗或安置临时起搏器。

6. 心理护理

由于先天性心脏病患儿及家长对疾病缺乏认识，正常活动受到限制，生长发育落后于同龄儿童，如果又面临手术，容易产生焦虑、自卑、恐惧心理。因此，应给予患儿良好的休息环境，医护人员态度要和蔼，对患儿关心爱护，建立良好的护患关系，使患儿感觉舒适，以减轻精神负担。向家长及患儿进行有针对性的疾病知识、护理注意点的宣教，解释病情和检查、治疗情况，取得他们的理解和配合。及时介绍心脏外科手术的进展及同类疾病治愈的病例，增强治愈信心。

★ **考点提示：常见先天性心脏病的主要护理措施和洋地黄类用药注意事项**

【护理评价】

① 评价患儿活动量是否得到适当的限制，活动耐力有无增加，是否满足基本生活所需。

② 有无缺氧及心功能不全等表现。

③ 家长和患儿是否了解如何预防感染及并发症，有无发生感染及并发症，或发生并发症时能否及时给予合理处理。

④ 能否获得充足的营养，满足患儿生长发育需要。

⑤ 患儿与家长是否获得本病的相关知识，得到心理支持，是否积极配合检查、治疗及护理。

【健康教育】

① 向患儿及家长介绍先天性心脏病的病因、主要临床表现、护理要点以及手术适宜年龄，宣传心脏外科手术的进展和医疗技术的提高，增强患儿及家长治愈疾病的信心，积极配合检查、治疗、护理。

② 指导家长合理安排患儿饮食，耐心喂养。可给予含蛋白、维生素及能量较高的食物，以满足儿童生长发育的需要，同时要多食含膳食纤维高的蔬菜和水果，以保持大便通畅。

③ 指导家长掌握先天性心脏病患儿的日常护理，建立合理的生活制度，使患儿劳逸结合。教会家长评估患儿活动耐量的方法和限制活动的指征，学会观察心力衰竭和脑缺氧的表现，以便及时就诊。

④ 强调预防感染、加强护理的重要性，按时预防接种并遵医嘱用药。

⑤ 要求家长定期带患儿到医院复查，做好生长发育监测。调整心功能到最佳状态，使患儿能安全到达手术适宜年龄。

⑥ 加强孕妇的保健，特别是在妊娠早期适量补充叶酸，积极预防风疹、流行性感冒等病毒性疾病，以及避免与发病有关的高危因素接触，保持健康的生活方式等，对预防先天性心脏病具有积极意义。在妊娠早、中期通过胎儿超声心动图检查、染色体及基因诊断等方法，对先天性心脏病进行早期诊断和早期干预。

思考题

1. 先天性心脏病分为哪几类？
2. 法洛四联症有哪几种畸形组成？
3. 潜伏青紫型先天性心脏病有哪些常见的并发症？
4. 为什么竖抱口唇发绀先天性心脏病的患儿时常将患儿双腿屈曲？

（陈　梅）

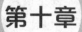

消化系统疾病患儿的护理

第十章

【学习目标】

1.掌握口炎、腹泻病的临床表现、护理措施，熟悉液体疗法的原则及护理措施。

2.熟悉腹泻病的治疗要点、健康教育，熟悉儿童不同脱水程度及脱水性质、低钾血症、代谢性酸中毒的临床表现。

3.了解消化系统解剖生理特点，消化系统常见疾病的病因与发病机制。

案例导入

案例回放：

患儿，男，1岁，因发热、腹泻、呕吐3天来诊。3天前无明显诱因突然高热39℃，半天后开始腹泻和呕吐，大便每天10次以上，为黄色稀水便，蛋花汤样，无黏液及脓血，无特殊臭味，呕吐每天3～5次，为胃内容物，非喷射性，曾用新霉素治疗无好转。病后食欲差，尿少，近10h无尿。既往无腹泻和呕吐史。个人史：第2胎第2产，足月自然分娩，母乳喂养。

查体：体温38.9℃，脉搏135次/分，呼吸35次/分，血压80/50mmHg，体重9kg，身长75cm。急性重病容，面色发灰，皮肤无黄染，未见皮疹，皮肤弹性差，心率135次/分，律齐，心音稍低钝，肺无异常，腹稍胀，肝肋下1cm，肠鸣音存在。眼窝明显凹陷，哭无泪。肢端凉，神经系统检查无异常。

实验室检查：Hb 110g/L，WBC $8.6×10^9$/L，PLT $200×10^9$/L；粪便常规偶见白细胞。

思考问题：

1.患儿的医疗诊断是什么？病情严重程度如何？

2.该患儿如有休克，如何急性扩容？

3.臀部护理要点有哪些？

第一节　儿童消化系统解剖生理特点

（一）口腔

口腔是消化道的起端，具有吸吮、吞咽、咀嚼、消化、味觉等功能。正常新生儿出生时具有较好的吸吮、吞咽功能。婴幼儿口腔黏膜薄嫩，血管丰富，易受损伤和感染。新生儿时期唾液腺发育不成熟，唾液量分泌少，故口腔黏膜较干燥；3～4个月时唾液分泌开始增多，5～6个月后唾液腺发育完善，唾液量明显增加，常发生生理性流涎。

★ 考点提示：出现生理性流涎的时间

（二）食管

新生儿食管长8～10cm，1岁时长约12cm，5岁时长约16cm，学龄儿童长20～25cm，成人25～30cm。婴幼儿的食管呈漏斗状，黏膜薄嫩，肌肉组织和弹力组织发育尚不完善，食管下段括约肌发育不成熟，控制能力差，故常发生胃食管反流。婴儿吸奶时常吞咽过多空气，易发生溢乳。

★ 考点提示：婴儿容易溢乳的原因

（三）胃

新生儿胃容量为30～60ml，1～3个月时90～150ml，1岁时50～300ml，5岁为700～850ml。婴儿胃呈水平位，开始站立行走后，逐渐变为垂直位。盐酸和各种消化酶分泌少，且酶活性低，消化功能差。儿童胃排空时间与食物种类有关：水的排空时间为1.5～2h，母乳为2～3h，牛乳为3～4h。早产儿胃排空时间更长，易发生胃潴留。

★ 考点提示：儿童胃排空时间

（四）肠

儿童肠管相对比成人长，一般为身长的5～7倍（成人为4倍）。小肠的主要功能有消化、吸收和免疫。大肠的主要功能是储存食物的残渣、进一步吸收水以及形成粪便。婴幼儿肠黏膜肌层发育差，肠壁薄，黏膜含有丰富的血管，通透性高，屏障功能差，有利于营养物质的吸收，但当消化道感染时，肠道内细菌、病毒或毒素也容易吸收入血引起全身感染。儿童肠系膜长而柔软，活动度大，易患肠套叠和肠扭转。儿童直肠相对较长，黏膜和黏膜下层固定差，肌层发育不完善，易发生脱肛。

★ 考点提示：儿童易患肠套叠和肠扭转的原因

（五）肝

儿童年龄越小肝相对较大，婴幼儿时期肝下缘在右锁骨中线肋缘下1～2cm。儿童肝血管丰富，肝细胞和肝小叶发育不完善，解毒功能差，对外来毒素反应较强。感染、药物、缺氧等因素，均可致肝大。婴儿肝结缔组织发育较差，肝细胞再生能力强，故儿童不易发生肝硬化。婴儿期胆汁分泌较少，故对脂肪的消化吸收差。儿童期肝糖原贮存相对较少，易因饥饿而发生低血糖反应。

（六）胰腺

出生后3～4个月时胰腺发育较快，胰液分泌量也随之增多。出生后1年，胰腺外分泌部生长迅速，为出生时的3倍。胰液的分泌量随年龄增长而增加，至成人每天可分泌1～2L。酶类出现的顺序为：胰蛋白酶最先，而后是糜蛋白酶、羧基肽酶、脂肪酶，最后是淀粉酶。新生儿胰液所含脂肪酶活性不高，直到2～3岁时才接近成人水平。婴幼儿时期胰液及其消化酶的分泌易受炎热天气和各种疾病的影响而被抑制，容易发生消化不良。

（七）肠道细菌

在母体内，胎儿肠道是无菌的，生后数小时细菌即侵入肠道，主要分布在结肠和直肠。肠道菌群受食物成分影响，单纯母乳喂养儿以双歧杆菌占绝对优势，人工喂养儿和混合喂养儿肠内的大肠埃希菌、嗜酸杆菌、双歧杆菌及肠球菌所占比例几乎相等。

（八）婴幼儿粪便特点

1. 胎便

胎便新生儿在生后12h内排出的粪便称为胎便。胎便黏稠，成深绿色或黑绿色糊状，无臭味，2～3天后逐渐变成黄色便。若24h内仍无排出，应考虑是否有消化道畸形。

2. 人乳喂养儿粪便

人乳喂养儿粪便呈黄色或金黄色，多为均匀膏状或带少许黄色粪便颗粒，有时微带绿色，呈酸性反应，无臭味，每天排便2～4次。

3. 人工喂养儿粪便

人工喂养儿粪便见于牛乳、羊乳喂养的婴儿，大便呈淡黄色或灰黄色，较干稠，呈中性反应或碱性反应。因牛乳含蛋白质较多，粪便有明显的蛋白质分解产物的臭味，常带奶瓣。每天排便1～2次。

4. 混合喂养儿粪便

混合喂养儿粪便介于二者间，如以牛乳为主，母乳较少，则大便同人工喂养儿粪便，但较软、黄。添加各种辅食后，粪便形状接近成人。

第二节　口　炎

案例导入

案例回放：

11个月患儿，因流涎、拒食、哭闹3天就诊。查体：体温34℃，口腔唇内、颊黏膜上可见成簇水疱破裂后形成的小溃疡，表面覆盖黄白色纤维素样渗出物，颌下淋巴结增大。临床诊断：疱疹性口炎。

思考问题：

1.该患儿有哪些护理问题？

2.给该患儿制订哪些护理措施？

口炎（stomatitis）是指口腔黏膜由于各种感染引起的炎症。口腔黏膜的炎症，若病变仅局限于舌、牙龈、口角亦可称为舌炎、齿龈炎或口角炎，多由病毒、真菌、细菌引起。全年可发病，多见于婴幼儿，可单独发生或继发于急性感染、腹泻、营养不良和 B 族维生素、维生素 C 缺乏等全身性疾病。鹅口疮由白色念珠菌引起；疱疹性口炎由单纯疱疹病毒感染所致；溃疡性口炎由链球菌、金黄色葡萄球菌、肺炎链球菌等革兰阳性菌感染引起。

一、鹅口疮

鹅口疮（thrush, oral candidiasis）又称雪口病，为白色念珠菌感染所致，多见于新生儿、营养不良、腹泻、长期应用广谱抗生素或激素的患儿；新生儿多由产道感染，或因哺乳时奶头不洁及使用的奶具被污染而引起。

【临床表现】

新生儿及婴儿较多见。本病特征是在口腔黏膜表面出现白色或灰白色乳凝块物，初成点状或小片状，可逐渐融合成大片，不易擦去，若强行擦拭剥离后，局部黏膜潮红、粗糙、可有渗血。患处不痛，不流涎，也不影响吃奶，一般无全身症状。重者整个口腔均被白色斑膜覆盖，甚至可蔓延至咽、喉、食管、气管、肺等处，出现拒食、呕吐、吞咽困难、声嘶或呼吸困难。

★ 考点提示：引起鹅口疮的病原体及临床表现

【治疗要点】

1. 保持口腔清洁

用 2% 的碳酸氢钠溶液清洗口腔，每天 2~4 次。

2. 局部用药

局部涂抹 10 万~20 万 U/ml 制霉菌素鱼肝油混悬溶液，每天 2~3 次。

二、疱疹性口炎

疱疹性口炎（herpetic stomatitis）由单纯疱疹病毒感染所致，多见于婴幼儿，全年可发病，传染性强，可在集体托幼机构引起小流行。

【临床表现】

疱疹常见于齿龈、口唇、舌和颊黏膜处，有时累及上腭及咽部。初起齿龈红肿，触之易出血，继而在口腔黏膜上出现散在或成簇的小疱疹，直径约 2mm，周围有红晕，水疱迅速破溃后形成浅表溃疡，有黄白色纤维素性渗出物覆盖，多个小溃疡可融合成不规则的大溃疡。由于疼痛明显，患儿可表现为烦躁、哭闹、拒食、流涎，有发热，体温达 38~40℃，颌下淋巴结常肿大。体温一般在 3~5 天后恢复正常，病程 1~2 周，淋巴结肿大可持续 2~3 周。

本病应与柯萨奇病毒引起的疱疹性咽峡炎相鉴别，后者多发生于夏秋季，疱疹主要在咽部和软腭，有时可见于舌，但不累及齿龈和颊黏膜，颌下淋巴结常无肿大。

★ 考点提示：引起疱疹性口炎的病原体及临床表现

【治疗要点】

1. 保持口腔清洁

多饮水，用 3% 过氧化氢溶液清洗溃疡面，避免进食刺激性食物。

2. 局部用药

局部可涂碘苷（疱疹净）抑制病毒，亦可喷西瓜霜、锡类散等。为预防继发感染可涂 2.5%～5%金霉素鱼肝油。

3. 对症处理

发热者给予物理降温或药物降温，补充足够的营养和水分。疼痛影响进食者，可按医嘱在进食前涂 2%利多卡因于局部。有继发感染时按医嘱使用抗生素治疗。

三、溃疡性口炎

溃疡性口炎（ulcerative stomatitis）主要由链球菌、金黄色葡萄球菌、肺炎链球菌、铜绿假单胞菌等引起，以婴幼儿多见，常发生于急性感染、长期腹泻等机体抵抗力下降时，口腔不洁更有利于细菌繁殖而致病。

【临床表现】

口腔各部位均可发生，常见于舌、唇内及颊黏膜处，可蔓延到唇及咽喉部。初起口腔黏膜充血、水肿，继之形成大小不等的糜烂或溃疡，表面有纤维素性炎性分泌物形成的灰白色假膜，边界清楚，易拭去，但露出溢血的创面不久又被假膜覆盖。患儿因疼痛表现为烦躁、哭闹、拒食、流涎，常有发热，体温可达 39～40℃，颌下淋巴结肿大，全身症状轻者 1 周左右体温恢复正常。

三类口炎的临床表现及护理措施比较见表 10-1。

表 10-1　三种口炎比较

项目	鹅口疮	疱疹性口炎	溃疡性口炎
病原体	白色念珠菌	单纯疱疹病毒	链球菌、葡萄球菌、铜绿假单胞菌、大肠埃希菌等
病因	菌群失调、乳头不洁、乳具污染	机体抵抗力降低	抵抗力低下，口腔不洁
局部特征	口腔黏膜有点状、片状白色乳凝块样附着物，强行拭去，局部黏膜潮红有渗血	齿龈、舌、颊黏膜处散在或成簇的黄白色小疱疹，周围有红晕，迅速破溃后形成浅溃疡，表面有黄白色纤维素性分泌物覆盖	口腔黏膜充血、水肿及大小不等的糜烂或溃疡，表面有较厚纤维素性渗出物形成的灰白或黄色假膜，擦后可见溢血的糜烂面
全身表现	一般无全身症状，患处不痛、不流涎、不影响吃奶	常有发热，局部疼痛、拒食、流涎、烦躁，颌下淋巴结肿大	局部疼痛明显，拒食，烦躁，常有发热，局部淋巴结肿大
治疗要点	2%碳酸氢钠溶液清洁口腔，患处涂制霉菌素鱼肝油混悬溶液	患处涂碘苷（疱疹净）、锡类散、西瓜霜等	用3%过氧化氢溶液或0.1%～0.3%依沙吖啶溶液清洁口腔，并涂以 5%金霉素鱼肝油、锡类散等

★ 考点提示：引起溃疡性口炎的病原体及临床表现

【治疗要点】

1. 一般治疗

保持口腔清洁，用3%过氧化氢溶液或0.1%～0.3%依沙吖啶溶液清洗口腔。注意补充营养和水分。

2. 局部用药

溃疡面涂 5%金霉素鱼肝油、锡类散等。

3.控制感染

选用有效抗生素。

四、口炎患儿的护理

【护理评估】

1.健康史

应询问患儿健康状况及用药史，尤其是有无长期应用广谱抗生素或糖皮质激素的病史；有无食具消毒不严、口腔不卫生的情况；有无急性感染、腹泻、营养不良、久病体弱或 B 族维生素、维生素 C 缺乏等导致机体抵抗力下降的病史。

2.身体状况

评估患儿口腔黏膜局部表现，如口腔黏膜有无溃疡、溃疡的部位、溃疡表面的假膜是否容易擦去，有无疼痛、烦躁、拒食及颌下淋巴结肿大，有无发热等全身症状等表现。

3.心理-社会状况

评估患儿疼痛、烦躁、哭闹及家长的焦虑程度。

【护理诊断】

（1）口腔黏膜受损　与护理不当、理化因素刺激、口腔不洁、抵抗力低下等有关。

（2）体温过高　与口腔感染有关。

（3）疼痛　与口腔黏膜损伤有关。

（4）知识缺乏　与家长及年长儿缺乏口腔炎预防及护理知识有关。

【护理目标】

① 1～2周患儿口腔黏膜恢复正常。

② 患儿体温恢复正常。

③ 患儿进食、饮水没有不适感。

④ 患儿家长能说出口炎的病因，知道口炎的护理知识。

【护理措施】

1.饮食护理

以高热量、高蛋白、含丰富维生素的温凉流质或半流质为宜，对由于口腔黏膜糜烂、溃疡引起疼痛影响进食者，在进食前用2%利多卡因涂局部。同时避免摄入刺激性食物。对不能进食者，可静脉补充或给予肠道外营养，以确保能量与液体的供给。

2.保持口腔清洁

根据病因选择不同的溶液清洗口腔，可以选用3%过氧化氢溶液清洗溃疡面后，涂1%甲紫或2.5%～5%金霉素鱼肝油，较大儿童可用含漱剂。进食后漱口，鼓励多饮水，保持口腔黏膜湿润和清洁。对流涎者，及时清除流出物，保持皮肤干燥、清洁，避免引起皮肤湿疹及糜烂。

3.发热护理

体温超过38.5℃时，给予松解衣服，头部置冷毛巾、冰袋等物理降温，必要时给予药物降温，同时做好皮肤护理。

4.按医嘱正确涂药

为了确保局部用药效果，涂药前应先清洁口腔，然后将纱布或干棉球放在颊黏膜腮腺管口处或舌系带两侧，以隔断唾液；再用干棉球将病变部黏膜表面吸干净后才能涂药；涂药后嘱患儿闭口 10min 后取出纱布或棉球，并嘱患儿不可立即漱口、饮水或进食。

5. 防止继发感染及交叉感染

护理患儿前后要洗手，患儿用过的食具、玩具、毛巾等要及时消毒。鹅口疮患儿使用过的奶瓶、奶嘴应放于 5‰碳酸氢钠溶液中浸泡 30min 后洗净再煮沸消毒。疱疹性口腔炎具有较强的传染性，应注意与健康儿隔离，以防传染。

【护理评价】

① 患儿口腔黏膜是否恢复正常。

② 患儿体温是否恢复正常。

③ 患儿疼痛是否消失。

④ 患儿家长是否能掌握口炎的病因及护理知识。

【健康教育】

① 向家长介绍口炎发生的原因、症状、治疗和护理要点。

② 给家长示教清洁口腔及局部涂药的方法。

③ 指导家长做好清洁、消毒工作，食具专用。

④ 培养儿童养成良好的卫生习惯，学会正确刷牙，进食后漱口，纠正不良习惯。

⑤ 宣传均衡膳食对提高机体抵抗力的重要性，培养良好饮食习惯，避免偏食、挑食。

第三节　腹泻病

腹泻病又称儿童腹泻（infantile diarrhea），是一组由多病原、多因素引起的以大便次数增多和性状改变为特点的一组消化道综合征，严重者可引起水、电解质紊乱和酸碱平衡失调。是婴幼儿时期的常见病，发病年龄多在 6 个月至 2 岁，一年四季均可发病，以夏秋季发病率最高。为儿童时期重点防治的"四病"之一。

【病因】

（一）易患因素

1. 消化道特点

婴幼儿消化系统发育不够成熟，胃酸分泌低、消化酶量分泌少，酶活性低。婴儿饮食质和量变化较快而耐受力差。

2. 机体防御能力较差

血清中免疫球蛋白和胃肠道 sIgA 较低、胃酸偏低、新生儿出生后未建立正常菌群，或因长期使用抗生素引起肠道菌群失调时使正常菌群对入侵致病菌的拮抗作用减弱或消失，而发生肠道感染。

3. 生长发育快

婴幼儿生长发育快，对营养物质的需求相对较多，胃肠道负担重。因此，在受到不良因素影响时，易引起消化道功能紊乱。

4. 人工喂养

由于不能从母乳中获取 sIgA、乳铁蛋白等体液因子，以及巨噬细胞、粒细胞和溶菌酶等有很强抗肠道感染作用的物质。

(二) 感染因素

1. 肠道内感染

(1) 病毒感染　秋冬季节的婴幼儿腹泻 80% 由病毒感染引起，其中以轮状病毒感染者最为常见，其次是星状病毒、杯状病毒和肠道病毒（包括柯萨奇病毒、埃可病毒、肠道腺病毒等）。

(2) 细菌感染　以致腹泻大肠埃希菌为主，可分为五种，包括致病性、产毒性、侵袭性、出血性和黏附性大肠埃希菌。其次是空肠弯曲菌和耶尔森菌（不包括法定传染病）等。

2. 肠道外感染

患有中耳炎、上呼吸道感染、肺炎、肾盂肾炎、皮肤感染及急性传染病时也可引起腹泻，由于发热及病原体毒素作用可使消化功能紊乱。

(三) 非感染因素

1. 饮食因素

喂养不当，如不定时、食量过多或过少；食物成分不适宜，如过早进食大量淀粉、脂肪类食物；进食果汁过多可引起高渗性腹泻等；对牛奶、豆浆或某些食物成分过敏或不耐受等均可出现腹泻。

2. 气候因素

天气突然变冷，腹部受凉使肠蠕动亢进。天气过热使消化液分泌减少。可能诱发消化功能紊乱的因素均可诱发腹泻。

(四) 使用抗生素引起的腹泻

长期使用广谱抗生素可以使肠道有害菌、耐药金黄色葡萄球菌、难辨梭状芽孢杆菌、铜绿假单胞菌等大量繁殖，也使双歧杆菌等有益菌减少，微生态失衡而出现腹泻（又称抗生素相关性肠炎）。大便的性状与细菌侵袭的部位有关，病情可轻可重。常表现为慢性、迁延性腹泻。

【发病机制】

腹泻发生机制包括：肠腔内存在大量不能吸收的具有渗透活性的物质（渗透性腹泻）、肠腔内电解质分泌过多（分泌性腹泻）、炎症所致的液体大量渗出（渗出性腹泻）及肠道运动功能异常（肠道功能异常性腹泻）等。但临床上不少腹泻并非由某种单一机制引起，而是多种机制共同作用的结果。

1. 感染性腹泻

大多数病原微生物通过污染的食物、水、手或玩具等进入消化道，或通过带菌者传播。病原微生物进入肠道后能否引起腹泻，取决于机体的防御能力、病原微生物数量及毒力。当患儿防御能力下降、大量的病原微生物侵袭并产生毒力时可致肠黏膜发生充血、水肿、炎症细胞浸润、溃疡和渗出等病变，使食物的消化、吸收发生障碍，未消化的食物被细菌分解

（腐败、发酵），其产物造成肠蠕动功能异常及肠腔内渗透压升高而引起腹泻。另外，病原体产生的毒素，可使小肠液分泌增加，当超过结肠的吸收能力时也能导致腹泻。腹泻后丢失大量的水和电解质，引起脱水、酸中毒及电解质紊乱。

2. 非感染性腹泻

非感染性腹泻主要由饮食不当引起。儿童消化系统对食物的耐受性较差，当进食过多或成分不当时，食物的消化吸收发生障碍，积滞于小肠上部，使局部酸度减低，肠道下部细菌上移并繁殖，使未消化的食物发生腐败和发酵，导致肠腔内渗透压增高、肠蠕动亢进，引起腹泻、脱水、电解质紊乱。婴幼儿腹泻发病机制见表10-2。

表10-2　不同病因所致腹泻的发病机制

类型			性质	发病机制
感染性腹泻	病毒性肠炎		渗透性腹泻	病毒侵入肠黏膜上皮细胞，黏膜受累、绒毛破坏→吸收面积减少；抑制乳糖酶、乳糖→乳酸→导致渗透压增加→水样腹泻
	细菌性肠炎	肠毒素性肠炎	分泌性腹泻	细菌肠毒素→抑制吸收、促进分泌→肠道中 Cl^-、Na^+ 和水总量增多，超过结肠吸收限度→大量水样腹泻
		侵袭性肠炎	渗出性腹泻	直接侵入肠壁→广泛炎性反应、肠毒素→黏液、脓血便
非感染性腹泻			肠道功能异常性腹泻	消化异常，食物停滞在消化道上部，肠道下部细菌上移→内源性感染→发酵→消化不良→腹泻

★ **考点提示：儿童腹泻的主要病因**

【临床表现】

临床上根据腹泻的病因可分为感染性腹泻和非感染性腹泻；根据病程可分为急性腹泻（病程<2周）、迁延性腹泻（病程在2周至2个月）和慢性腹泻（病程>2个月）；根据病情分为轻型腹泻及重型腹泻。

（一）轻型腹泻

轻型腹泻常由饮食因素及肠道外感染引起。以胃肠道症状为主，表现为食欲下降、偶有呕吐，大便次数增多及性状改变，一天大便可达10次左右，每次大便量不多，呈黄色或黄绿色稀水样，常见白色或黄白色奶瓣和泡沫。无脱水及全身中毒症状，多在数天内痊愈。

（二）重型腹泻

重型腹泻多由肠道内感染引起，也可由轻型腹泻发展而来。

1. 胃肠道症状

食欲低下，常伴有呕吐，严重者进水即吐，吐咖啡渣样物；腹泻频繁，每天大便10余次至数十次，多为黄色水样便或蛋花汤样便、量多、有少量黏液。

2. 全身中毒症状

发热，体温可达40℃，烦躁不安、精神萎靡、嗜睡甚至昏迷、休克等。

3. 水、电解质紊乱及酸碱平衡失调

主要表现为脱水、代谢性酸中毒、低钾血症、低钙血症和低镁血症等。

（三）常见肠炎的临床特点

常见肠炎的临床特点见表10-3。

表 10-3　常见肠炎的临床特点

病因	发病特点	全身症状	大便特点	大便检查
轮状病毒肠炎	多发生在秋、冬季节，以 6～24 个月婴幼儿多见	常伴有上呼吸道感染症状，感染中毒症状不明显，常伴脱水、酸中毒	黄色水样或蛋花样，含少量黏液，无腥臭味，每天几次到几十次，量多	少量白细胞，血清抗体多在感染后 3 周上升
致病性和产毒性大肠埃希菌肠炎	多发生在夏季	可伴发热、脱水、电解质紊乱和酸中毒	腹泻频繁，蛋花汤样或水样，含有黏液	可见少量白细胞
侵袭性大肠埃希菌肠炎	多见于夏季	常有腹痛、里急后重及全身中毒症状，甚至休克	大便呈黏液脓血便，有腥臭味	可见大量脓细胞和白细胞、红细胞
出血性大肠埃希菌肠炎	多发生在夏季	伴腹痛，体温多正常	初起为黄色水样便，后转为血水便，有特殊臭味	有大量红细胞，常无白细胞
空肠弯曲菌肠炎	多发生在夏季	有剧烈腹痛，并发症较多	脓血便	可见大量脓细胞、白细胞、红细胞
金黄色葡萄球菌肠炎	多继发于长期使用抗生素或激素后	不同程度的全身中毒症状、脱水和电解质紊乱，甚至发生休克	典型大便为暗绿色似海水样，量多，含黏液，少数为血便	有大量脓细胞和成簇的革兰阳性球菌，培养有葡萄球菌生长，凝固酶试验阳性
真菌性肠炎	常为白色念珠菌所致，2 岁以下婴儿多见	病程迁延，常伴有鹅口疮	稀黄，泡沫较多带黏液，有时可见豆腐渣样细块	可见真菌孢子和假菌丝
生理性腹泻	多见于 6 个月以下婴儿，生后不久即腹泻，不需要特殊治疗，不影响生长发育	外观虚胖，常有湿疹，精神、食欲好，体重增长正常	除大便次数增多外，无其他症状，添加辅食后，大便即逐渐转为正常	大便化验无异常

★ **考点提示：轻型腹泻、重型腹泻的区别，常见肠炎的临床特点**

【辅助检查】

1. 大便常规

轻型腹泻患儿大便镜检可见大量脂肪球；中重度腹泻患儿大便镜检可见大量白细胞，有时可见不同数量的红细胞。有条件应做大便细菌培养。

2. 病原学

细菌性肠炎大便培养可检出致病菌；真菌性肠炎大便镜检可见真菌孢子和菌丝；疑为病毒性肠炎时可做病毒分离等检查。

3. 血常规

细菌感染时白细胞计数及中性粒细胞增多，寄生虫感染和过敏性腹泻时嗜酸性粒细胞增多。

4. 血生化

血清钾及血清钙下降，二氧化碳结合力降低，血钠浓度随脱水性质不同而异。

【治疗要点】

腹泻的治疗原则是调整饮食；合理用药，控制感染；纠正水、电解质紊乱及酸碱平衡失调；预防并发症。

1. 调整饮食

供给足够、适宜的营养对预防营养不良、促进恢复和缩短腹泻病程非常重要。故腹泻脱水患儿除严重呕吐者暂禁食（不禁水）4～6h外，强调继续进食，但需根据病情和平时的饮食习惯进行适当的调整。

2. 控制感染

约70%的患儿表现为病毒及非侵袭性细菌所致的水样腹泻，以饮食疗法和液体疗法为主，一般不须应用抗生素，选用微生态制剂（双歧杆菌、嗜酸乳杆菌等）和黏膜保护剂（如蒙脱石粉）；另外约30%的患儿为侵袭性细菌感染所致的黏液脓血便患者，结合大便细菌培养和药敏结果选用抗生素，避免使用止泻剂。

3. 液体疗法

脱水和电解质紊乱是腹泻死亡的主要原因。及时合理的液体疗法是降低病死率的关键。详见本章第四节。

4. 对症处理

腹胀明显者可用新斯的明皮下注射、肛管排气，低钾者应及时补钾，呕吐严重可针刺内关穴或用氯丙嗪肌内注射，高热者给予物理降温或退热剂等。

5. 迁延性腹泻和慢性腹泻

因常伴有营养不良和其他并发症，病情较为复杂，须针对不同的病因采用中西医综合治疗措施；也可选用微生态疗法和肠黏膜保护剂，以帮助肠道正常菌群的恢复，增强肠道屏障功能，抑制病原菌繁殖、侵袭。

【护理评估】

1. 健康史

评估患儿喂养史，添加辅食时间、断乳时间。有无不洁饮食史，是否长期应用抗生素；以往是否有对药物或牛奶的过敏史。同时评估患儿腹泻开始时间，大便的次数、颜色、性状、气味及量，有无发热、呕吐、腹痛、腹胀、里急后重等。

2. 身体状况

了解患儿腹泻的次数、性质和量；评估患儿的精神、神志、体温、呼吸、心率、血压等生命体征，了解有无水、电解质紊乱和酸碱平衡失调等情况。

3. 心理-社会状况

评估家长对疾病的心理反应及认识程度、文化程度、喂养及护理知识等；评估患儿家庭的居住环境、经济状况、卫生习惯等。了解患儿对陌生的医院环境、侵入性的治疗等产生的恐惧程度。

4. 辅助检查

了解大便化验结果及水电解质紊乱情况。

【护理诊断】

(1) 腹泻　与感染、喂养不当所致的消化道功能紊乱有关。

(2) 体液不足　与呕吐、腹泻所致的体液丢失及摄入不足有关。

(3) 体温过高　与肠道感染有关。

(4) 有皮肤完整性受损的危险　与腹泻次数增多及大便刺激臀部皮肤有关。

(5) 知识缺乏　与家长及患儿缺乏营养和腹泻相关的护理知识有关。

(6) 潜在并发症：代谢性酸中毒、低钾血症、低钙血症和低镁血症　与肠道内大量碱性物质及电解质丢失有关。

【护理目标】

① 患儿腹泻、呕吐次数逐渐减少至停止。

② 患儿脱水和电解质紊乱得以纠正，体重恢复正常。

③ 患儿体温逐渐恢复正常。

④ 患儿臀部皮肤无破损。

⑤ 家长能掌握儿童喂养知识及腹泻的预防护理知识。

⑥ 患儿住院期间不发生并发症或发生后能得到及时纠正。

【护理措施】

1. 休息与环境

重症患儿卧床休息，居室要通风，温湿度适宜。严格执行消毒隔离制度，感染性腹泻与非感染性腹泻患儿应分室居住。护理患儿前后认真洗手，腹泻患儿用过的尿布、便盆应分类消毒，以防交叉感染。

2. 调整饮食

呕吐严重者可暂时禁食 4～6h（不禁水），待好转后继续喂食，母乳喂养儿继续哺乳、暂停辅食，人工喂养儿可喂米汤、酸奶、脱脂奶等。由少到多，由稀到稠。病毒性肠炎多有双糖酶（主要是乳糖酶）缺乏，不宜用蔗糖，并暂停乳类喂养，改用酸奶、豆浆、去乳糖配方奶粉等，以减轻腹泻，缩短病程。

3. 病情观察

监测生命体征：如神志、体温、脉搏、呼吸、血压等。观察大便情况：观察并记录大便的次数、颜色、性状、量，做好动态比较，为输液方案和治疗提供可靠依据。观察全身中毒症状：如发热、烦躁、嗜睡、倦怠等。观察水、电解质紊乱和酸碱平衡失调症状：如代谢性酸中毒表现、低血钾表现、脱水情况及其程度。

4. 用药护理

选用针对病原菌的抗生素，以控制感染，合理安排输液量和速度。微生态制剂是活菌制剂，服用时应用冷开水送服，与口服抗生素间隔至少 1h 以上。

5. 对症护理

腹泻者一般不宜用止泻剂，因止泻会增加毒素的吸收。呕吐严重者暂禁食，必要时可肌内注射氯丙嗪或针刺足三里穴等。腹胀明显者可肌内注射新斯的明或肛管排气。

6. 皮肤护理

婴幼儿选用吸水性强的、柔软布质或纸质尿布，避免使用不透气塑料布或橡皮布，尿布湿了及时更换；每次便后用温水清洗臀部并擦干，以保持皮肤清洁、干燥；局部皮肤发红处涂以 5%鞣酸软膏或 40%氧化锌油并按摩片刻，促进局部血液循环；也可采用暴露法，臀下仅垫尿布，不加包扎，使臀部皮肤暴露于空气中或阳光下；局部皮肤溃疡可用灯光照射，每次照射 20～30min，每天 1～2 次，促使局部皮肤干燥。

7. 心理护理

向患儿及家长解释病房环境及医务工作人员，减少陌生感；为患儿创造安静、舒适的休息环境；用患儿能理解的语言向其解释治疗目的，鼓励患儿配合；多与家长交谈，增强治疗信心，克服焦虑、紧张心理。

★ **考点提示：腹泻患儿的饮食护理及臀部护理的要点**

【护理评价】

① 评价患儿大便次数是否减少、大便性状有无好转。

② 水、电解质紊乱及酸碱平衡失调是否纠正，尿量是否增加。

③ 体温及体重是否恢复正常。

④ 臀部皮肤是否有破损。

【健康教育】

宣传母乳喂养的优点，指导合理喂养，避免在夏季断奶。按时逐步添加换乳期食物，防止过食、偏食及饮食结构突然变动。注意饮食卫生，食物新鲜，食具定时消毒。饭前便后洗手，勤剪指甲，培养良好卫生习惯。加强体格锻炼，适当户外活动。注意气候变化，防止受凉或过热。避免长期滥用广谱抗生素。

知识拓展

儿童腹泻的预防护理

世界卫生组织（WHO）在科学研究的基础上，结合各国的具体情况，最后推荐以下 7 项措施预防儿童腹泻，即母乳喂养、合理添加辅食、使用清洁水、饭前洗手、不随地便溺、正确处理儿童粪便和麻疹免疫接种。

我国国家卫生和计划生育委员会借鉴世界卫生组织（WHO）的研究成果，结合我国多年来腹泻病防治的经验，针对目前的防治情况，在国家腹泻病控制规划中，明确规定下列措施为今后腹泻病预防工作的重点，即提高 4 个月以内婴儿的纯母乳喂养率；改善个人的卫生习惯；饭前便后洗手；正确处理儿童粪便；使用充足的清洁水；粪便无害化处理；应用安全卫生的方法制备家庭食品，尤其是合理卫生地添加辅食；加强食品生产、运输和销售过程中的卫生管理和监督。认真做到以上各点，可以使腹泻病的发生率和病死率下降。

第四节　液体疗法及护理

一、儿童体液的特点

（一）体液总量及分布特点

体液分布在血浆、间质和细胞内，分布在血浆、间质内的体液称为细胞外液，分布在细胞内的称为细胞内液。儿童血浆和细胞内液占体液总量的比例是比较固定的，与成人相近。年龄越小，体液总量占体重的比例相对越高；间质液占的比例相对越大。不同年龄儿童体液总量及分布见表10-4。

表 10-4　不同年龄儿童体液总量及分布（占体重的百分比）

年龄	细胞内液	细胞外液		体液总量
		血浆	间质液	
足月新生儿	35%	6%	37%	78%
1岁	40%	5%	25%	70%
2～14岁	40%	5%	20%	65%
成人	40%～45%	5%	10%～15%	55%～60%

（二）体液的电解质组成

细胞内液和细胞外液的电解质组成有着很大的差异。除生后数天内的新生儿血钾、氯、磷和乳酸偏高，血钠、钙和碳酸氢盐偏低外，儿童体液电解质组成与成人基本相似。但细胞内液与细胞外液的电解质组成差别显著，细胞内以 K^+、Mg^{2+} 及蛋白为主，K^+ 起维持细胞内液渗透压的作用；细胞外以 Na^+、Cl^- 及 HCO_3^- 为主，其中 Na^+ 含量占阳离子总量的90%以上，是维持血浆渗透压的主要离子。临床上常可通过测定血钠来估算血浆渗透压，即血浆渗透压（mmol/L）＝（血钠＋10）×2。

（三）水代谢的特点

1. 水的需要量

由于儿童生长发育快，新陈代谢旺盛，水的需求量多，排出速度也较成人快，年龄越小，出入水量相对越多。婴儿每天水的交换量为细胞外液量的 1/2，而成人仅为 1/7，故婴儿体内水的交换率比成人快 3～4 倍。此外，儿童体表面积相对较大，呼吸频率较快，不显性失水相对多，因此儿童年龄越小，水的需要量相对越大，对缺水的耐受力也越差，在病理情况下（如呕吐、腹泻时）容易出现脱水、电解质紊乱。

2. 体液平衡调节

由于儿童肾功能不成熟，体液调节功能较差，因此易出现水、电解质代谢紊乱。儿童肾浓缩功能差，排出同量溶质所需水量较成人为多，当入水量不足或失水量增加时，易发生代谢产物滞留和高渗性脱水；年长儿肾稀释功能相对较好，但由于肾小球滤过率低，当摄水量过多时，易致水肿和低钠血症。另外，由于儿童肾排钠、排酸、产氨能力差，因而也容易发生高钠血症和酸中毒。

★ 考点提示：儿童体液的特点

二、水、电解质紊乱及酸碱平衡失调

（一）脱水

脱水指水分摄入不足或丢失过多所引起的体液总量，尤其是细胞外液量的减少，除失水外，尚有钠、钾等电解质的丢失。

1.脱水程度

根据失水占体重百分比、皮肤及黏膜、前囟及眼窝、眼泪、尿量、周围循环衰竭情况，将脱水程度分为轻度、中度、重度（表10-5）。

表10-5　等渗性脱水的临床表现及分度

项目	轻度	中度	重度
失水占体重百分比	<5%	5%～10%	>10%
精神状态	稍差	烦躁或萎靡	嗜睡或昏迷
皮肤及黏膜	皮肤弹性正常或稍差,唇稍干燥	皮肤弹性明显差,唇明显干燥	皮肤弹性极差,唇极干燥
前囟及眼窝	稍凹陷	明显凹陷	极度凹陷
眼泪	有	少	无
尿量	略少	明显减少	少尿或无尿
四肢	温	稍凉	厥冷
周围循环衰竭	无	不明显	明显

2.脱水性质

根据水与电解质丢失比例不同，将脱水性质分为等渗性脱水、低渗性脱水、高渗性脱水（表10-6）。

表10-6　脱水性质判断

项目	低渗性脱水	等渗性脱水	高渗性脱水
原因或诱惑	电解质丢失多于水	水与电解质成比例丢失	水丢失多于电解质
血钠浓度/(mmol/L)	<130	130～150	>150
口渴	不明显	明显	极明显
皮肤弹性	极差	稍差	尚可
血压	很低	低	正常或稍低
神志	嗜睡或昏迷	精神萎靡	烦躁或惊厥

★ 考点提示：脱水程度及性质的判断

（二）代谢性酸中毒

1.原因

（1）体内碱性物质丢失过多　如呕吐、腹泻。

（2）酸性代谢产物堆积体内　摄入不足引起脂肪分解增加，产生大量酮体；血容量减少，血液浓缩，血流缓慢，组织缺氧致乳酸堆积；肾血流量不足，尿量减少，排酸减少等。

（3）酸性物质摄入过多　如氯化钙、氯化镁等。

（4）静脉输入过多的不含 HCO_3^- 的含钠液。

2.代谢性酸中毒的临床表现

不同程度代谢性酸中毒的临床表现见表10-7。

表 10-7　不同程度代谢性酸中毒的临床表现

项目	轻度	中度	重度
临床表现	呼吸稍快	呼吸深大、口唇樱桃红色、精神萎靡或烦躁不安	呼吸深快、节律不整、有烂苹果味，嗜睡甚至昏迷
HCO_3^-/(mmol/L)	18～13	13～9	<9

（三）低钾血症

正常血清钾浓度为 3.5～5.5mmol/L。当血清钾低于 3.5mmol/L 时为低钾血症。

1. 常见原因

（1）禁食或进食量少，钾摄入不足。

（2）呕吐、腹泻，丢失钾盐。

（3）钾分布异常　在脱水未纠正前，由于血液浓缩、酸中毒时钾由细胞内向细胞外转移以及尿少而致钾排出量减少等原因，钾总量虽减少，但血清钾浓度多正常。输液后，随着脱水、酸中毒被纠正，排尿后钾排出增加，以及输入的葡萄糖合成糖原时可使钾从细胞外向细胞内转移，导致血钾浓度降低。

2. 主要表现

（1）神经、肌肉兴奋性降低　如精神萎靡、全身无力、腱反射减弱或消失；腹胀、肠鸣音减弱或消失。

（2）心脏损害　心率加快，严重时可出现心律失常，引起心肌退行性变，导致心肌收缩无力，心音低钝，甚至心力衰竭等；心电图显示 S-T 段下降、T 波低平、Q-T 间期延长、出现 U 波等。

（3）肾表现　长期低钾可致肾小管上皮细胞变性，对抗利尿激素反应低下、浓缩功能降低，出现口渴、多饮、多尿、夜尿。肾小管排 K^+ 减少，泌 H^+、泌 Cl^- 增加，可发生低钾低氯性碱中毒，而尿液则呈酸性。

（四）低钙血症、低镁血症

在脱水、酸中毒时，由于血液浓缩和离子钙增加，可不出现低钙表现。在脱水、酸中毒纠正后，离子钙相对减少，出现低钙症状。低钙血症或低镁血症的临床表现为手足抽搐、惊厥等。一般先用钙剂治疗，如无效时，考虑有低镁血症。

三、儿童液体疗法及护理

（一）液体疗法常用溶液

1. 非电解质溶液

常用 5% 和 10% 葡萄糖溶液。5% 葡萄糖溶液为等渗液，10% 葡萄糖溶液为高渗液。但葡萄糖溶液输入体内后，很快分解代谢，在产生能量的同时分解成二氧化碳和水，或转变成糖原储存在体内，不能维持血浆渗透压，所以在临床使用时将其视为无张力的溶液。葡萄糖溶液的作用是供给水分和热量，或纠正体液的高渗状态。

2. 电解质溶液

主要用于补充体液，纠正体液的离子浓度、酸碱平衡失调及补充所需要的电解质。常用的电解质溶液有以下几种。

(1) 0.9%氯化钠溶液（即生理盐水） 0.9%氯化钠溶液含 Na^+ 和 Cl^- 各为 154 mmol/L，与血浆晶体渗透压相近似，故为等张液。但因其 Na^+、Cl^- 比例为 1:1，与血浆钠和氯的比例不同，即氯的含量比血浆高，若长期或大量补给，可致血氯增高，导致高氯性酸中毒。

(2) 碱性溶液 用于纠正代谢性酸中毒。

① 1.4%碳酸氢钠溶液：为等张碱性含钠溶液。市售成品为 5%，加入 5%或 10%葡萄糖溶液稀释 3.5 倍后，即为 1.4%碳酸氢钠溶液。在紧急抢救严重酸中毒时，可用 5%的碳酸氢钠溶液直接静脉注入，但量不宜过大，避免导致体液的高渗状态。因作用原理是与血浆中的 H^+ 结合，产生二氧化碳和水，从而改变体液的 pH 值，故有呼吸衰竭和二氧化碳潴留者慎用。

② 1.87%乳酸钠溶液：为等张含钠碱性溶液。市售成品为 11.2%，加入 5%或 10%葡萄糖溶液稀释 6 倍后，即为 1.87%乳酸钠溶液。乳酸钠需要在有氧环境中，经肝代谢分解产生 HCO_3^- 而发挥作用，显效较缓慢。因此，有肝功能不足、新生儿期、缺氧、休克及乳酸性酸中毒时，不宜选用。

(3) 10%或 15%氯化钾溶液 用于纠正低钾血症。静脉输入时，应稀释成 0.2%～0.3%浓度，即 100ml 溶液中可加 10%氯化钾最多 2～3ml。不可直接静脉注射，否则有引起心肌抑制，有心脏停搏的危险，并应注意肾功能和排尿情况。

3. 混合溶液

一般将几种溶液按照不同的比例配成不同张力的液体，既可以互补其每种液体的不足，也可以适应不同情况下液体疗法需要。混合溶液的张力可根据下列公式进行计算。

某种混合溶液的张力＝(等渗盐溶液的量＋等渗碱性溶液的量)÷混合溶液的总量(ml)

即等张的电解质溶液总量所占混合液体总量的比例。几种常用混合溶液组成见表 10-8。

表 10-8 几种常用混合液组成

混合溶液	0.9%氯化钠溶液	5%或 10%葡萄糖溶液	1.4%碳酸氢钠	张力	用途
1:1	1	1	—	1/2	轻、中度等渗脱水
2:1	2	—	1	等张	低渗或重度脱水
2:3:1	2	3	1	1/2	轻、中度等渗脱水
4:3:2	4	3	2	2/3	中度、低渗脱水
1:2	1	2	—	1/3	高渗性脱水
1:4	1	4	—	1/5	生理需要

★ 考点提示：几种混合液的张力及用途

4. 口服补液盐

口服补液盐（oral rehydration salts，ORS）是世界卫生组织（WHO）推荐使用的一种口服溶液，临床用于治疗急性腹泻伴轻、中度脱水的补液，经临床应用已取得良好效果。2002 年世界卫生组织推荐使用的新配方为：用氯化钠 2.6g、枸橼酸钠 2.9g、氯化钾 1.5g、葡萄糖 13.5g，加温开水 1000ml 溶化而成，总渗透压 245mOsm/L。一般适用于轻度或中度脱水无严重呕吐者，在用于补充继续损失量和生理需要量时需适当稀释。

★ **考点提示：口服补液盐（ORS）的用途**

（二）液体疗法的实施

液体疗法的目的是纠正脱水、电解质紊乱和酸碱平衡失调，恢复机体的正常生理功能。在实施过程中要做到定量、定性、定速，同时应遵循"先盐后糖、先浓后淡、先快后慢、见尿补钾、抽搐补钙"的补液原则。根据脱水的程度和患儿的实际情况可选用口服补液或静脉补液。

1. 口服补液

适用于腹泻时预防脱水或轻、中度脱水者。选用口服补液盐（ORS）。口服液量为轻度脱水 50～80ml/kg，中度脱水 80～100ml/kg，少量多次口服，于 8～12h 内将累积损失量补足，脱水纠正后，可将 ORS 用等量水稀释，按病情需要随时口服。在口服补液过程中，如呕吐频繁或腹泻、脱水加重者，应改为静脉补液。

2. 静脉补液

用于中、重度脱水或吐泻严重或腹胀的患儿。根据不同的脱水程度和性质，结合患儿年龄、营养状况、自身调节功能，决定补给溶液的总量、种类和输液速度。第 1 天补液方法：

（1）定量（补液总量） 根据患儿脱水程度确定，包括累积损失量、继续损失量和生理需要量。

① 累积损失量：指发病后至补液开始前所损失的水和电解质总量。原则上婴幼儿轻度脱水＜50ml/kg，中度脱水 50～100ml/kg，重度脱水 100～120ml/kg，实际补液时先按上述量的 2/3 给予，学龄前儿童及学龄儿童应酌情减少 1/4～1/3。

② 继续损失量：是指补液开始后，由于呕吐、腹泻等情况继续丢失的液体量。一般按每天 10～40ml/kg 计算。治疗过程中根据患儿实际丢失情况灵活调整。常用 1/3～1/2 张含钠溶液。

③ 生理需要量：主要供给基础代谢所需的液体量。在患儿不能进食的情况下为每天 60～80ml/kg。一般用 1/5～1/4 张含钠溶液（加 0.15% 氯化钾）。

在实际补液过程中，要对以上三部分需要进行综合分析，第一天补液总量的计算为以上三部分合计。一般轻度脱水为 90～120ml/kg，中度脱水为 120～150ml/kg，重度脱水为 150～180ml/kg。

（2）定性（输液种类） 即决定补多少张力的溶液。补充累积损失量的液体种类根据脱水性质而定，一般低渗性脱水补给 2/3 张液体，等渗性脱水补给 1/2 张液体，高渗性脱水补给 1/5～1/3 张液体。若临床判断脱水性质有困难时，可先按等渗性脱水处理。

（3）定速（输液速度） 取决于脱水程度，静脉输液的速度十分关键，原则上应先快后慢。

① 补充累积损失量阶段用 8～12h（每小时 8～10ml/kg）。

② 补充继续损失量和生理需要量用 12～16h（约每小时 5ml/kg）。

③ 如果有重度脱水，应首先考虑恢复血容量，以纠正休克，选用 2:1 等张含钠液或 1.4% 碳酸氢钠溶液扩容，一般用时 30～60min，然后再补充累积损失量。

液体疗法的定量、定性与定速见表 10-9。

表 10-9　液体疗法的定量、定性与定速

项目	脱水程度或性质	累计损失量	继续损失量	生理需要量
定量	轻度脱水	30～50ml/kg	10～40ml/kg	60～80ml/kg
	中度脱水	50～100ml/kg		
	重度脱水	100～120ml/kg		
定性	低渗性脱水	2/3 张	1/3～1/2 张	1/5～1/4 张
	等渗性脱水	1/2 张		
	高渗性脱水	1/5～1/3 张		
定速		于 8～12h 内输入 （每小时 8～10ml/kg）	在补完累计损失量后的 12～16h 内输入（约每小时 5ml/kg）	

注：重度脱水时应先扩容。

3. 纠正酸中毒

轻、中度酸中毒多数不需另行纠正，因为在补液过程中，多种混合溶液已含有部分碱性溶液，同时输液后循环血容量增加，肾功能得以改善，酸中毒即可纠正。重度酸中毒则需要用 1.4％碳酸氢钠溶液加以纠正。

4. 纠正低血钾

当血清钾浓度低于 3.5mmol/L 时称为低钾血症。纠正低血钾常用两种方法，静脉补钾与口服补钾。静脉补钾注意事项如下。

① 见尿补钾。输液过程中，输入的液体对血钾起到稀释的作用；脱水好转后，尿量增加，钾排出增加；酸中毒纠正，K^+ 内流回到细胞内；输入的葡萄糖合成糖原要消耗 K^+，以上因素导致有尿时，血钾降低，故见尿补钾。

② 补钾的量不宜过多，一般每天可补钾 3～4mmol/kg，严重低钾者可补 4～6mmol/kg。

③ 浓度不宜过高，最高不超过 0.3％。

④ 补钾速度不宜过快，应小于每小时 0.3mmol/kg。一天中静脉补钾的时间一般不少于 6～8h。

⑤ 补钾一般需要 4～6 天。病情好转后可以改为口服补钾，安全性更高。

5. 纠正低血钙和低血镁

低血钙时可用 10％葡萄糖酸钙 5～10ml 加 5％或 10％葡萄糖溶液 20～30ml 稀释后，缓慢静脉注射或静脉滴注，避免药液外渗。低血镁时用 25％硫酸镁，按每次 0.1mg/kg，深部肌内注射。

★ 考点提示：液体疗法的原则

（三）液体疗法的护理

1. 补液前准备

全面了解患儿病史、病情，向家长解释补液的目的，以取得合作；对于年长患儿应做好沟通，以消除恐惧心理，并鼓励患儿，取得合作。

2. 输液准备

应首先进行定量、定性、定速，制订输液方案，但不能机械进行，应随时注意观察病情变化，必要时进行调整。

3. 掌握输液速度

遵循临床补液原则。按医嘱分批输入，掌握输液速度，明确每小时输入量，计算每分钟输液滴数。过快易引起心力衰竭和肺水肿；过慢脱水得不到及时纠正。

4. 要注意保证输液通畅，观察局部有无肿胀

5. 严格遵循补钾的原则

6. 密切观察病情

输液过程中，观察生命体征、脱水情况、酸中毒表现、低血钾表现。注意观察输液反应，如出现寒战、发热、荨麻疹等反应时，应立即停止输液，并给予相应的处理。

7. 观察补液效果

准确记录第一次排尿时间，若补液合理，3～4h 应排尿，表明血容量已恢复；若输液后 24h 患儿皮肤弹性、前囟、眼窝凹陷恢复，说明脱水已纠正；若仅是尿量增多而脱水未能纠正，可能是输入的液体中葡萄糖比例过高；若补液后患儿出现双眼睑水肿，可能是电解质溶液比例过高，应及时通知医生调整补液。

8. 准确记录 24h 出入量

应计算 24h 液体出入量。液体入量包括口服液体和胃肠道外补液量，液体出量包括尿量、大便和不显性失水。婴幼儿大小便不易收集，可用"称尿布法"计算液体排出量。

★ 考点提示：静脉补液效果的观察判断

（四）特殊情况的静脉液体疗法

1. 营养不良伴腹泻液体疗法

营养不良的婴幼儿因长期摄入不足或摄入后不能被充分吸收利用或其他疾病等长期消耗过多，故营养不良伴腹泻时多为低渗性脱水，应补 2/3 张含钠液；因患儿皮下脂肪少、皮肤弹性差，易将脱水程度估计过高，补液总量应减少 1/3；补液速度应慢，一般为每小时 3～5ml/kg，以免加重心、肺负担；患儿大多有低钾、低钙，腹泻后症状更明显，故应尽早补充。

2. 婴幼儿肺炎液体疗法

重症肺炎患儿，因其肺循环阻力加大，心脏负担较重，故在一般情况下，应尽量口服补液供给足够的热量。必须静脉补液时，输液总量和钠量要相应减少约 1/3，补液总量应控制在每天生理需要量的最低值，为 60～80ml/kg，输液速度宜缓慢，一般控制在每小时 5ml/kg，以免发生肺水肿或合并心力衰竭。对伴有酸中毒者，应以改善肺的通气为主，一般不用碱性溶液。

3. 新生儿液体疗法

新生儿心、肺功能差，肾调节水、电解质、酸碱平衡功能不完善，因此应控制补液总量及速度，减少电解质含量（补液种类以 1/5 张含钠液为宜）。除急需扩充血容量外，全日液体总量应在 24h 内匀速滴注。由于生理性溶血，生后数天内红细胞破坏较多，血钾偏高，可不必补钾。肝功能尚不成熟，若有酸中毒时应选用碳酸氢钠。

思考题

1. 比较三种口炎的病因、临床特点及治疗要点。
2. 比较轻、重型腹泻的区别。
3. 如何观察脱水补液后的效果？

（卢　迪）

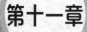

泌尿系统疾病患儿的护理

○○○○○○○○○○○○○○○○○○○○○○○○○○○○○○○○○
○○○○○○○○○○○○○○○○○○○○○○○○○○○○○○○○○
○○○○○○○○○○○○○○○○○○○○○○○○○○○○○○○○○

【学习目标】

1. 掌握急性肾小球肾炎、肾病综合征、泌尿系感染的临床表现、护理诊断和护理措施。

2. 熟悉儿童泌尿系统解剖生理特点，急性肾小球肾炎、肾病综合征、泌尿系感染的病因、辅助检查、治疗要点及健康教育。

3. 了解急性肾小球肾炎、肾病综合征、泌尿系感染的发病机制。

第一节 儿童泌尿系统解剖生理特点

一、解剖特点

（一）肾

儿童年龄越小，肾相对较重。足月儿出生时肾长约 6.0cm，重量约 24g，约占体重的 1/125，而成人肾长 12.0cm，约占体重的 1/220。婴儿期肾位置较低，下极可低至髂嵴以下第 4 腰椎水平，因右肾上方有肝，右肾位置稍低于左肾，婴儿 2 岁以后才达髂嵴以上。由于婴儿肾相对较大，位置又低，腹壁肌肉薄而松弛，故 2 岁以内健康儿童腹部深触诊时，肾可扪及。由于胚胎发育残留痕迹，婴儿肾表面呈分叶状，至 2～4 岁时，分叶完全消失。如果此后继续存在，则视为分叶畸形。

（二）输尿管

婴幼儿输尿管长而弯曲，管壁弹力纤维和肌肉发育不全，容易受压及扭曲而导致梗阻和尿潴留，易诱发尿路感染。

（三）膀胱

婴儿膀胱位置比年长儿和成人高，膀胱充盈时，其顶部在耻骨联合上方，腹部触诊时易扪及。随着年龄增长，膀胱逐渐下降至盆腔内。膀胱容量（ml）约为 [年龄（岁）＋2]×30。

（四）尿道

女婴尿道较短，仅 1～3cm（性成熟期 3～5cm），外口相对较宽且暴露，后方邻近肛门，极易受细菌污染而导致逆行性感染。男婴尿道较长（5～6cm），但常有包皮过长或包茎，出现尿垢积聚，也易引起上行性细菌感染。此外，如果男婴反复发生泌尿系统感染，要考虑泌尿系统畸形的可能。

二、生理特点

新生儿出生时肾单位数量已达到成人水平，肾由于发育尚未成熟，其生理功能尚不完善，储备能力差，调节机制不成熟，易发生水、电解质紊乱、酸碱平衡失调。儿童肾功能一般到1～1.5岁时才接近成人水平，到3岁能控制排尿。

（一）肾功能

1. 肾小球滤过率

新生儿出生时肾小球滤过率（GFR）每分钟仅有 $20ml/1.73m^2$，出生后一周约为成人的 1/4，早产儿更低。3～6 个月为成人的 1/2，6～12 个月为成人的 3/4，2 岁时达到成人水平。故不能有效地排出过多的水分和溶质。

2. 肾排泄功能

新生儿葡萄糖、氨基酸和磷的肾阈较成人低，易出现糖尿和氨基酸尿；排钠能力也较差，如过多摄入钠，容易发生钠潴留。出生 10 天内的新生儿，钾排泄能力较差，故血钾偏高。新生儿及婴幼儿碳酸氢钠的肾阈值低，泌氢产铵能力差，易发生酸中毒。

3. 肾的浓缩功能和稀释功能

儿童肾小管的浓缩功能较低，新生儿尿渗透压为 240mmol/L，婴儿尿渗透压为 500～600mmol/L，儿童尿渗透压为 500～800mmol/L。儿童排出溶质所需液量较多，故入量不足时易发生脱水甚至诱发急性肾功能不全。新生儿及婴幼儿尿稀释功能接近成人，但肾小球滤过率较低，大量水负荷或输液过快，易出现水肿。

（二）排尿次数及尿量

正常足月新生儿 93％在出生后 24h 内排尿，99％于生后 48h 内开始排尿。新生儿出生的最初几天内，因摄入量少，每天排尿 4～5 次；1 周后，因新陈代谢旺盛，膀胱容量小，而进水量增多，排尿次数每天增加至 20～25 次；1 岁时每天排尿 15～16 次；学龄前期和学龄期每天排尿 6～7 次。

儿童每天排尿量与食物种类、液体的入量、活动量、气温及精神等因素相关，并且个体差异也很大。新生儿生后 2 天内，每天平均尿量为 30～60ml，3～28 天每天为 100～300ml；若尿量每小时<1.0ml/kg，为少尿；每小时<0.5ml/kg，为无尿。婴幼儿至学龄前期和学龄期儿童尿量情况见表 11-1。

表 11-1　不同年龄儿童每天尿量　　　　　　　　　　　　　　单位：ml

尿量	婴儿期	幼儿期	学龄前期	学龄期
正常	400～500	500～600	600～800	800～1400
少尿	<200	<200	<300	<400
无尿	<50	<50	<50	<50

（三）尿液特点

1. 尿色和酸碱度

正常儿童的尿液为淡黄色透明，但个体差异较大。新生儿出生后头几天，尿颜色深，稍混浊，呈酸性，放置后有红褐色沉淀，为尿酸盐结晶。出生数天后，尿色变淡。正常婴幼儿尿液淡黄、透明，但在寒冷季节，尿液排出放置后，可出现乳白色混浊，是由于盐类结晶析出所致。尿酸盐结晶加热或加酸后，尿液中结晶可溶解，尿液变清，可与脓尿和乳糜尿鉴别。新生儿出生后头几天尿内含有尿酸盐多而呈强酸性，以后接近中性或弱酸性，pH 为 5～7。

2. 尿比重

新生儿尿比重较低，尿比重为 1.006～1.008，以后随年龄增长逐渐增高；1 岁后接近成人，通常为 1.011～1.025。

3. 尿蛋白

正常儿童尿中仅含微量蛋白，定性为阴性，定量通常为每天尿蛋白不超过 $100mg/m^2$，随意尿蛋白（mg/dl）/尿肌酐（mg/dl）≤0.2。如果尿蛋白＞150～200mg/d，定性检查为阳性。尿蛋白主要来源于血浆蛋白，以白蛋白为主。

4. 尿细胞和管型

正常新鲜尿液离心后沉渣镜下检查：红细胞＜3 个/HP，白细胞＜5 个/HP，偶见透明管型。正常 12h 尿细胞计数（Addis count）：红细胞＜50 万，白细胞＜100 万，管型＜5000 个。

第二节　急性肾小球肾炎

案例导入

案例回放：

患儿，赵某某，男，5 岁，因眼面水肿，少尿 3 天入院。2 周前因外感风寒后出现咽部疼痛，家长以为感冒，给患儿服用了感冒冲剂，不见好转，反复咳嗽、咽痛。近 3 天来出现了颜面水肿，尿少，伴头痛、恶心、呕吐。

查体：体温 38.5℃，脉搏 92 次/分，呼吸 23 次/分，血压 130/100mmHg，眼睑及面部水肿，尿少，尿色呈洗肉水样，下肢水肿（＋），心肺听诊无异常。

实验室检查：尿蛋白（＋）～（＋＋），镜下大量红细胞，少量白细胞和红细胞管型；红细胞沉降率 70mm/h，C_3 下降。

思考问题：

1. 该患儿的医疗诊断是什么？

2. 该患儿主要的护理诊断有哪些？

3. 哪些因素可以引起小儿急性肾小球肾炎？

4. 哪些症状预示小儿病情严重？

5. 急性肾小球肾炎患儿的护理要点是什么？

急性肾小球肾炎（acute glomerulonephritis，AGN）简称急性肾炎，是由溶血性链球菌感染后引起的免疫反应性急性弥漫性肾小球炎性病变。本病多见于5～14岁儿童，特别是6～7岁儿童，男女之比为2:1。临床常为急性起病，多存在前驱感染，以血尿为主，伴不同程度蛋白尿，可有少尿、水肿、高血压。本病常为自限性，预后较好，较少转为慢性肾炎和慢性肾衰竭，极少数病例在急性期可发生急性肾衰竭。

【病因及发病机制】

（一）病因

大多属于A组β溶血性链球菌急性感染后引起的免疫反应性肾小球疾病，此组链球菌以感染咽炎、扁桃体炎等上呼吸道为主，也可见皮肤脓疱疮等。其他致病因素如草绿色链球菌、肺炎链球菌、金黄色葡萄球菌、流感嗜血杆菌、腮腺炎病毒、流感病毒，还有肺炎支原体、白色念珠菌等，也可致病。

（二）发病机制

目前认为，所有链球菌致肾炎菌株都有共同的致肾炎抗原性，机体对链球菌某些抗原成分产生抗体。在A组溶血性链球菌中的致肾炎菌株感染之后1～3周，机体发生免疫复合物型变态反应，造成肾小球免疫损伤和炎症病变，出现内皮细胞肿胀、系膜细胞增生、炎症细胞浸润，导致肾小球滤过率下降，钠、水潴留，临床表现为水肿、少尿、高血压；免疫损伤使肾小球基膜断裂，血浆蛋白、红细胞等漏出，临床上表现为蛋白尿、血尿和管型尿。

【病理】

本病光镜下呈弥漫性、渗出性、毛细血管内增生性肾小球肾炎。肾小球增大、肿胀，内皮细胞、系膜细胞增生，起病6周内可见炎性细胞浸润。肾小球毛细血管管腔变窄甚至闭塞，结果使肾小球血流量减少，肾小球滤过率降低，体内水、钠潴留，细胞外液容量增多。电镜下还可见肾小球基膜的上皮侧出现散在圆顶状电子致密沉积物，称为"驼峰"，为本病特征性改变。肾小管病变较轻，呈上皮细胞变性、间质水肿、炎性细胞浸润。

【临床表现】

急性肾小球肾炎临床表现轻重不一，轻者仅见镜下血尿，无临床症状，重者可呈急进性过程，短期内出现肾功能不全。

1. 前驱感染

90%患儿发病前有链球菌感染病史，以呼吸道感染及皮肤感染多见。在前驱感染后1～3周而急性起病。前驱期患儿可有低热、乏力、头痛、呕吐及食欲下降等表现。

2. 典型表现

起病时可有低热、疲倦、乏力、头晕、食欲缺乏、腰部钝痛等非特异表现。主要症状如下。

（1）水肿、少尿　水肿为最常见和最早出现的症状，多数为轻、中度水肿。初期在晨起时发现患儿双睑及颜面部水肿，渐及躯干和四肢，重者遍及全身，为非凹陷水肿。同时出现尿量减少，严重者可出现无尿。一般在1～2周内随着尿量增多，水肿逐渐消退。

（2）血尿　起病时几乎均有血尿，轻者仅有镜下血尿，30%～70%患儿出现肉眼血尿。肉眼血尿的尿色随尿液酸碱度不同而异，中性或偏碱性尿呈淡红色为洗肉水样，酸性尿呈棕黄色（浓茶水样）或灰褐色（烟灰水样），出血量多者呈鲜血样。肉眼血尿多在1～2周内随尿量增多而逐渐消失，少数持续 3～4 周后，转为镜下血尿。镜下血尿会持续 1～3 个月或更长时间，若并发感染或运动后血尿可暂时加剧。

（3）蛋白尿　患儿出现不同程度的蛋白尿。

（4）高血压　30％～80％患儿可有血压增高，多于发病后 1 周左右出现，为轻度或中度增高。一般在 1～2 周内随尿量增多，血压恢复至正常。

3. 严重表现

少数患儿在起病 2 周内，出现下列严重症状，如不及时治疗，病情急剧恶化，可危及生命。

（1）严重循环充血　当患儿出现气急和肺部湿啰音时，应警惕循环充血的可能性。由于水、钠潴留，血浆容量增加而出现循环充血，临床表现类似于心力衰竭。轻者仅有呼吸增快、肺部湿啰音；严重者可出现明显气急、呼吸困难、端坐呼吸、咳嗽、咳粉红色泡沫痰、心脏增大、心率增快、甚至出现奔马律、颈静脉怒张、两肺满布湿啰音、肝淤血肿大、水肿加剧，出现胸腔积液、腹水等表现。少数患儿可突然发生，病情急剧恶化，在数小时内因急性肺水肿而死亡。

（2）高血压脑病　患儿血压急剧增高，血压常在 (150～160)/(100～110)mmHg[(20～21.3)/(13.3～14.7)kPa] 以上，使脑组织血液灌注急剧增多而发生脑水肿。患儿表现为剧烈头痛、烦躁不安、恶心、呕吐、复视、一过性失明，严重者可出现惊厥、昏迷等。

（3）急性肾衰竭　疾病初期有尿量减少的患儿，常出现暂时性氮质血症，严重尿少或尿闭的患儿，出现电解质紊乱（主要是高钾血症）和代谢性酸中毒或氮质血症症状。一般持续 3～5 天，在尿量逐渐增多后，病情好转，肾功能也逐渐恢复。若持续数周仍不恢复，则预后不佳。

4. 非典型表现

（1）无症状性急性肾炎　患儿有前驱感染史，仅有镜下血尿，血清链球菌抗体可增高，血清补体降低，无其他临床表现。

（2）肾外症状性急性肾炎　部分患儿有水肿、高血压等肾外症状，甚至有严重循环充血或高血压脑病，而尿改变轻微或尿常规检查正常，但有链球菌感染病史和血清补体水平明显降低。

（3）以肾病综合征表现为主的急性肾炎　少数患儿以急性肾炎起病，以水肿和蛋白尿突出，伴轻度高胆固醇血症和低蛋白血症，临床表现似肾病综合征，预后差。

【辅助检查】

1. 尿液检查

患儿几乎均出现血尿，见肉眼血尿或镜下血尿。尿蛋白定性为（＋）～（＋＋＋），镜下除见大量红细胞外，还可以见红细胞管型，以及透明管型和颗粒管型等。

2. 血液检查

（1）血常规　外周血红细胞数及血红蛋白轻度降低，白细胞计数增多或正常。

（2）红细胞沉降率　红细胞沉降率增快，病情好转后逐渐恢复正常。可作为判断患者病情是否稳定的指标。

（3）血生化及肾功能　少尿患儿可有短暂的不同程度血尿素氮、血肌酐升高，内生肌酐清除率降低。可有高钾血症、低钠血症和代谢酸中毒。

3. 免疫学检查

由链球菌感染引起者抗链球菌溶血素 O（ASO）往往增高，通常于感染后 10～14 天出现，3～5 周滴度达高峰，3～6 个月后恢复；链球菌感染后肾小球肾炎者，ASO 升高者不多。80％～90％患儿早期血清补体 CH5O、C3 下降，多于病后 6～8 周恢复正常。

【治疗要点】

治疗原则以卧床休息、清除残留感染病灶、对症治疗为主，防治并发症，保护肾功能。

1. 卧床休息

起病 1～2 周内卧床休息。

2. 清除链球菌感染病灶

及时应用青霉素，疗程 10～14 天。青霉素过敏者改用红霉素，避免使用肾毒性药物。

3. 对症治疗

（1）利尿　有明显水肿、少尿、高血压及循环充血者，可以应用利尿药，可选用氢氯噻嗪、呋塞米等。

（2）降压　凡经休息、限盐、利尿而舒张压仍高于 90mmHg 时，应给予降压药。可选用硝苯地平、卡托普利等。高血压脑病时，首选硝普钠静脉滴注。

（3）严重循环充血　首先选用呋塞米，症状不缓解加用硝普钠。也可适当使用毛花苷 C。

（4）急性肾衰竭　及时处理水、电解质紊乱及酸碱平衡失调，必要时采用透析治疗。

【护理评价】

1. 健康史

评估患儿发病 1～4 周前有无链球菌感染病史，特别是咽炎、扁桃体炎等上呼吸道感染症状。水肿出现的时间、起始部位，尿量、尿的颜色，有无头痛、头晕等症状。

2. 身体状况

测量患儿体重、体温、血压、脉搏，听诊心率、肺部有无啰音，观察水肿的部位、程度、压之是否凹陷。

3. 心理-社会状况

评估患儿及家长对疾病的认识程度，有无心理压力。

4. 辅助检查

了解尿液检查结果，有无肾功能损害及损害程度。

【护理诊断】

（1）体液过多　与肾小球滤过率下降，水、钠潴留有关。

（2）活动无耐力　与水肿、血压高有关。

（3）营养失调：低于机体需要量　与蛋白丢失、水肿，导致消化功能下降及限盐饮食有关。

（4）潜在并发症　严重循环充血、高血压脑病、急性肾衰竭。

（5）知识缺乏　患儿及家长缺乏本病护理知识。

【护理目标】

① 患儿尿量增加，水肿消退，肉眼血尿消失。

② 患儿血压维持在正常范围内。

③ 患儿和家长理解限制活动、饮食的意义，能严格执行，满足患儿机体的营养需要。

④ 患儿不发生严重循环充血、高血压脑病及急性肾衰竭，如果发生上述情况时能及时发现并合理处理。

⑤ 患儿与家长能获得本病的相关知识，并配合治疗和护理。

【护理措施】

1. 休息

急性期症状明显者需要卧床休息，休息可减轻肾的负担，增加心排血量，使肾血流量增加，提高肾小球滤过率，减少潜在并发症的发生。一般起病1～2周内患儿应绝对卧床休息，直到肉眼血尿消失、血压恢复正常、水肿减退，方可下床轻微活动，逐步增加活动量。1～2个月内宜限制活动量，2～3个月后，若尿中红细胞＜10个/HP，红细胞沉降率恢复正常可上学，但仍应避免剧烈的体育活动。Addis计数正常后恢复正常活动。

2. 饮食

低盐饮食，食盐量每天1～2g为宜，严重病例钠盐摄入量为每天60～100mg/kg。除非严重少尿或循环充血，一般不严格限水。氮质血症时，限制蛋白质的摄入量，每天0.5g/kg；供给高糖饮食。待尿量增加、水肿消退、血压正常后，恢复正常饮食，以保证儿童生长发育的需要。

3. 病情观察

（1）观察尿量、尿色　记录24h液体出入量，定时测体重，一般每周2次，用利尿药时每天1次。每周留尿标本，送尿常规检查2次。如尿量持续减少，并出现头痛、恶心、呕吐等表现，应警惕急性肾功能不全的发生。注意观察有无乏力、心率减慢、心律失常等出现，提示高钾血症；如出现恶心、呕吐、疲乏、意识障碍等，考虑有氮质血症的发生。

（2）观察血压　如果出现血压突然升高，剧烈头痛、呕吐、眼花等，则提示高血压脑病，应配合医生积极抢救。

（3）密切观察呼吸、脉搏、心率　患儿一旦出现烦躁不安，呼吸增快，胸闷、呼吸困难，不能平卧、咳喘、口吐粉红色泡沫样痰，肝大、颈静脉怒张等表现，应考虑严重循环充血的发生。遵医嘱积极配合治疗。

4. 对症护理

（1）水肿　严格限制钠的摄入量。采取腰部保暖措施，以促进血液循环，解除肾血管痉挛，增加肾血流量，增加尿量，以减轻水肿。一般每天1次，每次15～20min。

（2）循环充血　记录液体摄入量，严格限制水、钠摄入是预防严重循环充血和心力衰竭的关键。限制活动，卧床休息。一旦出现严重循环充血，立即让患儿取半卧位或坐位，给予氧气吸入并减慢输液速度；及时报告医生，遵医嘱应用利尿药或血管扩张药。

（3）高血压脑病　严密观察血压的变化，每天测血压1～2次，或进行血压监测，必要时按医嘱应用降压药。如出现剧烈头痛、呕吐、眼花等，应及时告知医生，并立即让患儿卧床，头部稍抬高，测生命体征，遵医嘱应用降压药。

（4）肾衰竭　病程1～2周内绝对卧床休息，以减轻肾和心脏负担；严格限制水、钠的入量，必要时应限制蛋白质及含钾食物的摄入。如患儿有高钾血症、氮质血症和酸中毒的表现，按急性肾功能不全护理，配合医生处理，并做好透析前的心理护理。

5. 用药护理

（1）降压药　定时测量血压，观察降压效果。患儿避免突然起立，以防直立性低血压的发生。应用硝普钠静脉滴注不可与其他药物配伍，现用现配，注意避光，溶液变色应立即停用。用药期间须严密监测血压、心率。少数患儿可能会出现头痛、恶心、呕吐和腹部痉挛性疼痛。

（2）利尿药　静脉注射呋塞米后注意有无脱水及电解质紊乱，观察有无乏力、腹胀、肠鸣音减弱等低钾血症表现。同时多补充含钾丰富的食物（如香蕉、柑橘等），必要时遵医嘱补充钾盐。

6. 心理护理

经常巡视病房，发现问题及时沟通。为患儿提供适当的娱乐用品，以缓解因活动受限以及疾病带来的焦虑。

【护理评价】

① 患儿尿量是否增加，水肿是否消退，血压能否维持在正常范围。

② 患儿营养摄入量是否达到需要；患儿及家长能否掌握休息、饮食调整，并自我管理。

③ 患儿有无严重情况的发生并得到合理处理。

【健康教育】

① 向患儿和家长宣传本病是一种自限性疾病，预后良好，发展成慢性肾炎较少，使患儿及家长增强信心。

② 指导患儿和家长制订食谱，强调限制水、钠及蛋白质摄入的重要性。

③ 强调限制活动是控制病情进展的重要措施。指导患儿控制活动量，讲解患儿休息的重要意义，阐明整个病程中应始终对活动进行适当限制，直到尿液检查完全正常。

④ 强调遵医嘱用药的重要性，让患儿及家长了解所用药物的不良反应，解除患儿及家长的疑虑。

⑤ 做好出院指导和预防宣教工作，强调增强体质，避免或减少上呼吸道感染是预防本病的根本方法。一旦发生了上呼吸道感染或皮肤感染，应及早治疗。

第三节　肾病综合征

肾病综合征（nephrotic syndrome，NS）简称肾病，是多种原因引起的肾小球基膜通透性增高，大量蛋白质从尿中丢失而引起的一系列临床综合征。在儿童肾疾病中发病率仅次于急性肾小球肾炎（ANG），居第二位。临床有四大特点：①大量蛋白尿，尿蛋白定性检查≥（+++），儿童定量为每天>50mg/kg；②低蛋白血症，血浆白蛋白<30g/L；③高脂血症，儿童胆固醇>5.7mmol/L；④水肿。前两项是诊断肾病综合征的必备条件。

肾病综合征按病因可分为原发性肾病、继发性肾病和先天性肾病三种类型。儿童时期的肾病约90%为原发性肾病综合征（primary nephrotic syndrome，PNS），根据其临床表现又分为单纯性肾病和肾炎性肾病两类，其中以单纯性肾病为多见。继发性肾病是指在诊断明确的原发病基础上出现肾病表现，多见于过敏性紫癜、系统性红斑狼疮、乙型肝炎、糖尿病等。先天性肾病与遗传有关，多于出生后 6 个月内起病，我国较少见。本节主要介绍原发性肾病综合征（PNS）。

★ 考点提示：肾病综合征的临床特点

【病因及发病机制】

原发性肾病综合征的病因尚不清楚，发病机制尚未明确。单纯性肾病可能与 T 细胞免疫功能紊乱，影响电荷屏障有关；肾炎性肾病患儿的肾病变中，常可发现免疫球蛋白和补体成分沉积，造成孔径屏障组成成分的完整性损伤，提示与免疫病理损伤有关。

【病理生理】

1. 蛋白尿

蛋白尿是肾病综合征最根本和最重要的病理生理改变。由于免疫损伤导致肾小球滤过屏障受损，造成肾小球基膜通透性增高，使血浆中分子量较大的蛋白大量漏出，出现蛋白尿。长时间持续大量蛋白尿，能促进肾小球系膜硬化和间质病变，导致肾功能不全。

2. 低蛋白血症

因血浆蛋白从尿中丢失及肾小球滤出的蛋白流经肾小管时被重吸收的白蛋白分解，造成低蛋白血症。血浆白蛋白下降，将影响机体内环境的稳定，并影响药代动力学。

3. 高脂血症

低蛋白血症促使肝合成蛋白增加，脂蛋白合成随之增加，大分子的脂蛋白难以从肾排出，导致血脂增高。表现为血清总胆固醇、低密度脂蛋白、极低密度脂蛋白增高。持续高脂血症可以促进动脉粥样硬化、肾小球硬化以及间质纤维化。

4. 水肿

低蛋白血症使血浆胶体渗透压降低，造成液体在间质潴留；另外由于血容量减少，刺激渗透压和容量感受器，激活肾素-血管紧张素-醛固酮系统，使远端肾小管水、钠吸收增加，造成水钠潴留，进一步加重水肿。

原发性肾病综合征可见于各种病理类型，儿童最主要的病理变化是微小病变型。

【临床表现】

1. 单纯性肾病

发病年龄多为 2～7 岁，男女比例为（4：1）～（2：1）。起病隐匿，常无明显诱因。

（1）水肿　高度水肿为最突出最常见的症状，也是就诊的主要原因。开始患儿仅晨起时眼睑及面部水肿，两眼难以睁开，水肿渐波及全身，水肿呈凹陷性。男孩可出现阴囊水肿，使阴囊表皮薄而透亮，甚至有液体渗出。严重者出现腹水、胸腔积液、心包积液，可引起呼吸困难。

（2）其他表现　病初患儿一般情况尚好，随着病情加重会有面色苍白、乏力，全身不适、嗜睡、食欲下降等情况出现。水肿严重者可有尿量减少，一般无高血压及血尿。

2. 肾炎性肾病

发病年龄多见于 7 岁以上儿童。水肿一般不严重，除具备肾病综合征四大特征，常有发作性或持续性高血压和血尿，血清补体可降低，不同程度持续性氮质血症。

3. 并发症

（1）感染　是最常见的并发症。常发生呼吸道感染、皮肤感染、泌尿系感染和原发性腹膜炎等。上呼吸道感染占 50％以上，且以病毒感染最为常见。引起患儿感染的因素很多，如肾病患儿免疫功能低下，蛋白质营养不良，激素和免疫抑制药的使用等。

（2）电解质紊乱和低血容量　常见的电解质紊乱主要有低钠血症、低钾血症和低钙血症。长期禁盐或低盐以及感染、呕吐、腹泻、利尿药使用等因素，均可以导致低钠血症和低钾血症。由于钙在血液中与白蛋白结合，可随白蛋白从尿中流失，维生素 D 结合蛋白也由尿中丢失，维生素 D 水平降低，影响了钙的吸收，出现低钙血症和骨质疏松。由于儿童体液调节机制较差，如过多使用利尿药或大量放腹水，大量长期使用激素降低了保钠作用，白蛋白过低难以维持正常血容量，这些因素都可致肾病患儿出现低血容量性休克。

（3）高凝状态和血栓形成　多数肾病综合征患儿血液处于高凝状态，常可自发形成血栓，栓塞多数无临床表现，发生于大血管时才出现症状，如肾静脉血栓、下肢静脉血栓。以肾静脉血栓形成最常见，临床可发生腰痛或腹痛，出现肉眼血尿或血尿加重，甚至发生急性肾衰竭等。

（4）急性肾衰竭　多数为起病或复发时血容量不足，引起肾前性肾衰竭。

（5）生长延迟　主要见于频繁复发和长期接受大剂量皮质激素治疗的患儿。

【辅助检查】

1. 尿液检查

尿蛋白定性多在（＋＋＋）～（＋＋＋＋），大多可见透明管型、颗粒管型和卵圆脂肪小体。蛋白定量：24h 尿蛋白定量≥50mg/kg。肾炎性肾病患儿尿内红细胞增多。

2. 血液检查

血浆总蛋白及白蛋白低于正常，白蛋白降低更为明显，常＜25g/L。白、球比例（A/G）倒置。胆固醇明显增高、三酰甘油升高，LDL 和 VLDL 增高，HDL 多正常。红细胞沉降率明显加快。

3. 肾功能检查

血尿素、肌酐可正常或升高，肾炎性肾病时升高。晚期患儿可有肾小管功能损害。

4. 血清免疫学检查

IgG 常降低，IgM、IgE 可增加。肾炎性肾病血清补体可降低。

5. 肾活检病理检查

肾活检病理检查可以确定病理类型。

【治疗要点】

1. 一般治疗

加强饮食管理，严重水肿、高血压、体腔积液时需卧床休息。水肿患儿限盐，严重水肿要无盐饮食；除非氮质血症患儿，一般适量选择优质蛋白，每天 2g/kg 左右。注意补充维生素及矿物质。

2. 激素疗法

首选糖皮质激素，应用原则：起量要足，减量要慢，维持要长。

（1）短程疗法　用于初治的单纯性肾病，确诊后就开始泼尼松 2mg/(kg·d) 分次口服。用药 4 周后减量，改为泼尼松 1.5mg/(kg·d) 隔日早餐后顿服，持续 4 周。全疗程共 8 周。短程疗法易于复发。

（2）中、长程疗法　用于复治、多复发的单纯性肾病或肾炎性肾病。疗程达 6 个月为中程疗法，长程疗法疗程为 9～12 个月。疗效判断如下。

① 激素敏感：泼尼松足量治疗 8 周内，尿蛋白转阴，水肿消退。

② 激素部分敏感：激素治疗 8 周内，水肿消退，尿蛋白仍然（＋）～（＋＋）。

③ 激素耐药：激素足量治疗满 8 周，蛋白尿仍为阳性，（＋＋）以上。

④ 激素依赖：对激素敏感，治疗后尿蛋白转阴，但减量或停药 2 周内又出现蛋白尿，恢复用量或再次用药后尿蛋白又转阴，并且重复两次以上者。

⑤ 复发/反复：尿蛋白已转阴，停用激素 4 周以上，晨尿蛋白由阴性转为≥（＋＋）为复发；如在激素用药过程中出现上述变化为反复。

⑥ 频复发：病程中半年内复发≥2 次，或 1 年内复发≥3 次。

以上尿变化指分布在 7～10 天内 3 次尿常规检查结果。

3. 免疫抑制药

难治性肾病或糖皮质激素治疗不良反应严重者，可加用或换用免疫抑制药，如环磷酰胺（CTX）、苯丁酸氮芥、环孢素、霉酚酸酯等，可减少复发，延长缓解期。

4. 利尿消肿

严重水肿时可选用利尿药，如氢氯噻嗪、螺内酯；严重低蛋白血症者，可静脉输入白蛋白提高胶体渗透压，再给予呋塞米，利尿效果更好。

5. 减少尿蛋白

伴有高血压者，可选用血管紧张素转换酶抑制剂（ACEI），如卡托普利、依那普利、福辛普利等，以降低肾小球内高压，减少尿蛋白，延缓肾功能损害。

6. 抗凝治疗

为防治血栓，可应用肝素钠、尿激酶、双嘧达莫等。

7. 中药治疗

在激素治疗的基础上，可配合中医辨证论治，选择合理的中药。

★ 考点提示：肾病综合征患儿的治疗要点

【护理评估】

1. 健康史

了解患儿发病前有无感染、劳累、预防接种、用药等诱因。询问发病情况，病程长短、诊疗经过，用药的种类、剂量、疗效等。了解患儿有无诊断明确的原发病。询问既往情况，有无过敏史。

2. 身体状况

询问患儿水肿开始的时间，水肿的程度，出现的部位等，有无少尿、血尿、高血压等。评估患儿目前体征、神志、呼吸、脉搏、血压、体重等，检查水肿部位。

3. 心理-社会状况

了解患儿和家长对本病的认识程度。评估患儿和家长的心理状态，了解患儿家庭经济状况及社会保障情况，指导进一步治疗。

4. 辅助检查

了解尿蛋白定性、定量程度，有无管型尿、血尿等，评估血浆蛋白是否下降、24h 尿蛋白定量、血脂、血清补体的结果。了解肾功能检查、肾活检病理检查有无异常。

【护理诊断】

（1）体液过多　与低蛋白血症导致的水、钠潴留有关。

（2）营养失调：低于机体需要量　与大量蛋白丢失、食欲下降有关。

（3）有皮肤完整性受损的危险　与高度水肿及免疫力低下有关。

（4）潜在并发症　感染、电解质紊乱、血栓形成、急性肾衰竭及药物的不良反应等。

（5）活动无耐力　与低蛋白血症有关。

（6）焦虑　与病程长、病情反复，药物不良反应等有关。

【护理目标】

① 患儿水肿减轻或消退，尿液恢复正常。

② 患儿食欲增加，得到充足的营养。

③ 患儿尽可能避免并发症的出现，一旦发生，能及时发现并得到合理处理。

④ 患儿与家长可获取心理支持，患儿消除紧张等不良情绪。

⑤ 患儿或家长能够获得本病的相关知识，了解限制活动的意义，能配合治疗和护理。

【护理措施】

1. 一般护理

适当的休息，减轻肾负担。为患儿提供适宜的休息环境，必要时对患儿进行保护性隔离。严重水肿和高血压患儿需卧床，严重胸腔积液、腹水致呼吸困难时，应采取半卧位。一般患儿可定时下床轻微活动，防止血栓形成，但不可过于劳累。根据病情适当安排文娱活动，使患儿精神愉快。生活不能自理的患儿，应协助进食、洗漱及大小便等。

2. 饮食护理

本病病程较长，为满足患儿生长发育的需要，应与患儿家长共同制订合理的食谱，保证营养的摄入。

（1）蛋白质　大量蛋白尿期间，控制蛋白质摄入量，以每天 1.2～1.8g/kg 为宜，应选择优质蛋白（蛋、鱼、乳类、家禽）等。尿蛋白消失后，长期用糖皮质激素时，应多补充蛋白质，因糖皮质激素可使蛋白质分解代谢增强，容易出现负氮平衡。

（2）脂肪　为减轻高脂血症，宜少量脂肪，一般为每天 2～4g/kg，饱和脂肪酸与非饱和脂肪酸比为 1∶1，以植物性脂肪或鱼油为宜。

（3）碳水化合物　患儿一般不需特别限制碳水化合物饮食的摄入。

（4）维生素　增加 B 族维生素、维生素 C、维生素 D 及叶酸的摄入，选择富含可溶性纤维的食物（如燕麦、豆类）及果胶含量高的水果等。

（5）矿物质　患儿长期应用糖皮质激素易引起骨质疏松，故应注意补充富含钙和维生素 D 的食物。

（6）盐　一般患儿钠盐控制在 3g/d 以内，必要时按血清钠水平进行调节。水肿时应限制钠的摄入，一般为 1～2g/d；严重水肿、高血压时，可采取无盐饮食。水肿消退、尿量正常后，不再限制钠盐摄入。

（7）水　水一般不必限制，高度水肿而尿量少的患儿，应严格控制液体入量，并准确记录。

★ 考点提示：肾病综合征患儿的饮食护理要点

3. 病情观察

(1) 评估水肿程度、水肿部位及进展情况，皮肤有无破溃、感染。观察尿量、尿色变化等。严格记录24h水出入量。有腹水的患儿，每天测腹围、体重一次并记录。尿常规送检每周2～3次。

(2) 患儿精神萎靡、食欲下降，水肿加重，出现全身肌肉无力、腹胀等症状时，及时告知医生，监测血清钾、钠的变化。

(3) 测量体温、血压、呼吸、脉搏，观察有无呼吸道感染、泌尿系感染、皮肤感染的症状与体征。患儿突发腰痛或腹痛、肉眼血尿，应考虑肾静脉血栓，要立即配合医生处理。

4. 对症护理

(1) 预防感染　感染是导致本病死亡的主要原因。肾病患儿与感染性疾病患儿应分病室居住，病房定时通风，每次20～30min，每天2次。严格无菌操作技术。病房每天进行紫外线消毒，使用激素期间限制探视；保持口腔清洁，做好口腔护理。保持皮肤及会阴部清洁，每天用3%硼酸坐浴1～2次，以预防尿路感染。勤洗澡，勤换尿布、内衣。发现感染灶，遵医嘱及时给予抗生素治疗。患儿预防接种要避免使用活疫苗，大量使用激素和免疫抑制药时，可延迟接种时间，一般在临床表现缓解后半年进行。

(2) 皮肤护理　重度水肿患儿皮肤张力增加，弹性降低，如果局部皮肤受压，加之营养失调和长期使用激素等，皮肤容易破溃并继发感染。患儿应保持皮肤清洁、干燥，衣服应宽松，被物要柔软。经常协助患儿翻身，局部按摩等，预防褥疮及皮肤感染的发生，帮助患儿翻身或改变体位时，要避免拖、拉等动作导致皮肤损伤。阴囊水肿患儿，保持阴囊周围的清洁、干燥，必要时可使用阴囊托。臀部和四肢水肿严重时，可垫橡皮气垫或棉圈，骨隆凸部位用棉垫。水肿患儿肌内注射药物，进针部位宜深，拔针后须用干棉签局部压迫数分钟，防止药物外渗。严重水肿患儿尽量避免肌内注射药物。

(3) 预防并发症　应多食含纤维素的食物，根据电解质检查结果及时调整饮食，预防低钠血症、低钾血症。适当活动预防血管栓塞，密切观察患儿有无血管栓塞的临床表现，定期检查凝血功能，必要时按医嘱使用抗凝药物。

5. 用药护理

(1) 利尿药　应观察用药前后水肿及尿量的变化，有无电解质紊乱、低血容量性休克，注意利尿药用药时间。

(2) 糖皮质激素　长期使用可引起代谢紊乱，出现库欣综合征、伤口愈合不良、肌肉萎缩、骨质疏松、高血糖、高血压等，还可引起消化道出血、感染、精神兴奋、生长停滞或诱发结核灶的活动。故用激素时应做到以下几点：①严格按医嘱发药，保证服药，减量时要缓慢，忌突然停药；②观察激素的不良反应，每天测血压1～2次，重者进行血压监护；监测血清电解质，防止发生低钾血症和低钠血症；保护胃黏膜，避免空腹吃药，必要时按医嘱加用抗酸药等，以防消化道出血；及时补充钙剂，预防骨质疏松或手足搐搦；观察体温、定期监测血象，发现潜在感染灶等；③要注意观察停药后的反应。

(3) 免疫抑制药　环磷酰胺不良反应可出现骨髓抑制、出血性膀胱炎、脱发及远期性腺损害等。治疗期间监测血压和白细胞计数变化，鼓励患儿多饮水，同时注意碱化尿液，预防出血性膀胱炎。宜饭后服用，以减少胃肠道反应。

6. 心理护理

应与患儿及家长共同探讨患儿出现的恐惧、焦虑等心理问题的原因，鼓励患儿表达自己的感受。多关心、体贴患儿，做好生活护理。治疗前应让患儿及家属了解长期大剂量应用糖皮质激素可出现外貌变化和药物不良反应。对担心自身形象改变而引起焦虑的患儿，尽可能用安慰性的语言给予解释，以消除心理负担。耐心讲解此病的表现、用药的基本常识、坚持治疗的重要性等。建议家长鼓励患儿同伴、同学来院探望，给予患儿心理支持，使其保持良好的心理状态。

★ **考点提示：肾病综合征患儿护理要点**

【护理评价】

① 水肿是否减轻或消退，有无并发症发生。

② 患儿及家长能否配合长期的治疗，能否按要求饮食，摄入量是否达到需要。

③ 患儿及家长患儿有无保持良好的心理状态。

【健康教育】

① 介绍本病的有关知识，讲解长期用糖皮质激素治疗的重要性，嘱患儿要遵医嘱用药，勿自行减量或停用。说明激素及免疫抑制药的常见不良反应，使家长及患儿有思想准备，树立战胜疾病的信心，配合治疗护理。

② 患儿及家长能理解并执行护患共同制订的饮食食谱。患儿不去人群密集的公共场所；气温变化时，要及时增减衣物，调节室温，避免受凉，以防上呼吸道感染。

③ 因劳累是造成病情加重或复发的重要诱因，患儿应注意休息，避免劳累和剧烈体育运动。卧床患儿应适度活动，避免产生血栓等并发症。

④ 讲解并发症的预防方法，教会家长及患儿观察并发症的早期表现。让患儿和家长了解预防感染的重要性，并能采取有效措施避免感染。

⑤ 出院时指导家长做好家庭护理，教会家长或年长患儿使用试纸监测尿蛋白。告知定期复诊，密切监测肾功能的变化；定期门诊，以便医生对药物减量方法进行指导，防止疾病反复。

第四节　泌尿系感染

泌尿系感染（urinary tract infections，UTI）也称尿路感染，指由病原体直接侵入泌尿系统，在尿液中生长繁殖，并侵犯尿路黏膜或组织而引起的损伤。泌尿系感染是儿童泌尿系统常见的感染性疾病，可累及尿道、膀胱、肾盂及肾实质，儿童时期感染局限在尿道某一部位的较少，临床难以准确定位，故常统称为泌尿系感染。临床以菌尿和（或）脓尿为特征，可有尿路刺激症状、发热、腰痛等。新生儿、婴幼儿泌尿系感染局部症状可不明显，全身症状较重，容易漏诊，延误治疗。病程上分为急性和慢性泌尿系感染，前者起病急，症状较典型，慢性及反复感染的患儿容易导致肾损伤。

【病因与发病机制】

1. 易感因素

（1）儿童解剖生理特点　儿童输尿管长而弯曲，管壁肌层及弹力纤维发育不全，易出现扭曲，发生尿潴留而易感染。女孩尿道短，尿道口与肛门接近，易被粪便污染而上行感染。男孩包皮较长、包茎，容易积垢而致感染。

（2）泌尿系统畸形　慢性感染或反复感染者，应注意有无泌尿道先天畸形。

（3）机体防御能力低下　营养不良、分泌型 IgA 缺乏、长期应用糖皮质激素或免疫抑制药、患慢性疾病等，儿童机体抵抗力下降易发生感染。新生儿与幼小婴儿的发病，常与抵抗力低下有关。

（4）膀胱输尿管反流所引起　膀胱输尿管反流，与尿路感染的发生和发展关系密切。婴儿发病率较高，随年龄增长而逐渐下降。

（5）其他　儿童大便后未及时清洗会阴部、不及时更换尿布、蛲虫症、泌尿道器械检查、留置导尿管等均是导致泌尿系感染的原因。

2. 致病原

多种细菌可引起儿童泌尿系感染，以革兰阴性杆菌为主，其中以大肠埃希菌最多见。其次为变形杆菌、副大肠埃希菌、克雷伯菌、葡萄球菌、粪链球菌等，偶见厌氧菌、真菌、原虫及病毒等。

3. 感染途径

（1）上行感染　是泌尿系感染主要的感染途径，致病细菌由尿道口至膀胱，经输尿管上行至肾而发生感染。粪便污染尿道口是最常见的原因。

（2）血行感染　通常是全身败血症的一部分，感染灶的细菌侵入血液，随血液循环到达肾，引起泌尿系感染。新生儿、小婴儿多见。

（3）其他　肠道炎症或盆腔感染时，细菌经该处淋巴管与肾周围淋巴管交通支进入肾，引起炎症。肾周围邻近器官和组织的感染，也可直接蔓延。故感染以肠道细菌为主，且女婴感染较男婴多。

【临床表现】

1. 急性尿路感染

病程在 6 个月内，症状随患儿年龄组的不同而存在较大差异，年龄越小，全身症状越明显。

（1）新生儿　多由血行感染引起，临床症状不典型。以全身症状为主，症状轻重不一，表现为无症状性细菌尿或呈严重的败血症。患儿表现为发热或体温不升、苍白、拒奶、呕吐、腹泻、黄疸等症状，部分患儿出现嗜睡、惊厥等神经系统症状。

（2）婴幼儿　以全身症状为主，局部症状轻微或缺如。主要表现为发热、呕吐、腹泻、腹胀、腹痛等，发热为最突出的表现。部分患儿出现排尿时哭闹、尿线中断、夜间遗尿等，尿布有臭味。由于尿频，尿布经常浸湿，可引发顽固性尿布皮炎。尿路刺激症状随年龄增长，而逐渐明显。

（3）年长儿　临床表现与成人相似。上尿路感染时全身症状明显，如发热、寒战、腹痛，常伴有腰痛、肾区叩击痛及肋脊角压痛等；下尿路感染时一般无全身感染的表现，多有明显的尿路刺激症状，如尿频、尿急、尿痛及下腹部不适等，部分有膀胱区、输尿管走行区压痛，偶见肉眼血尿，尿液混浊。

2. 慢性尿路感染

病程持续在 6 个月以上，病程迁延或反复发作。临床表现多不典型，大多数因急性感染治疗不彻底发展而来。轻者可无症状，也可间断性出现发热、菌尿或脓尿。反复发作的患儿，可有乏力、贫血、消瘦、生长迟缓等，重者出现高血压以及肾功能减退等。

3. 无症状菌尿

部分患儿出现无症状菌尿，表现为多次尿细菌培养阳性，无任何泌尿系感染症状，仅偶有轻度发热、乏力。无症状菌尿患儿常同时伴有尿路畸形和既往尿路感染史。

★ **考点提示：婴幼儿、年长儿尿路感染的临床特点**

【辅助检查】

1. 尿液检查

（1）尿常规　清晨首次中段尿离心后镜检，白细胞≥10个/HP。如脓细胞成堆或有白细胞管型，则诊断价值更大。

（2）尿细菌涂片　取新鲜尿液一滴直接涂片进行革兰染色，每个油镜视野≥1个细菌，表明尿中菌落计数≥10^5/ml，有诊断意义。

（3）尿细菌培养　采用清洁中段尿做细菌培养，菌落计数≥10^5/ml可确诊；菌落计数10^4～10^5/ml，女性为可疑，男性有诊断意义；菌落计数＜10^4/ml，则考虑污染。尿细菌培养及菌落计数是诊断尿路感染的主要依据。

2. 血常规

急性感染患儿血白细胞计数和中性粒细胞均增高，慢性感染患儿血红蛋白可降低，白细胞改变不明显。

3. 影像学检查

病程迁延或感染反复发作者，应选择影像学检查，有助于发现有无泌尿系统畸形或膀胱输尿管反流，了解慢性肾损害或瘢痕进展情况。常用的有B型超声检查、腹部平片、静脉肾盂造影加断层摄片、排泄性膀胱造影、肾核素造影、CT扫描等。

4. 肾功能检查

慢性感染者可出现持续性肾功能损害，肾浓缩功能减退，如肌酐清除率降低，血尿素氮、肌酐增高等。

【治疗要点】

治疗原则是积极有效地控制感染，去除病因，纠正诱因，防止复发。

1. 急性期

应卧床休息，多饮水，勤排尿。口服碳酸氢钠碱化尿液，可缓解膀胱刺激症状，并增强抗菌药物疗效。

2. 抗菌药物

早期应用，应用原则为根据细菌培养和药物敏感试验结果，同时结合临床选择有效的抗生素。一般首选对革兰阴性杆菌有效的药物。常用青霉素类、头孢菌素类、氨基糖苷类或复方磺胺甲噁唑等。婴儿忌用呋喃妥因。一般病例可口服给药，7～10天为一疗程。新生儿、小婴儿及重症患儿多采用静脉给药，必要时两种抗生素联合应用，10～14天为一疗程。

3. 复发与慢性感染者

关键在于去除诱因，达到彻底治疗。反复发作者，在急性发作控制后应积极对易感因素加以治疗，同时给小剂量抗菌药物，参照药物敏感试验，联合间歇交替使用，每晚睡前服一次，每疗程2～3周，后调换另一种有效药物，总疗程至少3～12个月。尿路畸形者，考虑手术治疗，防止肾实质损害。

【护理评估】

1. 健康史

了解患儿大小便排泄的卫生习惯，有无蛲虫症等，患病前有无其他系统感染。了解患病的时间、病程长短、起病情况，诊断治疗经过，有无泌尿系感染反复发作史。

2. 身体状况

评估患儿一般情况，机体有无感染灶，有无败血症及全身中毒等表现。伴有黄疸的患儿，有无生长发育停滞、体重增长缓慢或不增的情况。

3. 心理-社会状况

评估患儿和家长有无烦躁、焦虑等心理。了解患儿和家长对本疾病的认识程度。了解患儿家庭经济状况和社会保障情况。

4. 辅助检查

了解尿常规、尿细菌涂片、尿细菌培养有无异常。根据病程迁延或感染反复发作者影像学检查结果情况，评估有无泌尿系统先天畸形或膀胱输尿管反流。

【护理诊断】

（1）体温过高　与细菌感染有关。

（2）排尿异常　与膀胱、尿道炎症刺激有关。

（3）知识缺乏　与患儿及家长缺乏尿路感染的护理、治疗和预防等知识有关。

【护理目标】

① 患儿体温恢复正常。

② 患儿尿频、尿急以及遗尿的表现减轻或消失，排尿恢复正常。

③ 患儿与家长能获得本病的相关知识，并配合治疗和护理。

【护理措施】

1. 一般护理

急性期需卧床休息，为患儿提供适宜的环境，保持室内空气清新，温度适宜，避免劳累、受凉。

2. 饮食护理

进食清淡并含丰富营养的食物，补充多种维生素。鼓励患儿大量饮水，一般每天可在2500ml以上，以利降温。通过多饮水增加尿量，减少细菌在尿道的停留时间，促进细菌、病毒和炎症物质的排出。多饮水还可以降低肾髓质及乳头部组织的渗透压，不利于细菌生长繁殖。

3. 病情观察

注意观察患儿症状的变化，尤其是婴幼儿，除注意体温变化外，还应注意有无消化系统、神经系统等症状。患儿有无尿频、尿急、尿痛、遗尿等，有无腰痛、血尿以及全身感染的症状。有无拒食、呕吐、腹泻、腹胀、腹痛等消化系统症状，有无烦躁、嗜睡和惊厥等神经系统症状，并仔细观察患儿有无贫血、消瘦、体重增长缓慢或不增的表现。

4. 对症护理

高热参照高热护理常规处理，小婴儿尽量采用温和的物理降温。排尿疼痛者，碱化尿液，鼓励患儿多饮水，多排尿。便后冲洗会阴，勤换尿布，保持会阴部清洁。尿布用开水烫洗，或煮沸、高压消毒。肾区疼痛的患儿卧床休息，采用屈曲位，尽量减少站立或坐，避免肾受到牵拉而加重疼痛。

5. 用药护理

按医嘱应用抗菌药物，观察药物不良反应。口服抗菌药物宜饭后服药，可减轻胃肠道不良反应。氨基糖苷类抗生素对肾和听神经均有毒性，使用期间注意询问患儿的听力有无变化，有无腰痛、血尿等药物不良反应。服用复方磺胺甲噁唑的患儿应多喝水，并注意有无过敏反应、血尿、尿少、尿闭等。婴幼儿哭闹、尿路刺激症状明显时，可遵医嘱应用抗胆碱药。

6. 标本采集

尿常规、尿沉渣找细菌和尿培养都应留晨尿，收集标本时取中段尿。

（1）收集标本前常规清洁外阴，可用肥皂水清洗外阴，不宜使用消毒剂。

（2）婴幼儿采用无菌尿袋收集尿标本，年长儿指导其留取中间一段尿置于无菌容器内，1h内送检，以防杂菌生长。

（3）应用抗生素药物前或停药后5天收集标本，不宜多饮水，并保证尿液在膀胱内已停留6～8h。

7. 心理护理

面对疾病带来的不适感，环境的改变，治疗和护理的不适应，各年龄儿童心理反应差别较大。患儿可出现烦躁、哭闹，也可出现语言、行为退化表现，或者出现紧张不安、郁闷、沮丧等心理反应。要针对不同患儿情况，及时给予恰当的心理安慰、行为指导。

【护理评价】

① 患儿体温有无恢复正常。

② 患儿感染是否得到有效控制，排尿有无恢复正常。

③ 患儿及家长是否得到有效的心理支持。

④ 患儿及家长能否很好地了解本病相关的护理、预防等知识，并配合治疗和护理。

【健康教育】

① 向患儿及家长讲解本病的护理要点及预防知识。教育患儿家长培养儿童良好的卫生习惯，幼儿尽早停穿开裆裤，尤其女婴。为婴儿勤换尿布，便后清洗会阴部，保持清洁。女孩清洗外阴从前向后清洗，避免肠道细菌污染尿道口，防止上行性感染。

② 及时治疗儿童急慢性感染性疾病，矫治先天畸形等，男孩包茎要及时处理。儿童局部有炎症时及时诊治，根治蛲虫症等情况。

③ 避免过度劳累、受凉感冒，清淡饮食，多饮水、少憋尿，保持大便通畅。

④ 指导配合治疗、护理，按时服药，完成治疗疗程。定期复查，防止复发与再感染。

思考题

1. 急性肾小球肾炎有哪些临床表现？

2. 原发性肾病综合征患儿的临床特征有哪些？

3. 原发性肾病综合征预防感染的护理措施有哪些？

4. 泌尿系感染的感染途径有哪些？

（毕桂芝）

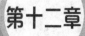

血液系统疾病患儿的护理

○○

【学习目标】

1. 掌握儿童贫血的定义、分类及诊断标准；营养性缺铁性贫血及营养性巨幼细胞贫血的病因、临床表现及护理措施。

2. 熟悉儿童造血和血液的特点，儿童急性白血病的护理评估及护理措施。

3. 了解特发性血小板减少性紫癜的临床表现及治疗要点。

第一节　儿童造血及血液的特点

一、造血特点

儿童造血分为胚胎期造血和生后造血。

（一）胚胎期造血

胚胎期造血分为 3 个阶段，首先在卵黄囊，然后在肝、脾，最后在骨髓。

1. 中胚叶造血

约在胚胎第 3 周开始出现卵黄囊造血，之后在中胚叶组织中出现广泛的原始造血成分，其中主要为原始有核红细胞。自胚胎第 6 周后中胚叶造血逐渐减退。

2. 肝脾造血期

在胚胎第 6~8 周开始，肝出现活动的造血组织，4~5 个月时达高峰，是胎儿中期主要的造血部位，主要产生有核红细胞；至 6 个月后肝造血开始减退，到生后肝造血基本结束。约于胚胎第 8 周脾开始造血，以生成红细胞为主，至 12 周时出现淋巴细胞和单核细胞。胎儿 5 个月后脾逐渐停止造红细胞和粒细胞，至出生时成为终生造淋巴细胞的器官。

自胚胎 6~7 周胸腺生成淋巴细胞，维持终生。胚胎期胸腺有短暂的生成红细胞和粒细胞功能。淋巴结约自胚胎第 11 周生成淋巴细胞，并成为终生造淋巴细胞和浆细胞的器官。

3. 骨髓造血期

胚胎第 6 周开始出现骨髓，但在胎儿 4 个月时才开始造血活动，并迅速成为胎儿后期主要的造血器官，至出生后 2～5 周后成为唯一的造血场所。

（二）生后造血

1. 骨髓造血

出生后主要是骨髓造血，婴幼儿期所有骨髓均为红骨髓，全部参与造血。5～7 岁开始，长骨中的造血组织逐渐被脂肪组织（黄髓）所代替。黄髓有潜在造血功能，当造血需要增加时，它可转变为红髓而恢复造血功能。

2. 骨髓外造血

正常情况下，骨髓外造血极少。在婴儿期，当发生感染性贫血、急性失血和溶血性贫血时，肝、脾和淋巴结可适应需要恢复到胎儿时期的造血状态而出现肝大、脾大和淋巴结肿大，同时外周血中可出现有核红细胞和（或）幼稚中性粒细胞，称为"骨髓外造血"，是儿童造血器官的一种特殊反应。感染和贫血纠正后，肝、脾即恢复正常。

二、血液特点

（一）红细胞数和血红蛋白量

由于胎儿时期处于相对缺氧状态，红细胞数及血红蛋白量较高，出生时红细胞数 $(5.0～7.0)\times10^{12}/L$，血红蛋白量 150～220g/L。生后 2～3 个月时红细胞数降至 $3.0\times10^{12}/L$ 左右，血红蛋白量降至 100g/L 左右，出现轻度贫血，称为"生理性贫血"。其发生的因素包括：①生后自主呼吸的建立，血氧含量增加，红细胞生成素减少，骨髓造血功能暂时下降；②胎儿红细胞寿命较短，生后破坏增多（生理性溶血）；③婴儿生长发育迅速，循环血量增加，红细胞数和血红蛋白逐渐降低。至 3 个月后，红细胞数和血红蛋白量又缓慢增加，于 12 岁达成人水平。

（二）白细胞数与分类

出生时白细胞数为 $(15～20)\times10^9/L$，生后 6～12h 达 $(21～28)\times10^9/L$，然后逐渐下降，1 周时平均为 $12\times10^9/L$；婴儿期维持在 $10\times10^9/L$ 左右；8 岁以后接近成人水平。

白细胞分类主要是中性粒细胞与淋巴细胞比例的变化。出生时中性粒细胞约占 65%，淋巴细胞约占 30%。生后 4～6 天时两者比例约相等；至 1～2 岁时淋巴细胞约占 60%，中性粒细胞约占 35%，至 4～6 岁时两者比例又相等；以后白细胞分类与成人相似。

（三）血小板数

血小板数与成人相似，为 $(150～300)\times10^9/L$。

（四）血红蛋白种类

出生时血红蛋白以胎儿血红蛋白（HbF）为主，平均占 70%。出生后 HbF 被成人型血红蛋白（HbA）替代，至 4 个月 HbF<20%，1 岁时 HbF<5%，2 岁时达到成人水平，HbF<2%。

（五）血容量

儿童血容量相对较成人多，新生儿血容量约占体重的 10%，平均 300ml；儿童占体重的 8%～10%；成人血容量占体重的 6%～8%。

★ 考点提示：骨髓外造血的特点，白细胞分类比例变化特点

第二节　儿童贫血

案例导入

案例回放：

患儿，8 个月。人工喂养，未添加辅食，近一个月食欲缺乏，常腹泻，喜欢吃纸屑，皮肤黏膜苍白，肝肋下 2cm，脾肋下 0.5cm。血象检查：Hb70g/L，RBC2.5×10^{12}/L；血涂片：红细胞大小不等，以小细胞为主。

思考问题：

1. 请分析该患儿的临床疾病诊断。
2. 简述导致上述疾病的原因。
3. 为该患儿制订一份护理计划，并指导家长正确用药。

一、贫血概述

（一）贫血的定义

贫血（anemia）指外周血中单位容积内红细胞数或血红蛋白量低于正常。我国儿童血液会议（1989 年）建议：新生儿期血红蛋白（Hb）<145g/L，1～4 个月 Hb<90g/L，4～6 个月 Hb<100g/L 为贫血。按世界卫生组织（WHO）标准：血红蛋白值 6～59 个月<110g/L，5～11 岁<115g/L，12～14 岁<120g/L 为贫血。海拔每升高 1000m，Hb 上升 4%。

（二）贫血的分类

1. 按程度分类

根据血红蛋白值、红细胞数，一般将贫血分为轻、中、重、极重 4 度（表 12-1）。

表 12-1　贫血的分度

项目	轻度	中度	重度	极重度
血红蛋白/(g/L)	90～120	60～90	30～60	<30
红细胞数/(×10^9/L)	3～4	2～3	1～2	<1

2. 按病因分类

（1）红细胞或血红蛋白生成不足

① 造血物质缺乏：如缺铁性贫血、巨幼细胞贫血、蛋白质缺乏等。

② 骨髓造血功能障碍：如再生障碍性贫血、单纯红细胞再生障碍性贫血等。

③ 感染性及炎症性贫血：如流感嗜血杆菌、金黄色葡萄球菌、链球菌感染等。

④ 其他：如慢性肾病所致贫血、铅中毒、癌症性贫血等。

（2）溶血性贫血　可由红细胞内在异常或外在因素引起。

① 红细胞内在异常：a.红细胞膜结构缺陷，如遗传性球形红细胞增多症、遗传性椭圆形红细胞增多症、棘状红细胞增多、阵发性睡眠性血红蛋白尿等；b.红细胞酶缺乏，如葡萄糖-6-磷酸脱氢酶（G-6-PD）缺乏，丙酮酸激酶（PK）缺乏症等；c.血红蛋白合成或结构异常，如珠蛋白生成障碍性贫血、血红蛋白病等。

② 红细胞外在因素：a.免疫因素，体内存在破坏红细胞的抗体，如新生儿溶血症、自身或药物所致的免疫性溶血性贫血等；b.非免疫因素，如感染、物理化学因素、脾功能亢进、毒素、弥散性血管内凝血等。

（3）失血性贫血　包括急性和慢性失血引起的贫血。

3. 按细胞形态分类

根据红细胞数、血红蛋白量和血细胞比容计算红细胞平均容积（MCV）、平均红细胞血红蛋白量（MCH）和平均红细胞血红蛋白浓度（MCHC）的值，可将贫血分为4类（表12-2）。

表 12-2　贫血的细胞形态分类

项目	MCV/fl	MCH/pg	MCHC/%
正常值	80～94	28～32	32～38
大细胞性	＞94	＞32	32～38
正细胞性	80～94	28～32	32～38
单纯小细胞性	＜80	＜28	32～38
小细胞低色素性	＜80	＜28	＜32

★ 考点提示：贫血的分度

二、营养性缺铁性贫血

缺铁性贫血（iron deficiency anemia，IDA）是由于体内铁缺乏，致血红蛋白合成减少引起的贫血。临床表现以小细胞低色素性贫血、血清铁蛋白减少和铁剂治疗有效为特点。多见于6个月至2岁儿童，对儿童健康危害大，是我国重点防治的儿童疾病之一。

【病因及发病机制】

（一）病因

1. 先天储铁不足

胎儿在孕后期3个月从母体获得铁最多，故早产、多胎、胎儿失血、孕母严重缺铁等可致胎儿储铁减少。

2. 铁摄入不足

这是导致缺铁性贫血的主要原因。单纯牛乳、人乳、谷类等食物含铁量均低，未及时添加含铁较多的辅食、偏食等。

3. 生长发育快

婴儿期、青春期儿童生长发育快，随着体重增加，血容量也增加较快。早产儿生长发育更快，其铁需要量相对增多。如不及时添加含铁丰富的食物，易发生缺铁。

4. 铁的吸收障碍

食物搭配不合理影响铁的吸收。慢性腹泻不仅铁的吸收不良，排泄也增加。

5. 铁丢失或消耗过多

肠息肉、梅克尔憩室、钩虫病、膈疝等慢性失血致使铁丢失。用不加热的牛奶喂养婴儿可因对牛奶过敏而致肠出血。

（二）发病机制

（1）铁是合成血红蛋白的原料，铁缺乏时血红素生成不足，进而血红蛋白合成减少，导致新生的红细胞内血红蛋白含量不足，细胞质较少，使细胞变小；而缺铁对细胞的分裂和增殖影响较小，故红细胞数量减少的程度不如血红蛋白减少明显，从而形成小细胞低色素性贫血。

（2）缺铁可影响人体肌红蛋白的合成。

（3）某些含铁酶（细胞色素 C、过氧化酶、单胺氧化酶、核糖核酸还原酶等）活性降低，由于这些酶与生物氧化、组织呼吸、神经递质的分解和合成有关，故造成细胞功能紊乱，而引起一系列非造血系统的临床表现，如体力减弱、易疲劳、表情淡漠、注意力不集中和智力减退等。

（4）缺铁还可引起组织器官异常和免疫功能降低。

【临床表现】

本病起病缓慢，其临床表现因病情轻重而有所不同。

1. 一般表现

突出表现为皮肤黏膜苍白，甲床苍白。头发枯黄、易疲乏、烦躁不安、不爱活动，年长儿可自诉头晕、眼前发黑、耳鸣等症状。

2. 骨髓外造血表现

肝、脾可轻度肿大。年龄越小、病程越久、贫血越重，肝脾大越明显。

3. 非造血系统表现

（1）消化系统 食欲减退，可有呕吐、腹泻，少数有异食癖（喜食泥土、煤渣等）。可出现口腔炎、舌炎、舌乳头萎缩，重者可出现萎缩性胃炎或吸收不良综合征等。

（2）神经系统 表现为烦躁不安或萎靡不振，注意力不集中、记忆力减退，智力多低于同龄儿。

（3）心血管系统 明显贫血时心率加快，严重者心脏扩大或心力衰竭等。

（4）其他 因细胞免疫功能降低可合并感染。可因上皮组织异常而出现反甲。

★ 考点提示：营养性缺铁性贫血的临床表现

【辅助检查】

1. 外周血象

红细胞和血红蛋白含量均降低，以血红蛋白含量降低为显著，呈小细胞低色素性贫血。血涂片可见红细胞大小不等，以小细胞为主，中央淡染区扩大。网织红细胞数正常或轻度减少。白细胞、血小板一般无特殊改变。

2. 骨髓象

呈增生活跃，以中、晚幼红细胞增生为主。各期红细胞体积均比正常小，胞质少，染色偏蓝，胞质成熟程度落后于胞核。粒细胞和巨核细胞一般无异常。

3. 铁代谢检查

（1）血清铁蛋白（SF）＜12μg/L 提示缺铁。可敏感地反映体内贮存铁的情况。

（2）红细胞游离原卟啉（FEP）＞0.9μmol/L 提示红细胞内缺铁。

（3）血清铁（SI）＜9.0～10.7μmol/L，总铁结合力（TIBC）＞62.7μmol/L 及转铁蛋白饱和度（TS）＜15％有诊断意义。这三项反映血浆中铁的含量。

【治疗要点】

主要原则为去除病因，补充铁剂。

1. 去除病因

根据不同病因，采取相应措施治疗，如治疗肠道慢性失血、纠正不良的饮食习惯等。

2. 补铁治疗

口服铁剂可选用易吸收的二价铁盐，常用硫酸亚铁、葡萄糖酸亚铁等。口服铁元素每天 4～6mg/kg，分 3 次口服。血红蛋白达正常水平后，再用 2 个月左右，以补充铁的贮存。注射铁剂如右旋糖酐铁复合物，常用于口服不耐受或吸收不良的患儿。

3. 输血治疗

一般不需输血，但重度贫血、合并感染、急需外科手术者可输浓缩红细胞。

4. 一般治疗

加强护理、保证充足睡眠、注意营养、预防感染。

【护理评估】

1. 健康史

了解患儿的喂养方法和饮食习惯，是否及时添加辅食，有无饮食不合理或偏食。对小婴儿还应询问母亲孕期是否有贫血，有无早产、多胎、胎儿失血等引起铁剂贮备不足的因素；了解有无生长发育过快、有无慢性疾病（慢性腹泻）、肠道寄生虫、吸收不良综合征、反复感染等，以及青春期少女是否因月经量过多而导致铁丢失过多。

2. 身体状况

了解患儿贫血程度，观察有无皮肤黏膜苍白、头发枯黄、乏力、记忆力减退、烦躁不安、头晕、耳鸣、眼前发黑等表现，贫血较重者要注意有无心率增快、心脏增大、心力衰竭体征，还应了解有无精神改变、异食癖、口腔炎及生长发育情况等。

3. 心理-社会状况

评估患儿及家长的心理状态，对本病病因及预防知识的了解程度，对健康的需求及家庭背景等。

4. 辅助检查

了解外周血象及骨髓检查结果。

【护理诊断】

（1）营养失调：低于机体需要量　与缺铁有关。

（2）活动无耐力　与贫血致组织器官缺氧有关。

（3）知识缺乏　与家长及年长患儿缺乏营养知识和本病的防护知识有关。

【护理目标】

① 患儿的贫血症状得到改善，活动耐力增强。

② 家长能正确选择含铁丰富的食物，纠正不良饮食习惯。

③ 家长及患儿能积极配合治疗，指导患儿正确用药。

【护理措施】

1. 休息与活动

轻度贫血者，一般不需要卧床休息，但应避免剧烈运动，以预防缺氧。活动间歇充分休息，保证足够睡眠，生活要有规律。严重贫血者，根据自身的活动耐量，制订活动类型、强度和持续时间，以不感到累为度。

2. 饮食护理

(1) 满足每天需要铁量　首先母乳喂养，纠正不良饮食习惯，合理搭配饮食，满足机体铁的需求。

(2) 选择含铁丰富食物　食物中以肝、精肉、鱼类、动物血、大豆等铁剂的含量多，其次黑木耳、发菜、海带的含铁量也高。一般由饮食摄取的铁剂其吸收率为 6％，而贫血患儿的吸收率可达 35％。

3. 观察病情

观察心率、心脏增大、心力衰竭体征，有无烦躁不安、头晕、面色苍白。

4. 对症护理

贫血患儿免疫功能差，应注意勿与感染患儿接触，做好口腔护理，保持皮肤清洁，勤换内衣、裤。

5. 用药护理——应用铁剂的护理

(1) 告知患儿及家长用药方法，口服铁剂最好在两餐之间服用，以减少铁剂对胃肠黏膜的刺激；若服用液态铁剂，须用吸管吸取，以防牙齿着色；铁剂与维生素 C 同服，有利于吸收（可喝含维生素 C 的果汁，如橙汁、柠檬汁等）。另外，稀盐酸、氨基酸、果糖可促进铁的吸收；不宜与抑制铁的吸收的物质，如牛奶、咖啡、茶、蛋类、麦麸、植物纤维、草酸和抗酸药物等同服。

(2) 服用铁剂后，未被吸收的铁剂随大便排出，大便发黑是正常现象，停药后可恢复。应该向患儿及家长说明，消除紧张情绪。

(3) 注射铁剂　注射铁剂可致局部疼痛，应深部肌内注射，以防铁剂渗入皮下组织，皮肤着色、局部发炎，甚至引起局部组织坏死。每次应更换注射部位。

(4) 观察疗效　铁剂治疗如有效，患儿的网织红细胞在用药后 2～3 天升高，5～7 天达高峰，2～3 周后逐渐下降至正常，1～2 周后血红蛋白逐渐增加，症状逐渐好转。若用药 3～4 周后效果不明显，须重新考虑治疗方案。

(5) 观察药物不良反应　如出现胃肠道不适、恶心、呕吐、腹泻等，可根据医嘱减量或停用几天，待症状好转再从小剂量开始补铁。

★ 考点提示：应用铁剂的护理

【护理评价】

① 患儿是否已建立合理的饮食计划并实施。

② 患儿活动耐力是否增强，是否存在活动不当引起生命体征的改变。

③ 是否能正确应用铁剂，有无感染。

④ 家长是否知道该病病因，并积极配合治疗。

【健康教育】

① 提倡母乳喂养，及时添加含铁丰富的辅食。

② 护理人员应给患儿及家长提供适当的饮食治疗知识。合理饮食，保障铁剂供给。

③ 婴儿应添加适量强化铁剂的食品。

④ 对早产儿，尤其是低体重的早产儿，宜自 2 个月左右给予铁剂预防。

三、营养性巨幼细胞贫血

营养性巨幼细胞贫血（nutritional megaloblastic anemia，NMA）是由于缺乏维生素 B_{12} 和（或）叶酸所致的一种大细胞性贫血。主要临床特点是：贫血、神经精神症状、红细胞胞体变大、骨髓中出现巨幼红细胞、维生素 B_{12} 和（或）叶酸治疗有效。

【病因和发病机制】

（一）病因

儿童体内贮存的叶酸能满足 1～3 个月生理需要。引起维生素 B_{12} 和（或）叶酸缺乏的原因主要如下。

1. 摄入不足

单纯母乳喂养的婴儿未及时添加辅食者，人工喂养不当、长期偏食或素食的婴幼儿，可致维生素 B_{12} 和叶酸缺乏。以单纯羊乳喂养者更易患本病，因羊乳中叶酸含量更低。

2. 吸收和转运障碍

食物中的维生素 B_{12} 与胃底黏膜壁细胞分泌的糖蛋白结合成复合物才能在末端回肠黏膜吸收，进入血液循环与转钴胺素蛋白结合，运送至肝贮存。小肠吸收障碍、慢性腹泻、小肠切除、肠炎等均可影响叶酸吸收而致缺乏。

3. 需求增多

婴幼儿因生长发育快，对维生素 B_{12} 和叶酸的需求增加。严重感染时，维生素 B_{12} 和叶酸消耗增加，摄入不足可发病。

4. 药物作用

长期服用广谱抗生素、抗癫痫药可使叶酸吸收减少。

（二）发病机制

叶酸在叶酸还原酶的还原作用和维生素 B_{12} 的催化作用下变成四氢叶酸，后者是 DNA 合成过程中必需的辅酶。由于维生素 B_{12} 和（或）叶酸缺乏均可引起四氢叶酸减少，DNA 合成减少，幼红细胞内的 DNA 减少使红细胞的分裂和增殖时间延长，而胞质中的 RNA 蓄积相对较多，因此胞质中的血红蛋白合成不受影响，造成红细胞核发育落后于细胞质，红细胞体积变大，形成巨幼红细胞。营养性巨幼细胞贫血其红细胞的减少比血红蛋白的减少更明显，红细胞的胞体变大，骨髓中出现巨幼红细胞。

维生素 B_{12} 还与神经髓鞘形成有关，缺乏时可致周围神经变性和大脑损害，出现神经精神症状。

【临床表现】

起病缓慢，多见于 6 个月至 2 岁。

1. 一般表现

面色蜡黄色，睑结膜、口唇、指甲等处苍白，毛发稀疏枯黄，呈虚胖或颜面轻度水肿。轻度或中度贫血占多数，患儿常感疲乏无力，可有肝脾大。

2. 神经精神症状

可见烦躁不安、易怒等症状。维生素 B_{12} 缺乏患儿可出现表情淡漠、嗜睡、少哭不笑、智力及动作发育落后，甚至有倒退现象。此外，还可出现口唇、头部、四肢、躯干甚至全身震颤，感觉异常，共济失调、踝阵挛等。

3. 消化系统症状

常出现较早，可出现呕吐、腹泻、食欲缺乏、舌炎和口腔炎。

★ 考点提示：营养性巨幼细胞贫血的病因和临床表现

【辅助检查】

1. 外周血象

红细胞数比血红蛋白减少明显，呈大细胞性贫血；血涂片可见红细胞大小不等，以大细胞为主；网织红细胞计数减少。有时可见巨幼变有核红细胞；严重病例可出现中性粒细胞和血小板减少。

2. 骨髓象

增生明显活跃，以红系增生为主，各期幼红细胞均出现巨幼变，表现为胞体变大、核染色质疏松，核发育落后于胞质。

3. 血清维生素 B_{12} 和叶酸测定

维生素 B_{12} ＜100ng/L，或叶酸＜3µg/L。

【治疗要点】

1. 一般治疗

注意营养，及时添加辅食，加强护理，防治感染。

2. 去除病因

对引起维生素 B_{12} 和叶酸缺乏的原因应予以去除。

3. 补充维生素 B_{12} 和叶酸

肌内注射维生素 B_{12} 每次 100µg，每周 2～3 次，连用数周；口服叶酸每次 5mg，每天 3 次，连用数周。

4. 对症治疗

重度贫血者可予以输血；肌震颤者可遵医嘱用镇静药。

【护理诊断】

（1）营养失调：低于机体需要量　与维生素 B_{12} 和（或）叶酸缺乏、吸收不良有关。

（2）活动无耐力　与贫血致组织缺氧有关。

（3）生长发育迟缓　与营养不足、贫血及维生素 B_{12} 缺乏影响生长发育有关。

【护理措施】

1. 休息与活动

根据患儿活动耐受情况安排其休息与活动，一般不需卧床休息，严重贫血者适当限制活动，协助完成日常生活需要。

2. 饮食护理

婴幼儿提倡母乳喂养，改善乳母营养，及时添加辅食，合理搭配患儿食物。对食欲下降、畏食患儿，须细心调整饮食结构，耐心喂养。肌震颤严重不能吞咽，可采用鼻饲法。

3. 病情观察

烦躁、震颤、抽搐者遵医嘱用镇静药，防止外伤。治疗初期可引起低钾血症，观察患儿有无低钾的症状，预防性补钾。

4. 用药护理

应用维生素 B_{12} 治疗 2～4 天后精神好转，网织红细胞上升，6～7 天达高峰，2 周左右降至正常，红细胞和血红蛋白一般 3～4 周恢复正常。神经系统症状恢复较慢，少数患者需数月才能恢复。口服叶酸后 1～2 天食欲好转，网织红细胞增加，4～7 天达高峰，2～6 周血红蛋白和红细胞恢复正常。

5. 心理护理

因巨幼细胞贫血致智力减低、成绩下降者，应加给予鼓励，减轻自卑心理。

【健康教育】

① 告知家长本病的表现和预防，提供营养方面的知识。

② 按时口服叶酸、肌内注射维生素 B_{12}。

③ 定期复查血象。

【附】其他常见儿童贫血性疾病鉴别比较。

其他常见儿童贫血性疾病鉴别比较见表 12-3。

表 12-3　其他常见儿童贫血性疾病鉴别比较

疾病	病因	临床表现	实验室检查	治疗	护理
再生障碍性贫血	原发性或因物理、化学、生物等因素使骨髓造血功能受抑制	进行性贫血、出血、反复感染，肝、脾、淋巴结一般不肿大	全血细胞、Hb 减少，骨髓增生低下	激素、输血、造血干细胞移植	加强营养，防止感染，忌用骨髓抑制药
珠蛋白生成障碍性贫血	遗传因素(常染色体不完全显性遗传)致珠蛋白生成障碍	发病早(2～6 月龄)慢性进行性肝脾大、生长发育不良、轻度黄疸、特殊面容	Hb、RBC 减少，网织红细胞计数增高，骨髓红细胞系增生明显活跃，HbF 或 HbH 增加	输血、脾切除、造血干细胞移植	防止感染，加强营养，开展人群普查及遗传咨询
遗传性球形红细胞增多症	常染色体显性遗传，红细胞膜缺陷	贫血、黄疸、脾大	Hb、RBC 减少，网织红细胞计数增高，球形红细胞增多，红细胞通透性增高	脾切除	防止感染，注意溶血危象发生
红细胞葡萄糖 6-磷酸脱氢酶缺乏症（G-6-PD 缺乏症）	G-6-PD 缺乏，与遗传有关	吃蚕豆或服药后出现黄疸、血红蛋白尿、贫血	Hb、RBC 减少，网织红细胞计数增高，血清间接胆红素增高，G-6-PD 活性降低	去除病因，碱化尿液，输 G-6-PD 正常的红细胞制剂	避免吃蚕豆及其制品，忌服用氧化性药物，观察溶血症状，防止感染，高发区进行普查

第三节　急性白血病

白血病（leukemia）是造血系统的恶性血液病。其特点为造血组织中某一血细胞系统过度增生、进入血流并浸润到各组织和器官，从而引起一系列临床表现。在我国儿童的恶性肿瘤中，白血病发病率最高，据调查，我国 10 岁以下的儿童白血病的发病率为 3/10 万～4/10 万，男性高于女性。急性白血病占儿童白血病的 90% 以上。

【病因】

尚不完全清楚，可能与以下因素有关。

1. 病毒因素

属于 RNA 病毒的反转录病毒（又称人类 T 细胞白血病病毒）。可引起人类 T 淋巴细胞白血病。

2. 理化因素

电离辐射、放射、核辐射等可能激活隐藏在体内的白血病病毒，使癌基因畸变或抑制机体的免疫功能致白血病。苯及其衍生物、重金属、氯霉素、保泰松和细胞毒药物可诱发急性白血病。

3. 遗传因素

本病与遗传有关。如家中有多发恶性肿瘤；患有其他遗传病或严重联合免疫缺陷的患儿，白血病发病率较普通儿童明显增高；单卵孪生儿中一个患白血病，另一个患病率为 20%。

【分类与分型】

1. 按白血病细胞分化程度及病理分类

（1）急性白血病　儿童期多见，自然病程约半年。

（2）慢性白血病　儿童期少见。自然病程＞1 年。

2. 根据增生的白细胞种类不同分类

（1）急性淋巴细胞白血病（acute lymphoblastic leukemia，ALL）　简称急淋。

（2）急性非淋巴细胞白血病（acute nonlymphoblastic leukemia，ANLL）　简称急非淋。儿童以急淋发病率最高。

3. MICM 综合分型

目前常采用形态学（M）、免疫学（I）、细胞遗传学（C）和分子生物学（M），即 MICM 综合分型。

（1）形态学分型（FAB 分型）　急淋分 L1、L2、L3 型，急非淋分 M_0、M_1、M_2、M_3、M_4、M_5、M_6、M_7 八型。

（2）免疫学分型　应用单克隆抗体检测淋巴细胞表面抗原标记，将急淋分 T、B 两大系列。急非淋分 M_1、M_2、M_3、M_4、M_5 五型。

（3）细胞遗传学改变　应用细胞遗传学技术进行染色体核型和数目检测。

【临床表现】

各型白血病临床表现基本相同，主要表现如下。

1. 起病

大多数起病较急。早期症状有面色苍白、乏力、精神不振、食欲低下、鼻出血或牙龈出血等；少数以发热和类似风湿热的骨关节疼痛为首发症状。

2. 发热

发热最常见。多数起病时有发热，热型不定，一般不伴寒战。白血病患儿发热多为低热且抗生素治疗无效；合并感染时，常伴有持续高热。

3. 贫血

贫血出现较早，进行性加重，表现为苍白、虚弱无力、活动后气促等。贫血是由于骨髓造血干细胞受抑制所致。

4. 出血

皮肤、黏膜出血多见，表现为紫癜、瘀斑、鼻出血、齿龈出血、消化道出血和血尿。偶见颅内出血，是白血病的主要死因之一。

5. 白血病细胞浸润引起的症状和体征

（1）肝、脾、淋巴结肿大　纵隔淋巴结肿大时可致压迫症状（呛咳、呼吸困难、静脉回流受阻）。

（2）骨、关节浸润　儿童骨髓多为红髓，易被白血病细胞侵犯。多见于急淋。骨痛的原因是骨髓腔内白血病细胞大量增生、压迫、破坏邻近骨质及浸润骨膜有关。约 25% 的患儿以四肢长骨、肩、膝、腕、踝等关节疼痛为首发症状。

（3）中枢神经系统浸润　白血病细胞侵犯脑实质和（或）脑膜导致中枢神经系统白血病（CNSL），出现颅内压增高的表现：头痛、呕吐、嗜睡、视神经乳头水肿；浸润脑膜时可出现脑膜刺激征，也可有惊厥甚至昏迷的表现，脑脊液中可查出白血病细胞。

（4）其他　浸润皮肤、心脏、消化系统、肾、齿龈、口腔黏膜和睾丸等组织器官而出现相应症状。

★ **考点提示：儿童急性白血病的常见临床表现**

【辅助检查】

1. 外周血象

白细胞计数高低不一，增高者占 50% 以上，以原始细胞和幼稚细胞为主，成熟中性粒细胞减少。红细胞及血红蛋白均减少，呈正细胞正色素性贫血。网织红细胞计数较低，血小板减少。

2. 骨髓象

骨髓检查是确立诊断和评定疗效的重要依据。典型的骨髓象为该类型白血病的原始及幼稚细胞极度增生，幼红细胞及巨核细胞减少。但少数患儿的骨髓表现为增生低下。

【治疗要点】

急性白血病的治疗主要是以化疗为主的综合疗法。原则：早诊断、早治疗、严格分型、按型选择方案；采用早期连续适度化疗和分阶段长期规范治疗的方针。

1. 诱导缓解治疗

联合数种化疗药物最大限度杀灭白血病细胞，从而尽快达到完全缓解。

2. 巩固治疗

儿童 ALL 达到完全缓解，最大限度杀灭微小残留白血病细胞，预防早期复发。

3. 预防髓外白血病

由于大多数化疗药物不能进入中枢神经系统、睾丸等部位，积极预防髓外白血病是患儿获得长期生存的关键措施之一。

4. 维持及加强治疗

巩固疗效，以达到长期缓解或治愈目的。持续完全缓解 2.5～3.5 年方可停止治疗。

常用化疗药物见表 12-4。

表 12-4　儿童急性白血病化疗药物简介

给药	主要不良反应	给药途径	剂量与用法	毒性反应
泼尼松 (Pred)	溶解淋巴细胞	口服	40～60mg/(m² · d)，分 3 次	库欣综合征，高血压，骨质疏松
地塞米松 (Dex)	溶解淋巴细胞	口服	6～10mg/(m² · d)，分 3 次	库欣综合征，高血压，骨质疏松
环磷酰胺 (CTX)	抑制 DNA 合成，使细胞停止在分裂期，阻止进入 S 期	口服 静注	2～3mg/(kg · d)，每天 1 次 200～400mg/m²，每周 1 次	骨髓抑制，肝损害，口腔溃疡，脱发，出血性膀胱炎
甲氨蝶呤 (MTX)	抗叶酸代谢物，抑制叶酸辅酶，抑制 DNA 合成	口服 静注或肌内注射 鞘内注射	15～25mg/m²，每天 1 次 同上，每周 1～2 次，每次 10mg/m²，隔天或 1 周 1 次	骨髓抑制，肝损害，口腔、胃肠道溃疡，恶心呕吐，巨幼红样变
巯嘌呤 (6MP)	抑制嘌呤合成，抑制 DNA 和 RNA 的合成	口服	每次 50～90mg/m²，每天 1 次	骨髓抑制，肝损害
硫鸟嘌呤 (6TG)	同 6MP	口服	每次 75mg/m²，每天 1 次	同 6-MP
阿糖胞苷 (Ara-c)	抗嘧啶代谢，抑制 DNA 合成，作用于 S 期	静注或肌内注射 鞘内注射	100～200mg/(m² · d)，分 2 次 每次 30mg/m²，隔日或每周 1 次	骨髓抑制，脱发，口腔溃疡，恶心呕吐
长春新碱 (VCR)	抑制 DNA 合成，阻止细胞分裂	静注	每次 1.5～2mg/m²，每周 1 次	脱发，周围神经炎
柔红霉素 (DNR)	抑制 DNA 和 RNA 的合成	静注	每次 30～40mg/m²，每天 1 次，共 2～4 次	骨髓抑制，心脏损害，局部刺激，恶心呕吐
阿霉素 (ADM)	抑制 DNA 和 RNA 的合成	静注	每次 40mg/m²，每天 1 次，共用 3 天	骨髓抑制，心脏损害，脱发，胃肠道反应
去氧柔红霉素 (IDA)	抑制 DNA 合成	静滴	每次 10mg/m²，每天 1 次，共用 2 天	骨髓抑制，心脏毒性，肝损害，恶心呕吐
门冬酰胺酶 (L-ASP)	溶解淋巴细胞，分解细胞内、外门冬酰胺	静滴	每天 0.5 万～1 万 IU/m²，隔日 1 次，共 6～10 次	过敏反应，肝损害，出血，胰腺炎，氮质血症，糖尿，低血浆蛋白
三尖杉碱(H)	抑制蛋白质合成，水解门冬酰胺	静滴	每次 4～6mg/m²，每天 1 次，共用 5～7 天	骨髓抑制，心脏损害、恶心
依托泊苷 (VP16)	抑制 DNA 和 RNA 的合成	静滴	每次 100～150mg/m²，每天 1 次，共用 2～3 天	骨髓抑制，心脏损害、恶心、呕吐
替尼泊苷 (VM26)	破坏 DNA，阻断 G_0 和 M 期	静滴	同 VP16	同 VP16

★ 考点提示：儿童急性白血病化疗原则

【护理评估】

1. 健康史

了解患儿的疾病史、感染史等；本次发病时间、主要症状、体征等；家族中有无恶性肿瘤患者或白血病患者；了解放射线、辐射、重金属等接触史情况。

2. 身体状况

各型白血病的身体状况大致相同。主要表现为发热、贫血、出血、白细胞浸润所致的症状和体征。注意有无出血倾向及征象，肝、脾、淋巴结肿大情况，有无骨痛、关节痛等。

3. 心理-社会状况

本病病程较长，死亡率高。评估患儿及家长对病情的认识程度和心理承受能力，评估家庭背景、家庭经济状况及其支持系统。

4. 辅助检查

了解外周血象及骨髓检查结果。

【护理诊断】

（1）体温过高　与大量白细胞浸润、坏死和（或）感染有关。

（2）活动无耐力　与贫血致组织缺氧有关。

（3）营养失调：低于机体需要量　与疾病过程消耗增加、化疗致食欲下降、营养摄入不足及营养消耗过多有关。

（4）疼痛　与白血病细胞浸润有关。

（5）恐惧　与病情重、侵入性治疗、护理操作多，预后不良等有关。

（6）潜在并发症　出血、药物不良反应。

（7）预感性悲哀　与白血病久治不愈有关。

【护理措施】

1. 休息与活动

合理安排生活作息，患儿需卧床休息，但一般不需要绝对卧床。长期卧床者，应经常更换体位，预防褥疮。

2. 饮食护理

给予高蛋白、高维生素、高热能且适合患儿口味的饮食；使用门冬酰胺酶化疗期间，给予低脂饮食。鼓励患儿多饮水，特别在诱导缓解及用大剂量甲氨蝶呤期间，以预防因大量白细胞破坏而引起高尿酸血症，同时有利于药物毒素排泄。禁食坚硬、多刺、过于粗糙的食物，避免损伤口腔黏膜及牙龈，导致出血和继发感染。注意饮食卫生。不能进食者，遵医嘱补充静脉营养。

3. 观察病情

观察感染的早期表现，注意体温是否在正常范围波动，观察热型；注意患儿降温后的反应，以防虚脱。

4. 防治感染

（1）保护性隔离　与其他疾病患儿分室居住，防止交叉感染。粒细胞及免疫功能明显低下的患儿应住单间，有条件者住空气层流病房。房间定时通风、消毒。限制探视人次，有感染者忌探视患儿。接触患儿前需洗手。

（2）注意个人卫生　勤换衣裤，减少皮肤感染。保持口腔清洁，饭前饭后用温开水或漱口液漱口，选用软毛牙刷刷牙。如有黏膜真菌感染可用氟康唑或依曲康唑涂擦患处。保持会阴部清洁。保持大便通畅，便后用温开水清洁肛周；肛周脓肿或皮肤溃烂感染者，及时通知医生并处理。

（3）观察感染早期征象　监测生命体征，每天检查口腔及咽喉部，有无牙龈肿胀、咽红、吞咽疼痛感，皮肤有无破损、红肿，外阴、肛周有无异常改变等，发现感染先兆时，及时处理。监测血象。

（4）严格执行无菌技术操作　护理人员应有严格的无菌观念。进行任何穿刺前必须严格消毒。各种管道或伤口敷料应定时更换。对粒细胞减少的患者进行操作时，除需按常规消毒外，还应用浸过乙醇的无菌纱布覆盖局部皮肤5min再进行穿刺。

（5）避免有关接种　免疫功能低下的患儿，避免接种水痘、麻疹、风疹、流行性腮腺炎等减毒活疫苗和服用脊髓灰质炎糖丸，以防发病。

5. 防治出血

出血是白血病患儿死亡的主要原因之一，应加强观察和护理。护理措施见本章第四节。

6. 应用化疗药物的护理

（1）正确给药　了解化疗方案、给药途径，熟悉各种化疗药物的药理作用及毒性反应，严格按照方案规定用药。①化疗药物多为静脉给药，刺激性较强。药物渗漏可引起局部疼痛、红肿及组织坏死。注意保护血管，提高穿刺成功率，注射时先用生理盐水输注，确认静脉通畅方可注入药物。输液中一旦发现渗漏，立即停止输注，并作局部处理；②鞘内注射时药物浓度不宜过大，药量不宜过多，缓慢推入，术后需平卧4～6h，注意观察有无头痛、发热等反应；③某些化疗药物静脉滴注时应避光，如甲氨蝶呤、依托泊苷、替尼泊苷等；④某些药如门冬酰胺酶可致过敏反应，用药前应询问用药史及过敏史，用药过程中观察有无过敏反应。

（2）密切观察及处理化疗药物的毒性反应　①监测血象、肝肾功能、骨髓象，及时防治感染；观察有无出血倾向和贫血表现；②胃肠道反应重者，遵医嘱在治疗前半小时给止吐药；③加强口腔护理；④运用环磷酰胺等可致出血性膀胱炎的药物时，应保证大量水分的摄入；⑤可能致脱发者，应先告知家长和患儿，可戴假发、帽子等；⑥激素运用可致满月脸、骨质疏松、易感染、情绪改变等，应告知家长及患儿停药后会改善或消失；⑦多关心、保护患儿，防止摔伤骨折、感染。各种化疗药物毒性反应参见表12-4。

7. 输血护理

在治疗过程中常需输血液成分或输血的支持治疗。输血时严格执行输血制度。一般先慢速滴注观察15min，若无不良反应，再按患儿年龄、心肺功能、急慢性贫血及贫血程度调整滴速。密切观察疗效及有无输血反应。

8. 心理护理

热心帮助、关心患儿，让年长患儿建立战胜疾病的信心。向家长及年长患儿介绍白血病有关知识，如国内外的治疗进展、预后等。阐述化疗是治疗白血病的主要手段。定期召开家长座谈会或病友联谊会，提高自护和应对能力，增强治愈的信心。

★ **考点提示：应用化疗药物的护理**

【健康教育】

①指导家长和年长患儿自我护理技巧，出现发热、出血等情况及时就医。

② 指导家长预防感染及出血，出现异常及时就诊。让家长了解定期血液化验的必要性和坚持化疗的重要性。

③ 鼓励患儿参与体格锻炼，增强抗病能力。化疗间歇期可上学，但应监测治疗方案执行情况，并告知家长。年长儿坚持定期化疗。

④ 完全缓解停止化疗者，嘱其定期随访，监测血象、骨髓象、肝肾功能等，及时发现复发征象。

知识拓展

造血干细胞移植

造血干细胞移植是将各种来源的正常造血干细胞在患者接受超剂量化（放）疗后，通过静脉输注移植入受体内，以替代原有的病理性造血干细胞，使患者正常的造血及免疫功能得以重建。现主要包括骨髓移植、外周血干细胞移植、脐血干细胞移植。造血干细胞移植法不仅可提高患儿的生存率，而且还可能根治白血病。联合化疗是目前根治小儿白血病的首选治疗方法。然而仍有20%～30%难治、复发的 ALL 及高危 ANLL 单纯化疗效果欠佳，经有效化疗完全缓解后需要进行造血干细胞移植，其5年无病生存率为50%～70%。

第四节　出血性疾病

一、特发性血小板减少性紫癜

特发性血小板减少性紫癜（idiopathic thrombocytopenic purpura，ITP）又称自身免疫性血小板减少性紫癜，是儿童最常见的出血性疾病。以皮肤、黏膜自发性出血、血小板减少，出血时间延长和血块收缩不良、束臂试验阳性为特征。本病为自限性疾病，绝大多数在几个月内自行恢复，少数患者可因严重出血致死亡。

【病因及发病机制】

多数患儿发病前有病毒感染史，如上呼吸道感染、腮腺炎、风疹、麻疹、水痘、传染性单核细胞增多症等疾病；偶见由于注射活疫苗后发病。但病毒感染不是导致血小板减少的直接原因，而是由于病毒感染后机体产生相应抗体，这类抗体可与血小板膜发生交叉反应，使血小板受到损伤而被单核-巨噬细胞系统清除。此外，病毒感染后形成的抗原-抗体复合物，附于血小板表面，使血小板易被单核-巨噬细胞系统吞噬和破坏，引起血小板减少。

该病的发生可以是原发性或其他疾病引起。继发性常见于下列情况：疫苗接种、感染、抗磷脂综合征、系统性红斑狼疮、免疫缺陷病、药物、淋巴增殖性病变、骨髓移植的副作用等。

【临床表现】

1. 急性型

急性型多见于婴幼儿。发病前1～3周多有病毒感染史，起病急可伴有发热，以自发性皮肤黏膜出血为突出表现，为针尖大小的出血点，或瘀斑和紫癜，四肢多于躯干。半数以上患儿有鼻出血、牙龈出血，可见便血、血尿，胃肠道大出血和颅内出血少见。出血严重者可有贫血。病程一般在 6 个月以内，约 10% 转为慢性。

2. 慢性型

慢性型起病缓慢，多见于学龄儿童，出血症状比急性型轻，主要为皮肤、黏膜自发性出血，病程超过 6 个月，呈发作和缓解交替出现。全身情况较好，约 30% 患儿发病数年后自行缓解。

【辅助检查】

1. 外周血象

出血轻重与血小板多少有关。血小板 $<50\times10^9/L$ 可见自发性出血；血小板 $<20\times10^9/L$ 时出血明显，$<10\times10^9/L$ 时出血显著。慢性型者可见血小板大小不等，染色较浅。出血多者可有贫血表现、出血时间延长、血块收缩不良、凝血时间正常。

2. 骨髓象

骨髓细胞增生活跃，骨髓巨核细胞数正常或增多，幼稚巨核细胞增多，成熟巨核细胞减少，可见空泡、颗粒减少、胞质少等细胞形态改变。

3. 血小板抗体（PAIgG）测定

PAIgG 含量明显增高。

【治疗要点】

1. 急性型

患儿仅有轻微皮肤出血而无黏膜出血时，不需特殊治疗，密切观察病情变化及防止发生创伤出血。

2. 急性出血明显

可用糖皮质激素，常用泼尼松口服每天 1.5～2mg/kg，分 3 次口服，疗程 4 周；或静脉滴注大剂量丙种球蛋白每天 0.4～0.5g/(k·d)，连用 5 天。

3. 重症贫血

可输血小板，对严重出血者应迅速止血，但输注的血小板很快被破坏，通常只有在危及生命的情况下才输注。

4. 免疫抑制药

目前主要用于治疗慢性 ITP。环孢素 3～5mg/(kg·d)，分 2～3 次口服，开始剂量可稍大，根据血药浓度调整剂量，疗程 3～4 个月，主要不良反应是肝肾功能损伤。其他药物有长春新碱、环磷酰胺、硫唑嘌呤。

5. 脾切除

对糖皮质激素、丙种球蛋白治疗 6 个月无效时可行脾切除，现多主张用腹腔镜切除。

【护理诊断】

（1）皮肤完整性受损　与血小板减少致皮肤黏膜出血有关。

（2）有感染的危险　与糖皮质激素和（或）免疫抑制药应用致机体抵抗力下降有关。

（3）潜在并发症　内脏出血。

（4）焦虑、恐惧　与大出血有关。

【护理措施】

1. 密切观察病情和预防出血

（1）病情观察　注意生命体征的变化、皮肤黏膜出血点或瘀斑有无增减；观察有无鼻出血、尿血、便血、呕血及烦躁不安、头痛和神志改变，并及时汇报医生。

（2）预防出血　急性期应减少活动，避免受伤；有明显出血时应卧床休息。必要时输新鲜血或血小板。禁食过硬、过热、油炸和刺激性食物。注意口腔卫生，用软毛牙刷刷牙或漱口水漱口，保护口腔黏膜。不用手抠鼻孔，防止鼻出血，鼻出血时可用冷敷、止血纱布或 1∶1000 肾上腺素棉球填塞。保持大便通畅，防止腹压高诱发颅内出血。床头、床栏及家具的尖角用软垫子包扎，忌玩锐利玩具。

2. 预防感染

注意保护性隔离，与感染性疾病患儿分室居住，严格无菌操作。保持出血部位清洁。定时开窗通风，定期紫外线灯消毒。养成良好卫生习惯。

3. 用药护理

按时按量服用激素或免疫抑制药，不随意减量，须遵医嘱逐渐减量。定期复查血象，观察药物疗效。

4. 心理护理

消除紧张、恐惧心理，出血量多或病情反复时，患儿及家长易产生紧张和恐惧心理，主动关心，耐心解释，使之配合治疗。

★ **考点提示：特发性血小板减少性紫癜临床表现及护理要点**

【健康教育】

① 指导预防损伤的措施，指导进行自我保护。

② 避免上呼吸道感染及其他感染，避免到人群拥挤的场所。注意个人卫生。

③ 教会家长压迫止血的方法和血象化验单的识别。

二、血友病

血友病（hemophilia）是一组遗传性凝血功能障碍的出血性疾病，包括：①血友病 A，即因子Ⅷ缺乏症；②血友病 B，即因子Ⅸ缺乏症；③血友病 C，即因子Ⅺ缺乏症。以血友病 A 较为常见。其共同特点为终身在轻微损伤后发生长时间出血。

【病因及发病机制】

血友病 A 和血友病 B 为 X 连锁隐性遗传，由女性传递，男性发病。因子Ⅷ、Ⅸ、Ⅺ缺乏使凝血过程第一阶段中的凝血活酶生成减少，引起血液凝固障碍，导致出血倾向。

【临床表现】

主要表现是出血，出血症状的轻重及发病的早晚与凝血因子的活性水平相关。血友病 A 和血友病 B 大多在 2 岁时发病，也可在新生儿期即发病，终身在轻微损伤或小手术后有长时间出血倾向。

1. 皮肤、黏膜出血

皮肤、黏膜出血常发生于有皮下组织、口腔、齿龈黏膜。幼儿可见于头部碰撞后出血和血肿。

2. 关节积血

关节积血是最常见的临床表现之一，多见于膝关节，其次为踝、髋、肘、肩关节等处。关节出血可以分为三期。

① 急性期：关节腔内及周围组织出血，引起局部红、肿、热、痛和功能障碍。由于肌肉痉挛，关节多处于屈曲位置。

② 关节炎期：因反复出血，血液不能完全被吸收，刺激关节组织，形成慢性炎症，滑膜增厚。

③ 后期：关节纤维化、强硬、畸形、肌肉萎缩、骨质破坏等导致功能丧失。膝关节反复出血，常引起膝屈曲、外翻、腓骨半脱位，形成特征性的血友病步态。

3. 其他出血

重型血友病 A 常发生肌肉出血和血肿。不同程度的创伤、小手术均可引起严重出血。颅内出血虽少见，但是最常见的致死原因。可有消化道、泌尿道等内脏出血。颈部血肿可引起上呼吸道梗阻，导致呼吸困难，甚至窒息死亡。

★ 考点提示：血友病的临床表现

【辅助检查】

1. 初筛试验

凝血时间延长，活化部分凝血活酶时间延长，凝血酶原消耗不良，凝血活酶生成试验异常，出血时间、凝血酶原时间和血小板正常。

2. 凝血因子活性测定

有助于判断血友病的类型。免疫学方法测定血浆因子Ⅷ、Ⅸ活性降低。

3. 基因诊断

可用基因探针，DNA 印记技术、限制性片段长度多态性开展，有助于诊断和产前诊断。

【治疗要点】

目前尚无根治疗法。

1. 预防出血

减少和避免外伤出血，见护理措施部分。

2. 止血

（1）止血药物应用

① 1-去氨基-8-右旋精氨酸加压素（DDAVP）：缓慢静注，有提高血浆内因子Ⅷ活性和抗利尿作用，因能激活纤溶系统，故需与氨基己酸或氨甲环酸联用；用于治疗血友病 A 患者。

② 性激素：雄激素达那唑，复方炔诺酮均能减少血友病 A 患儿的出血。

（2）局部止血　压迫止血，或用纤维蛋白泡沫、吸收性明胶海绵蘸组织凝血活酶敷于伤口处。

3. 替代疗法

通过输血浆、新鲜全血、凝血因子将患者所缺乏的因子提高到止血水平，以治疗或预防出血。血友病 A 应用因子Ⅷ浓缩制剂，血友病 B 应用因子Ⅸ制剂。因子Ⅷ的半衰期为 8～12h，每 12h 输注 1 次；因子Ⅸ的半衰期为 18～24h，每 24h 输注 1 次。输注的次数，剂量依出血程度而定。

4. 基因治疗

血友病 B 的基因治疗已有报道，血友病 A 的基因治疗仍在研究中。

【护理诊断】

（1）潜在并发症　出血。

（2）组织完整性受损　与凝血因子缺乏有关。

（3）疼痛　与关节腔出血（积）血及皮下、肌肉血肿有关。

（4）躯体活动障碍　与关节腔积血、肿痛、活动受限及关节畸形、功能丧失有关。

【护理措施】

1. 防治出血

（1）预防出血　①自幼养成安静生活习惯，加强照护，避免剧烈活动，防止碰撞，避免外伤；②尽可能避免肌内注射、深部组织穿刺。必须穿刺时，须选用小针头，拔针后延长按压时间，以免出血和形成深部血肿；③尽量避免手术，必须手术时，应注意在术前、术中和术后补充所缺乏的凝血因子；④避免情绪激动、剧烈咳嗽、过度用力排便。

（2）遵医嘱及时输注凝血因子　认真阅读说明书，按要求输注；输注时严密观察有无不良反应，因子替代疗法的不良反应主要有过敏、发热、溶血反应、弥散性血管内凝血、感染病毒性疾病等，大量反复应用者可出现肺水肿。严重不良反应者，需停止输注，及时报告医生协助处理。

（3）局部止血　对表面创伤，鼻或口腔出血可局部压迫止血。口、鼻出血也可用浸有0.1%肾上腺素的棉球、明胶海绵压迫，必要时请耳鼻咽喉口腔科会诊，以油纱条填塞，保持口鼻黏膜湿润，48～72h 后拔出油纱条。肌肉、关节出血早期，用弹力绷带加压包扎，局部冷敷，抬高患肢、制动并保持其功能位。

2. 病情观察

观察生命体征、神志、皮肤黏膜瘀斑（点）增减，深部组织出血者注意观察血肿的范围及消退情况，及时发现内脏及颅内出血，并组织抢救。

3. 减轻疼痛

疼痛主要发生在出血的肌肉和关节部位。可冰袋冷敷，抬高患肢并制动，保持其功能位。

4. 预防致残

关节出血停止、肿痛缓解后，应逐渐增加活动，以防畸形。已致慢性关节损害者，应进行康复指导与训练；严重关节畸形可手术矫形。

5. 心理护理

鼓励年长患儿日常生活自理，维护患儿自尊，增强自信心和自我控制感。鼓励年长患儿表达想法，以减轻挫折感和焦虑等不良情绪。提供相对安全的游戏活动，安排同伴探望，减轻孤独感。

【健康教育】

① 指导家长采取预防性措施，减少或避免损伤出血，让患儿养成良好的生活习惯，为患儿提供安全的家庭环境。

② 教会患儿家属及年长儿局部止血方法，识别出血征象，尤其是器官内出血或颅内出

血表现，一旦发现立即送医院治疗。

③ 鼓励患儿规律、适度地进行体格锻炼和运动，以增强关节周围肌肉的力量和强度，延缓出血或使出血局限化。

④ 遗传咨询，运用现代诊断技术对基因携带的孕妇进行基因分析和产前诊断，如确定胎儿为血友病，可及时终止妊娠。

思考题

（一）简答题

1.简述营养性缺铁性贫血的主要原因。

2.营养性缺铁性贫血患儿口服铁剂的注意事项有哪些？

3.如何指导急性白血病患儿预防感染？

（二）病例分析

男婴，10个月，纯母乳喂养，近3个月面色苍白、精神差，以"贫血待查"收住院。查体：面色、口唇苍白，精神萎靡。体温37.5℃，脉搏138次/分，呼吸42次/分。血常规：HB 85g/L，RBC 3.0×10^{12}/L，RBC大小不等，中央淡染区扩大，WBC和PLT正常。

（1）该患儿的贫血程度是哪种？

（2）该患儿的护理诊断是什么？

（3）该患儿主要的护理措施有哪些？

（王松梅）

第十三章

神经系统疾病患儿的护理

○○○

【学习目标】

1. 掌握化脓性脑膜炎的概念、临床表现、护理诊断及护理措施。
2. 熟悉化脓性脑膜炎、病毒性脑炎、病毒性脑膜炎的脑脊液改变，儿童神经反射特点。
3. 了解脑性瘫痪的临床分型及护理措施。

案例导入

案例回放：

患儿，王某，女，7个月，因"发热、呕吐3天，伴抽搐1次"入院。患儿3天前着凉后开始发热，体温39.5℃，持续不降，伴有咳嗽、流涕、咽痛。呕吐2次，呈喷射状，抽搐1次，表现为神志不清、双眼凝视、面肌抽动、四肢强直。

体格检查：体温39℃，呼吸38次/分，脉搏150次/分，精神萎靡，嗜睡，前囟隆起。两肺呼吸音粗糙，未闻及啰音，心腹未见异常。神经系统检查：四肢肌力增高，凯尔尼格征（＋），布鲁津斯基征（＋），巴宾斯基征（＋）。

辅助检查：血常规：WBC $20×10^9$/L，中性粒细胞0.80。脑脊液检查：颅内压增高，脑脊液混浊，细胞数 $1000×10^6$/L，中性粒细胞80%，淋巴细胞20%。蛋白0.8g/L，糖3mmol/L，氯化物108mmol/L。

思考问题：

1. 该患儿的最可能的临床诊断是什么？
2. 该患儿的护理诊断有哪些？治疗的要点是什么？
3. 对患儿应采取哪些护理措施？
4. 对该患儿家长应进行哪些健康指导？

第一节　神经系统解剖生理特点

（一）大脑

在胎儿时期最先发育的是神经系统，出生时大脑的重量约370g，占体重的10%～12%。

其大脑发育不完善，大脑表面已有较浅而宽的沟回，脑皮质较薄，细胞分化较差，髓鞘形成不全，灰质和白质分界不明显，神经活动不稳定，皮质下中枢兴奋性较高，对外来刺激反应缓慢且易泛化。3 岁后脑细胞的分化基本完成，6 岁时完成脑发育的 90%，8 岁时与成人无明显差别。儿童的脑耗氧量在基础代谢状态下占机体总耗氧量的 50%，而成人为 20%，故脑对缺氧的耐受性较成人差。

（二）脊髓

儿童脊髓在出生时重 2～6g，结构已较为完善，功能也较为成熟。新生儿脊髓末端位置较低，位于第 2 腰椎下缘，4 岁时达第 1～2 腰椎间隙。故给婴幼儿做腰椎穿刺时，应在第 4～5 腰椎间隙为宜，4 岁以后应以第 3～4 腰椎间隙为宜，以免损伤脊髓。

（三）脑脊液

正常儿童脑脊液的量和压力随着年龄的增长和脑室的发育逐渐增加。新生儿时脑脊液较少，压力低。正常脑脊液内含蛋白质、糖、淋巴细胞和盐类物质，外观无色透明，压力 0.69～1.96kPa，细胞数（0～10）×10^6/L（新生儿<20×10^6/L），蛋白质<0.4g/L（新生儿 0.2～1.2g/L），糖 2.8～4.5mmol/L，氯化物 118～128mmol/L。

（四）神经反射

由于儿童神经系统发育未成熟，神经反射具有相应的特点。

1. 生理反射

（1）出生时已存在而以后逐渐消失的反射　包括觅食反射、握持反射、拥抱反射、吸吮反射、颈肢反射等。一般出生后 3～4 个月消失，颈肢反射生后 3～6 个月消失，吸吮反射 1 岁左右完全消失。

（2）出生时存在终身不消失的反射　包括角膜反射、结膜反射、瞳孔对光反射、咽反射、吞咽反射等。如果这些反射减弱或消失，则表示神经系统发生了病理改变。

（3）出生时并不存在，以后渐出现且终身不消失的反射　包括腹壁反射、提睾反射（4～6 个月后明显）和腱反射等。

2. 病理反射

病理反射包括巴宾斯基征、戈登征、奥本海姆征等。但 2 岁以内儿童引出踝阵挛、巴宾斯基征阳性可为生理现象，若单侧阳性或者 2 岁以后出现为病理现象。

3. 脑膜刺激征

脑膜炎、蛛网膜下隙出血、颅内压增高时，可出现脑膜刺激征，包括颈强直、凯尔尼格征（Kernig Sign）、布鲁津斯基征（Brudzinski Sign）。但由于小婴儿屈肌张力较高，生后 3～4 个月内阳性无病理意义。

★ 考点提示：儿童神经反射特点

第二节　化脓性脑膜炎

化脓性脑膜炎（purulent meningitis）是由各种化脓性细菌引起的中枢神经系统感染性

疾病，是儿童时期常见的感染性疾病之一，婴幼儿发病居多。本病病死率5%~15%，幸存儿中1/3有后遗症。

【病因和发病机制】

致病菌可有多种途径侵入脑膜，最常见的是病原体通过呼吸道、皮肤黏膜侵入血液循环，经血液到达脑膜，引起脑膜炎症。少数可由邻近组织感染，如头面部软组织感染、中耳炎、鼻窦炎、乳突炎等，直接蔓延到脑膜引起。此外，颅脑外伤、脑脊髓膜膨出继发感染时，细菌可通过与颅腔相通门户进入脑膜造成感染。

细菌种类与患儿年龄关系密切：新生儿常见致病菌以革兰阴性杆菌（最多见为大肠埃希菌，其次为变形杆菌）、B组溶血性链球菌、金黄色葡萄球菌致病为主；婴幼儿多由b型流感嗜血杆菌、肺炎链球菌感染为主；学龄前期和学龄期儿童多由脑膜炎奈瑟菌、肺炎链球菌致病为主。b型流感嗜血杆菌脑膜炎好发于春秋季，新生儿化脓性脑膜炎缺乏明显的季节性，其他化脓性脑膜炎好发于冬春季。

早期轻型病例，炎症渗出多在大脑顶部表面，逐渐蔓延到脑组织。主要病变为脑膜表面极度充血、蛛网膜及软脑膜发炎，大量的脓性渗出物覆盖在大脑顶部、颅底及脊髓。可发生脑室膜炎、硬脑膜下积液和（或）积脓、脑积水。此外，炎症也可损害脑实质、脑神经、运动神经和感觉神经，而产生相应病变。

【临床表现】

可呈急性或亚急性起病，急性起病常见于流感嗜血杆菌及肺炎链球菌脑膜炎。发病前可有数天前驱感染，常表现为呼吸道感染或胃肠道感染。

1.典型表现

（1）感染性全身中毒症状　体温升高，意识逐渐改变，烦躁不安或精神萎靡、嗜睡甚至惊厥、昏迷。

（2）颅内压增高征　年长儿表现为剧烈头痛、喷射性呕吐等，婴幼儿表现为前囟饱满或隆起、张力增高，头围增大、颅骨缝增宽，易激惹、尖声哭叫、双眼凝视及惊厥等。严重者合并脑疝，出现双侧瞳孔大小不等，对光反应迟钝等。

（3）脑膜刺激征　颈强直、凯尔尼格征、布鲁津斯基征阳性，以颈强直为最常见。婴幼儿可不明显。

★ 考点提示：化脓性脑膜炎的典型临床表现

2.非典型表现

3个月以内的小婴儿起病隐匿，症状不典型。可表现为体温升高或降低，或体温不升；颅内压增高表现不明显，仅见面色青灰，吸吮力差、拒乳、呕吐，哭声高尖，黄疸加重等；肌张力减弱或不典型性惊厥发作；由于颅缝及囟门的缓冲作用，使前囟饱满、张力增高、颅骨缝裂开等颅内压增高和脑膜刺激征不明显，极易误诊。

3.并发症

（1）硬脑膜下积液　硬脑膜下积液发生率较高，约30%的化脓性脑膜炎患儿可发生硬脑膜下积液，1岁以下多见。化脓性脑膜炎患儿正规治疗48~72h后病情未见好转甚至加重或反复，同时有进行性前囟饱满，颅缝分离，可进行试验性硬膜下穿刺。如液体量>2ml，蛋白定量>0.4g/L，即可确诊。

（2）脑室管膜炎　脑室管膜炎多为革兰阴性杆菌感染引起，主要见于新生儿及小婴儿诊断治疗不及时或治疗不当者。临床表现为经抗生素治疗后发热、惊厥等症状仍持续存在，颈强直逐渐加重，脑脊液始终异常。病死率和致残率较高。

（3）脑积水　脑积水由脑脊液循环障碍所致，新生儿和小婴儿多见。表现为头颅进行性增大，颅缝分离，前囟扩大而饱满，头皮静脉扩张，患儿额大面小，落日眼，"破壶"音。长期颅内压增高，可造成大脑皮质退行性萎缩，神经系统功能逐渐倒退。

（4）其他　部分可并发脑性低钠血症；炎症还可导致脑神经受累引起听力丧失、视力损伤等；脑实质病变可发生瘫痪、智力低下或癫痫等。

★ 考点提示：化脓性脑膜炎最常见的并发症

【辅助检查】

1. 脑脊液检查

典型脑脊液改变为压力增高，外观混浊；白细胞数明显增加，可达 $1000 \times 10^6/L$ 以上，中性粒细胞为主；蛋白质明显升高，糖和氯化物含量显著下降，定量常在 1.1mmol/L 以下。沉渣涂片检查和培养可找到致病菌。脑脊液变化为本病确诊的重要依据。几种不同病原体引起的脑膜炎脑脊液鉴别见表 13-1。

表 13-1　不同病原体引起的脑膜炎脑脊液鉴别

类　型	外观	白细胞数 /($\times 10^9$/L)	蛋白/(g/L)	糖/(mmol/L)	其他
化脓性脑膜炎	混浊	>1000,中性粒细胞为主	明显增高>1.0	明显减低<1.1	涂片培养可发现致病菌
病毒性脑膜炎	清亮,个别微混	10～300,早期以中性粒为主,后期以淋巴细胞为主	正常或轻度增高	正常	病毒抗体阳性
结核性脑膜炎	微混,毛玻璃样	50～500,淋巴细胞为主	增高	减低	涂片培养发现抗酸杆菌

2. 血常规

白细胞数明显增高，中性粒细胞增高为主，占 80% 以上。对所有疑似化脓性脑膜炎的患儿均应做血培养，以帮助确定致病菌。病程早期未使用抗生素，做血培养阳性率较高。

3. 头颅 CT

可确定有无脑水肿、硬脑膜下积液、脑室扩大、脑积水。

【治疗要点】

1. 抗生素

化脓性脑膜炎预后严重，用药原则为尽早使用抗生素，静脉用药为主，选择能透过血-脑屏障的药物，联合用药。药量要足，疗程要适当。对病原菌不明者，选用氨苄西林和氯霉素，亦可用三代头孢（如头孢噻肟或头孢曲松）静脉用药。对于致病菌明确的化脓性脑膜炎患儿，抗生素的选择及疗程见表 13-2。

表 13-2　治疗化脓性脑膜炎的抗生素选择及疗程

致病菌	推荐使用的抗生素	用药时间
脑膜炎球菌	青霉素 G	7～10 天
肺炎链球菌	青霉素 G、头孢曲松、头孢噻肟	10～14 天
流感嗜血杆菌	氨苄西林、氯霉素、头孢呋辛	10～14 天
革兰阴性杆菌	头孢噻肟、阿米卡星	21 天以上
金黄色葡萄球菌	萘夫西林、头孢噻肟、头孢呋辛、万古霉素、利福平	21 天以上

注：有并发症者应适当延长给药时间。

2. 糖皮质激素

对多种炎症因子的产生有明显抑制作用，还可降低血管通透性，从而减轻颅高压及脑水肿。常用地塞米松每天 0.6mg/kg，一日 4 次，连续用药 2～3 天。

3. 对症支持治疗

（1）降低颅内压　20％甘露醇每次 0.5～1.0g/kg 静脉快速滴入，6～8h 一次；呋塞米每次 0.5～1.0mg/kg 静脉注射；地塞米松每次 0.3mg/kg，静脉注射。

（2）控制惊厥　控制惊厥发作首选地西泮静脉注射，或给予苯巴比妥钠肌内注射。

（3）监测生命体征　监测并维持水电解质酸碱平衡，保证热量和液量供给。

4. 并发症治疗

（1）硬脑膜下积液　积液量少时无须处理；积液量较大，引起颅内高压表现时，可经前囟做硬膜下穿刺放液，注意每次每侧放液不能超过 15ml，可以反复多次放液。大多数可逐渐减少直至愈合。个别病程迁延不愈者，需外科手术引流。

（2）脑室管膜炎　进行侧脑室穿刺引流缓解症状，同时应用适宜抗生素行脑室内注入。

（3）脑积水　进行外科手术治疗，包括正中孔粘连松解、导水管扩张及脑脊液分流术。

【护理评估】

1. 健康史

了解患儿有无呼吸道、消化道、皮肤感染及中耳炎、乳突炎等病史。新生儿应注意询问其母亲生产情况，患儿有无脐带感染。

2. 身体评估

评估患儿体温及呼吸状况，意识障碍及颅内高压程度，有无躯体受伤的危险因素。检查患儿有无头痛、呕吐、发热、烦躁不安、惊厥、嗜睡及昏迷等表现，前囟是否隆起，有无脑膜刺激征。及时了解患儿血象及脑脊液检查结果。

3. 心理-社会状况

应注意评估家长及患儿对疾病的了解程度、护理知识的掌握程度及心理状态。意识清楚的年长儿会有焦虑和恐惧的情绪。家长由于缺乏对本病的了解，尤其是担心患儿生命安全及预后，常有焦虑不安、沮丧等心理。评估家庭类型及资源，是否有社会支持等。

4. 辅助检查

了解脑脊液检查结果，了解外周血象变化。

【护理诊断】

（1）体温过高　与细菌感染有关。

（2）潜在并发症：颅内压增高　与颅内感染、硬脑膜下积液等有关。

（3）有受伤的危险　与惊厥发作有关。

（4）营养失调：低于机体需要量　与摄入不足、机体消耗增多有关。

（5）焦虑　与预后不良有关。

【护理目标】

① 患儿体温恢复正常。

② 患儿颅内高压等并发症得到及时救治。

③ 患儿不发生受伤情况。

④ 患儿每天能摄入足够营养，维持正常生长发育。

⑤ 家长及患儿能接受现实，并主动配合治疗和护理。

【护理措施】

1. 休息与活动

保持病室安静、空气新鲜。做好口腔护理，及时清除呕吐物，减少不良刺激。出汗后及时更衣，注意保暖。及时清除大小便，保持臀部干燥，必要时使用气垫等抗压力器材，预防褥疮的发生。

2. 饮食护理

给予高热量、清淡、易消化的流质或半流质饮食，如牛奶、蛋黄、鱼类、水果、蔬菜等，少量多餐。注意食物的调配，以增加患儿食欲。鼓励患儿多饮水。如频繁呕吐不能进食者，应静脉给予高营养和补液，注意维持能量、水、电解质和酸碱平衡。

3. 病情观察

监测体温、脉搏、呼吸、血压等的变化，观察患儿瞳孔、意识状态等，并记录。如患儿在治疗中发热不退或退而复升、意识障碍、前囟饱满、颅缝裂开、呕吐频繁、惊厥等，提示有并发症发生。应做好氧气、吸引器、人工呼吸机、脱水剂、呼吸兴奋剂、硬脑膜下穿刺包及侧脑室引流包的准备，给予急救。

4. 对症护理

患儿体温上升超过 38.5℃ 时，应积极降温，以减少大脑氧耗，防止发生高热惊厥。惊厥发作时将患儿头偏向一侧，给予口腔保护以免舌咬伤；拉好床档，避免躁动及惊厥时坠床。

5. 用药护理

遵医嘱及时给予抗生素治疗，保护好血管，保证静脉输液通畅。掌握静脉用药使用要求及药物不良反应和配伍禁忌，如青霉素稀释后应在 1h 内输完，防止破坏，影响疗效；高浓度的青霉素须避免渗出血管外，防组织坏死；注意观察氯霉素的骨髓抑制作用，定期做血象检查；静脉输液速度不宜太快，以免加重脑水肿。

6. 心理护理

密切观察患儿的情绪反应，加强与患儿的沟通，对患儿及家长给予安慰、关心和爱护，及时解除患儿不适。根据患儿和家长的接受程度来介绍病情、治疗护理的目的与方法，取得患儿对治疗护理的配合。

【护理评价】

① 患儿体温是否维持正常。

② 患儿意识是否恢复。

③ 患儿惊厥发作时有无外伤、误吸等情况。

④ 患儿所需营养物质是否得到满足，体重是否维持正常。

【健康教育】

① 介绍脑脊液检查对本病确诊和治疗的重要性，使家长懂得抽取少量脑脊液进行检查不会影响患儿机体功能。

② 嘱患儿腰椎穿刺后要去枕平卧 4～6h，禁食 2h。

③ 向患儿家长介绍病情、用药原则及护理方法，使其主动配合。

④ 为恢复期患儿制订系统且行之有效的功能训练计划，指导家长具体康复措施，减少后遗症发生。

第三节　病毒性脑炎和病毒性脑膜炎

病毒性脑炎（viral encephalitis）和病毒性脑膜炎（viral meningitis）是由多种病毒感染引起的中枢神经系统急性炎症。根据累及部位不同，表现为病毒性脑炎或病毒性脑膜炎。大多数患儿呈自限性，病程 2～3 周，多数能完全恢复，少数遗留癫痫、肢体瘫痪等后遗症。

【病因与发病机制】

数据显示本病 80% 以上由肠道病毒（柯萨奇病毒、埃可病毒等）引起，其次为疱疹病毒、腮腺炎病毒及虫媒病毒。病毒经呼吸道、消化道或昆虫叮咬侵入人体，在淋巴系统内繁殖，经血循环（虫媒病毒直接进入血循环）感染颅外脏器，在脏器中繁殖后的大量病毒可进一步播散到全身，引起相应症状。病毒在定居脏器内进一步繁殖，入侵脑或脑膜组织，出现中枢神经系统症状。此外，一些病毒（如单纯疱疹病毒）可经嗅神经直接侵入脑内而致病。病毒性脑膜、脑组织病理变化为弥漫性充血、水肿、血管周围有淋巴细胞浸润血管周围损伤。

【临床表现】

（一）病毒性脑膜炎

急性起病，病程相对较短。临床表现多有呼吸或消化道前驱感染史，继而发热、恶心、呕吐，小婴儿易激惹；年长儿主诉头痛、颈背疼痛，脑膜刺激征阳性。较少发生严重意识障碍、惊厥持续状态以及局限性神经系统体征。

（二）病毒性脑炎

病毒性脑炎多同时累及脑膜，其临床表现轻重不一，与脑实质部位的病理改变、范围和程度有关。

1. 首发症状

大多数患儿因弥漫性大脑病变，主要表现为发热，后随体温升高出现不同程度的意识障碍，轻者出现表情淡漠、嗜睡，严重者呈惊厥持续状态，患儿出现神志不清、谵妄、昏迷、深度昏迷或出现精神症状。

2. 颅内压增高表现

临床出现头痛、呕吐、惊厥发作、脑疝。

3. 神经系统体征

由于中枢神经系统受损部位不同，患儿出现运动障碍、脑神经受损表现、共济失调、不自主动作、神经反射异常等。

本病临床表现在起病 3 天到 1 周内出现，可持续 1 周至数月。多数可完全恢复，少数患儿可遗留后遗症，如癫痫、肢体瘫痪、听力障碍以及不同程度的智力低下等。

【辅助检查】

1. 脑脊液检查

外观清亮，压力正常或增加。白细胞计数正常或轻度增多，早期以中性粒细胞为主，以后则以淋巴细胞为主；蛋白质大多正常或轻度增高，多在 1g/L 以下；糖含量正常。涂片和培养无细菌发现。

2. 病毒学检查

病毒血清学试验是目前临床常用的确诊方法，但敏感性和特异性有待提高，部分患儿脑脊液病毒培养和特异性抗体测试阳性。恢复期血清特异性抗体滴度高于急性期 4 倍以上有诊断价值。某些病毒（如腮腺炎病毒、先天性巨细胞病毒等），可以在极期检测 IgM 抗体，有助早期诊断。

3. 脑电图

表现多灶性、弥漫性的高幅或低幅慢波增多，个别有癫痫样放电。检查的结果仅作为诊断的参考。

4. 影像学检查

对病毒性脑炎的诊断有重要意义。单纯疱疹病毒脑炎头颅 CT 可见额叶或颞叶高密度强化性病变。

★ 考点提示：病毒性脑炎、病毒性脑膜炎的脑脊液变化

【治疗要点】

本病缺乏特异性治疗方法。由于病程自限性，急性期支持治疗与对症治疗是保证病情好转、降低病死率和致残率的关键。

1. 支持治疗

卧床休息，供给充足的营养，对营养状况不良患儿给予静脉营养剂。维持水、电解质平衡。

2. 对症治疗

（1）控制惊厥　惊厥发作时可选用地西泮、苯巴比妥等药物。

（2）降低颅内压　严格限制液体入量，静脉注射脱水剂，如甘露醇等，预防脑疝发生。

（3）控制高热　体温超过 38.5℃时，及时给予物理降温或药物降温，以减少大脑氧的消耗，防止高热惊厥，并做好降温记录。

3. 抗病毒治疗

阿昔洛韦为高效广谱抗病毒药，可阻止病毒 DNA 的合成。阿昔洛韦每次 5～10mg/kg，每 8h 一次，静脉滴注给药，疗程 10～14 天。此类药物对单纯疱疹病毒作用最强，对水痘-带状疱疹病毒、EB 病毒、巨细胞病毒也有抑制作用。

【护理评估】

1. 健康史

仔细询问患儿病前 2～3 周是否有呼吸道感染史和胃肠道感染史，有无过度劳累、着凉及其他致机体抵抗力下降的诱因存在及本次起病情况。

2. 身体状况

评估患儿发热情况，有无意识障碍、颅内压升高的表现，是否有神经系统定位体征等。

3. 心理-社会状况

评估患儿及家长对本病的认识程度，有无心理压力，对预后的估计。

4. 辅助检查

了解脑脊液检查结果、血象变化。

【护理诊断】

(1) 体温过高　与病毒血症有关。

(2) 急性意识障碍　与脑实质炎症有关。

(3) 躯体移动障碍　与昏迷、瘫痪有关。

(4) 潜在并发症　颅内压增高、脑疝。

(5) 营养失调：低于机体需要量　与摄入量不足、消耗增加有关。

(6) 有受伤的危险　与惊厥有关。

【护理目标】

① 体温逐渐恢复正常。满足营养需要，不发生水、电解质紊乱。

② 意识恢复，减少瘫痪机会。避免坠床或肢体外伤。预防窒息。

③ 避免或早期发现颅内压增高，避免脑疝发生。

【护理措施】

1. 休息与活动

保持病室安静，温湿度适宜，定时通风。及时清理呕吐物，保持口腔清洁。出汗后及时更换衣被，保证摄入足够的液体量，必要时静脉补液。保持舒适体位，定时翻身，防止褥疮。

2. 饮食护理

保证营养供应，鼓励患儿进食，并给患儿及家长讲解摄入足够营养对恢复身体健康的重要性。选择食物应多样化，刺激患儿的食欲。每周测体重 2 次。

3. 病情观察

密切观察患儿意识状态、瞳孔及呼吸变化。如出现烦躁不安、意识障碍，应警惕是否出现脑水肿。如发现呼吸节律不规则、两侧瞳孔不等大、对光反应迟钝，多提示有脑疝及呼吸衰竭发生，立即通知医生及时处理。针对患儿存在的幻觉、躁动等提供保护性照顾。

4. 对症护理

高热者积极控制体温，降低大脑的耗氧量。昏迷患儿保持肢体功能位置，定时翻身和按摩皮肤，防止出现褥疮。病情稳定后及早帮助患儿进行肢体的被动或主动功能锻炼，注意循序渐进，采取保护措施。

5. 心理护理

向家长解释躯体移动障碍的原因及活动躯体的重要性。注意及时消除影响患儿情绪的不良因素。在改变锻炼方式时加强指导，给予鼓励。

【护理评价】

① 住院期间体温逐渐恢复正常。满足了营养需要，无水电解质紊乱。

② 意识逐渐恢复。无坠床或肢体外伤。无窒息。

③ 无脑疝发生。

【健康教育】

① 加强与患儿及家长的沟通，评估家长的焦虑程度，鼓励其说出自己的感受并予以帮助。指导患儿及家长自我心理调整，减轻焦虑，树立信心。

② 向家长讲解有关疾病的基本知识、日常生活护理知识，指导提供保护措施。

③ 指导家长做好智力训练和瘫痪肢体的功能训练。

第四节　脑性瘫痪

脑性瘫痪（cerebral palsy）简称脑瘫，是指儿童出生前到出生后 1 个月内，由多种原因引起的非进行性脑损伤。临床主要特征为中枢性运动障碍和姿势异常，可伴有癫痫，视觉、听觉或语言功能障碍，智力低下等。

【病因及发病机制】

胚胎早期阶段的发育异常可能是重要原因。受孕前后孕母身体内外环境的变化、遗传以及孕期疾病所致妊娠早期胎盘羊膜炎症等，均可对胎儿早期阶段神经系统的发育产生影响；婴儿期感染或创伤，如婴儿脑部感染、头部创伤或长期缺氧都可导致脑部循环障碍。病理显示程度不同的脑萎缩、脑回变浅、脑沟增宽，皮层下白质的神经纤维稀少。神经细胞数减少，胶质细胞增生。

【临床表现】

1. 运动障碍

运动障碍是脑瘫患儿最基本的表现，表现为出生后非进行性运动障碍，其特征为运动发育落后，瘫痪肢体运动减少，肌张力异常、姿势异常和神经反射异常。共分以下7型。

（1）痉挛型　最多见，约占脑瘫患儿的 70%。病变在锥体系，主要表现为肌张力增高，肩关节内收，上肢的肘及腕关节屈曲，拇指内收，手呈握拳状；双下肢内收、交叉呈"剪刀"腿和尖足。腱反射亢进、活跃，踝阵挛呈阳性，2 岁后巴宾斯基征仍阳性。

（2）手足徐动型　约占脑瘫患儿的20％，病变在锥体外系。患儿在静止时手足常缓慢的、无规律、无目的、不协调、不能自控的动作，舌伸出口外、流涎，安静时减轻，睡眠时消失，肌张力正常。

（3）肌张力低下型　多见于婴幼儿期。因锥体系和锥体外系同时受累，导致肌张力显著降低呈软瘫，关节活动范围增大，但腱反射存在。后转为其他类型。

（4）强直型　较少见。全身肌张力显著增高，异常僵硬。做四肢被动运动时，感觉肢体呈铅管样强直，腱反射正常，常伴有严重智力低下。

（5）共济失调型　此型较少见。病变部位主要累及小脑，表现为共济失调。

（6）震颤型　此型很少见，表现为锥体外系相关的静止性震颤。

（7）混合型　同时具有两种或两种以上类型的表现，以手足徐动型与痉挛型并存多见。

按瘫痪累及部位分四肢瘫（指四肢和躯干均受累）、双瘫（指四肢瘫，但双下肢相对重）、截瘫（双下肢受累）、偏瘫和单瘫等。

2. 伴随症状

除运动障碍外，脑瘫患儿半数以上伴有智力低下，语言、听力、视力障碍，认知和行为异常以及癫痫等一系列发育异常的症状。

【辅助检查】

1. 发育迟缓筛查

对于出生时曾有新生儿窒息、缺氧缺血性脑病、新生儿病理性黄疸或神经系统疾病的患儿，一旦发现运动发育落后应及时就诊，尽早进行相关检查。

2. 影像学及脑电图检查

影像学及脑电图检查可帮助明确病变的部位、范围；有无先天畸形，是否合并癫痫。

【治疗要点】

患儿一经确诊，即开始治疗。针对患儿年龄阶段采取综合治疗手段，可配合针灸、理疗、按摩、推拿等。进行有重点的训练。目的在于按儿童发育规律，促进各系统功能正常发育、抑制异常姿势，减轻其伤残程度。

1. 婴儿期

运动系统正处发育阶段，早期治疗容易取得较好疗效。

2. 幼儿期

防治各种畸形，保持患儿肢体的功能位置，利用各种有益的手段对患儿进行全面、多样化的综合治疗和持之以恒的功能训练。

3. 5岁后

严重肢体畸形可考虑手术矫形。

【护理评估】

1. 健康史

了解患儿家族中有无遗传病史；母亲孕期是否有接触过理化刺激物、是否曾患感染性疾病；生产过程是否顺利；患儿生后有无胆红素脑病、严重感染及心肺疾病等。

2. 身体状况

观察患儿是否有运动发育落后，自主运动不协调、不对称，检查智力水平；有无视力、听力等的异常。

3. 心理-社会状况

家长是否掌握与本病有关的知识，以及对患儿进行智力、体力训练的方法等；家庭经济及环境状况；父母角色是否称职；了解父母的心理状况。

4. 辅助检查

了解发育迟缓筛查情况、影像学及脑电图检查结果。

【护理诊断】

（1）生长发育改变　与脑损伤有关。

（2）有失用性综合征的危险　与肢体痉挛性瘫痪有关。

（3）营养失调：低于机体需要量　与脑性瘫痪造成的进食困难有关。

【护理措施】

1. 环境要求

脑瘫患儿对卫生方面的要求格外严格，注意保持室内清洁，经常开窗通风。脑瘫患儿行动不便，需注意人身安全，防止意外。

2. 饮食护理

需供给高热量、高蛋白及高维生素、易消化的食物。餐具要有把手，勺面尽量浅平，勺柄要长。饭前先用手在患儿面部两侧咬肌处轻轻按摩或热敷，帮助咀嚼肌松弛。在喂食时注意让患儿脊柱伸直，头肩稍前倾，收下颌使其贴近胸部，尽量抑制异常姿势。桌椅高度要合适，使患儿双足能够着地，增加稳定性。

3. 功能训练

对瘫痪的肢体应保持功能位，病情严重和不能保持坐位的患儿往往长时间卧床，应予侧卧位。针对运动障碍和异常姿势进行物理学手段训练。根据患儿年龄制订功能训练计划，并选择适当的康复方法，培养自理能力。对伴有语言障碍的患儿，按正常儿童语言发育的规律进行训练，主要是听力、发音、语言和咀嚼吞咽功能和协同矫正。尤其0～6岁是儿童学习语言的关键期，平时要给患儿丰富的语言刺激，积极鼓励发声。尽力鼓励患儿自我进食，保证正确的进食姿势，使患儿脊柱伸直；桌椅高度合适，尽量抑制异常姿势；定时做舌的上、下、左、右运动，逐渐形成自我控制。功能训练要从简单到复杂、从被动到主动，以促进肌肉、关节活动和改善肌张力。

4. 心理护理

发挥社会、家庭、学校的力量，全方位关爱患儿。鼓励患儿参加集体活动，克服自卑、孤独心理。耐心指导，给患儿及其家庭更多的理解与关爱。

【健康教育】

① 理解家长和患儿的负性情绪并予以安慰。患儿治疗与护理需长期坚持，因此健康教育主要以家庭教育为主。向家长解释清楚，训练的目的是促进正常运动发育，抑制异常运动和姿势，重点是教给患儿身体活动的方法。

② 向家长交代病情，并向患儿及家长说明尽早开始功能训练的原因，以取得家长的理解和配合。向家长提供日常生活护理及保护患儿的一般知识。

③ 制订相应训练计划，指导具体训练内容。

思考题

1. 新生儿化脓性脑膜炎常见致病菌有哪些？
2. 化脓性脑膜炎脑脊液改变有哪些？
3. 简述化脓性脑膜炎的护理措施。
4. 病毒性脑炎和病毒性脑膜炎的脑脊液变化有哪些？

（毕桂芝）

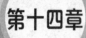

第十四章

内分泌系统疾病患儿的护理

【学习目标】

1.掌握生长激素缺乏症、先天性甲状腺功能减退症及儿童糖尿病的临床表现、护理诊断、护理措施。

2.熟悉生长激素缺乏症、先天性甲状腺功能减退症及儿童糖尿病的治疗要点；儿童糖尿病的预防。

3.了解生长激素缺乏症、先天性甲状腺功能减退症、儿童糖尿病的病因及发病机制。

案例导入

案例回放：

患儿，女，8岁，近两周来常感口渴，且有明显的饥饿感，频繁喝水，进食量较平日大增，但日渐消瘦，常自觉精神不振，疲乏无力。查体：精神欠佳，体重23kg（发病前30kg），心肺未闻及异常。尿糖阳性，空腹血糖13.6mmol/L。

思考问题：

1.患儿最可能患什么病？诊断依据是什么？

2.该患儿现存的护理诊断有哪些？

3.如何对该患儿进行护理？

第一节　生长激素缺乏症

生长激素缺乏症（growth hormone deficiency，GHD）又称垂体性侏儒症（pituitary dwarfism），是由于腺垂体合成和分泌生长激素（growth hormone，GH）部分或完全缺乏所致的生长发育障碍性疾病，主要表现为身高落后，即低于正常儿两个标准差（-2S）或在同龄健康儿童生长曲线第3百分位数以下。部分患儿伴有性腺、甲状腺和肾上腺皮质功能低下，临床上以男孩多见，发病率为20/10万～25/10万。大多数为散发性，5%～30%是家族遗传性，称为家族性单纯性生长激素缺乏症。

【病因与发病机制】

根据本病发生的病因可分为原发性、继发性和暂时性三种类型。

1. 原发性

原发性（又称特发性）占绝大多数。

（1）特发性下丘脑、垂体功能障碍 下丘脑、垂体无明显病灶，但分泌功能不足，是原发性生长激素缺乏症的主要原因。

（2）遗传因素 约占5%，大多有家族史。

（3）发育异常 少数是因垂体发育异常所致。GHD患儿中证实有垂体不发育、发育异常或空蝶鞍等并不罕见，合并有脑发育异常缺陷者常在早年夭折。

2. 继发性

继发性（又称器质性）见于下丘脑、垂体或其他颅内肿瘤、感染、细胞浸润，颅脑的放射性损伤或外伤等，任何侵及下丘脑或垂体前叶的病变均可引起。

3. 暂时性

由于儿童遭受精神创伤，致使生长激素（GH）分泌功能低下所致，当不良刺激消除后，这种分泌功能即可恢复。

人类生长激素（human growth hormone，hGH）由垂体前叶的生长激素细胞合成和分泌，其释放受下丘脑分泌的生长激素释放激素（GHRH）和生长激素释放抑制激素（GH-RIH）的调节。而中枢神经系统又通过多巴胺、5-羟色胺等神经递质来控制下丘脑神经激素的分泌。儿童时期每天hGH的分泌量超过成人，在青春发育期更为明显。hGH的基本功能是促进生长：人体各种组织细胞增大和增殖，骨骼、肌肉和各系统器官生长发育，骨骼的增长致身体长高。所以生长激素缺乏症患儿最主要的表现为身高落后。

【临床表现】

1. 原发性生长激素缺乏症

原发性生长激素缺乏症多见于男孩，男：女约为3：1。

（1）生长障碍 患儿出生时身高和体重都正常，1岁以后逐渐出现生长速度减慢，身高落后比体重下降更为显著。随着年龄的增长，其外观明显小于儿童实际年龄，但上下部量比例正常，体型匀称，手足较小，面容幼稚。

（2）骨成熟延迟 因下颌和颏部发育不良，出牙延迟且排列不整，囟门闭合延迟。骨化中心发育迟缓，骨骺融合较晚。骨龄较实际年龄落后2岁以上，但与其身高年龄相仿。

（3）青春发育期推迟。

（4）智力发育正常。

（5）其他改变 部分患儿同时伴有一种或多种其他垂体激素缺乏，患儿除生长迟缓外可有其他症状。如伴TSH缺乏者，可有食欲下降、少动等轻度甲状腺功能不足症状；如伴有促性腺激素缺乏者，多数患儿至青春期，有性器官不发育，第二性征缺如等表现。

2. 继发性生长激素缺乏症

大多数患儿能找到引起生长激素缺乏的原发病，可发生于任何年龄，并伴有原发疾病的相应症状。病前生长发育正常，病后生长发育开始减慢。如由颅内肿瘤引起者，还有头痛、呕吐、视野缺损等颅内压增高和视神经受压迫的症状和体征。

★ 考点提示：生长激素缺乏症的主要临床表现

【辅助检查】

1. 生长激素分泌功能试验

生理性试验（运动试验、睡眠试验）用于筛查，药物刺激试验（胰岛素、精氨酸、可乐定、左旋多巴）有两项不正常即可确诊。

2. 其他垂体激素

测血清促甲状腺激素及甲状腺素、三碘甲状腺原氨酸、促滤泡素及促性腺激素、血清皮质醇浓度等。

3. 定位检查

头颅侧位摄片、CT 扫描、MRI 等可检查有无下丘脑或垂体肿瘤。

【治疗要点】

1. 生长激素替代治疗

确诊后应尽早开始生长激素替代治疗。治疗年龄越小，效果越好。目前，基因重组人生长激素（recombinant hGH，r-hGH）已被广泛应用，剂量 0.1U/kg，每晚睡前皮下注射一次，持续至骨骺愈合为止。其治疗的不良反应较少，但须注意监测甲状腺功能。恶性肿瘤或有潜在肿瘤恶变者、严重糖尿病患者禁用。

2. 合成代谢激素治疗

对由于各种原因不能应用生长激素替代疗法时，可选用促合成代谢激素来治疗。

3. 性激素治疗

伴其他垂体激素缺乏者，做相应治疗。如同时有性腺轴功能障碍者，骨龄达 12 岁时可开始性激素治疗，以促使第二性征发育。

★ 考点提示：生长激素缺乏症的治疗要点

【护理评估】

1. 健康史

应详细询问患儿身高落后的开始时间、每年身高增速；有无家族史、患儿出生是否难产；有无颅内感染、头颅外伤和精神创伤等。

2. 身体状况

测量体重、身高、智力、观察面容。

3. 心理-社会状况

因患儿身材矮小，往往引起家长的严重焦虑。患儿也随年龄增长对自身形象的改变产生自卑感。

4. 辅助检查

了解生长激素、促甲状腺激素及甲状腺素、三碘甲状腺原氨酸、促滤泡素及促性腺激素、血清皮质醇浓度等。

【护理诊断】

（1）生长发育迟缓　与生长激素缺乏有关。

（2）自我形象紊乱　与社会影响和自身对体态异常不能正确认识有关。

（3）潜在并发症　甲状腺功能减退症、低血糖、颅内压增高。

（4）知识缺乏　与患儿父母缺乏疾病及护理相关知识有关。

★ 考点提示：生长激素缺乏症的护理诊断

【护理目标】

① 通过合理服药身高能恢复正常水平。

② 通过合理服药使各项发育指标正常，自身形象紊乱好转。

③ 患儿住院期间无并发症发生。

【护理措施】

1. 指导合理用药

生长激素替代疗法在骨骼愈合前效果良好，应坚持用药。用药后患儿生长发育加速、食欲增加、脂肪减少、体能和认识能力会有所改善。在治疗后的头 1~2 年身高增长很快（每年 8~12cm），以后逐渐减慢。告知家长 GH 长期使用无明显的不良反应。若使用促合成代谢激素，则应注意其不良反应，主要有肝毒性和雄激素作用，有促使骨骼提前愈合而反而使身高过矮的可能。需定期复查肝功能，严密随访骨骼发育情况。

2. 监测生长发育指标

治疗期间每 3 个月测量身高、体重 1 次，观察骨骼系统发育情况并做好记录。了解各项有关内分泌检查的方法，以便协助工作。密切观察病情，注意观察有无甲状腺功能减退、低血糖和颅内压增高症状，一旦发现及时报告，遵医嘱给予相应的处理。

3. 心理护理

通过各种方式，多与患儿沟通，建立良好信任的护患关系，鼓励患儿表达自己的情感和想法。告诉患儿及家长若能早期发现、早期治疗，身高都能恢复正常水平。提供其与他人交往的机会，增强适应日常生活、社会活动和人际交往的能力，切勿产生自卑心理。

★ **考点提示**：生长激素缺乏症的护理措施

【护理评价】

① 通过合理服药患儿身高是否恢复正常水平。

② 通过合理服药患儿各项发育指标是否正常，自身形象紊乱是否好转。

③ 患儿住院期间是否发生并发症。

【健康教育】

① 向家长讲解本病的基本知识，强调及早进行生长激素治疗是决定患儿预后的关键。

② 教会家长 r-hGH 的使用方法，指导家长观察药物疗效，记录生长发育情况。

③ 鼓励患儿表达自己的情感和想法，帮助其树立正向的自我概念。

第二节　先天性甲状腺功能减退症

先天性甲状腺功能减退症（congenital hypothyroidism，CH）简称甲减，是由于甲状腺激素合成不足或其受体缺陷所引起，以往称为克汀病或呆小病，是儿童最常见的内分泌疾病。其临床表现为体格和智能发育障碍，可分为散发性和地方性两种。前者是由于甲状腺先天性缺陷所致；后者是因母孕期饮食中缺碘引起。在我国新生儿先天性甲状腺功能减退症的发生率约为 1/7000。男女发病之比为 1∶2。

【分类】

根据病因不同可分为三种。

1. 散发性甲状腺功能减退症

散发性甲状腺功能减退症系因先天性甲状腺发育不良、异位或甲状腺激素合成途径中酶缺陷所致，发生率为 14/10 万～20/10 万。甲状腺发育不全是最主要的病因，相应甲状腺素合成中酶的缺陷是第二位常见病因。另外，异位甲状腺、垂体分泌 TSH 障碍、甲状腺或靶器官反应低下也可造成本病。

2. 地方性甲状腺功能减退症

地方性甲状腺功能减退症多见于甲状腺肿流行的山区，孕妇饮食中缺乏碘致使胎儿在胚胎期即因碘缺乏而导致本病。随着碘化食盐在我国的广泛使用，其发病率明显下降。

3. 新生儿暂时性甲状腺功能减退症

由于母体内的促甲状腺素受体阻断抗体通过胎盘进入胎儿所致，通常症状在 3 个月内消失。

【病因与发病机制】

散发性甲状腺功能减退症的主要原因是先天性甲状腺发育不全，占 80%～90%。可能与遗传素质和免疫介导机制有关；其次为甲状腺素合成途径中酶的缺陷（为常染色体隐性遗传病），占 10%～15%；促甲状腺激素缺陷与甲状腺或靶器官反应低下所致者少见。地方性甲状腺功能减退症发生在甲状腺肿流行的山区，是由于该地区饮食中缺碘，导致胎儿甲状腺素合成不足造成中枢神经系统和骨骼系统不可逆的严重损害，从我国开始采取食盐加碘预防措施后发病率有所下降。

甲状腺的主要功能是合成甲状腺素（T_4）和三碘甲状腺原氨酸（T_3）。甲状腺激素的主要原料为碘和酪氨酸，碘离子被摄取进入甲状腺上皮细胞后，经一系列酶的作用与酪氨酸结合，合成具有生物活性的 T_3 与 T_4。甲状腺素的合成与释放受垂体、下丘脑的调节，三者形成负反馈轴。甲状腺素几乎参与机体所有组织的代谢，其主要功能：①加速细胞内氧化过程，促进新陈代谢；②促进蛋白质合成，增加酶活性；③提高糖的吸收和利用；④加速脂肪分解、氧化；⑤促进细胞、组织的分化、成熟；⑥促进钙、磷在骨骼中的合成代谢；⑦促进中枢神经系统的生长发育，特别在生后头 3 年，对神经系统的成熟更显重要。因此，当甲状腺功能不足时，可引起代谢障碍、生理功能低下、生长发育迟缓和智能障碍等。

【临床表现】

散发性甲状腺功能减退症者因在胎内受健康母亲甲状腺激素的影响，出生时多无症状。症状出现的早晚和轻重与患儿体内甲状腺组织的多少及功能低下程度有关。无甲状腺组织的患儿，生后 1～3 个月内出现症状，有少量腺体者多于 6 个月后，偶可数年后才渐显症状。

1. 新生儿期

常为过期产儿，出生体重较大。生理性黄疸时间延长为最早出现的症状，胎便排出延迟、腹胀、便秘、脐疝、嗜睡、反应迟钝、喂养困难、声嘶、前囟较大、后囟未闭、哭声低且少、体温低、四肢凉、末梢循环差可致皮肤斑纹或硬肿。

2. 典型表现

（1）特殊面容和体态　头大颈短，头发稀少而干枯，皮肤粗糙，面色苍黄，面部黏液水肿，眼睑水肿，眼距宽，眼裂小，鼻梁宽平，舌大而宽厚、常伸出口外。患儿身材矮小，四肢短，躯干长，腹部膨隆、脐疝，呈特殊体态。

（2）神经系统表现　智能发育落后，表情呆板、淡漠等；动作发育迟缓，如坐、爬、立、走均落后于正常同龄儿童。

（3）生理功能低下　精神、食欲差，嗜睡、少哭、少动，声音低哑，低体温、怕冷，脉搏与呼吸缓慢，心音低钝，腹胀，便秘。

（4）生长发育迟缓　囟门晚闭、出牙延迟，第二性征出现迟，长骨发育明显落后，身体比例失调。

3. 地方性甲状腺功能减退症

地方性甲状腺功能减退症表现以下两类。

（1）"神经性"综合征　主要特点是共济失调、痉挛性瘫痪、聋哑和智能低下，身材正常，甲状腺功能正常或仅轻度下降。

（2）"黏液水肿性"综合征　以显著的生长发育和性发育落后、黏液水肿、智能低下为特征，约 25％可有甲状腺肿大。

★ 考点提示：先天性甲状腺功能减退症的临床表现

【辅助检查】

1. 新生儿筛查

采用出生后 2～3 天新生儿干血滴纸片测 TSH 浓度初筛，＞20mU/L 为异常。

2. 血清 T_3、T_4、TSH 测定

血清 T_3、T_4 下降，TSH 增高。

3. 甲状腺 B 超

甲状腺 B 超可了解甲状腺的位置、大小、形态、血流等指标。

4. 骨龄测定

骨龄测定可通过手腕、膝关节 X 线摄片，观察骨化中心和骨骺闭合情况。

【治疗要点】

一旦确诊，即给予甲状腺素治疗，以维持正常生理功能。常用 L-甲状腺素钠口服，婴儿每天 8～14μg/kg，儿童每天 4μg/kg，每 1～2 周增加 1 次剂量，直至临床症状改善、血清 T_4 和 TSH 正常并维持终生。治疗开始后每 2 周随访一次，血清 T_4 和 TSH 正常后可减为每 3 个月一次，3 岁以后可减为每 6 个月一次。应观察血清 T_4、TSH 变化，观察生长发育曲线及智商等，根据治疗反应调整药物剂量。

【护理评估】

1. 健康史

家族中是否有类似疾病；询问母亲孕期饮食习惯及是否服用过抗甲状腺药物；患儿是否为过期产、是否有智力低下及体格发育较同龄儿落后；患儿精神、食欲、活动情况，是否有喂养困难。

2. 身体状况

评估测量身高、体重、头围、上部量与下部量，检查面容、智力水平。

3. 心理-社会状况

了解家长是否掌握与本病有关的知识，特别是服药方法和不良反应观察，以及对患儿进行智力、体力训练的方法等；家庭经济及环境状况；父母角色是否称职；了解父母心理状况，是否有焦虑存在。

4. 辅助检查

了解血清 T_3、T_4、TSH 浓度及甲状腺的位置、大小、形态、血流等。

【护理诊断】

(1) 体温过低　与代谢率低有关。

(2) 营养失调：低于机体需要量　与喂养困难、食欲差有关。

(3) 便秘　与肌张力降低、肠蠕动减慢、活动量减少有关。

(4) 生长发育迟缓　与甲状腺素合成不足有关。

(5) 知识缺乏　与家长及年长患儿的营养知识不足、缺乏本病的防护知识有关。

★ 考点提示：先天性甲状腺功能减低症的护理诊断

【护理目标】

① 患儿体温保持正常。

② 患儿能掌握基本生活技能，无意外伤害发生。

③ 患儿营养均衡、体重增加。

④ 患儿大便通畅。

⑤ 患儿及家长能掌握正确服药方法和进行药效观察。

【护理措施】

1. 保证营养供给

指导喂养方法，对吸吮困难、吞咽缓慢者要耐心喂养，必要时可用滴管或鼻饲疗法。经治疗后，患儿代谢增强，生长速度加快，应供给高蛋白、高维生素、富含钙、铁的易消化食物，以满足机体生长发育需要。

2. 维持体温恒定

患儿因基础代谢降低，活动量少致使体温低而怕冷，应注意室内温、湿度，适时增减衣服，避免受凉。

3. 保持大便通畅

便秘是患儿常见的症状，有时是首发症状。向家长指导预防和处理便秘的措施，提供充足液体入量，多吃含粗纤维的水果和蔬菜；适当引导患儿增加活动量，促进肠蠕动，每天顺肠蠕动方向按摩数次，养成定时排便习惯，必要时遵医嘱使用缓泻剂或灌肠。

4. 预防感染

勤洗澡更衣，保持皮肤清洁，防止感染；因生理功能低下，机体抵抗力降低，应避免与感染性疾病患儿接触。

5. 加强行为训练，促进智力发育

因患儿智力发育差、反应迟钝，缺乏生活自理能力，故需加强日常生活护理，防止意外事故发生；可通过玩具、音乐、语言、体操等多种方法，加强智力、行为训练，适时地给予表扬和鼓励，以促进生长发育，帮助其掌握基本生活技能。

★ 考点提示：先天性甲状腺功能减低症的护理措施

【护理评价】

① 患儿体温是否维持正常。

② 患儿是否能掌握基本生活技能，是否无意外伤害发生。

③ 患儿营养是否均衡、体重是否增加。

④ 患儿大便是否保持通畅。

⑤ 患儿及家长是否能掌握正确服药方法和药效观察。

【健康教育】

① 宣传开展新生儿筛查的重要性。1995 年 6 月颁布的《母婴保健法》已将本病例入筛查的疾病之一。

② 对家长说明本病在早期会严重损害儿童的神经系统功能，但只要早期确诊并终生服药，其治疗容易且疗效颇佳。增加患儿及家长的信心。

③ 向家长和患儿讲解终生服药的必要性，坚持用药，指导服药方法，掌握疗效及不良反应的观察。用药剂量随儿童年龄增长而逐渐增加，剂量不足会影响智力和体格发育；剂量过大会导致医源性甲状腺功能亢进症，出现烦躁、多汗、发热、消瘦、腹痛、腹泻等症状。因甲状腺制剂作用缓慢，用药 1 周左右才能达到疗效，故服药后应密切观察患儿的反应、食欲、活动量、排便情况。

④ 提醒家长定期来院进行随访，以便医生根据患儿的情况及时进行药物的调整。

第三节　儿童糖尿病

糖尿病（diabetes mellitus，DM）是由于胰岛素绝对或相对不足而引起的糖、脂肪、蛋白质代谢紊乱，致使血糖升高、尿糖增加的一种全身慢性代谢性疾病。根据糖尿病新的分型法可分为：1 型糖尿病（胰岛素依赖型）、2 型糖尿病（非胰岛素依赖型）、特殊型糖尿病和妊娠糖尿病。儿童糖尿病绝大多数（98％）为 1 型，表现为多饮、多尿、多食和体重下降（即"三多一少"）。其急性并发症糖尿病酮症酸中毒和慢性合并的血管病变导致器官损害均可危及生命。我国儿童糖尿病发病率为 0.6/10 万，发病高峰在学龄前期和青春期。本节重点介绍 1 型糖尿病。

【病因与发病机制】

糖尿病发病机制迄今尚未完全明确，目前认为 1 型糖尿病是在遗传易感性基因的基础上，在病毒感染（风疹病毒、腮腺炎病毒、柯萨奇病毒等）、化学毒素（如亚硝胺）、摄入某些成分（如牛奶蛋白）、胰腺的缺血损伤等这些外界环境因素的作用下，引起自身免疫功能的紊乱，发生胰岛炎，引起分泌胰岛素的 B 细胞受损，最终导致功能衰竭，出现相应临床表现。

1. 遗传易感性

1 型糖尿病为多基因遗传病，现仅证实位于第 6 号染色体短臂（6p21.3）上的人类白细胞抗原（HLA）的 D 区Ⅱ类抗原基因与这种易感性有关。

2. 自身免疫

近些年的研究亦发现，1 型糖尿病患儿的胰腺有胰岛炎的病理改变，同时检测到多种自身抗体，并已证实这类抗体在补体和 T 淋巴细胞的协同下具有的胰岛细胞的毒性作用。新近的研究证实细胞免疫异常在 1 型糖尿病的发病中起重要作用，最终导致胰岛组织 B 细胞的破坏。

3. 环境因素

外来激发因子的作用，如病毒感染（风疹病毒、腮腺炎病毒、柯萨奇病毒等）、化学毒素（如亚硝胺等）、胰腺遭到缺血损伤等。

【临床表现】

儿童糖尿病起病较急剧，多数患儿常因感染、饮食不当或情绪激惹而诱发。

1. 典型症状

多尿、多饮、多食和体重下降（即"三多一少"）。但婴儿多饮、多尿不易被察觉，很快可发生脱水和酮症酸中毒。学龄期儿童可因遗尿或夜尿增多而就诊。年长儿可表现为精神不振、疲乏无力、体重逐渐减轻等。

2. 体征

消瘦、体重减轻。酮症酸中毒时可出现呼吸深长、脱水和神志改变。病程长，血糖控制不佳，则可出现生长落后、智能发育迟缓、肝大，称为 Mauriac 综合征。

3. 并发症

（1）糖尿病酮症酸中毒　是1型糖尿病患儿最常见的急性并发症。常由于急性感染、突然中断胰岛素治疗等而诱发，且年龄越小发生率越高。患儿除原有糖尿病症状外，还有恶心、呕吐、腹痛、食欲下降，并迅速出现脱水和酸中毒征象：皮肤黏膜干燥、呼吸深长、呼气中有酮味，脉搏细速、血压下降，随即可出现嗜睡、昏迷甚至死亡。

（2）糖尿病肾病　晚期可出现蛋白尿、高血压等，甚至肾衰竭。

（3）其他　各种感染，白内障和视网膜病变，甚至失明。

★ 考点提示：儿童糖尿病的临床表现

【辅助检查】

1. 尿液检查

尿糖阳性。分段收集尿液，以了解24h内尿糖的动态变化，如晨8:00至午餐前；午餐后至晚餐前；晚餐后至次晨8:00等。餐前半小时内的尿糖定性更有助于胰岛素剂量的调整。尿酮体阳性提示有酮症酸中毒。尿蛋白阳性提示可能继发有肾损害。

2. 血糖

随机血浆葡萄糖浓度≥11.1mmol/L（200mg/dl）或者空腹血浆葡萄糖浓度≥7.0mmol/L（126mg/dl）或者OGTT 2h血浆葡萄糖浓度≥11.1mmol/L。

3. 葡萄糖耐量试验（OGTT）

仅用于无明显临床症状、尿糖偶尔阳性、血糖正常或稍高的患儿。通常采用口服葡萄糖法：试验当日自0时起禁食，在清晨以75g无水葡萄糖为负荷量，溶于水内口服（如用1分子结晶水葡萄糖，则为82.5g），每克加水2.5ml，于3～5min服完，在口服前、口服后1h、2h、3h测血糖和胰岛素浓度。糖尿病患儿2h血糖＞11.1mmol/L，血清胰岛素峰值低下。

4. 糖化血红蛋白（HbA_{lc}）检测

可反映取血前8～12周血糖总水平。

5. 血浆胰岛素测定

有助于了解胰岛B细胞功能。

6. 其他

酮症酸中毒时 pH<7.30，HCO_3^-<15mmol/L。胆固醇、三酰甘油及游离脂肪酸均增高，胰岛细胞抗体可呈阳性。

【治疗要点】

采用胰岛素替代、饮食控制和运动锻炼结合的综合治疗。治疗目的是消除临床症状，防治糖尿病酮症酸中毒，纠正代谢紊乱，防止糖尿病引起的血管损害，使患儿能正常生活。

1. 胰岛素治疗

胰岛素治疗是治疗 1 型糖尿病最主要的药物。新诊断的患儿开始一般选用短效胰岛素（RI），用量为每天 0.5～1.0U/kg。分 4 次于早、中、晚餐前 30min 皮下注射，临睡前再注射 1 次（用量比例为：早餐前 30%～40%，中餐前 20%～30%，晚餐前 30%，临睡前10%）。根据血糖调整胰岛素用量。

2. 饮食控制

根据患儿年龄和饮食习惯制订每天的总能量和食物成分，以维持正常血糖和保持理想体重。

3. 运动治疗

通过运动增加葡萄糖的利用，利于血糖控制。

4. 糖尿病酮症酸中毒治疗

（1）纠正脱水、酸中毒和电解质紊乱　补液开始先给生理盐水 20ml/kg 快速静脉滴入，以扩充血容量，改善微循环，以后根据血钠决定给予 1/2 张或 1/3 张不含糖的液体。要求在开始 8h 输入总液量的一半，余量在此后的 16h 输入，同时见尿补钾。只有当 pH<7.2 时，才用碱性液纠正酸中毒。

（2）胰岛素应用　采用小剂量胰岛素持续静脉输入。

【护理评估】

1. 健康史

了解患儿近期有无病毒感染或饮食不当史，询问患儿有无糖尿病家族史，了解患儿居住环境、生活方式、饮食习惯等，年长儿有无夜间遗尿现象。

2. 身体状况

评估患儿有无多饮、多尿、多食、体重减轻、全身乏力等。

3. 心理-社会状况

了解患儿既往有无住院经历，家长对该病病因和防护知识的了解程度；患儿居住环境及家庭经济状况；家长及患儿是否有焦虑、恐惧等不良心理反应。

4. 辅助检查

了解血糖、尿糖浓度，糖化血红蛋白测定及葡萄糖耐量试验结果等。

【护理诊断】

（1）营养失调：低于机体需要量　与胰岛素缺乏所致代谢紊乱有关。

（2）潜在并发症　糖尿病酮症酸中毒、低血糖。

（3）有感染的危险　与蛋白质代谢紊乱所致抵抗力低下有关。

（4）知识缺乏　患儿及家长缺乏糖尿病控制的有关知识和技能。

（5）焦虑 与病程漫长、需长期用药和控制饮食有关。

★ 考点提示：儿童糖尿病的护理诊断

【护理目标】

① 患儿营养状况得到改善，体重有增加。

② 患儿血糖维持在正常水平。

③ 患儿不发生各种感染。

④ 患儿不发生各种并发症或发生后能得到及时的处理。

⑤ 患儿及家属能掌握有关糖尿病的知识及治疗和护理方法。

【护理措施】

1. 饮食控制

食物的能量要适合患儿的年龄、生长发育和日常活动的需要，每天所需能量（卡）❶ 为 1000＋年龄×（80～100），对年幼儿宜稍偏高。饮食成分的分配为：碳水化合物 50%、蛋白质 20%、脂肪 30%。全天热量分三餐，早、午、晚分别占 1/5、2/5、2/5，每餐留少量食物作为餐间点心。当患儿游戏增多时可给少量加餐或适当减少胰岛素的用量。食物应富含蛋白质和纤维素，限制纯糖和饱和脂肪酸。每天进食应定时、定量，勿吃额外食物。饮食控制：以保持正常体重，减少血糖波动，维持血脂正常为原则。

2. 运动锻炼

糖尿病患儿应每天做适当运动，但注意运动时间以进餐 1h 后、2～3h 以内为宜，不在空腹时运动，运动后有低血糖症状时可加餐。

3. 病情观察

监测血气、电解质以及血和尿液中糖和酮体的变化。防治糖尿病酮症酸中毒，一旦发生协助医生纠正水、电解质紊乱及酸碱平衡失调，保证出入量的平衡。严密监测血糖波动。

4. 预防感染

保持良好的卫生习惯，避免皮肤的破损，坚持定期进行身体检查，特别是口腔、牙齿的检查，维持良好的血糖控制。定期进行全面身体检查。

5. 用药护理

（1）注射胰岛素 用 1ml 注射器，以保证剂量绝对准确。注射部位可选用股前部、腹壁、上臂外侧、臀部，每次注射须更换部位，1 个月内不要在同一部位注射 2 次，以免局部皮下脂肪萎缩硬化。

（2）监测血糖、尿糖 根据血糖每 2～3 天调整胰岛素剂量 1 次，直至尿糖不超过（＋＋）。注意防止胰岛素过量或不足：胰岛素过量会发生 Somogyi 现象，即在午夜至凌晨时发生低血糖，随即反调节激素分泌增加，使血糖陡升，以致清晨血糖、尿糖异常增高，只需减少胰岛素用量即可消除。当胰岛素用量不足时可发生清晨现象，患儿不发生低血糖，却在清晨 5:00～9:00 呈现血糖和尿糖增高，这是因为晚间胰岛素用量不足所致，可加大晚间胰岛素注射剂量或将注射时间稍往后移即可。

6. 心理支持

针对患儿不同年龄发展阶段的特征，提供长期的心理支持，帮助患儿保持良好的营养状

---

❶ 1 卡＝4.184 焦。

态、适度的运动并建立良好的人际关系，以减轻心理压力。指导帮助患儿逐渐学会自我护理，增强其战胜疾病的自信心。

★ **考点提示：糖尿病儿童常见并发症的护理**

【护理评价】

① 患儿营养状况是否得到改善，体重是否有所增加。

② 患儿血糖是否维持在正常水平。

③ 患儿是否发生感染。

④ 患儿是否发生并发症或发生后能得到及时的处理。

⑤ 患儿及家属是否能掌握有关糖尿病的知识及治疗和护理方法。

【健康教育】

① 糖尿病是终身性疾病，患儿必须学会将饮食控制、胰岛素治疗及运动疗法融入自己的生活。护士应帮助患儿及其家长熟悉各项治疗及护理措施，并提供有效的心理支持。

② 向患儿及家长讲解病因及临床表现，做好饮食控制指导，解释严格遵守的重要性，做好用药指导。

③ 合理安排患儿活动量，强调每天活动锻炼对降低血糖水平、增加胰岛素分泌、降低血脂的重要性。

④ 指导患儿及家长进行血糖及尿糖监测，教会其用纸片法监测末梢血糖值。

思考题

（一）问答题

1. 散发性先天性甲状腺功能减退症的临床表现有哪些？

2. 简述先天性甲状腺功能减退症的用药护理。

3. 生长激素缺乏症患儿常见护理诊断有哪些？

4. 糖尿病患儿出现糖尿病酮症酸中毒如何处理？

5. 低血糖的处理方法有哪些？

（二）病例分析

1. 患儿，女，4岁，面容特殊，眼距宽，鼻梁平，舌厚肥大，面部臃肿，皮肤粗糙，头发干稀，智力低下，身高80cm，腕部X线检查显示1个骨化中心。

（1）该患儿最可能的医疗诊断是什么？

（2）该患儿现存的主要护理诊断有哪些？

（3）需采取哪些护理措施？

2. 患儿，女，8岁，因发热、咳嗽3天，恶心、呕吐、腹痛1天入院。近2个月多饮、多尿、多食、体重下降。查体：体温38.2℃，体重19kg。精神不振，面色苍白。咽部充血，脉搏细速，呼吸带有酮味。尿糖阳性，空腹血糖16.8mmol/L。

（1）该患儿最可能的主要临床诊断是什么？诊断依据有哪些？

（2）该患儿现存哪些护理诊断？

（3）如何指导患儿饮食指导？

（4）如何观察患儿应用胰岛素后的反应？

（张晓丽）

第十五章

免疫性疾病患儿的护理

【学习目标】

1. 掌握原发性免疫缺陷病、风湿热、过敏性紫癜、儿童类风湿病、皮肤黏膜淋巴结综合征的主要临床表现、护理措施。

2. 熟悉儿童免疫系统特点及其与免疫性疾病的关系，原发性免疫缺陷病、风湿热、过敏性紫癜、儿童类风湿病、皮肤黏膜淋巴结综合征的定义及治疗要点。

3. 了解儿童免疫特征，原发性免疫缺陷病、风湿热、过敏性紫癜、儿童类风湿病、皮肤黏膜淋巴结综合征的病因、辅助检查。

案例导入

案例回放：

患儿，男，6岁，1周前患"感冒"，近2天皮肤出现紫癜，以双下肢为主，并反复成批出现就诊。查体：双下肢外侧及臀部可见对称性分布的紫色斑丘疹，大小不等，压之不褪色，略高出皮面。脐周压痛，肠鸣音增强。双膝关节肿胀、疼痛、活动略受限。

思考问题：

1. 该患儿最可能的诊断是什么？
2. 该病发病的原因有哪些？
3. 该患儿现存的护理诊断有哪些？
4. 如何对该患儿进行护理？

免疫（immunity）是机体的一种生理性保护反应。它具有三种功能：①免疫防御：防御病原微生物及其毒素的侵袭，保护机体免受其害；②免疫稳定：清除机体内已衰老、死亡的细胞或损伤的组织，以免其妨碍正常的生理功能或引起自身免疫性疾病，维持内环境的平衡与稳定；③免疫监视：随时识别和清除体内发生突变的细胞，以防其癌变。如果上述免疫功能紊乱，则可发生异常免疫反应：反应过高，表现为各种变态反应或自身免疫性疾病；反应过低，表现为抗感染能力低下或发生免疫缺陷病，容易发生感染性疾病或失去免疫监视而发生恶性肿瘤。

第一节　儿童免疫系统特点

人类免疫系统的发生、发育始于胚胎早期，到出生时尚未完善，随年龄增长逐渐达到成人的水平，故儿童特别是婴幼儿，处于先天性免疫功能低下状态。免疫系统由免疫器官、免疫细胞和免疫分子组成。免疫是机体的一种生理性保护反应，包括非特异性免疫和特异性免疫。

一、非特异性免疫的特征

（一）概念

非特异性免疫反应是机体在长期的种族进化过程中不断地与各种病原体相互斗争而建立起来的一系列防卫功能，这是一种天然的免疫力，可以遗传给后代，是生来就有的。因它不是针对某种抗原性异物的，故称为非特异性免疫。主要包括：皮肤、黏膜的屏障作用；淋巴结的过滤作用；白细胞和巨噬细胞的吞噬作用；血-脑屏障和胎盘屏障；组织液、汗液和尿液中溶菌酶的杀菌作用；补体被激活后具有生物活性，辅助抗体发挥免疫作用等，所有这些构成有效的防御机制，当病原体侵入机体时首先由非特异免疫反应来对付它。

（二）儿童非特异性免疫的特点

儿童处于生长发育过程中，非特异性免疫功能尚未发育完善，随年龄的增长逐渐成熟。新生儿皮肤黏膜薄嫩，容易破损，故屏障作用差，易受损伤而继发感染；新生儿和婴幼儿肠壁通透性高，胃酸较少，杀菌力弱；血-脑屏障未发育成熟；呼吸道纤毛运动功能差；婴幼儿淋巴结功能尚未成熟，屏障作用较差；血清补体含量较低，调理作用差。这些非特异性免疫力的不足，使儿童容易发生感染和感染后容易扩散。

二、特异性免疫的特征

（一）概念

特异性免疫反应是机体在后天生活过程中与抗原物质接触后产生的，不是生下来就有的，是一种后天获得性免疫。这种免疫具有很强的针对性，只有对机体接触过的物质才能产生免疫反应，故称特异性免疫。例如：人只有感染了麻疹病毒或注射了麻疹减毒活疫苗后，才能产生针对麻疹的免疫力。

特异性免疫反应包括细胞免疫和体液免疫两种。T淋巴细胞主要担负细胞免疫功能，B淋巴细胞主要担负体液免疫功能。

（二）细胞免疫（T细胞免疫）

1. 概念

细胞免疫是由T淋巴细胞介导的一种特异性免疫反应。胸腺是T细胞发育成熟的重要场所。T淋巴细胞在抗原的刺激下被致敏，再次接触相同的抗原时释放出多种淋巴因子，其主要作用是清除、破坏和杀灭异物和靶细胞，以达到特异性免疫反应。例如：对结核杆菌、某些病毒、真菌、寄生虫的免疫防御作用，对肿瘤的免疫监视作用等。同种异体器官移植后的排斥反应以及某些自身免疫性疾病都是由细胞免疫反应引起的。

2. 儿童细胞免疫特点

胎儿期细胞免疫功能尚未发育成熟，因而对病毒感染还不能产生足够的免疫力，故可造成胎儿长期带病毒现象。出生后，新生儿的细胞免疫功能已充分发育完善，末梢血液中已有较多的 T 淋巴细胞参与细胞免疫反应。新生儿的皮肤迟发型超敏反应在出生后不久即已形成。新生儿接种卡介苗数周后，结核菌素试验即呈阳性反应。

（三）体液免疫（B 细胞免疫）

1. 概念

体液免疫是由 B 淋巴细胞在抗原的刺激下转化成浆细胞并产生抗体（免疫球蛋白），它特异地与相应的抗原在体内结合引起免疫反应。骨髓是 B 细胞成熟的场所，淋巴结是 B 细胞富集的器官。具有抗体活性的球蛋白称为免疫球蛋白，分为 IgG、IgA、IgM、IgD、和 IgE 5 类，它们的主要功能是参与体液免疫反应。

2. 儿童体液免疫特点

儿童处于生长发育阶段，体液免疫功能随年龄的增长逐渐完善。

（1）IgG　IgG 是唯一可以通过胎盘的免疫球蛋白，通过胎盘从母体传递而来的 IgG 在儿童生后数月的抗感染中起重要作用。3～5 个月后因代谢分解而逐渐减少，至 6 个月时全部消失，而婴儿自体产生的 IgG 很少，故 6 个月后儿童易患感染性疾病。至 6～7 岁时接近成人水平。

（2）IgM　IgM 是抗革兰阴性杆菌的主要抗体。因其不能通过胎盘，新生儿血液中含量较低，故新生儿期易患革兰阴性杆菌感染，尤其是大肠埃希菌感染。

（3）IgA　分为血清型和分泌型两种，不能通过胎盘，新生儿体内含量极少，于 12 岁才达到成人水平。分泌型 IgA 是黏膜局部抗感染的重要因素，母亲初乳中含有大量的分泌型 IgA，因此母乳喂养的儿童比人工喂养的儿童少患呼吸道及消化道感染。

（4）IgE　IgE 是导致速发型超敏反应的主要物质，新生儿 IgE 很低，因而不易出现典型的速发型超敏反应，7 岁左右达成人水平。

（5）IgD　IgD 的生理功能至今了解不多，多种疾病特别是变态反应病与慢性疾病的人均能检出特异性 IgD 抗体或较高的血清 IgD 水平。多数学者认为血清 IgD 在机体防御功能上不起重要作用。

★ 考点提示：免疫球蛋白的分类和特点

第二节　原发性免疫缺陷病

原发性免疫缺陷病（primary immunodeficiency diseases，PID）是由于免疫系统先天性发育不良而导致机体免疫功能低下的一组临床综合征。本病多为遗传性，即相关基因突变或缺失引起。以婴幼儿多见。临床上以免疫功能低下，易发生反复而严重的感染为特征，同时伴有免疫稳定和免疫监视功能异常。

【病因及分类】

病因尚未明确，与以下的因素有关：本病和遗传性疾病一样，是由于基因突变或基因复制过程异常引起；另外，宫内感染（如风疹病毒、巨细胞病毒等）胎儿可引起免疫系统发育障碍。

由于病因复杂，目前尚无统一的分类，按照国际免疫协会 PID 专家委员会 1999 年的分类原则，可分为：①特异性免疫缺陷病（包括联合免疫缺陷病、抗体缺陷为主的免疫缺陷病、T 细胞缺陷为主的免疫缺陷病、伴有其他特征的免疫缺陷病）；②免疫缺陷合并其他先天性疾病；③吞噬细胞缺陷病；④补体缺陷病。

【临床表现】

由于免疫功能缺陷的不同，临床表现差异很大。其共同的临床特点如下。

1. 对感染的易感性明显增加

反复感染是此病最大的特点。患者容易感染的病原类型主要取决于其免疫系统受损的情况。体液免疫缺陷者易发生细菌性感染，而细胞免疫缺陷者则易发生病毒或其他微生物感染。

2. 容易发生恶性肿瘤

尤其是 T 细胞免疫缺陷更容易导致恶性肿瘤的发生。此外，某些免疫缺陷者易合并自身免疫性疾病。

3. 临床表现及病理损害多种多样

不同成分的免疫系统缺陷可引起不同疾病；同一种免疫缺陷疾病的患者也可有不同表现。这里仅介绍几种常见免疫缺陷病的临床特点。

一、体液免疫缺陷病

体液免疫缺陷病（humoral immunity deficiency）是指因 B 淋巴细胞发育障碍、减少或缺乏所致的免疫缺陷病，此类免疫缺陷病的发病率最高。常见的有以下几种。

1. 先天性低丙种球蛋白血症

本病有两种遗传型，即伴性隐性遗传［又称 X-连锁无丙种球蛋白血症（X-linked agammaglobulinemia, X-LA），又称 Bruton 病］和常染色体隐性遗传，前者属 X-连锁遗传性疾病，有家族史，女性为携带者，男性发病，后者无性别限制。临床表现为患儿生后 6 个月内可无临床症状，可能与来自母体的 IgG 防御感染有关。通常 6～12 个月后起病，表现为反复的细菌感染，如肺炎、鼻窦炎、中耳炎、脑膜炎、败血症等。常见的致病菌为肺炎球菌、链球菌、葡萄球菌、脑膜炎双球菌、流感嗜血杆菌以及副大肠埃希菌等，患儿对病毒、真菌和原虫感染的抵抗力基本正常，常并发恶性淋巴瘤、白血病和类风湿关节炎等，因反复感染，故一般发育不良。淋巴结和扁桃体缺如或很小，胸腺发育正常。本病预后差，如不积极治疗，约半数患者于 10 岁之前死亡。常于婴幼儿期死于重症感染。如能及时诊断，坚持应用丙种球蛋白治疗，可使感染减轻，存活延长。患儿 6 个月时来自母体的 IgG 已全部消失，6 个月后血清中五种 Ig 的含量均很少，但 T 细胞免疫功能正常。

2. 婴儿暂时性低丙种球蛋白血症

婴儿暂时性低丙种球蛋白血症是一种原因未明的自限性疾病，男女均可发生，以婴儿自体合成免疫球蛋白的时间推迟为特征。较多见于未成熟儿。偶有家族史。有人认为其发病机制可能因胎儿的 IgG 刺激母体，使母体产生抗胎儿 IgG 抗体，这种抗体通过胎盘进入胎儿血液中，引起胎儿自体产生的免疫球蛋白被破坏或合成被抑制，从而导致发病。

正常婴儿于生后 3 个月时自体产生免疫球蛋白，本病患儿这种自体产生免疫球蛋白的功能常推迟到出生后 9～18 个月开始出现，至 2～4 岁时其含量才能达到正常儿童水平而自然痊愈。在低丙种球蛋白血症期间，易患各种细菌性感染，如肺炎、腹泻、感冒、皮炎等，但病情较轻。血清 IgG＜2.5g/L、IgM、IgA 正常或减少，T 细胞功能正常。本病预后良好，一般在 1.5 岁以后可以自愈。

二、细胞免疫缺陷病

细胞免疫缺陷病（cellular immunity deficiency）是 T 淋巴细胞免疫功能缺陷。其主要病因与胸腺发育不良而导致 T 淋巴细胞的发育分化障碍有关。临床常见的是先天性胸腺发育不全（congenital thymic hypoplasia）。本病又称 DiGeorge 综合征，男女均可发生，大多为非遗传性的。由于胸腺发育不良，来自骨髓的多能干细胞不能在胸腺内发育分化为 T 淋巴细胞，使 T 淋巴细胞减少，造成细胞免疫缺陷。临床表现的轻重与胸腺、甲状旁腺缺损程度有关。

1. 手足抽搐

由于甲状旁腺发育不良，出生 24～48h 后，即可发生低钙血症，反复发作手足抽搐。多于生后 1 周内死于严重的低钙抽搐。

2. 反复感染

常发生各种严重的病毒、真菌和细菌感染，如风疹、鹅口疮、呼吸道感染和腹泻等。预防接种往往引起全身性感染，甚至死亡。由于反复感染，使发育迟缓、生活能力低下。

3. 心血管畸形

可有一种或多种心血管畸形，如室间隔缺损、房间隔缺损、法洛四联症、右位心、肺动脉狭窄等。

4. 特殊面容

如人中短、两眼间距宽、下颌骨发育不良、耳郭低位并有切迹等。

细胞免疫功能低下，抗体功能和 Ig 水平一般正常。本病预后不良，多于新生儿期死亡。但较轻病例经治疗后 T 细胞功能可以得到恢复，甲状旁腺功能也可能自行恢复。近年来由于采用胸腺移植治疗，预后已有所改善。

三、联合免疫缺陷病

由于 T 淋巴细胞和 B 淋巴细胞均减少而引起细胞免疫和体液免疫功能缺陷的一组疾病。临床较为常见的是严重联合免疫缺陷病。本病病因尚未完全明了，但从用胸腺移植无效，而骨髓移植有效这一事实看来，提示了其发病原因是与骨髓中多能干细胞的缺乏有密切关系。多于生后 1～2 个月内发生各种严重感染，包括各种化脓性细菌、病毒和真菌感染等。主要表现为反复发生各种感染，如严重腹泻、反复发生肺炎、严重水痘、麻疹、皮肤黏膜念珠菌病等。免疫接种常导致严重感染，如接种卡介苗可引起全身性结核病。此外，脑膜炎、败血症亦常见。患者血清中免疫球蛋白含量明显减低，各种抗原注射后无抗体反应，血清同族凝集素缺如，皮肤迟发型超敏反应阴性。本病预后严重，患儿几乎都于 1 岁左右死亡。近年来使用骨髓移植治疗，取得了较好的疗效。由于免疫功能缺陷的不同，临床表现差异很大。但其共同的表现却非常一致，即反复感染、易患肿瘤和自身免疫性疾病。如为 B 细胞缺陷，则周围淋巴组织如扁桃体和淋巴结变小或缺如。

★ **考点提示：原发性免疫缺陷病的共同临床特点**

【辅助检查】

1. 体液免疫功能测定

（1）免疫球蛋白测定　IgG 在 2.5g/L 以下，IgA 和 IgM 各在 0.1g/L 以下可认为缺乏。

（2）同族血凝素试验　1 岁以上非 AB 血型（即 A 型、B 型、O 型）儿童，血清中抗 A 或抗 B 滴度应高于 1∶4，低于此数提示体液免疫缺陷。

（3）特异性抗体测定　正常儿童经全程白喉类毒素预防接种后，皮肤锡克试验（白喉毒素试验）应为阴性。体液免疫和联合免疫缺陷患儿，因缺乏产生抗体的反应，此试验则呈阳性。

（4）骨髓检查或淋巴结活检　缺乏浆细胞。

2. 细胞免疫功能测定

（1）外周血淋巴细胞计数　少于 $1.2×10^9$/L 提示细胞免疫缺陷。

（2）皮肤迟发型超敏反应　OT 试验或 PPD 试验阴性反应除了表示未接种过卡介苗、无结核菌感染外，还可以提示细胞免疫缺陷。此外尚可用双链酶、植物血凝素（PHA）做皮试测定。

（3）淋巴母细胞转化试验　T 淋巴细胞在体外受植物血凝素的作用，可转化为淋巴母细胞。正常转化率为 60%～70%，转化率减低提示 T 细胞免疫缺陷。

（4）E 玫瑰花形成试验　T 淋巴细胞表面有绵羊红细胞受体，可以和绵羊红细胞结合，围绕 T 淋巴细胞周围，形成玫瑰花环状。本试验可反映 T 淋巴细胞的数量，正常周围血中 T 淋巴细胞占 50%～80%，故此试验的正常值为 50%～80%，低于正常则提示 T 淋巴细胞减少，见于细胞免疫缺陷。

3. X 线检查

婴儿期缺乏胸腺影者提示 T 细胞功能缺陷。

4. 基因突变分析和产前诊断

用于确诊及进行家系调查。

【治疗要点】

1. 防治感染

尽量避免与感染原的接触，使用抗生素以清除或预防细菌、真菌等感染。有细胞免疫缺陷的患儿应禁种活疫苗或菌苗，以防发生严重感染。糖皮质激素类药物应慎用。

2. 替代疗法

对体液免疫缺陷者定期注射丙种球蛋白制剂，以提高免疫力，降低感染率。

3. 免疫重建

为患者移植免疫器官或组织，恢复其免疫功能，主要有骨髓移植、胎儿胸腺移植等。

4. 其他治疗

有严重细胞免疫缺陷的患儿不宜输新鲜血制品，以防发生移植物抗宿主反应

（GVHR）。PID患儿一般不作扁桃体和淋巴结切除术，禁忌脾切除术。

【护理评估】

1. 健康史

了解患儿出生与生长发育史，既往有无反复感染史，家族中有无免疫缺陷病史。

2. 身体状况

评估患儿有无反复和慢性感染；有无自身免疫性疾病和恶性肿瘤；有无特殊面容、先天性心脏病、难以控制的惊厥、出血倾向等。

3. 心理-社会状况

患儿和家长是否掌握预防感染的方法，对疾病的认识程度；患儿居住环境及家庭经济状况如何；患儿及家长是否有恐惧、焦虑等不良心理反应。

4. 辅助检查

分析体液免疫功能的测定、细胞免疫功能的测定等。

【护理诊断】

（1）有感染的危险　与免疫功能缺陷有关。

（2）焦虑　与反复感染、预后较差有关。

（3）知识缺乏　患儿及家长缺乏有关免疫性疾病护理和预后的知识。

★ **考点提示：原发性免疫缺陷病的护理诊断**

【护理目标】

① 患儿住院期间无感染发生。

② 患儿及家长焦虑程度减轻。

③ 患儿及家长能掌握本病知识并配合治疗。

【护理措施】

1. 休息与活动

保持病室安静，室内空气新鲜，温湿度适宜。

2. 合理饮食

选择易消化、富营养、有足够能量、蛋白质和维生素的饮食，以保证营养供应；小婴儿应尽量采用母乳喂养，所用食具应定期消毒。

3. 监测病情

密切观察感染迹象，若合并感染，按医嘱给予抗生素；由于免疫球蛋白偶可发生过敏反应，故在长期应用过程中要密切观察患儿病情变化，防止发生意外。

4. 预防感染

反复感染是本病的特征，医护人员在进行各种操作前应严格消毒、戴口罩，以防医源性感染，并做好患儿口腔及皮肤的护理。隔离患儿采取保护性隔离，避免与感染性疾病患儿接触。

5. 心理护理

年长儿因自幼多病、反复感染，易产生焦虑、孤独、沮丧、恐惧心理。应经常与患儿及家长交谈，评估家长对疾病的认知程度，倾听患儿及家长的心声，及时给予心理支持。

★ 考点提示：原发性免疫缺陷病的护理措施

【护理评价】

① 患儿住院期间是否发生感染。

② 患儿及家长焦虑程度是否减轻。

③ 患儿及家长是否能掌握本病知识并配合治疗。

【健康教育】

① 向患儿及家长强调预防感染的重要性，介绍具体的护理措施。指导合理喂养，以提高机体抵抗力。

② 教育患儿避免劳累，防止受寒，尽量避免与感染性疾病患儿接触。

③ 对有遗传免疫缺陷的家庭进行遗传咨询，指导孕妇进行早期基因诊断。

★ 考点提示：原发性免疫缺陷病的健康教育

第三节　风湿热

风湿热（rheumatic fever）是一种与 A 组乙型溶血性链球菌感染密切相关的、具有反复发作倾向的免疫炎性疾病。其病变是全身性结缔组织的非化脓性炎症，主要侵犯心脏和关节，其他器官（如脑、皮肤、浆膜、血管等）均可受累，以心脏损害最为严重。本病是常见的危害学龄期儿童生命和健康的主要疾病之一，好发年龄以 6～15 岁多见。以冬、春季节，寒冷、潮湿地区发病率高，如治疗不彻底可形成慢性风湿性心瓣膜病。

【病因与发病机制】

本病的病因与发病机制目前尚未完全阐明。本病的发生与 A 组乙型溶血性链球菌感染后的免疫反应有关，因该细菌多种抗原分子的结构与人体器官的抗原存在同源性，一旦发生交叉免疫，易导致器官损害。

1. 变态反应

有些抗链球菌抗体可与人的某些组织（如关节滑膜、心肌、心瓣膜、丘脑下核和尾状核等）产生交叉免疫反应，导致组织器官损伤；还可因链球菌抗原与抗链球菌抗体形成的免疫复合物在关节滑膜、心肌、心瓣膜沉积，导致变态反应性组织损伤。

2. 自身免疫反应

患儿可出现抗心肌抗体，损伤心肌组织发生心脏炎。

3. 遗传背景

有人发现 *HLA-B35*，*HLA-DR2*，*HLA-DR4* 和淋巴细胞表面标记 D8/17$^+$ 等与发病有关，但还应进一步进行多重性研究才能证实该病是否为多基因遗传病和相应的相关基因。

【病理】

病变累及全身结缔组织，基本病变为炎症和具有特征性的"风湿小体"（Aschoff 小体），病理过程可分为渗出期、增殖期和硬化期 3 期，但各期病变可同时存在。主要累及心脏、关节和皮肤而产生相应的临床表现。

1. 急性渗出期

受累部位如心脏、关节、皮肤等结缔组织变性和水肿，淋巴细胞和浆细胞浸润；心包膜纤维素性渗出，关节腔内浆液性渗出。

2. 增生期

病变主要存在于心肌和心内膜，特点为形成风湿小体或风湿性肉芽肿，是诊断风湿热的病理依据。

3. 硬化期

纤维组织增生和瘢痕形成。二尖瓣最常受累，其次为主动脉瓣。

【临床表现】

1. 一般表现

发病前1～4周常有链球菌咽峡炎史，一般呈急性起病并伴发热，体温在38～40℃，热型不定。1～2周后转为低热，伴精神不振、倦怠、食欲缺乏、面色苍白、多汗、关节痛及腹痛等。

2. 心脏炎

心脏炎是风湿热唯一的持续性器官损害，亦是本病最严重的表现。心肌、心内膜、心包均可有不同程度受累，以心肌炎及心内膜炎最常见。

(1) 心肌炎 可有心前区不适、心动过速、呼吸困难，重者可见心力衰竭。心肌炎时心脏有不同程度的扩大，心音低钝，可闻及奔马律，心尖部可闻及轻度收缩期杂音。

(2) 心内膜炎 二尖瓣关闭不全表现为心尖部2～3/6级吹风样全收缩期杂音，向腋下传导，主动脉瓣关闭不全时胸骨左缘第3肋间可闻及舒张期叹气样杂音；多次复发可造成心瓣膜永久性瘢痕形成，导致风湿性心瓣膜病。

(3) 心包炎 心包积液量很少时，可有心前区疼痛，有时于心底部听到心包摩擦音；积液量多时有呼吸困难、心动过速，心前区搏动消失，心音遥远；有颈静脉怒张、肝大等心包填塞征表现。

3. 关节炎

关节炎特点为游走性和多发性。以膝、踝、腕、肘大关节受损为主，偶见小关节同时受累。局部有红、肿、热、痛和功能障碍，愈后不留畸形。

4. 舞蹈病

舞蹈病多见于女孩，表现为全身或部分肌肉不自主、无目的的舞蹈样动作，以面部和四肢动作最多。不能持物、解扣、进食、书写困难，严重者影响日常生活。因面部肌肉抽动出现伸舌歪嘴、挤眉弄眼、耸肩缩颈等奇异面容和语言障碍。兴奋和注意力集中时加剧，入睡后消失。

5. 皮肤症状

(1) 皮下小结 位于肘、腕、膝、踝等关节伸侧，直径0.1～1cm，为活动无压痛的硬结，2～4周后自行消失。皮下小结很少单独出现，常伴有严重的心脏炎，是风湿热活动性指标之一。

(2) 环形红斑 是风湿热的特征性体征。常位于躯干及四肢近端屈侧，为大小不等淡红色或暗红色、中间色泽正常、边缘稍隆起的环形或弧形皮损，呈一过性。

★ **考点提示：风湿热的临床表现**

【辅助检查】

1. 血常规

急性期常见轻度贫血，白细胞计数和中性粒细胞数目增多、伴核左移现象。

2. 风湿热活动指标

红细胞沉降率增快、C 反应蛋白（CRP）阳性和黏蛋白增高，此为风湿热活动的重要标志。

3. 抗链球菌抗体测定

抗链球菌溶血素 O（ASO），在感染 2 周左右逐渐升高，4～6 周达高峰，8～10 周逐渐恢复正常；其他类似抗体如抗链激酶（ASK）和抗透明质酸酶（AH）滴度增加，均对诊断有一定参考意义，说明近期有过链球菌感染，提示风湿热可能。

【诊断要点】

Jones 诊断标准（表 15-1）：在确定有链球菌感染的前提下，有两项主要表现，或一项主要表现和两项次要表现时，排除其他疾病后即可诊断。

表 15-1　Jones 诊断标准

主要表现	次要表现	链球菌感染依据
多发性关节炎	关节痛	
心脏炎	发热	猩红热病史
舞蹈病	红细胞沉降率加快	咽拭子细菌培养阳性
环形红斑	C 反应蛋白阳性	ASO 或其他链球菌抗体效价升高
皮下结节	心电图 P-R 间期延长	

注：若主要表现已经含有关节炎，则关节痛不作为次要指标；主要表现有心脏炎则 PR 间期延长不作次要指标。

★ **考点提示：风湿热的诊断标准**

【治疗要点】

治疗原则：注意休息，抗链球菌感染，采用水杨酸盐或糖皮质激素抗风湿治疗，做好对症处理，预防复发。

1. 一般治疗

卧床休息，加强营养等。

2. 控制链球菌感染

用青霉素时间不少于 2 周，青霉素过敏者可改用红霉素等。

3. 抗风湿治疗

以阿司匹林和糖皮质激素为主。心脏炎尤其伴有心力衰竭时宜早期使用糖皮质激素，多发性关节炎首选阿司匹林。

4. 舞蹈病治疗

药物疗效不佳，主要采用支持治疗和对症疗法，如预防外伤、避免环境刺激。可用苯巴比妥、氯丙嗪和地西泮等镇静。

【护理评估】

1. 健康史

应注意评估遗传史；询问患儿病前 1～4 周有无链球菌引起的上呼吸道感染的表现；有

无发热、关节疼痛、皮疹；有无精神异常或不自主的动作表现；以往有无心脏病或关节炎病史。

2. 身体状况

评估患儿有无发热、关节疼痛，皮肤有无皮疹，有无精神异常或不自主的动作表现。

3. 心理-社会状况

评估家长对疾病的认知情况、有无焦虑等情绪；对年长儿注意评估有无因病休学产生的沮丧和困扰；对舞蹈病患儿注意是否存在自卑等情况。

4. 辅助检查

了解血常规、红细胞沉降率增快、C反应蛋白（CRP）阳性、黏蛋白、ASO、ASK、AH等有无变化。

【护理诊断】

（1）心排血量减少　与心脏受累有关。

（2）疼痛　与关节受累有关。

（3）焦虑　与疾病的威胁和缺乏相关知识有关。

（4）潜在并发症　心脏病变、药物治疗的不良反应。

（5）体温过高　与感染、风湿活动有关。

★ **考点提示：风湿热的护理诊断**

【护理目标】

① 患儿能保持充足的心排血量，生命体征稳定。

② 患儿主诉疼痛减轻，活动自如。

③ 患儿情绪稳定，心情愉快，能积极配合治疗及护理。

④ 患儿无并发症发生或及时发现并发症并得到有效处理。

⑤ 患儿体温逐渐恢复并维持在正常范围。

【护理措施】

1. 注意保护心脏，减轻心脏损害

（1）病情观察　注意患儿的面色、呼吸、心率、心律及心音等的变化，如有烦躁不安、面色苍白、多汗、气急等心力衰竭的表现，应及时处理并详细记录。

（2）注意休息，限制活动　休息可减轻心脏负担，对心脏受累的患儿尤为重要。制订病情允许范围内的学习计划及游戏，把治疗和护理与日常生活结合好，调整患儿的心情，以利于患儿良好的休息。根据病情适当限制活动量。无心脏炎者，急性期卧床休息2周；有心脏炎时轻者绝对卧床4周，重者6～12周，直至急性症状完全消失，红细胞沉降率接近正常时方可下床活动；伴心力衰竭者，心功能恢复后再卧床休息3～4周。活动量应根据心率、心音、呼吸、有无疲劳而灵活调节。一般恢复至正常活动量所需时间是：无心脏受累者1个月，轻度心脏受累者2～3个月，严重心脏炎伴心力衰竭者6个月。

（3）合理饮食　给予高蛋白、高维生素、易消化又营养丰富的食物，有心力衰竭者适当地限制盐和水的摄入。为防止进食过多导致心脏负担加重，应少量多餐；饮食还应注意多纤维素，保持大便通畅；详细记录出入水量。

（4）药物治疗　心脏炎者遵医嘱应用糖皮质激素抗风湿治疗，注意观察药物的不良反应，为减少胃肠道的刺激，口服时最好饭后用药。有心力衰竭者加用洋地黄制剂，遵医嘱及时准确给药，静脉注射时速度要慢；同时配合吸氧、利尿、维持水电解质平衡等治疗，利尿药最好白天用药，以免晚上利尿影响患儿休息。

（5）生活护理　尽量满足患儿的合理要求，使其心情舒畅，体力上和精神上得到真正静养，使心脏的负担减到最轻。

2. 减轻关节疼痛

关节炎的患儿关节疼痛时可让其保持舒适的体位，避免疼痛部位受压，移动肢体时动作要慢且轻柔，可用热水袋等热敷局部关节以止痛，同时做好皮肤护理。

3. 维持体温恒定

密切观察体温变化，注意热型。高热时采用物理降温等，并遵医嘱抗风湿治疗。

4. 心理护理

关心爱护患儿，耐心解释各项检查、治疗、护理措施的意义，争取患儿合作。及时解除患儿的各种不适感，如发热、疼痛、出汗等，增强其战胜疾病的信心。指导家长学会观察病情，对严重舞蹈病的患儿，应做好安全防护，防止跌伤。

5. 药物治疗的护理

抗风湿治疗疗程长，服药期间要注意观察药物不良反应，如阿司匹林常引起胃肠道反应、肝功能损害和出血，饭后服用或同服氢氧化铝凝胶可减少对胃的刺激，加用维生素 K 可防止出血；泼尼松可引起消化性溃疡、肾上腺皮质功能不全、骨质疏松、血压增高、电解质紊乱、免疫力降低等，应密切观察，避免交叉感染和骨折；心力衰竭患儿需要用洋地黄强心治疗，心肌炎时对洋地黄敏感且易出现中毒，用量应为一般剂量的 $1/2 \sim 2/3$，服药期间应注意有无恶心、呕吐、心律失常等中毒反应，并应注意补钾。

★ 考点提示：风湿热的护理措施

【护理评价】

① 患儿是否保持充足的心排血量，生命体征稳定。

② 患儿是否主诉疼痛减轻，活动自如。

③ 患儿是否情绪稳定，心情愉快，能积极配合治疗及护理。

④ 患儿有无并发症或及时发现并发症并得到有效处理。

⑤ 患儿体温是否下降并恢复正常。

【健康教育】

① 指导家长学会病情观察，患有舞蹈病者应做好生活护理防止受伤。遗留有心脏瓣膜病变者，指导家长做好患儿日常生活护理，学会饮食、用药、活动量及上学等事项的具体安排。

② 指导家长及患儿掌握预防感染和防止复发的方法，坚持用长效青霉素进行"继发性预防"，剂量为 120 万 U，肌内注射，每月 1 次，对青霉素过敏者可口服红霉素，预防时间最少不短于 5 年，最好持续至 25 岁，有风湿性心脏病者宜做终身药物预防。

③ 合理安排患儿的日常生活，改善居住条件。避免寒冷潮湿、避免去公共场所、不参加剧烈的活动以免过劳。

④ 定期门诊复查。只要能坚持治疗和预防，就能改善疾病的预后。

第四节　过敏性紫癜

过敏性紫癜（anaphylactoid purpura）又称亨-舒综合征（Henoch - Schönlein purpura, HSP），是一种以全身小血管炎为主要病变的血管炎综合征。临床上以皮肤紫癜、关节肿痛、腹痛、便血、血尿为主要表现。本病多见于学龄儿童，男孩发病率高于女孩，春秋季多见。病程有时迁延反复，但预后多良好。

【病因与发病机制】

本病的病因及发病机制尚不完全清楚。感染（细菌、病毒、寄生虫等）、食物（牛奶、鸡蛋、鱼虾等）、药物（抗生素、磺胺类、解热镇痛药等）、花粉、虫咬及预防接种都可以作为致敏因素，使具有敏感素质的机体发生变态反应，从而造成一系列的损伤。

【临床表现】

多数患儿起病前1～3周有上呼吸道感染史。发病多急骤，以皮肤紫癜为首发症状，可伴有低热、食欲缺乏、乏力、头痛、腹痛等非特异性表现。

1. 皮肤紫癜

病程中反复出现皮肤紫癜为本病特点，多见于双下肢及臀部，尤以小腿伸侧较多，呈对称性分布，分批出现。初为紫红色斑丘疹，高出皮面，压不褪色，继而转为棕褐色而消退，可伴有荨麻疹和血管神经性水肿，少数重症紫癜可融合成大疱伴出血性坏死。

2. 消化道症状

约有2/3的患儿出现反复的阵发性腹痛，位于脐周或下腹部，疼痛剧烈可伴恶心、呕吐，部分患儿有血便或黑便，严重者可诱发肠套叠、肠梗阻、肠穿孔。

3. 关节症状

为单个或多个大关节的损害，以膝、踝关节最常受累。表现为关节和关节周围肿痛和压痛，活动受限，关节腔有浆液性积液。关节病变常为一过性，多在数天内消失而不留畸形。

4. 肾损害

30％～60％的患儿出现肾受损的临床表现，多在病程1～8周内发生，症状轻重不一，多数患儿出现血尿、蛋白尿及管型，伴血压增高及水肿，称为紫癜性肾炎。随紫癜恢复后，大多数患儿可完全恢复，少数转为慢性肾炎，最终导致慢性肾衰竭。

5. 其他

偶有颅内出血、鼻出血、牙龈出血等出血症状。

★ **考点提示**：过敏性紫癜的临床表现

【辅助检查】

1. 血液检查

白细胞计数正常或增高，中性粒细胞和嗜酸性粒细胞可增高。血小板计数正常甚至升高，红细胞沉降率增快，出凝血时间正常，血块退缩试验正常。部分患儿毛细血管脆性试验可阳性。血清IgA可升高。

2. 尿常规检查

肾损害者可有红细胞、蛋白、管型，重症有肉眼血尿。

3. 大便隐血试验

大便隐血试验可呈阳性。

4. 腹部超声检查

腹部超声检查有利于早期诊断肠套叠。

【治疗要点】

本病无特效疗法，主要采用支持和对症疗法。

1. 一般治疗

急性发作期应卧床休息，积极控制感染，尽可能寻找并除去致病因素，对于怀疑可能引起本病的食物和药物均应避免食用和服用。腹痛者使用解痉剂，消化道少量出血者要限制饮食，大量出血时应暂禁食等。

2. 止血

卡巴克洛可增加毛细血管对损伤的抵抗力；大量维生素 C 可改善毛细血管的脆性等。

3. 脱敏

可应用抗组胺药或静脉注射钙剂。

4. 糖皮质激素与免疫抑制药

糖皮质激素能有效缓解免疫损伤，减轻水肿，因此对腹型和关节型紫癜有效。但不能缩短病程，不能防止复发，也不能减少肾损害的发生率。若并发肾炎且经激素治疗无效者，可试用环磷酰胺治疗，以抑制严重免疫损伤。

5. 其他

对于单独皮肤和关节症状者应用阿司匹林，可使关节消肿减痛，但要注意防止引起肠道出血。近年有使用肝素、尿激酶、钙通道阻滞药（如硝苯地平）的报道。

【护理评估】

1. 健康史

询问患儿有无前驱感染史；有无发热、皮疹、腹痛、便血、关节痛等伴随症状；有无相关食物、药物过敏史及接触史；既往是否有类似发作。

2. 身体状况

起病前 1～3 周有无上呼吸道感染史；有无低热、食欲缺乏、乏力、头痛等非特异性表现；皮肤有无紫癜及皮疹的特点；有无腹痛、恶心、呕吐、血便或黑便；有无关节和关节周围肿痛和压痛；有无血尿、蛋白尿、鼻出血、牙龈出血等症状。

3. 心理-社会状况

本病可反复发作或并发肾损害，应评估患儿和家长是否存在焦虑、不安、恐惧的心理以及经济上的压力；应了解家长及患儿对相关知识的认识程度。能否积极配合治疗和护理。

4. 辅助检查

了解血液检查、尿常规检查、大便隐血试验、腹部超声检查等有无异常。

【护理诊断】

（1）皮肤完整性受损　与变态反应性血管炎有关。

（2）疼痛　与关节和肠道变态反应性炎症有关。

（3）潜在并发症　消化道出血、紫癜性肾炎。

（4）焦虑　与对本病知识欠缺有关。

★ 考点提示：过敏性紫癜的护理诊断

【护理目标】

① 患儿皮肤紫癜、鼻出血等症状逐渐减轻并消失。

② 患儿关节痛及腹痛逐渐减轻、消失。

③ 患儿尽量不发生消化道出血、紫癜性肾炎。

④ 患儿及家长掌握如何观察病情、如何预防复发的知识。

【护理措施】

1. 一般护理

（1）注意休息　保持室内空气新鲜，急性期患儿应注意休息，重症患儿如有活动障碍、消化道出血及腹痛等应予以卧床休息。避免接触到可能的过敏原和其他诱发因素。

（2）合理饮食　饮食应注意无渣、易消化、富含维生素，避免食物过热，有明显胃肠道症状者，尤其呕血和便血者需暂时禁食，必要时可行静脉补充营养。

2. 对症护理

（1）皮肤护理　①保持皮肤干燥、清洁，勤剪指甲，有瘙痒时以防抓伤皮肤，有破溃时防止出血和感染，恢复期脱皮时嘱患儿勿撕剥皮屑；②衣着柔软、宽松、清洁，易选择纯棉质地衣物；③紫癜处宜用温水清洗，避免水过热而加重出血；④遵医嘱使用止血、脱敏药物。

（2）关节肿痛的护理　观察关节疼痛及肿胀的情况，协助患儿选用舒适体位，以减轻疼痛。根据病情选择适当的理疗方法。教会患儿利用娱乐、放松等形式减轻疼痛。

（3）腹痛的护理　腹痛时卧床休息，腹痛剧烈可遵医嘱给予糖皮质激素，但禁止腹部热敷，以防加重肠出血，禁过敏饮食。

（4）紫癜性肾炎的护理　按肾炎常规护理。

3. 治疗配合

本病无特效疗法，急性期应积极治疗感染，尽可能寻找并避免接触过敏原和对症治疗。对于单纯皮肤和关节症状者对症治疗，可使关节消肿、疼痛缓解，但要注意防止引起肠道出血；糖皮质激素在急性期可减轻腹痛和关节症状，但不能防止复发，症状缓解后即可停药。督促患儿按时服药以确保疗效。

4. 病情观察

观察紫癜形态、数量、分布以及是否反复出现，记录逐日变化情况。观察关节疼痛及肿胀的情况。观察有无腹部绞痛、呕吐、血便，注意大便性状，有血便者应详细记录大便的次数及性状，留取大便标本及时送检。有消化道出血时及时通知医生并做相应处理。观察患儿尿液的颜色、性状、尿量及尿比重，及时发现紫癜性肾炎，警惕肾衰竭的发生。

5. 心理护理

过敏性紫癜虽属自限性疾病，但可反复发作和并发肾损害，给患儿及家属带来不安和痛苦，应根据患儿和家长的具体情况尽量予以解释，树立他们战胜疾病的信心。

★ 考点提示：过敏性紫癜的护理措施

【护理评价】

① 患儿皮肤紫癜、鼻出血等症状是否逐渐减轻并消失。

② 患儿关节痛及腹痛是否逐渐减轻、消失。

③ 患儿住院期间是否发生消化道出血、紫癜性肾炎。

④ 患儿及家长是否掌握观察病情、预防复发的知识。

【健康教育】

① 过敏性紫癜可反复发作，给患儿和家长带来不安和痛苦，故应针对具体情况予以详细解释，帮助其树立战胜疾病的信心。同时做好出院指导，教会患儿和家长继续观察病情，合理调配饮食，禁食各种致敏食物。适当多食用富含蛋白质及补血食物，以补充机体需要，补充富含维生素 C 的食物，以降低毛细血管的通透性和脆性。

② 向患儿及家长讲述疾病的有关知识，使其能尽量合作，帮助患儿尽快恢复健康。例如，说明本病和过敏有关，常见因素有感染、食物、花粉、药物过敏等，应积极寻找过敏原，发现可疑因素应避免再次接触；饮食应清淡，多食蔬菜和瓜果，注意营养和饮食卫生，预防肠道寄生虫感染；对曾发生过敏的食物，如鱼、虾、蟹等应避免使用等。

③ 嘱其出院后必须定期来院复查，及早发现肾并发症。

第五节　儿童类风湿病

儿童类风湿病又称幼年型类风湿关节炎（juvenile rheumatoid arthritis，JRA），是儿童时期一种常见的结缔组织病，以慢性关节滑膜炎为主要特征，并伴有全身多系统的受累。大多预后良好，少数可致关节永久性损害。任何年龄均可发病，其中 2～3 岁、8～10 岁为发病高峰期。女孩多见。

【病因与发病机制】

病因至今尚不明确，一般认为与感染、免疫调节异常及遗传因素等有关。此外，关节外伤和创伤、环境影响如潮湿与气候变化、心理刺激等都可作为本病的诱因。

本病的发病机制可能为：在感染及环境因素的影响下，易感个体出现体液免疫异常和细胞免疫异常，如高丙种球蛋白血症、补体活化及自身抗体形成。自身抗体与自身抗原结合形成免疫复合物沉积于组织而出现病理改变。

【临床表现】

根据起病最初 6 个月的临床表现，可分为以下三型。

1. 全身型

全身型占本病的 10％～20％，2～4 岁幼儿多见。弛张型高热和皮疹为此型主要症状，体温常高达 40℃以上，持续数周或数月，能自行缓解但易复发。多数患儿可于发热时出现淡红色斑丘疹，融合成片，分布于全身，以躯干、四肢近端较多，随体温升降而出现或消退。急性期多有一过性关节炎、关节痛或肌痛，以膝关节受累最为多见，部分可发展成慢性关节炎。约半数患儿有肝大、脾大、淋巴结肿大。少数患儿出现胸膜炎或心包炎。

2. 多关节型

多关节型占本病的 30%～40%，女孩多见。受累关节在 5 个以上，多为对称性，可先累及膝、踝、肘等大关节，表现为关节肿胀、触痛和活动受限。晨僵是本型的特点。本型中有 1/4 患儿类风湿因子阳性，最终半数以上发生关节强直变形而影响关节功能。

3. 少关节型

少关节型占本病的 40%～50%，女孩多见，常于 4 岁以前起病。受累关节不多于 4 个，多为非对称性，常侵犯膝、踝、肘、腕等大关节。虽然关节炎反复发作，但很少致残。20%～30%患儿发生慢性虹膜睫状体炎，而造成视力障碍甚至失明。

知识拓展

晨僵是指病变的关节在夜间静止不动后出现较长时间（至少 1h）的僵硬，胶粘着样的感觉。晨僵持续时间和关节炎的程度成正比，它常被作为观察本病的活动指标之一，只是主观性很强，其他病因的关节炎也可出现晨僵，但不如本病明显。

★ **考点提示：儿童类风湿病的临床表现**

【辅助检查】

1. 血液检查

可见轻中度贫血，白细胞和中性粒细胞明显增高，红细胞沉降率加快。

2. 免疫学检查

C 反应蛋白增高，免疫球蛋白增高，部分患儿类风湿因子（RF）和抗核抗体（ANA）可阳性。

3. 关节 X 线检查

早期表现为关节附近软组织肿胀、骨质稀疏和骨膜炎，后期可出现关节面破坏和软骨间隙变窄。此变化多见于多关节型患儿。

【治疗要点】

早期诊断和治疗极为重要。治疗原则是控制临床症状，指导患儿休息和锻炼，尽可能保持关节功能，防止畸形。

1. 药物治疗

（1）非甾体抗炎药　常用布洛芬、奈普生、双氯芬酸钠、尼美舒利、美洛昔康等。

（2）慢作用抗风湿药　主要包括甲氨蝶呤、抗疟药、柳氮磺胺吡啶、青霉胺、环孢素、金制剂、来氟米特等。这类药物部分阻止病情的进展，确诊后尽早采用，是目前治疗的主要药物。

（3）糖皮质激素　主要适用于关节外症状明显的患儿，或是其他药物不能很好地控制关节炎的患儿。

2. 物理治疗

医疗体育、理疗、热敷、红外线照射、按摩等可减轻关节强直和软组织挛缩。

3. 手术

必要时做矫形手术。

【护理评估】

1. 健康史

应注意询问患儿上呼吸道感染史，有无发热、皮疹、关节疼痛，询问既往有无心脏病史及关节炎病史，有无家族史。

2. 身体状况

观察热型及皮疹的特点；有无关节僵硬、活动障碍等情况。

3. 心理-社会状况

评估家长对本病的认识程度及对患儿健康需求。

4. 辅助检查

了解血液检查、免疫学检测、X线检查结果等。

【护理诊断】

（1）体温过高　与关节非化脓性炎症损害有关。

（2）疼痛　与关节炎症和肿胀有关。

（3）躯体移动障碍　与关节功能受损有关。

（4）焦虑　与病程长、反复发作及致残的危险有关。

（5）潜在并发症　药物不良反应。

★ **考点提示：儿童类风湿病的护理诊断**

【护理目标】

① 患儿体温逐渐下降并恢复正常。

② 患儿无关节畸形，逐渐恢复正常活动能力。

③ 患儿情绪稳定，心情愉快，能积极配合治疗及护理。

④ 患儿无并发症发生或及时发现并发症并得到有效处理。

【护理措施】

1. 一般护理

（1）注意休息　保持病室适宜的温湿度，急性期患儿应严格卧床休息以防止炎症恶化。急性期过后尽早开始关节的康复治疗，指导家长帮助患儿做被动关节运动和按摩，经常变换体位。应鼓励患儿多活动，并生活自理，不宜完全卧床休息，但应注意防止外伤。

（2）合理饮食　给予高热量、高蛋白、高维生素、易消化食物以保证热量摄入，补充足够的水分。

2. 对症护理

（1）高热护理　高热时可采用物理降温法（有皮疹者忌用乙醇擦浴），或遵医嘱使用抗炎药物进行病因治疗。及时擦干汗液，更换衣服，保持皮肤清洁，防止受凉。

（2）维护关节功能，减轻关节疼痛　急性期患儿应保持舒适体位，可利用夹板、沙袋固定患肢于舒适的功能位来缓冲局部压力，以减轻疼痛。教会患儿用放松、分散注意力的方法控制疼痛，也可用局部热敷止痛。急性期后鼓励患儿参加适当的运动，尽可能像正常儿一样生活，可采用医疗体育，如骑三轮车、游泳和各种球类运动等。其目的是改善软骨营养、减少骨质疏松、避免肌肉萎缩。也可用理疗来减轻关节强直和软组织挛缩，如清晨热浴、中药热浴可减轻晨僵。护理时动作要轻柔，态度要和蔼。如运动后关节疼痛肿胀加重可暂时中止。必要时可手术矫形，如滑膜切除术、关节置换术、肌肉松解术。

3. 配合治疗

本病治疗原则为：控制临床症状；维持关节功能；预防关节畸形，控制炎症，促进健康的生长发育。经积极治疗大约 75％患儿可免于致残。在进行药物治疗时，要注意观察用药效果及药物的不良反应。

（1）非甾体抗炎药 常用药物有阿司匹林、萘普生、布洛芬、双氯芬酸钠（扶他林）等。常见不良反应有胃痛、畏食，此外还影响凝血功能，对肝、肾和中枢神经系统也有不良反应，需定期监测肝功能和是否发生消化道出血及出、凝血时间。

（2）糖皮质激素 因其虽可减轻关节炎症状，但不能阻止关节破坏，长期使用不良反应明显，如发生软骨破坏、无菌性骨坏死、脱钙等，且可造成患儿严重生长发育障碍，所以不作为首选或单独使用药物。

（3）其他 以上药物无效时可用甲氨蝶呤、羟氯喹、免疫抑制药、柳氮磺胺吡啶、金制剂、青霉胺等，但应注意毒副反应。

4. 严密观察病情

密切监测和记录患儿体温变化，并注意检查有无皮疹、局部受损及心功能不全和脱水迹象等伴随症状；观察关节有无疼痛肿胀、晨僵、热感、运动障碍等症状，并采用积极措施来预防和减轻关节受损。

5. 心理护理

根据患儿及家长的理解力讲解疾病的相关知识，多与其沟通，了解病情发展，并给予精神安慰。说明本病病程虽长，但若处理得当，大多数不会致残，帮助他们树立战胜疾病的信心。

★ 考点提示：儿童类风湿病的护理措施

【护理评价】

① 患儿体温是否下降并恢复正常。

② 患儿有无关节畸形，是否逐渐恢复正常活动能力。

③ 患儿是否情绪稳定，心情愉快，是否能积极配合治疗及护理。

④ 患儿是否发生并发症或及时发现并发症并得到有效处理。

【健康教育】

① 提醒长期用药应注意的问题，指导患儿及家长自觉坚持长期治疗。

② 指导患儿及家长出院后做好受损关节的功能锻炼，帮助患儿克服自卑心理，鼓励他们参加正常活动和学习，使其身心得到健康发展。

③ 指导患儿进行自我保护。

④ 定期门诊复诊。

第六节　皮肤黏膜淋巴结综合征

皮肤黏膜淋巴结综合征（mucocutaneous lymphnode syndrome，MCLS）又称川崎病

（Kawasaki disease，KD），是一种以全身中、小动脉炎性病变为主要病理改变的急性发热出疹性疾病。可引发严重心血管病变。本病呈一定的流行性及地方性，婴幼儿多见，男孩发病率高于女孩。一年四季均有发病，以春、秋季节多见。

【病因与发病机制】

病因及发病机制不甚明确。流行病学资料显示本病由感染因素引起，可能的病原体有立克次体、丙酸杆菌、葡萄球菌、链球菌、支原体、EB病毒等，但均未得到证实。现今多认为皮肤黏膜淋巴结综合征是一定易患宿主对多种感染病原触发的一种免疫介导的全身性血管炎。也有人认为与环境污染、药物、化学剂、清洁剂等因素有关。

【临床表现】

1.发热

发热为最早出现的症状，体温39～40℃，呈稽留热或弛张热，持续1周到数周，抗生素治疗无效。

2.皮肤黏膜表现

（1）皮疹　一般于发热5天内出现，呈向心性和多形性，如红斑状、荨麻疹样、猩红热样皮疹，无水疱或结痂。约10%有肛周脱皮，在原卡介苗接种处可重现红斑、疱疹、溃疡或结痂为本病特有体征。

（2）肢端表现　早期手足皮肤广泛硬性水肿，指（趾）呈梭形肿胀，伴疼痛和关节强直。在恢复期指（趾）端甲床与皮肤移行处出现膜状脱皮，此为本病特征性表现。重症者指（趾）甲可脱落。

（3）黏膜表现　起病3～4天出现双眼球结合膜充血，无脓性分泌物和流泪，常持续于整个发热期。口唇充血、皲裂、出血和结痂是本病非常重要的体征。口腔黏膜弥漫充血，舌乳头突起充血呈杨梅舌。

3.颈部淋巴结肿大

单侧或双侧，质地坚硬而有触痛，局部皮肤不发红、无化脓，热退时消散。

4.心血管系统的表现

是川崎病最严重的表现，亦是致死的主要原因。部分患儿于发病1～6周出现心包炎、心肌炎、心内膜炎、心律失常。发生冠状动脉瘤和狭窄者，可无临床表现。少数因冠状动脉瘤及心肌梗死引起猝死，可于急性期发生，甚至病后数月或数年发生。

5.其他

可发生间质性肺炎、无菌性脑膜炎、消化系统症状（腹痛、呕吐、腹泻、麻痹性肠梗阻、肝大、黄疸等）、关节炎等。

★ **考点提示：皮肤黏膜淋巴结综合征的临床表现**

【辅助检查】

1.血液检查

血象可见轻度贫血、白细胞和中性粒细胞均增高，并有核左移，早期血小板正常，后期增高（对协助诊断和指导治疗有一定价值）。红细胞沉降率增快、C反应蛋白增高、免疫球蛋白增高，为炎症活动指标。部分病例转氨酶、血清胆红素增高。

2.心血管系统检查

心电图检查多为窦性心动过速，可出现ST段和T波改变，心肌梗死时相应导联有ST

段明显抬高，T 波倒置及异常 Q 波。超声心动图检查可见冠状动脉异常，急性期亦可见心包积液、二尖瓣反流、主动脉瓣反流或三尖瓣反流。

3. 其他

部分病例 B 超肝增大；脑脊液白细胞增高，以淋巴细胞增高为主；尿沉渣白细胞增多，轻度蛋白尿。

【治疗要点】

本病尚无特效治疗，除对症、支持疗法外，主要是减轻血管炎症和抗血小板凝集。

1. 阿司匹林

由于冠状动脉血栓是导致本病死亡的主要原因，故首选阿司匹林，用于抗炎、抗凝，防止血栓形成。持续用药至症状消失，红细胞沉降率正常，共 1～3 个月。也可与其他抗血小板药物如双嘧达莫合用。

2. 大剂量丙种球蛋白静脉滴注

早期（病程 10 天以内）应用可迅速退热，明显减少冠状动脉病变的发生，尤其适用于具有发生动脉瘤高危因素者。

3. 其他

应用抗生素控制继发感染；有心肌损害者可用 ATP、辅酶 A 等。

【护理评估】

1. 健康史

详细询问患儿病初有无感染，抗生素治疗是否有效，近期是否与传染病患儿接触或服用其他药物，既往有无其他免疫系统疾病等。

2. 身体状况

了解患儿发热程度、热型及热程；皮疹出现的时间、形态和分布；有无双眼结膜充血、杨梅样舌及口腔黏膜改变；颈部淋巴结是否增大；手足有无硬性肿胀、指（趾）大片状脱皮。监测生命体征，心脏检查有无异常。

3. 心理-社会状况

本病为自限性疾病，但病程长，治疗费用高，少数患儿可并发心脏损害，故应评估家长对该病的了解程度，是否有恐惧焦虑情绪。

4. 辅助检查

血小板第 2～3 周是否明显增高。有无红细胞沉降率增快、C 反应蛋白增高。动态分析心电图变化及超声心动图检查及时发现心脏损害。

【护理诊断】

（1）体温过高　与感染、变态反应性炎症等因素有关。
（2）口腔黏膜改变　与口腔黏膜弥漫充血有关。
（3）皮肤完整性受损　与小血管炎有关。
（4）潜在并发症　心脏受损。
（5）焦虑（家长）　与缺乏本病知识有关。

★ 考点提示：皮肤黏膜淋巴结综合征的护理诊断

【护理目标】

① 患儿体温维持正常。

② 患儿住院期间口唇及皮肤黏膜完整。

③ 患儿住院期间无并发症发生。

④ 患儿及家长能掌握本病知识并积极主动配合治疗。

【护理措施】

1. 一般护理

(1) 注意休息　急性期应绝对卧床休息，因休息可以降低代谢，减少能量消耗。保持病室适宜的温湿度。

(2) 合理饮食　应给予清淡的高热量、高维生素、高蛋白质的流质或半流质饮食，禁食辛辣、冷、硬、烫的食物，鼓励患儿多饮水。

2. 对症护理

(1) 高热的护理　注意监测体温，观察热型及伴随症状，及时采取必要的降温措施或遵医嘱静脉补液。

(2) 皮肤、黏膜护理　注意保持皮肤清洁；勤换衣服，衣被质地要柔软；便后用温水清洗臀部，动作宜轻柔，切勿擦伤，以免继发感染；勤剪指甲，并保持手的清洁，防止抓伤；对半脱的痂皮应用干净剪刀剪除，勿强行撕脱，防止出血和继发感染。每天进行口腔护理2～3次，鼓励多饮水，勤漱口，以保持口腔清洁，防止继发感染和增加食欲；必要时遵医嘱给予药物涂擦口腔创面。口唇干裂者可涂护唇油。每天用生理盐水洗眼1～2次，必要时涂眼膏，保持眼的清洁及预防感染。

3. 用药护理

(1) 控制炎症　阿司匹林为首选药物，具有抗炎、抗凝作用。每天30～50mg/kg，分2～3次口服，热退后减量，维持6～8周，伴有冠状动脉病变患儿，应延长用药时间。用药期间应注意观察药物的疗效和不良反应，如阿司匹林的胃肠道反应和凝血功能降低引起的出血不止，可指导患儿饭后服用，减轻胃肠道症状。

(2) 静脉注射丙种球蛋白　早期应用可减少冠状动脉病变。在发病10天内静脉注射丙种球蛋白1～2g/kg，8～12h输入。输注丙种球蛋白时应严格控制输液速度，开始宜缓慢，注意观察有无过敏反应，随后可适当调整滴速。保证输液通畅，防止漏出血管外。

(3) 糖皮质激素　丙种球蛋白治疗无效者可用糖皮质激素，但因其可促进血栓形成，要与阿司匹林合用。

(4) 根据病情给予对症治疗及支持疗法　如补液、护肝、控制心力衰竭、纠正心律失常等，有心肌梗死时及时进行溶栓治疗。

4. 严密观察病情

密切监测患儿有无心血管损害的症状，如精神状态、面色、心率、心律、心音、心电图改变等，并根据心血管损害程度采取相应的护理措施。

5. 心理护理

及时向家长交代病情，并向患儿及家长说明本病为自限性疾病，多数预后良好，减轻其恐惧感。理解家属对患儿心血管受损的担心，以及对可能发生猝死而产生的不安心理，并予以安慰。对于患儿年龄小、家庭经济负担重的家长应进行耐心的解释和细心的帮助。

★ **考点提示：皮肤黏膜淋巴结综合征的护理措施**

【护理评价】

① 患儿体温是否维持正常。

② 患儿住院期间口唇及皮肤黏膜是否完整。

③ 患儿住院期间是否发生并发症。

④ 患儿及家长是否能了解本病知识并积极主动配合治疗。

【健康教育】

① 皮肤黏膜淋巴结综合征为自限性疾病，多数预后良好。

② 指导家长观察病情，交代出院后遵医嘱坚持服药。

③ 定期带患儿复查，对于无冠状动脉病变患儿，于出院后 1 个月、3 个月、6 个月及 1 年全面检查 1 次。有冠状动脉损害者应长期密切随访，每 6~12 个月 1 次。

思考题

(一) 问答题

1. 预防风湿热复发的措施有哪些？

2. 风湿热的主要临床表现有哪些？

3. 过敏性紫癜的皮疹有何特点？

4. 过敏性紫癜患儿的常见护理诊断及护理措施有哪些？

5. 皮肤黏膜淋巴结综合征患儿皮肤黏膜病变的特点有哪些？

(二) 病例分析

患儿，男，10 岁，因低热伴双膝关节酸痛、乏力 3 周入院。查体：神志萎靡，面色苍白，躯干可见散在红色斑疹。咽部红，心率 120 次/分，心律整齐，心尖部可闻及 3/6 级收缩期吹风样杂音。血常规：白细胞 $14.5×10^9/L$，中性粒细胞 0.77。ASO 500IU/L。请问：

(1) 该患儿最可能的诊断是什么？

(2) 请列出该患儿目前的主要护理诊断。

(3) 该患儿的护理重点是什么？

(4) 对患儿及其家长如何进行健康教育？

(张晓丽)

第十六章

遗传性疾病患儿的护理

【学习目标】

1. 掌握 21-三体综合征、苯丙酮尿症的典型临床表现。
2. 熟悉 21-三体综合征、苯丙酮尿症的病因、治疗要点及护理措施。
3. 了解 21-三体综合征和苯丙酮尿症的发病机制、辅助检查。

案例导入

案例回放：

患儿，男，11 个月。生后体格及智力发育落后，少哭少动，现仍不会坐，不会站，不会笑，不会用手抓东西。查体：眼距宽，两眼外眦上斜，鼻梁低平，张口伸舌，肌张力低下，手指粗短，通贯手，小指仅一条指褶纹。

思考问题：

1. 该患儿可能的诊断是什么？
2. 为明确诊断，需进一步做何检查？
3. 根据患儿目前的身心状况，请列出其主要的护理诊断。
4. 如何护理该患儿？

第一节 21-三体综合征

21-三体综合征（21-trisomy syndrome）又称先天愚型或唐氏综合征（Down syndrome），属常染色体畸变，是小儿染色体病中最常见的一种，活婴中发生率 1：1000～1：600，母亲年龄越大，发生率越高。患儿的主要临床特征为智能障碍、体格发育落后和特殊面容，并可伴有多发畸形。

【病因】

1. 孕母高龄

孕母年龄越大，子代的发病率越高，可能与母体的卵细胞衰老有关。孕母年龄 20 岁时发病率为 0.05%，35 岁时约为 0.3%，40 岁以上可高达 2%～5%。

2. 遗传因素

父母染色体异常可能遗传给下一代。

3. 致畸变的物质及疾病影响

放射线、病毒感染（EB病毒、流行性腮腺炎病毒、风疹病毒等）及化学因素（抗代谢药、抗癫痫药、苯、农药等）均可导致胎儿染色体畸变。

★ 考点提示：21-三体综合征的病因

【发病机制】

上述因素可使生殖细胞在减数分裂时或受精卵在有丝分裂时发生不分离，使体细胞内存在一额外的 21 号染色体，使患儿体细胞内第 21 对染色体呈三体型。根据染色体异常可分为以下三种类型。

1. 标准型

此型占全部病例的 95%，患儿体细胞染色体为 47 条，有一条额外的 21 号染色体，核型为 47，XX（或 XY），+21。其发生机制系因亲代（多数为母方）的生殖细胞染色体在减数分裂时不分离所致。双亲外周血淋巴细胞核型都正常。

2. 易位型

易位型占 2.5%~5%，染色体总数为 46 条，其中一条是易位染色体。常见为 D/G 易位，即 G 组 21 号染色体与 D 组 14 号染色体发生着丝粒易位。另一种为 G/G 易位，是由于 G 组中两个 21 号染色体发生着丝粒融合。

3. 嵌合型

嵌合型占 2%~4%，患儿体内有两种以上细胞株（以两种为多见），一株正常，另一株为 21-三体细胞，形成嵌合体。本型是因受精卵在早期分裂过程中染色体不分裂引起，临床表现随正常细胞所占百分比而定。

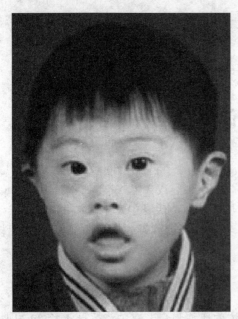

图 16-1　21-三体综合征面容

【临床表现】

1. 特殊面容

出生时即有明显的特殊面容（图 16-1）：眼裂小，眼距宽，双眼外眦上斜，可有内眦赘皮，鼻梁低平，外耳小，硬腭窄小，常张口伸舌，流涎多，头小而圆，前囟大且闭合延迟，颈短而宽，常呈嗜睡和喂养困难。

2. 智能落后

智能落后是本病最突出、最严重的临床表现。多数患儿有不同程度的智能发育障碍，随年龄增长日益明显。智商低，通常在 25~50，抽象思维能力受损最大，缺乏理解和思维能力。存活至成人期，则常在 30 岁以后即出现老年性痴呆症状。

3. 皮纹特征

一侧或双侧通贯手，手掌三叉点 t 移向掌心，atd 角增大，多>58°（我国正常人为 40°）（图 16-2），

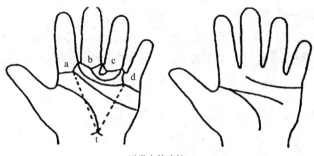

正常人的皮纹

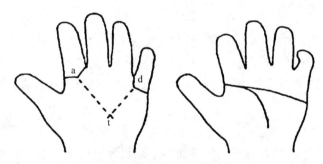

21-三体综合征患儿的皮纹

图 16-2　正常人和 21-三体综合征患儿的皮纹比较

斗纹少，第 4、第 5 指桡侧箕形纹多，脚拇趾球胫弓形纹和第 5 指只有一条指褶纹等。

4. 生长发育迟缓

生后体格、动作及性发育均迟缓。身材矮小，四肢短，骨龄落后，坐、立、行延迟，出牙迟缓；四肢肌张力低下，韧带松弛，关节过度弯曲；手指粗短，小指向内弯曲。

5. 多发畸形

约 50% 的患儿伴有先天性心脏病（常见室间隔缺损、房间隔缺损和动脉导管未闭），其次是消化道畸形（如十二指肠狭窄、巨结肠、直肠脱垂及肛门闭锁等），脐疝，泌尿道畸形等。

6. 免疫功能低下

易患各种感染性疾病，尤以呼吸道感染多见。白血病的发病率明显高于正常人群。

★ **考点提示：21-三体综合征的临床表现**

【辅助检查】

1. 染色体核型分析

外周血淋巴细胞或羊水细胞染色体核型检查可发现本病患者第 21 号染色体比正常人多一条，即 21 号染色体三体，细胞染色体的总数为 47 条。

2. 酶的改变

红细胞中的超氧化物歧化酶（SOD-1）活性及白细胞中的碱性磷酸酶活性均明显增高。

3. 免疫改变

患儿 T 淋巴细胞转化反应受抑制，血中胸腺因子水平及丙种球蛋白含量均降低，因此易患感染性疾病。

4.分子细胞遗传学检查

通过荧光原位杂交（FISH 技术），检测 21 号染色体数目和结构，可发现异常（采用荧光标记 21 号染色体探针，与外周血或绒毛、羊水细胞进行原位杂交，患者细胞出现三个荧光信号）。

【治疗要点】

目前尚无有效治疗方法。应注意加强护理，预防感染及传染病，对轻型患儿可进行长期耐心的教育和训练，提高生活自理能力。可试用维生素 B_6、叶酸、谷氨酸等，以促进小儿的精神活动，改善智商。如伴有畸形，可行手术矫正。

【护理评估】

1.健康史

了解家族中有无类似疾病，父母是否近亲结婚，母亲的妊娠年龄，母亲孕早期有无受过病毒感染，有无接触过放射线及使用过某些化学药物，患儿是否有智能及体格发育较同龄儿落后。

2.身体状况

观察患儿是否有 21-三体综合征的特殊面容，是否智力低下，手掌皮纹是否异常；检查心脏是否有杂音；测量身高以及头围的大小。

3.心理-社会状况

患儿因特殊面容、智力低下易被伙伴嘲笑而产生自卑心理。家长存在焦虑、内疚心理，既担心患儿的预后，又担心下一个孩子是否正常。评估家长对该病的认识程度，父母角色是否称职，家庭环境、经济状况等。

4.辅助检查

分析染色体核型以进行确诊。

【护理诊断】

（1）成长发育的改变　与患 21-三体综合征有关。

（2）自理缺陷　与智能低下有关。

（3）有感染的危险　与患儿机体免疫功能低下有关。

（4）焦虑（家长）　与孩子智力低下有关。

（5）知识缺乏　患儿家长缺乏本病的相关知识。

★ 考点提示：21-三体综合征的护理诊断

【护理目标】

① 通过功能训练，患儿生活基本能自理，参与力所能及的活动或劳动。

② 通过日常生活护理，患儿无感染发生。

③ 通过心理护理，帮助患儿及家长面对事实，增强心理承受力，树立信心，减轻焦虑。

④ 患儿家长能掌握并学会对患儿进行教育、训练的技巧。

【护理措施】

1.日常生活护理

（1）细心照顾患儿，协助吃饭、穿衣，定期洗澡，防止意外伤害。细心喂养，少量多餐，保证营养均衡。

（2）保持皮肤清洁干燥，尤其是下颌及颈部，以免皮肤糜烂。

（3）帮助家长制订教育计划和训练方案，并进行示范，使患儿通过训练能逐步生活自理，从事简单劳动，提高生活质量。

2. 加强教养和促进智力发育

帮助母亲制订教育、训练方案以开发患儿智力。

3. 预防感染

保持空气清新，注意室内通风；尽量避免接触感染者，呼吸道感染者接触患儿时需戴口罩；注意个人卫生，保持口腔、鼻腔清洁，勤洗手，加强皮肤护理。

4. 心理护理

当家长知道他们的孩子患有 21-三体综合征时，常难以接受并表现出忧伤、自责，护士应理解家长的心情并给予耐心开导，提供有关孩子养育、家庭照顾的知识，使他们尽快适应疾病的影响。

【护理评价】

① 患儿生活是否基本能自理，是否能参与力所能及的活动或劳动。

② 患儿是否有感染发生。

③ 患儿及家长是否能面对事实，增强心理承受力，树立信心，减轻焦虑。

④ 患儿家长是否掌握并学会对患儿进行教育、训练的技巧。

【健康教育】

1. 进行婚前检查、遗传咨询，做好生育指导

凡 30 岁以下的母亲，子代有 21-三体综合征者，或姨表姐妹中有 21-三体综合征者，应及早检查亲代染色体核型。标准型 21-三体综合征的再发风险率为 1%，孕母的年龄越大，风险率越高。易位型患儿的双亲应进行核型分析，以便发现平衡易位携带者，如母方为 D/G 易位，则每一方都有 10% 的风险率；如父方为 D/G 易位，则风险率为 4%。

2. 孕期指导

母亲妊娠期间，尤其是妊娠早期应避免接受 X 线照射，避免滥用药物，预防病毒感染。

3. 产前诊断

可以对 35 岁以上妊娠中期的妇女，进行产前筛查诊断。方法包括：血清标记物、绒毛膜细胞染色体检查、羊水细胞染色体检查、脐血染色体检查，发现异常及早中止妊娠，以减少本病患儿的出生率。

第二节　苯丙酮尿症

苯丙酮尿症（phenylketonuria，PKU）是由于苯丙氨酸代谢途径中，酶缺陷所导致的一种常染色体隐性遗传病，临床以智能低下、惊厥发作和色素减少为特征。因患儿尿中排出大量的苯丙酮酸等异常代谢产物而得名。其发病率随种族而异，我国发病率为 1：11000，美国约为 1：14000，日本约为 1：60000，北方人群高于南方人群。

【病因与发病机制】

本病分为典型和非典型两类。

1. 典型 PKU

典型 PKU 是由于患儿肝细胞缺乏苯丙氨酸羟化酶（phenylalanine，PAH），不能将苯丙氨酸转化为酪氨酸，因此苯丙氨酸在血液、脑脊液、各种组织和尿液中的浓度极度增高，同时经旁路代谢产生大量的苯丙酮酸、苯乙酸、苯乳酸并从尿中排出，导致苯丙酮尿和鼠尿臭味。高浓度的苯丙氨酸及其旁路代谢产物导致脑损伤，使患儿出现神经系统症状。由于酪氨酸生成减少，致使黑色素合成不足，患儿皮肤、毛发色素减少。本病绝大多数为典型 PKU。

2. 非典型 PKU

非典型 PKU（BH_4 缺乏型）是由于四氢生物蝶呤（BH_4）的缺乏，使苯丙氨酸不能氧化成酪氨酸，造成多巴胺、5-羟色胺等重要的神经递质缺乏，加重神经系统的损害，故非典型 PKU 的临床症状更重，治疗亦不易。

【临床表现】

出生时患儿正常，一般在 3~6 个月时开始出现症状，并逐渐加重，1 岁时症状明显。

1. 神经系统表现

以智能发育落后为主，可有神经行为异常，如兴奋不安、多动或嗜睡、萎靡；少数呈现肌张力增高，腱反射亢进，80% 有脑电图异常。BH_4 缺乏型的神经系统症状出现较早且较严重，常见肌张力减低、嗜睡、惊厥，如不及时治疗，常在幼儿期死亡。

2. 皮肤

因黑色素合成不足，在生后数月毛发、皮肤和虹膜色泽变浅。皮肤干燥，常伴湿疹。

3. 其他

可伴有呕吐、喂养困难。由于尿和汗液中排出苯乙酸，呈特殊的鼠尿臭味。

★ **考点提示：苯丙酮尿症的临床表现**

【辅助检查】

1. 新生儿期筛查

新生儿喂奶 3~7 日后，采集足根末梢血，吸在厚滤纸上，晾干后邮寄到筛查中心，采用 Guthrie 细菌生长抑制试验半定量测定，当苯丙氨酸含量＞0.24mmol/L（4mg/dl）应复查或采静脉血进行苯丙氨酸和酪氨酸定量测定。正常人血苯丙氨酸浓度为 0.06~0.18mmol/L（1~3mg/dl），而患儿血苯丙氨酸浓度可高达 1.2mmol/L（20mg/dl）以上。

2. 尿三氯化铁试验和 2,4-二硝基苯肼试验

尿三氯化铁试验用于较大婴儿和儿童的筛查。将三氯化铁滴入尿液，如立即出现绿色反应，则为阳性，表明尿中苯丙氨酸浓度增高。当用 2,4-二硝基苯肼试验测尿中苯丙氨酸时，黄色沉淀为阳性。

3. 血游离氨基酸分析和尿液有机酸分析

血游离氨基酸分析和尿液有机酸分析可为本病提供生物化学诊断依据。

4. DNA 分析

目前已有 cDNA 探针供作产前基因诊断。

5. 脑电图

脑电图可有异常。

【治疗要点】

该病是少数可治性遗传代谢疾病之一，诊断一旦明确，应尽早给予积极治疗，以避免神经系统的不可逆损害。主要是饮食疗法。开始治疗的年龄越小，效果越好。

1. 低苯丙氨酸饮食

主要适用于典型 PKU 以及血苯丙氨酸持续高于 1.22mmol/L（20mg/dl）的患者。由于苯丙氨酸是合成蛋白质的必需氨基酸，完全缺乏时亦可导致神经系统损害，因此应适当控制苯丙氨酸的需要量。

2. 药物治疗

适用于非典型 PKU，除饮食控制外，需给予 BH_4、5-羟色氨酸等药物。

【护理评估】

1. 健康史

了解家族中是否有类似疾病；父母是否近亲结婚，患儿是否有智力低下及体格发育落后；喂养、饮食情况及小便气味。

2. 身体状况

观察皮肤、毛发颜色；闻尿液、汗液气味；测量身高、体重、头围等。

3. 心理-社会状况

评估家长对本病的认识程度，是否掌握饮食治疗的方法，父母角色是否称职，家庭经济和环境状况，家长是否有心理焦虑。

4. 辅助检查

分析苯丙氨酸含量，进行尿三氯化铁试验和 2,4-二硝基苯肼试验等帮助确诊。

【护理诊断】

（1）生长发育改变　与高浓度苯丙氨酸导致脑细胞受损有关。

（2）自理缺陷　与智能低下有关。

（3）有皮肤完整性受损的危险　与尿液和汗液的刺激有关。

（4）焦虑（家长）　与患儿疾病可能导致的智能发育落后有关。

【护理目标】

① 患儿神经系统损伤减轻。

② 保持患儿皮肤完整，无感染发生。

③ 患儿及家长心理健康。

④ 患儿及家长能掌握相关疾病知识并学会正确的饮食方法，积极配合治疗。

【护理措施】

1. 合理饮食

低苯丙氨酸饮食，以防脑损害及智力低下的发生。使摄入苯丙氨酸的量既能保证生长发育和体内代谢的最低需要，又能使血中苯丙氨酸浓度维持在 0.12～0.6mmol/L（2～10mg/dl）。

应尽早在 3 个月以前开始治疗，超过 1 岁以后开始治疗者虽可改善抽搐症状，但智力低下是不能逆转的。对婴儿可喂特制的低苯丙氨酸奶粉，对幼儿添加辅食时应以淀粉类、蔬菜和水果等低蛋白质食物为主，忌用肉、蛋、豆类等蛋白质高的食物。治疗时应根据年龄定期随访血中苯丙氨酸浓度，同时注意生长发育情况。饮食控制应至少持续到青春期以后。

2. 维持皮肤完整性

因高浓度的苯丙酮尿和汗液刺激，使皮肤的完整性易受到损害，常患湿疹。故需勤换尿布，保持皮肤干燥，对皮肤皱褶处特别是腋下、腹股沟应保持清洁，有湿疹时应及时处理。

3. 心理护理

协助制订饮食治疗方案，提供遗传咨询。

★ 考点提示：苯丙酮尿症的饮食护理

【护理评价】

① 患儿神经系统损伤是否减轻。

② 患儿皮肤是否完整，是否有感染发生。

③ 患儿及家长是否心理健康。

④ 患儿及家长是否能掌握相关疾病知识并学会正确的饮食方法，是否能积极配合治疗。

【健康教育】

1. 提供遗传咨询

宣传优生优育的知识，避免近亲结婚，对有本病家族史夫妇，可采用 DNA 分析或羊水检测，对胎儿进行产前诊断。推行新生儿筛查，早期发现 PKU 病例。

2. 协助制订饮食治疗方案

强调饮食控制与患儿智力和体格发育的关系，从新生儿期开始，应严格控制饮食，给予低苯丙氨酸食物，防止脑损害的发生。

3. 督促定期复查

定期检测血清中苯丙氨酸的浓度，6 个月内每周测苯丙氨酸浓度 2 次，以后每月测 2 次。定期评价小儿生长发育及智能发育情况。

思考题

（一）简答题

1. 21-三体综合征患儿的外观特点有哪些？

2. 简述苯丙酮尿症患儿的饮食护理措施。

（二）案例分析

女婴，10 个月，反复抽搐并表情呆滞 4 个月，抽搐每天 2～3 次，喂养困难，并有间歇性呕吐，智力发育落后于同龄儿。体格检查：体格发育正常，反应差，毛发浅褐色，皮肤白，面部有湿疹，尿有鼠尿臭味。问题：

（1）该患儿最可能的医疗诊断是什么？

（2）如何做好该患儿的饮食管理？

（张晓丽）

第十七章

传染性疾病患儿的护理

○○○○○○○○○○○○○○○○○○○○○○○○○○○○○○○○○○○○
○○○○○○○○○○○○○○○○○○○○○○○○○○○○○○○○○○○○
○○○○○○○○○○○○○○○○○○○○○○○○○○○○○○○○○○○○

【学习目标】

1.掌握麻疹、水痘、流行性腮腺炎、猩红热、中毒型细菌性痢疾的临床表现、并发症及护理措施，结核菌素试验的方法、结果判定及临床意义。

2.熟悉原发型肺结核的临床表现、护理措施，结核性脑膜炎的临床表现、脑脊液特点、护理措施。

3.了解麻疹、水痘、流行性腮腺炎、中毒型细菌性痢疾、手足口病的病因及治疗要点，儿童结核病的常用药物及原发型肺结核的治疗原则。

案例导入

案例回放：

患儿，男，6岁，发热、腹泻半天，呕吐2次，半小时前突然脸色发灰，四肢发冷，来院急诊。体检：体温40℃，神志尚清，精神萎靡，重病容，面色发灰，口唇轻度发绀，呼吸急速，皮肤可见花纹，脉细速，每分钟160次，心率速，心音较弱。粪便常规，白细胞10～20个/HP，红细胞0～1个/HP，吞噬细胞0～1个/HP。

思考问题：

1.初步考虑该患儿是何种疾病？

2.为明确诊断，应做何种检查？

3.该患儿目前存在的护理诊断有哪些？

4.该病最常见的并发症有哪些？

传染病是有特异病原体引起的感染性疾病，能在人与人、人与动物或动物与动物之间传播的疾病。传染病具有传染性、流行性、季节性、免疫性等特点。儿童时期免疫功能低下，是传染性疾病的高发时期。儿童传染病往往起病急、症状重、病情多变，易发生并发症。因此，护士应掌握儿童常见传染性疾病病原体特点、发病规律、临床表现及预防措施，细心观察病情变化，正确做出护理诊断并及时采取有效的护理措施，做好相关疾病的预防、管理、宣传教育工作，以促进儿童疾病的恢复，防止儿童传染病的传播。

第一节 麻 疹

麻疹（measles）是由麻疹病毒引起的急性呼吸道传染病，临床上以发热、上呼吸道炎、结膜炎、口腔麻疹黏膜斑（又称柯氏斑，Koplik spot）及全身皮肤斑丘疹为特点，疹退后伴糠麸样脱屑及遗留色素沉着。麻疹是儿童最常见的急性呼吸道传染病之一，传染性很强，病后大多数可获得终身免疫。接种麻疹减毒活疫苗可预防其流行。近年麻疹的不典型病例，如大龄儿童和 6 个月以下婴儿麻疹增多。

【病因与发病机制】

1. 病因

麻疹病毒是一种副黏液病毒，仅有一个血清型，为 RNA 病毒。存在于发病初期的血液、眼和鼻咽分泌物及大小便中。麻疹病毒在外界生活能力不强，低温下可生存较久，0℃时约为 1 个月；不耐热，55℃，15min 即被灭活；对日光和消毒剂均敏感。

2. 发病机制

麻疹病毒侵入易感儿后出现两次病毒血症。麻疹病毒侵入呼吸道、上皮细胞及局部的淋巴结，在这些部位繁殖引起炎症反应，同时有少量病毒侵入血液而形成第一次病毒血症；此后病毒在全身单核-吞噬细胞系统内大量复制，在感染后 5～7 天，发生第二次病毒血症，引起全身广泛性损害而出现一系列临床表现，此即为临床前驱期，传染性最强。

【流行病学】

1. 传染源

麻疹患者是唯一传染源，在前驱期和出疹期患者口、鼻、咽、气管及眼部的分泌物中均含有麻疹病毒，从接触麻疹后 7 天至出疹后 5 天均有传染性，如合并肺炎，传染期可延长至出疹后 10 天。

2. 传播途径

主要通过打喷嚏、咳嗽和说话等由飞沫传播。

3. 易感人群

麻疹传染性很强，人群普遍易感。易感者接触后 90% 以上可发病。感染后大多能获得终身免疫。生后 6 个月内婴儿可从胎盘得到来自母体的特异性抗体。1～5 岁儿童发病率最高。麻疹减毒活疫苗使用后发病率下降，但免疫力不持久，近年 6 个月内婴儿、年长儿及青年人中发病增多。

4. 流行特点

一年四季均可发病，以冬春季多见，高峰在 2～5 月份。

★ 考点提示：麻疹的流行病学特点

【病理】

麻疹是全身性疾病，其病理特征是病变部位广泛的单核细胞浸润、增生及形成多核细胞，主要见于皮肤、淋巴组织、呼吸道和肠道黏膜及结膜。毛细血管周围有严重的渗出，单核细胞增生，形成多核巨细胞。真皮和黏膜下层毛细血管内皮细胞充血、水肿、增生，单核细胞浸润并有浆液性渗出而形成麻疹皮疹和麻疹黏膜斑。疹退后，表皮细胞坏死、角化形成糠麸样脱屑。由于皮疹处红细胞裂解，疹退后遗留棕色色素沉着。

【临床表现】

典型麻疹临床表现分为 4 期。

1. 潜伏期

一般 6～18 天，平均 10 天左右。在潜伏期末可有轻度发热、精神差、全身不适。

2. 前驱期（出疹前期）

发热开始至出疹，一般 3～4 天。①发热：多为中度以上发热，热型不一；②上呼吸道感染症状：发热伴有流涕、咳嗽、流泪、咽部充血等，尤其结膜充血、流泪、畏光及眼睑水肿是本病的特点；③麻疹黏膜斑：是麻疹早期特有体征，一般在出疹前 1～2 天出现，最早见于第 2 磨牙相对的颊黏膜上，直径 0.5～1.0mm 的灰白色小点，周围有红晕，一般 1～2 天内迅速增多，可累及整个颊黏膜，出疹后 1～2 天迅速消失；④部分病例可有非特异性症状，如全身不适、食欲减退、精神不振、呕吐、腹泻等。

3. 出疹期

一般 3～5 天，多在发热 3～4 天后出疹。皮疹出疹先后顺序：耳后、发际、额、面、颈部，自上而下蔓延至躯干、四肢，最后至手掌与足底。皮疹初为红色斑丘疹，疹间可见正常皮肤，以后逐渐融合成片，色加深呈暗红。此时全身中毒症状加重，体温可突然高达 40～40.5℃，咳嗽加剧，伴嗜睡或烦躁不安，重者有谵妄、抽搐。此期肺部可闻及干、湿性啰音。

4. 恢复期

一般 3～5 天。若无并发症，出疹 3～4 天后皮疹按出疹先后顺序开始消退，随着皮疹消退，体温逐渐降至正常，全身症状逐渐改善。疹退后皮肤出现糠麸样脱屑，且有棕色色素沉着。一般 7～10 天痊愈。

5. 并发症

肺炎最常见，也是患儿的主要死因，其次为中耳炎、喉炎、气管及支气管炎、脑炎、心肌炎、营养不良和维生素 A 缺乏病等并发症，可使原有的结核病恶化。

少数患儿病程不典型。有一定免疫力者呈轻型麻疹，症状轻，无黏膜斑，皮疹稀且色淡，疹退后无脱屑和色素沉着。体弱多病，护理不当者呈重型麻疹，中毒症状重，持续高热，皮疹密集融合，血小板减少，鼻、消化道等黏膜出血，常有并发症或皮疹骤退、四肢冰冷、血压下降等循环衰竭表现，死亡率高。注射过减毒活疫苗的患儿可出现没有典型的黏膜斑和皮疹的无皮疹型麻疹。麻疹与其他出疹性疾病鉴别见表 17-1。

表 17-1 麻疹、风疹、幼儿急疹、猩红热、药物疹鉴别要点

病名	病原体	全身症状及其他特征	皮疹特点	发热与出疹的关系
麻疹	麻疹病毒	呼吸道卡他症状,结膜炎,发热第 2～3 天口腔麻疹黏膜斑	红色斑丘疹,自头部→颈部→躯干→四肢,退后有色素沉着及细小脱屑	发热 3～4 天,出疹期高热,热退疹退
风疹	风疹病毒	全身症状轻,耳后、枕部淋巴结肿大并有触痛	斑丘疹,自面部→躯干→四肢,退后无色素沉着及脱屑	发热 0.5～1 天后出疹

病名	病原体	全身症状及其他特征	皮疹特点	发热与出疹的关系
幼儿急疹	人疱疹病毒6型	一般情况好,高热时可有惊厥,耳后、枕部淋巴结可肿大	红色细小密集斑丘疹,颈部及躯干多见,一天出齐,次日开始清退	发热3～5天出疹,热退疹出
猩红热	乙型溶血性链球菌	高热,中毒症状重,咽峡炎、杨梅舌、扁桃体炎、口周苍白圈	皮肤弥漫充血,有密集针尖大小丘疹,持续2～3天退疹,退疹后全身大片脱皮	发热1～2天出疹,出疹时高热
药物疹	无	原发病症状	皮疹痒感,摩擦及受压部位多,与用药有关,为斑丘疹、疱疹、猩红热样皮疹、荨麻疹	发热多为原发病引起,有服药史

★ **考点提示：麻疹的临床表现及并发症**

【辅助检查】

1. 血象

白细胞计数减少,淋巴细胞相对增多。若白细胞增多,提示继发细菌感染。

2. 血清学检查

采用酶联免疫吸附试验(ELISA法)进行麻疹病毒特异性IgM抗体检测,出疹早期可为阳性。

3. 病毒学检查

前驱期或出疹初期从呼吸道分泌物中分离出麻疹病毒,用免疫荧光法检测到麻疹病毒抗原,可早期快速协助诊断。

【治疗要点】

目前无特异性药物,治疗原则是加强护理,对症治疗,预防感染,防治并发症。

1. 一般治疗

卧床休息,保持室内适当的温湿度。保持水、电解质及酸碱平衡,必要时静脉补液。

2. 对症治疗

高热时可酌情使用少量退热药,应避免急剧退热,特别是出疹期。烦躁可适当应用镇静药。

3. 并发症的治疗

并发肺炎时给予抗生素治疗,必要时给氧,剧烈咳嗽可用镇咳祛痰药或雾化吸入。并发脑炎时,给予控制惊厥、脱水剂等。

【护理评估】

1. 健康史

询问患儿有无麻疹接触史,出疹前有无发热,咳嗽、畏光、流泪及口腔黏膜改变等；出疹顺序及皮疹性状,发热与皮疹的关系；患儿的营养状况及既往史,有无接种麻疹减毒活疫苗及接种时间。

2. 身体状况

评估患儿的生命体征、神志等；观察皮疹性状、分布、颜色及疹间皮肤是否正常；有无肺炎、喉炎、脑炎等并发症。

3. 心理-社会状况

评估患儿及其家长的心理状况、对疾病的认知程度及应对方式。

4. 辅助检查

从呼吸道分泌物中分离出麻疹病毒，以进行确诊。

【护理诊断】

（1）体温过高　与病毒血症、继发感染有关。

（2）皮肤完整性受损　与麻疹病毒引起的皮损有关。

（3）营养失调：低于机体需要量　与食欲下降、消化吸收功能下降、高热消耗增多有关。

（4）潜在并发症　肺炎、喉炎、脑炎、心肌炎。

（5）有传播感染的危险　与呼吸道排出病毒有关。

【护理目标】

① 患儿体温降至正常。

② 患儿皮疹消退，皮肤完整、无感染。

③ 患儿住院期间得到充足的营养。

④ 患儿不发生并发症或并发症得到及时处理。

⑤ 患儿及家长能配合执行消毒隔离制度，传播感染的可能性降至最低。

【护理措施】

1. 休息与活动

卧床休息至皮疹消退、体温正常。保持室内空气流通，调节室内温度在 18～22℃，湿度 50％～60％，防止受凉。

2. 饮食护理

以清淡、易消化、营养丰富的流食、半流食为宜，少量多餐。鼓励多饮水，必要时按医嘱静脉补液，补充热量及维生素。

3. 病情观察

（1）观察皮疹变化，如出疹不畅，可用中药或鲜芫荽煎服或外用，以利透疹。

（2）出诊期间如出现高热不退、咳嗽剧烈、呼吸困难及肺部细湿啰音等并发肺炎的表现，应防止重症肺炎合并心力衰竭发生。经常拍背、翻身，必要时给氧、吸痰，保持呼吸道通畅。

（3）观察患儿有无喉炎（声嘶、气促、吸气性呼吸困难、三凹征等）表现，必要时做好相应抢救准备。

（4）观察患儿有无抽搐、嗜睡、脑膜刺激征等脑炎表现。

4. 对症处理

（1）发热护理　处理高热时兼顾透疹，禁用冷敷及乙醇擦浴，因体温骤降可引起末梢循环障碍导致皮疹突然隐退，影响出疹。如体温达到 40℃ 以上，可使用小剂量退热药或温水擦浴，以免诱发惊厥。

（2）皮肤护理　保持皮肤清洁，勤更衣，剪指甲，避免患儿抓伤皮肤引起继发感染。

（3）口、眼、耳、鼻部护理　可用生理盐水或 2％硼酸溶液洗漱口腔。用生理盐水清洗双眼，滴入抗生素眼药水或眼药膏，加服鱼肝油防角结膜干燥症。应避免强光刺激。

5. 预防感染传播

（1）隔离患儿 加强预检上呼吸道感染者，熟悉儿童出疹性疾病的鉴别要点，以免造成误诊。一旦确诊，需隔离至出疹后5天，并发肺炎则延长至出疹后10天。密切接触的易感儿，须隔离观察3周，若接触后接受过免疫制药则延长至4周。

（2）切断传播途径 每天用紫外线消毒麻疹患儿病房，通风半小时左右，衣物用后在阳光下暴晒。医务人员接触患儿前后洗手、更换隔离衣。

（3）保护易感人群 麻疹流行期易感儿应尽量避免去公共场所。幼儿园须晨间检查，8个月以上未患过麻疹的婴儿均应接种麻疹减毒活疫苗。流行期间可应急接种，防止传染病扩散。体弱易感儿接触麻疹后，应及早注射人血丙种球蛋白等。

★ **考点提示：麻疹的护理措施**

【护理评价】

① 患儿体温是否逐渐下降至正常。

② 患儿皮疹是否出齐、出透，皮肤是否完整，是否合并其他感染或受损范围有无扩大。

③ 患儿营养状况是否得到改善。

④ 患儿是否发生潜在并发症，或发生后能否得到及时处理。

⑤ 患儿家长能否配合执行消毒隔离制度，是否传染给他人感染。

【健康教育】

由于麻疹传染性强，为控制疾病流行，须向家长介绍麻疹的流行特点、病程、隔离时间、早期症状、并发症和预后，使其有充分的心理准备，积极配合治疗。无并发症者可在家中治疗和护理。指导家长做好消毒隔离、皮肤护理及病情观察等。

第二节 水 痘

水痘（varicella，chickenpox）是由水痘-带状疱疹病毒（varicella-zoster virus，VZV）引起的一种传染性极强的出疹性传染病，以皮肤黏膜分批出现的皮肤黏膜斑疹、丘疹、疱疹和结痂、全身症状轻微为特征。儿童多见，感染后一般可获得持久免疫，但可发生带状疱疹。冬、春季节多发。

【病因与发病机制】

1. 病因

水痘-带状疱疹病毒即人类疱疹病毒3型，病毒核心为双股DNA，仅一个血清型，存在于呼吸道、血液及疱疹液中。外界生活能力弱，且在痂皮中不能存活。水痘-带状疱疹病毒具有潜伏-活化特性，原发感染水痘后可潜伏在三叉神经节或脊髓神经节内，激活后引起再感染。人是自然界中唯一的宿主。

2. 发病机制

水痘病毒经上呼吸道侵入机体，在呼吸道黏膜细胞中复制，少量进入血流，到达单核-吞噬细胞系统内再次繁殖后释放入血，引起病毒血症而发病。水痘的皮疹分批出现与病毒间歇性播散有关。水痘的皮损为表皮棘细胞气球变性、肿胀、有组织液渗出形成单房性水疱，疱液内含大量病毒。由于病变仅限表皮棘细胞，愈后不留瘢痕。

【流行病学】

1. 传染源

水痘患儿是唯一的传染源，病毒存在于患儿的鼻咽部分泌物和疱疹液中，出疹前1天至疱疹结痂前均有传染性。

2. 传播途径

经飞沫传播和直接接触传播。

3. 易感人群

人群普遍易感，一般以2～6岁儿童多见，传染性极强，易感者接触后90%发病。对水痘易感的儿童与患带状疱疹的成人密切接触后可发生水痘。患水痘后可获持久性免疫力。

4. 流行特点

本病一年四季都可发病，以冬、春季节高发。

★ 考点提示：水痘的流行病学特点

【病理】

水痘病变主要发生在皮肤和黏膜。皮肤表皮棘状细胞水肿变性，由于细胞裂解、液化和组织的渗入，形成水疱，疱液内含大量病毒，以后液体吸收、结痂。由于病变表浅、预后不留瘢痕。有时疱疹破裂，留下浅表溃疡，很快波及肺、肝、胰、肾、肠等，受累器官可有局灶性坏死、充血水肿和出血。并发脑炎者，可有脑水肿、充血和点状出血等。

【临床表现】

1. 典型水痘

潜伏期一般为2周左右。前驱期仅1天左右，表现为低热、不适、畏食、流涕、咳嗽等。常在起病当天或次日出疹。其特点：①皮疹分批出现，开始为红色斑丘疹或斑疹，迅速发展为椭圆形小水疱，周围伴有红晕。疱液先透明后混浊，且疱疹出现脐凹现象，易破溃，常伴瘙痒，2～3天开始干枯结痂。由于皮疹分批出现，故同一时间可见上述3种形态皮疹同时存在，是水痘皮疹的重要特征。皮疹脱痂后一般不留瘢痕；②皮疹向心性分布，躯干多，四肢少，这是水痘皮疹的第二大特征；③黏膜疱疹可出现在口腔、咽、眼结膜、生殖器等处，易破溃形成溃疡，疼痛明显。水痘多为自限性疾病，10天左右痊愈。

2. 重型水痘

发生于肿瘤或免疫功能低下的患儿，患儿全身中毒症状较重，高热，皮疹分布广泛，可融合形成大疱型疱疹或出血性皮疹，可继发感染甚至引起败血症，病死率高。

3. 先天性水痘

孕妇患水痘时可累及胎儿。妊娠早期感染可致新生儿患先天性水痘综合征，导致多发性先天畸形和自主神经系统受累，患儿常在1岁内死亡，存活者留有严重神经系统伤残。接近预产期感染水痘，新生儿病情严重、死亡率高。

4. 并发症

水痘可并发皮肤细菌感染，以金黄色葡萄球菌和A族链球菌感染最常见，可表现为脓疱疮、蜂窝织炎等。神经系统可有水痘后脑炎、面神经瘫痪、瑞氏综合征（Reye syndrome）等并发症。少数病例可发生原发性水痘肺炎、心肌炎、肝炎、肾炎、关节炎及睾丸炎等。

★ 考点提示：水痘的临床表现

【辅助检查】

1. 血象

白细胞计数大多正常，继发细菌感染可增高。

2. 疱疹刮片检查

瑞氏染色可见多核巨细胞，苏木素-伊红染色可见核内包涵体，可供快速诊断。直接荧光抗体染色可查病毒抗原。

3. 血清学检查

补体结合抗体高滴度或双份血清抗体滴度 4 倍以上可明确病原。

【治疗要点】

1. 对症治疗

皮肤瘙痒可局部涂炉甘石洗剂或口服抗组胺药。发热时给予退热药。有并发症时对症治疗。

2. 抗病毒治疗

阿昔洛韦（无环鸟苷，ACV）为目前首选抗水痘-带状疱疹病毒的药物。口服 80 mg/(kg·d)，分 4 次，共用 5 天，但只在水痘发病 24h 内用才有效。重症、有并发症或免疫受损应静脉给药，剂量为 30mg/(kg·d)，分 3 次，每次输入时间应在 1h 内，疗程 7 天或无新的皮疹出现后 48h。可酌情选用干扰素。

3. 其他治疗

继发感染用抗生素，颅内高压脱水治疗。

【护理评估】

1. 健康史

询问患儿有无水痘接触史、既往有无水痘病史，水痘疫苗接种情况。近期有无接受过主动免疫或被动免疫，近期是否用过糖皮质激素和免疫抑制药等药物。

2. 身体状况

评估患儿有无上呼吸道症状，特别是皮疹的情况，如出疹顺序、分布、性质、颜色及有无皮肤继发感染，有无肺炎、脑炎等并发症。

3. 心理-社会状况

评估患儿及家长对水痘的预防、护理和消毒隔离方面的知识水平。了解社区居民对本病的认知程度、防治态度。

4. 辅助检查

分析血常规、疱疹刮片、血清学检查结果。

【护理诊断】

（1）体温过高　与病毒血症、继发感染有关。

（2）皮肤完整性受损　与水痘病毒引起的皮损有关。

（3）潜在并发症　肺炎、脑炎等。

（4）有传播感染的危险　与呼吸道及疱液排出病毒有关。

★ 考点提示：水痘的护理诊断

【护理目标】

① 患儿体温维持正常。

② 患儿皮肤损伤愈合，痒感减轻。

③ 患儿无肺炎、脑炎等并发症发生。

④ 患儿及家长能配合执行消毒隔离制度，传播感染的可能性降至最低。

【护理措施】

1. 休息与活动

卧床休息至热退、症状减轻。保持室内空气新鲜，温湿度适宜，衣着合适，以免患儿不适而增加皮肤瘙痒感。

2. 饮食护理

饮食清淡，易消化、营养丰富的流食、半流食为宜，少量多餐。鼓励多饮水，保证机体足够的营养。

3. 病情观察

注意观察精神、体温、食欲及有无咳嗽、呕吐等，及早发现并发症，并予以相应的治疗及护理。有口腔疱疹溃疡影响进食的患儿，应予以补液。有高热可用物理降温或适量退热药，避免使用阿司匹林，以免增加瑞氏综合征的危险。

4. 皮肤护理

（1）室温适宜　衣被不宜过厚，以免加重患儿不适，增加痒感；勤换内衣，保持皮肤清洁，防止继发感染。

（2）剪短指甲　婴幼儿可戴连指手套，以免搔破皮肤，继发感染或留下瘢痕。

（3）皮肤瘙痒、吵闹时，设法分散其注意力，或用温水洗浴、局部涂 0.25% 冰片炉甘石洗剂或 5% 碳酸氢钠溶液，亦可遵照医嘱口服抗组胺药；继发感染者局部用抗生素软膏，或口服抗生素控制感染。

5. 用药护理

中低度发热不必用药物降温。如有高热，可用物理降温或适量退热药，忌用阿司匹林，以免增加瑞氏综合征的危险。避免使用激素类软膏，如使用激素治疗其他疾病的患儿，接触水痘患者后，应立即肌内注射丙种球蛋白。如已发生水痘，激素类药物争取短期内递减，逐渐停药。

6. 预防感染传播

（1）管理传染源　如无并发症者可在家中隔离治疗，隔离至疱疹全部结痂为止，易感儿接触后应隔离观察 3 周。尽量避免易感儿、孕妇与水痘患儿接触，幼儿园等机构应做好晨间检查，防止扩散。

（2）保护易感人群　体弱、应用大剂量激素、免疫缺陷者及母亲在分娩前 5 天或新生儿生后 2 天患水痘，应在接触水痘后 72h 内给予水痘-带状疱疹免疫球蛋白（VZIG）或恢复期血清肌内注射，可起到预防或减轻症状的作用。孕妇如患水痘，终止妊娠是最好的选择。目前国内开始使用水痘-带状疱疹病毒减毒活疫苗，其保护率可达 85%～95%，可持续

10 年以上。

★ 考点提示：水痘的护理措施

【护理评价】

① 患儿体温是否维持在正常范围内。

② 患儿皮肤损伤是否愈合，痒感是否减轻。

③ 患儿是否有肺炎、脑炎等并发症发生。

④ 患儿家长能否配合执行消毒隔离制度，是否传染给他人感染。

【健康教育】

水痘具有传染性，为控制疾病流行，须向家长介绍水痘流行特点、病程、隔离时间、并发症和预后，减轻焦虑心理。向家长示范皮肤护理方法，防止继发感染。

第三节　流行性腮腺炎

流行性腮腺炎（mumps，epidemic parotitis）是由腮腺炎病毒引起的急性呼吸道传染病。以腮腺肿大、疼痛为特征，各种唾液腺体及其他器官均可受累。本病传染性强，常在幼儿园和学校中感染流行，一次感染后可获得终身免疫。

【病因及发病机制】

1. 病因

腮腺炎病毒为 RNA 病毒，属副黏液病毒，仅一个血清型。存在于患儿唾液、血液、尿及脑脊液中。此病毒对理化因素抵抗力不强，加热至 56℃ 20min 或甲醛、紫外线等很容易使其灭活，但在低温条件下可存活较久。

2. 发病机制

该病毒对神经组织和腺体有易亲和性，当病毒从呼吸道侵入人体后，在局部黏膜上皮细胞和淋巴结中引起炎症，因而临床上出现不同器官的相继受累。其主要病理改变是腮腺非化脓性炎症，引起腮腺导管阻塞，唾液淀粉酶潴留并经淋巴管入血流，使血液、尿液中的淀粉酶增高。睾丸、卵巢、胰腺甚至脑也可产生非化脓性炎症改变。

【流行病学】

1. 传染源

患儿和隐性感染者为本病的传染源。

2. 传播途径

病毒主要通过飞沫传播，也可经唾液污染的食具、玩具等传播。

3. 易感人群

15 岁以下儿童是主要易感者。易在幼儿园流行，感染后可获得持久免疫力。自腮腺肿大前 1 天至消肿后 3 天均有传染性。

4. 流行特点

一年四季均可散发，以冬、春季多见，有时在儿童机构可形成暴发。感染后能获持久的免疫。

★ **考点提示：流行性腮腺炎的流行病学特点**

【病理】病变腺体呈非化脓性炎症，包括间质水肿、点状出血、淋巴细胞浸润和腺泡坏死等，致腺管被炎性渗出物阻塞，唾液淀粉酶排出受阻，经淋巴系统进入血液，使血、尿淀粉酶增高。其他器官（如胰腺、睾丸等）亦可发生类似的病理改变。

【临床表现】

典型病例以腮腺炎为主要表现。潜伏期14～25天，平均18天。大多数无前驱期症状。

1. 腮腺肿大

常为首发症状。一般先起于一侧，2～3天内波及对侧，也有两侧同时肿大或始终限于一侧，肿胀以耳垂为中心，向周围弥漫肿大，局部不红，边缘不清，轻度压痛，咀嚼食物时疼痛加重。在上颌第2磨牙旁的颊黏膜处，可见红肿的腮腺管口。腮腺肿大3～5天达高峰，1周左右消退。不典型病例可无腮腺肿大，而以单纯睾丸炎或脑膜脑炎的症状出现。

2. 下颌下腺、舌下腺肿

腮腺肿胀时，常波及下颌下腺和舌下腺。下颌下腺肿大时颈前下颌处明显肿胀，可触及椭圆形腺体。舌下腺肿大时可见舌下及颈前下颌肿胀。

3. 发热

病程中患儿可有不同程度发热，持续时间长短不一，亦有体温始终正常者。可伴头痛、乏力、肌痛、食欲减退等。

4. 并发症

（1）脑膜脑炎　较常见，一般在腮腺炎高峰期出现，表现为发热、头痛、呕吐、颈强直等，脑脊液成无菌性脑膜炎样改变。大多数预后良好，常在2周内恢复正常，多无后遗症。如侵犯脑实质，可能有神经系统后遗症甚至死亡。

（2）睾丸炎　多为单侧，初为睾丸疼痛，随之肿胀伴剧烈触痛，一般10天左右消退。部分患儿可发生单侧或双侧睾丸萎缩，如双侧萎缩可致不孕症。

（3）卵巢炎　5％～7％青春期后女孩可并发卵巢炎，症状多数较轻，可伴有下腹痛及压痛、月经不调等，不影响受孕。

（4）胰腺炎　重症胰腺炎较少见。常发生在腮腺肿大数天后，表现为上腹部剧痛和触痛，伴发热、寒战、反复呕吐等。

（5）其他　耳聋、心肌炎、肾炎等。

★ **考点提示：流行性腮腺炎的临床表现**

【辅助检查】

1. 血象

白细胞计数正常或稍低，淋巴细胞相对增多。有并发症时白细胞计数及嗜中性粒细胞可增高。

2. 血、尿淀粉酶检测

90％患儿血、尿淀粉酶增高，并与腮腺肿胀一致，第1周达高峰，第2周左右恢复正常。

3. 血脂肪酶

血脂肪酶增高有助于胰腺炎的诊断。

4. 特异性抗体测定

血清特异性 IgM 抗体阳性提示近期感染。

5. 病毒分离

患者唾液、脑脊液、尿或血中可分离出病毒。

【治疗要点】

流行性腮腺炎是自限性疾病，无特殊治疗，以对症处理为主。高热、头痛者可给予解热镇痛药。早期可使用利巴韦林 15mg/kg 静脉滴注，疗程 5~7 天左右。重症者可短期使用激素治疗。亦可用青黛散调醋涂敷于肿痛处，每天 1~2 次。

【护理评估】

1. 健康史

询问患儿有无流行性腮腺炎患儿接触史，腮腺炎疫苗接种情况。社区有无腮腺炎流行。

2. 身体状况

评估患儿有无腮腺肿大、发热、头痛、乏力、头痛、呕吐等症状。有无脑膜炎、脑膜脑炎、睾丸炎、卵巢炎、急性胰腺炎等并发症。

3. 心理-社会状况

评估患儿及家长对腮腺炎的预防、护理和消毒隔离方面的知识水平及其心理状况。了解社区居民对本病的认知程度、防治态度。

4. 辅助检查

分析血常规、血清和尿液淀粉酶、特异性抗体、病毒检查结果。

【护理诊断】

（1）体温过高　与病毒感染有关。
（2）疼痛　与腮腺非化脓性炎症有关。
（3）潜在并发症　脑膜脑炎、睾丸炎、胰腺炎。
（4）有传播感染的危险　与病毒排出体外有关。

★ 考点提示：流行性腮腺炎的护理诊断

【护理目标】

① 患儿体温保持正常。
② 患儿疼痛减轻。
③ 患儿住院期间无并发症发生。
④ 患儿住院期间没有传染给他人。

【护理措施】

1. 休息与活动

保证休息，防止过劳，发热伴有并发症者应卧床休息至热退。

2. 饮食护理

饮食以清淡、易消化、营养丰富的半流食或软食，忌酸、辣、干、硬食物，以免唾液分泌增加及咀嚼加剧疼痛。

3. 对症处理

（1）降温　高热者给予物理降温或药物降温。鼓励患儿多饮水，保证休息。

（2）减轻疼痛　常用温盐水漱口，保持口腔清洁，防止继发感染。局部冷敷，减轻炎性充血及疼痛。

4. 病情观察

注意有无脑膜脑炎、睾丸炎、急性胰腺炎等临床表现，如有立即给予相应治疗和护理。睾丸肿痛时可局部间歇冷敷，并用丁字带托起减轻疼痛。

5. 预防感染传播

（1）管理传染源　发现腮腺炎患儿立即采取呼吸道隔离措施，直至腮腺肿大消退后 3 天。有接触史的易感儿应观察 3 周。

（2）切断传播途径　流行期间加强幼儿园等机构的晨间检查，保持室内空气新鲜。对患儿口、鼻分泌物及污染物消毒。

（3）保护易感儿　易感儿可接种腮腺炎减毒活疫苗。

★ 考点提示：流行性腮腺炎的护理措施

【护理评价】

① 患儿体温是否保持正常。

② 患儿疼痛是否减轻。

③ 患儿住院期间是否发生并发症。

④ 患儿住院期间是否传染给他人。

【健康教育】

流行性腮腺炎具有传染性，为控制疾病流行，指导家长做好隔离、饮食、用药的护理，学会病情观察，以便及时就诊。向家长介绍减轻腮腺疼痛的方法。

第四节　猩红热

猩红热（scarlet fever）是由乙型 A 组溶血性链球菌引起的急性呼吸道传染病，临床上以发热、咽喉炎、杨梅舌、全身弥漫性鲜红色皮疹和退疹后片状脱皮为特征。少数患儿病后 1～5 周可发生风湿热及急性肾小球肾炎。

【病因与发病机制】

1. 病因

病原菌主要为乙型 A 组溶血性链球菌。该菌有七十多种血清型，凡能产生红疹毒素的溶血性链球菌均可引起猩红热。该菌在外界存活力较强，但对热及一般消毒剂敏感；在痰和渗出物中可存活数周。

2. 发病机制

链球菌及其毒素侵入机体后主要产生三种病变。

（1）化脓性病变　病原菌侵入咽部或其他部位，引起化脓性咽峡炎、扁桃体炎及邻近器官并发症（如中耳炎、乳突炎、颈淋巴结炎等）；若细菌侵入血循环可致脓毒症和菌血症。

（2）中毒性病变　细菌毒素吸收入血后则引起发热等全身中毒症状，红疹毒素使皮肤和黏膜血管充血、水肿、上皮细胞增生、白细胞浸润，以毛囊周围最明显，形成典型猩红热皮疹，退疹时表皮细胞坏死引起脱皮，口腔黏膜也出现充血或点状出血，形成黏膜内疹。

（3）变态反应性病变　病程2～3周，少部分患者发生变态反应，出现风湿热、急性肾小球肾炎等非化脓性病理改变。

【流行病学】

1. 传染源

患者及带菌者为主，自发病前24h至疾病高峰传染性最强。

2. 传播途径

主要通过空气飞沫传播，亦可由食物、玩具、衣服等物品传播。经物品传播，经创口、产道感染也可引起猩红热。

3. 易感人群

人群对猩红热普遍易感，儿童发病率高，3～7岁多见。

4. 流行特点

冬春季多见。感染后主要产生抗M蛋白的抗体和抗红疹毒素的抗体，可获抗菌免疫力和抗毒免疫力，但都具有型的特异性，而无交叉免疫，可再次感染。

★ **考点提示：猩红热的流行病学特点**

【临床表现】

潜伏期1～12天，平均2～5天。

1. 前驱期

（1）发热　起病急，畏寒、高热，多为持续性。

（2）咽喉炎　咽部和扁桃体充血、肿胀，表面有点状黄白色渗出物，易拭去。软腭黏膜充血，可见红色小点或出血点，称猩红热黏膜内疹。

2. 出疹期

（1）皮疹　多在发热后第2天出现。出疹顺序自下而上，始于耳后、颈部，很快扩展到胸、背、腹及上肢，12～24h迅速波及全身。皮疹特点为弥漫性充血的皮肤上出现分布均匀的针尖大小的丘疹，压之退色，触及有砂纸感，疹间无正常皮肤，伴有痒感。皮疹约18h达高峰，然后体温下降。皮疹按出疹顺序2～4天内消失。

（2）帕氏线　腋下、肘窝、腹股沟等皮肤皱褶处，皮疹密集，因压迫摩擦出血而呈紫红色线状。

（3）口周苍白圈　面部潮红，多无皮疹。口、鼻周围充血较轻而形成。

（4）杨梅舌　病初舌被覆白苔，3～4天后白苔脱落，舌乳头红肿突起。

3. 恢复期

一般情况好转，体温降至正常，中毒症状消失。皮疹按出疹时的顺序于3～4天内消退。多数患儿于病后1周末开始脱屑，脱屑程度与皮疹轻重一致，重者呈大片状脱皮，可呈"手套""袜套"状。脱皮持续1～2周，无色素沉着。

4. 并发症

主要是变态反应性疾病，常见急性肾小球肾炎、风湿热、关节炎等。

★ **考点提示：猩红热的临床表现**

【辅助检查】

白细胞计数增高，可达（10～20）×10^9/L，中性粒细胞占80%以上，胞质中可有中毒颗粒及空泡。取咽拭子或其他病灶分泌物培养可得到乙型溶血性链球菌。

【治疗要点】

抗菌治疗首选青霉素G治疗，中毒症状重或伴休克症状者，应给予相应处理，防止并发症。

【护理评估】

1. 健康史

了解患儿发热、咽痛或皮疹出现时间、程度及变化，有无猩红热患儿接触史。

2. 身体状况

观察皮疹的特点，皮肤有无脱屑，有无中耳炎、肺炎、蜂窝织炎、急性肾小球肾炎、风湿性关节炎等并发症。

3. 心理-社会状况

评估患儿及家长对本病的认识程度，有无焦虑、恐惧等不良心理反应。

4. 辅助检查

分析血常规和咽拭子培养结果。

【护理诊断】

(1) 体温过高　与感染、毒血症有关。
(2) 皮肤完整性受损　与皮疹、脱皮有关。
(3) 潜在并发症　中耳炎、肺炎、蜂窝织炎、急性肾小球肾炎、风湿性关节炎等。
(4) 舒适改变　与咽部充血、皮疹有关。
(5) 有感染传播的危险　与病原体传播有关。

★ **考点提示：猩红热的护理诊断**

【护理目标】

① 患儿体温维持正常。
② 患儿皮肤完整性良好。
③ 患儿无并发症发生。
④ 患儿舒适度得到改善。
⑤ 患儿住院期间没有传染给他人。

【护理措施】

1. 休息与饮食

急性期嘱患儿绝对卧床休息2～3周，可以减少身体的消耗和心、肾、关节的负担，减少并发症；给营养丰富的含大量维生素且易消化的流质、半流质饮食，并多饮水；恢复期给软食；合并肾炎者低盐饮食；因高热进食少、中毒症状严重者可给予静脉补液。

2. 口腔护理

因细菌多集中在咽部，口腔保洁很重要。年龄大的患儿每次饭后或睡觉醒来时用温盐水或稀释 2～5 倍的复方硼砂溶液漱口；年龄小的患儿可以用镊子夹纱布或药棉蘸温盐水擦拭口腔，每天 4～6 次。

3. 发热护理

适当物理降温或遵医嘱服用解热镇痛药，忌用冷水或乙醇擦浴。

4. 皮肤护理

观察皮疹及脱皮情况；保持皮肤清洁，可用温水清洗，勿用肥皂；勤换洗衣被；剪短患儿指甲，避免抓破皮肤；脱皮时不要用力搓或撕剥，以免皮肤损伤感染。

5. 病情观察

注意有无并发症的征象。若出疹期出现心慌、气短、脉搏加快，甚至呼吸困难等，应警惕心肌炎；发病 1 周左右，若发热不退、颈部或颌下淋巴结肿痛，可能并发化脓性淋巴结炎，也可能并发化脓性中耳炎；发病 2 周左右，若出现关节肿痛，提示关节炎，还可能导致风湿性心脏病；发病 3 周左右，若出现茶色尿、水肿、腰痛，提示肾小球肾炎。

★ **考点提示：猩红热的护理措施**

【护理评价】

① 患儿体温是否维持正常。

② 患儿皮肤完整性是否良好。

③ 患儿住院期间是否发生并发症。

④ 患儿舒适度是否得到改善。

⑤ 患儿住院期间是否传染给他人。

【健康教育】

向家长说明猩红热的发病原因、传染源、传播途径，呼吸道隔离的意义，密切接触者应观察 7～12 天。患儿的分泌物及污染物应消毒处理，患儿居室应进行空气消毒。鼓励患儿多饮水，促进体内毒素的排出。

第五节　中毒型细菌性痢疾

中毒型细菌性痢疾（bacillary dysentery，toxic type）简称中毒型菌痢，是急性细菌性痢疾的危重型，起病急骤，临床以突发高热、反复惊厥、嗜睡、昏迷，迅速发生休克和呼吸衰竭为特征。本病多见于 2～7 岁健壮儿童，病死率较高，必须积极抢救。

【病因及发病机制】

1. 病因

病原菌为痢疾杆菌，属肠杆菌科志贺菌属，革兰染色阴性。按其抗原结构和生化反应分为 4 群及 47 个血清型，即 A 群志贺菌、B 群福氏菌、C 群鲍氏菌及 D 群宋内菌。我国流行的菌群以福氏菌为主。各菌群及血清型之间无交叉免疫。各群痢疾杆菌均可产生内毒素，是引起全身毒血症的主要因素。不同群细菌产生外毒素的能力差别很大，外毒素按其生物活性可分为神经毒素、细胞毒素和肠毒素。痢疾杆菌在外环境中存活力较强，对各种化学消毒剂均敏感。

2. 发病机制

痢疾杆菌致病力主要取决于对肠黏膜上皮细胞的吸附性和侵袭性。当免疫力低下或细菌数量多时，则细菌借菌毛作用黏附于肠黏膜上皮进行繁殖，而后侵入固有层继续繁殖，引起肠黏膜的炎症反应，出现坏死、溃疡而发生腹痛、腹泻和脓血便。痢疾杆菌可释放内、外毒素，其外毒素包括细胞毒性（可使黏膜细胞坏死）、神经毒性（吸收后产生神经系统表现）和肠毒性（使肠内分泌物增加）。此时，血中儿茶酚胺等多种血管活性物质增加，导致全身小血管活性物质增加，致全身小血管痉挛而引起急性微循环障碍出现感染性休克、弥散性血管内凝血（DIC）、脑水肿甚至脑疝，从而引起昏迷、抽搐及呼吸衰竭。

【流行病学】

1. 传染源

为带菌者和患者。

2. 传播途径

经粪-口途径传播，病原菌污染食物、饮水、生活用品或手，经口使人感染，亦可通过苍蝇污染食物而传播。

3. 易感人群

人群普遍易感。病后可获得一定的免疫力，但短暂而不稳定，且不同菌群和血清型之间无交叉免疫，容易多次复发和重复感染。

4. 流行特征

本病一年四季均可发生，以夏、秋季为高峰季节。

★ **考点提示：中毒型细菌性痢疾的流行病学特点**

【临床表现】

中毒型细菌性痢疾多见于2~7岁体质较好的儿童。夏秋季发病，潜伏期常为1~2天，但可短至数小时，长至8天。患儿突发高热，体温可达40℃以上，迅速发生呼吸衰竭、休克或昏迷而肠道症状不明显，甚至无腹泻、腹痛。根据临床表现分为3型。

（1）休克型（周围循环衰竭型） 主要表现为感染性休克。此型患儿大多数无肠道症状而突然起病。

（2）脑型（呼吸衰竭型） 主要表现为脑缺氧、脑水肿、颅压增高和脑疝症状。反复惊厥、嗜睡、昏迷。此型严重，病死率高。

（3）肺型 以肺微循环障碍为主，常在休克型或脑型的基础上发展而来，病情重，死亡率高。

★ **考点提示：中毒型细菌性痢疾的临床表现**

【辅助检查】

1. 外周血象

白细胞计数及中性粒细胞增高。并发弥散性血管内凝血时，血小板减少。

2. 大便常规

黏液脓血便中可见大量脓细胞、红细胞和巨噬细胞。疑似中毒型细菌性痢疾而未排便者，可用冷盐水灌肠，必要时多次镜检大便。

3. 大便培养

可分离出痢疾杆菌。粪便细菌培养为确诊细菌性痢疾的依据。

4. 免疫学检查

可采用免疫荧光抗体等方法检测粪便的细菌抗原，有助于早期诊断，注意假阳性。

【治疗要点】

1. 病原治疗

可选用对痢疾杆菌敏感的抗生素，如阿米卡星、氨苄西林、第三代头孢菌素等。

2. 降温止惊

高热时可行物理降温、药物降温或亚冬眠疗法。持续惊厥患儿可用地西泮肌内注射或静脉注射（每次≤10mg）；或用水合氯醛保留灌肠；或苯巴比妥钠肌内注射。

3. 治疗循环衰竭

扩充血容量，纠正酸中毒，维持水、电解质平衡；在充分扩容的基础上应用血管活性药物，改善微循环，常用药物有东莨菪碱、酚妥拉明、多巴胺等；及早使用糖皮质激素。

4. 防治脑水肿

首选20%甘露醇，每次0.5~1g/kg，每6~8h1次，疗程3~5天，可与利尿药交替使用。也可短期静注地塞米松。

5. 防治呼吸衰竭

保持呼吸道通畅，给氧。若出现呼吸衰竭，及早使用呼吸机。

【护理评估】

1. 健康史

了解患儿年龄、发病季节、平时健康状况、有无不洁饮食史、痢疾患者接触史。询问患儿大便的性质、次数，是否排黏液脓血便。有无高热、惊厥表现。

2. 身体状况

评估患儿体温变化情况，有无惊厥及中毒症状等。

3. 心理-社会状况

评估患儿及家长对本病的认识程度，有无焦虑、恐惧等心理。

4. 辅助检查

分析血常规、大便常规、大便培养、免疫学检查结果。

【护理诊断】

（1）体温过高　与毒血症有关。

（2）组织灌注不足　与微循环障碍有关。

（3）腹泻　与痢疾杆菌肠道感染有关。

（4）有皮肤完整性受损的危险　与大便次数增多、稀薄刺激臀部皮肤有关。

（5）潜在并发症　脑水肿、呼吸衰竭等。

（6）焦虑　与病情危重有关。

（7）有受伤的危险　与内毒素引起的脑微循环障碍及颅内压增高有关。

（8）有传播感染的危险　与消化道排出病原体有关。

★ **考点提示：中毒型细菌性痢疾的护理诊断**

【护理目标】

① 患儿体温在短时间内下降并保持正常。

② 患儿重要脏器的组织灌流量维持正常，血压正常。

③ 患儿大便恢复正常，臀部皮肤完整，不发生脱水、电解质紊乱。

④ 患儿发生颅内压增高的征象能被及时发现和处理。

⑤ 家长焦虑程度减轻，能配合消毒隔离和日常护理。

⑥ 患儿无意外受伤发生，日常生活需求能得到满足。

【护理措施】

1. 发热的护理

急性发热期卧床休息，保持室内通风；供给足够的营养及水分；监测体温变化；采用物理降温或遵医嘱给予退热药（休克者忌用），必要时实施亚冬眠疗法（时间不超过 12～24h），以防高热惊厥，引起脑缺氧和脑水肿。

2. 腹泻的护理

记录大便的次数、性质及量；用药前采集新鲜脓血便标本或做肛拭子培养，采集大便标本送检做细菌培养和药物敏感试验；做好肛周皮肤护理，保持清洁干燥，大便次数频繁者肛周涂凡士林油或鞣酸软膏，以防糜烂；坐盆时间不宜过长，排便不要用力过度，以防脱肛。

3. 用药护理

按医嘱使用有效抗菌药物，如诺氟沙星、复方磺胺甲噁唑等，注意观察药物不良反应，如皮疹、肝肾功能损害、造血系统损害等；慢性腹泻者，应适当延长抗菌药物的疗程，配合保留灌肠、处理肠道菌群失调和肠功能紊乱等。

4. 饮食与补液护理

急性期给予低脂肪流质饮食，病情好转后改半流质饮食，粪便正常后逐渐恢复正常饮食。对有脱水者，遵医嘱给予静脉补液，并观察脱水纠正情况。

5. 腹痛的护理

腹部用热水袋热敷；禁食生、冷食物；遵医嘱使用阿托品、颠茄合剂或适量镇静药镇痛。

6. 病情观察

密切观察患儿的生命体征、神志、面色、皮温、尿量，是否出现休克，观察意识状态、瞳孔，注意颅内压增高表现。

7. 颅内压增高的护理

见第十八章第二节。

8. 休克的护理

取平卧位或休克体位；每 15～30min 监测一次生命体征，观察神志、面色、尿量等；给氧；保暖；遵医嘱给予扩容、纠酸，使用血管扩张药物（如山莨菪碱）、强心药物、糖皮质激素等；根据血压、脉搏、尿量等变化调节补液量和速度。

9. 呼吸衰竭护理

发生呼吸衰竭时，必须保持呼吸道通畅，给予氧气吸入，做好人工呼吸、气管插管、气管切开的准备工作，必要时遵医嘱使用呼吸机。保证抽搐患儿安全，防止外伤。

10. 预防感染传播

（1）管理传染源　采取消化道隔离措施，对餐饮行业及幼儿园等机构员工定期做大便培养，及早发现带菌者并予以治疗。

（2）切断传播途径　加强对饮食、饮水、粪便等管理及消灭苍蝇。培养良好的个人卫生习惯，做到饭前便后洗手，不喝生水，不随地大小便。

（3）保护易感儿　细菌性痢疾流行期间口服痢疾减毒活菌苗。有密切接触者应医学观察 7 天。

★ 考点提示：中毒型细菌性痢疾的护理措施

【护理评价】

① 患儿体温是否在短时间内下降并保持正常。

② 患儿重要脏器的组织灌流量是否维持正常，血压是否正常。

③ 患儿大便是否恢复正常，臀部皮肤是否完整，是否发生脱水、电解质紊乱。

④ 患儿发生颅内压增高的征象是否被及时发现和处理。

⑤ 家长焦虑程度是否减轻，是否能配合消毒隔离和日常护理。

⑥ 患儿是否有意外受伤发生，日常生活需求是否得到满足。

【健康教育】

指导儿童注意饮食卫生和规律，不吃生冷、不洁食物。向患儿家长介绍中毒型细菌性痢疾的传播方式及预防措施。

第六节　手足口病

儿童手足口病（hand-foot-mouth disease）是由肠道病毒引起的急性传染病，主要症状是手、足、口腔等部位出现斑丘疹、疱疹，可伴有咳嗽、流涕、食欲缺乏。少数患儿可出现脑膜炎、脑炎、脑脊髓炎、肺水肿、微循环障碍等，致死原因主要为脑干脑炎及神经源性肺水肿。其传染源为患者及隐形感染者，传播途径主要是粪-口传播、飞沫传播，常见于学龄前期儿童，尤以 3 岁以下儿童最常见。轻型患儿无须住院治疗，注意隔离，做好皮肤、口腔护理等。重型患儿除做好一般护理外，必须严密病情观察，防止并发症，做好抢救准备。

【病原学】

肠道病毒是手足口病和神经系统感染的主要病原，其他病毒包括脊髓灰质炎病毒、埃可病毒、柯萨奇病毒（A5、A7、A9、A10、A16、B3、B5）、新型肠道病毒71。

【发病机制】

肠道病毒：粪口途径—小肠淋巴结内繁殖—肠系膜淋巴结内繁殖—病毒血症—手足口病、神经系统感染等。

肠道病毒：呼吸道传播—在扁桃体或咽部淋巴结内繁殖—病毒血症—手足口病、神经系统感染等。

【流行病学】

1. 传染源

人是已知的唯一宿主及传染源。

2. 传播途径

消化道、呼吸道、密切接触。

3. 易感人群

普遍易感，显性感染者多为学龄前期儿童，尤其是婴幼儿。潜伏期一般2～7天，无明显前驱症状。一般病例预后良好，多在一周自愈。

4. 流行特点

好发季节为夏秋季。

【临床表现】

1. 一般病例表现

急性起病，发热，口腔黏膜出现散在疱疹，手、足和臀部出现斑丘疹、疱疹，疱疹周围有炎性红晕，疱内液体较少。可伴有咳嗽、流涕、食欲缺乏、恶心、呕吐、头痛等症状。部分病例仅表现为皮疹或疱疹性咽峡炎。预后良好，无后遗症。

2. 皮疹特点

初为红色斑疹，很快发展为2～4mm大小的小疱，疱壁薄，内液清亮，周围绕以红晕，水疱溃破后，可形成灰白色糜烂面或溃疡；口腔受累最多见（＞90%），其次是手、足和臀部（图17-1）。

3. 重症病例表现

少数病例（尤其是小于3岁者）可出现脑炎、脑脊髓炎、脑膜炎、肺水肿、循环衰竭等。

（1）神经系统　精神差、嗜睡、头痛、呕吐、易惊、肢体抖动、无力或瘫痪；查体可见脑膜刺激征、腱反射减弱或消失；危重病例可表现为频繁抽搐、昏迷、脑水肿、脑疝。

脑膜炎：发热、头痛、呕吐、脑膜刺激征、前囟饱满等，预后良好。

脑膜脑炎：发热、头痛、呕吐、精神症状、意识改变、惊厥、病理征阳性等，预后差别大。

脑干脑炎：发热、头痛、呕吐、精神症状、意识改变、惊厥、交叉性瘫、呼吸循环障碍、脑神经功能障碍、肌阵挛抽动、预后差别大。

小脑炎：共济失调、意向性震颤、肌张力改变等。

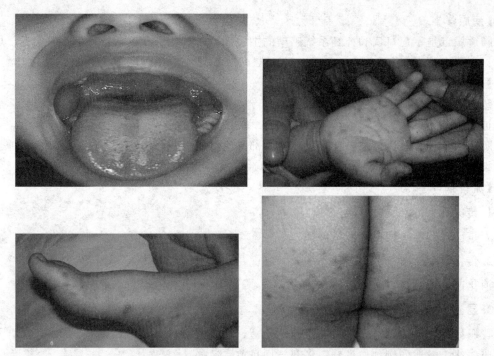

图 17-1 手足口病患儿手、足、口、臀部皮疹

脊髓炎：运动障碍、感觉障碍、自主神经功能障碍。

脊髓灰质炎：发热后不规则迟缓性麻痹。

神经根神经炎：迟缓性麻痹、脑神经障碍等。

脑干脑炎分三级：肌震颤和共济失调（5%后遗症）；肌震颤和脑神经受累（20%后遗症）；心肺功能衰竭（80%死亡，成活者均留后遗症）。

神经源性肺水肿（neurogenic pulmonary edema，NPE）是指在无原发性心、肺和肾等疾病的情况下，由颅脑损伤或中枢神经系统感染等疾病引起的突发性颅内压升高而导致的急性肺水肿，又称中枢性肺水肿。起病急；轻症有烦躁、心率加快、胸闷，双肺细湿啰音；重症有气促、咳白色或血性泡沫样痰、咯血、皮肤苍白、湿冷、濒死感。血气分析：PaO_2 下降、$PaCO_2$ 升高；胸片：肺泡性肺水肿。

（2）呼吸系统　呼吸浅促、困难，呼吸节律改变，口唇发绀，口吐白色、粉红色或血性泡沫液痰；肺部可闻及痰鸣音或湿啰音。

（3）循环系统　面色苍白，心率增快或缓慢，脉搏浅速、减弱甚至消失，四肢发凉，指（趾）发绀，血压升高或下降。

★ 考点提示：手足口病的临床表现

【辅助检查】

1. 外周血象

一般病例白细胞计数正常，重症病例白细胞计数可明显升高。

2. 血生化检查

部分病例可有轻度 ALT、AST、CK-MB 升高，重症病例血糖可升高。

3. 脑脊液检查

外观清亮，压力增高，白细胞增多（危重病例多核细胞可多于单核细胞），蛋白正常或轻度增多，糖和氯化物正常。

4. 病原学检查

特异性 EV71 核酸阳性或分离到 EV71 病毒。

5. 血清学检查

特异性 EV71 抗体检测阳性。

6. 胸片

可表现为双肺纹理增多，网格状、点片状、大片状阴影，部分病例以单侧为主，快速进展为双侧大片阴影。

7. 磁共振

以脑干、脊髓灰质损害为主。

8. 脑电图

部分病例可表现为弥漫性慢波，少数可出现棘（尖）慢波。

9. 心电图

无特异性改变。可见窦性心动过速或过缓，ST-T 改变。

【治疗要点】

按临床表现主要包括 4 个阶段的治疗。

1. 手足口病/疱疹性咽峡炎阶段

（1）一般治疗　注意隔离，避免交叉感染，适当休息，清淡饮食，做好口腔和皮肤护理。

（2）对症治疗　发热、呕吐、腹泻等给予相应处理，神经系统感染的治疗。

2. 神经系统受累阶段

（1）控制颅内高压　限制入量，给予甘露醇每次 0.5～1.0g/kg，每 4～8h1 次，20～30min 静脉注射，根据病情调整给药间隔时间及剂量。必要时加用呋塞米。

（2）静脉注射免疫球蛋白，总量 2g/kg，分 2～5 天给予。

（3）酌情应用糖皮质激素治疗，参考剂量：甲泼尼龙 1～2mg/（kg·d）；氢化可的松 3～5mg/（kg·d）；地塞米松 0.2～0.5mg/（kg·d），分 1～2 次。重症病例可给予短期大剂量冲击疗法。

（4）对症治疗　降温、镇静、止惊（地西泮、苯巴比妥钠、水合氯醛等）。

（5）严密病情观察变化，密切监护，注意严重并发症。

3. 心肺衰竭阶段

（1）保持呼吸道通畅，吸氧。

（2）确保两条静脉通道的畅通，监测呼吸、心率、血压和血氧饱和度。

（3）呼吸功能障碍时，及时气管插管使用正压机械通气，建议儿童患者呼吸机初调参数：吸入氧浓度 80%～100%，峰值吸气压 20～30cmH$_2$O，呼气末正压 4～8cmH$_2$O，呼吸 20～40 次/分，潮气量 6～8ml/kg，以后根据血气随时调整呼吸机参数。

（4）在维持血压稳定的情况下，限制液体入量。

（5）头肩抬高 15°～30°，保持中立位；插胃管、导尿管（禁止压迫膀胱排尿）。

（6）药物治疗　应用降颅压药物；应用糖皮质激素治疗，必要时给予冲击疗法；静脉注射免疫球蛋白；血管活性等药物的应用：根据血压、循环的变化可选用多巴胺、多巴酚丁胺、米力农等药物；酌情应用强心药、利尿药治疗；果糖二磷酸钠或磷酸肌酸静注；抑制胃酸分泌：可静脉应用西咪替丁、奥美拉唑等；退热治疗；监测血糖变化，必要时可皮下或静脉注射胰岛素；惊厥时给予镇静药治疗；有效抗生素防治肺部细菌感染；保护重要脏器功能。

4. 生命体征稳定期

经抢救后生命体征基本稳定，但仍有患儿留有神经系统症状和体征。

（1）做好呼吸道管理，避免并发呼吸道感染。

（2）支持疗法和促进各脏器功能恢复的药物。

（3）功能康复治疗或中西医结合治疗。

【护理评估】

1. 健康史

详细询问病史，了解患儿发病时间，近期生活接触史，家庭居住环境，生活习惯，家庭及周围人有无类似疾病等。

2. 身体状况

发热时间及热型，皮疹分布情况，有无脑水肿、循环衰竭、肺水肿等并发症发生。

3. 心理-社会状况

评估患儿及家长对疾病的认识程度；有无焦虑、恐惧等情绪。

4. 辅助检查

分析血常规、病原学检查、血清学检查等结果。

【护理诊断】

（1）体温过高　与病毒感染有关。

（2）舒适改变　与口腔、手足疱疹等有关。

（3）皮肤完整性受损　与病毒引起的皮损有关。

（4）潜在并发症　脑膜炎、肺水肿、呼吸衰竭、心力衰竭。

★ 考点提示：手足口病的护理诊断

【护理目标】

① 患儿体温维持在正常范围内。

② 患儿舒适度得到改善。

③ 患儿皮肤完整性良好。

④ 患儿住院期间无并发症发生。

【护理措施】

1. 维持正常体温

保持室内适宜温湿度，患儿衣被不宜过厚，汗湿的衣被及时更换。密切监测患儿体温并记录，及时采取物理降温或药物降温措施。鼓励患儿多饮水，以补充高热消耗的大量水分。

2. 口腔护理

保持口腔清洁，进食前后温水或生理盐水漱口，或棉棒清洁口腔糜烂处；涂以鱼肝油、碘甘油，或维生素 B_2 粉剂；口服维生素 B_2、维生素 C。

3. 饮食护理

给予清淡、易消化、高热量、高维生素的流质、半流质饮食；少量多餐；禁食冰凉、辛辣、咸等刺激性饮食。

4. 皮肤护理

床单位保持清洁、干燥、平整、无皱折、无渣屑。保持患儿衣被整洁。剪短患儿指甲，以免抓破皮疹。手足部疱疹未破溃涂以炉甘石洗剂；疱疹破溃可涂聚维酮碘；如有感染局部用抗生素软膏。臀部皮疹：保持清洁干燥。

5. 病情观察

密切病情观察变化，预防并发症发生。每 2～4h 测体温、心率、呼吸、血压，有异常情况，及时报告医生处理。发现患儿有高热、头痛、呕吐、易惊、肢体抖动、面色苍白、嗜睡、昏迷、呼吸浅促、心率增快等，应警惕脑膜炎或心肌炎等并发症的发生，立即报告医生，做好急救准备工作。备好各种抢救器材和药品做到"五定"和随时处于应急状态。密切病情观察变化。

6. 消毒隔离

居室每天开窗通风 2 次，每天可用醋熏蒸消毒。分室收治，做好接触隔离和呼吸道隔离，轻症至少 2 周，重症至少 3 周。病室家具、患儿玩具、餐具或其他用品要消毒。呼吸道分泌物、粪便应用含氯消毒剂消毒 2h。医护人员接触患儿前后要消毒双手。减少陪护及探视，勤洗手，戴口罩。

★ **考点提示：手足口病的护理措施**

【护理评价】
① 患儿体温是否维持在正常范围内。
② 患儿舒适度是否得到改善。
③ 患儿皮肤完整性是否良好。
④ 患儿住院期间是否发生并发症。

【健康教育】
① 让患儿及家长了解手足口病的传染源、传播途径以及隔离的意义。
② 避免让孩子与患儿或有可疑症状者接触，吃东西前一定要把手洗干净，不要随意使用他人的餐具或其他生活用品，尽量少去人口密集的公共场所。
③ 如果孩子被感染，一定要很好地卧床休息，发热时多给喝温开水，宜吃清淡稀软的饮食，患儿嘴痛时注意给吃低温食物，疼痛厉害不能进食时要及时去医院输液，补充身体所需的热能。
④ 让患儿注意卫生。对于粪便应马上进行处理，便盆、衣裤要及时注意消毒，保护手、脚部的皮肤及衣着、被单的清洁，避免污染破溃的疹子。勤给患儿洗手，并且将指甲剪短，以防抓疹子而造成皮肤感染。

第七节　儿童结核病

案例导入

案例回放：

患儿，男，2 岁半，不规则发热咳嗽 2 周，伴一过性关节痛，出生时种过卡介苗。体检：右肺上方呼吸音降低，肝未触及，双下肢有结节性红斑数个，外周血白细胞计数 $8×10^9/L$。胸部 X 线片示右肺门淋巴结肿大，右下肺呈片状渗出影。

思考问题：

1. 初步考虑该患儿是何种疾病？

2. 为明确诊断，应做何种检查？

3. 该患儿目前存在的护理诊断有哪些？

一、概述

结核病（tuberculosis）是由结核杆菌引起的一种慢性传染性疾病。可累及全身各脏器，但以肺结核最常见，严重病例可引起血行播散而发生粟粒性结核或结核性脑膜炎，后者是儿童结核病致死的主要原因。儿童时期结核感染常是成年人结核的诱因。近年来，由于人类免疫缺陷病毒（HIV）的流行和耐药结核菌株的产生，许多国家结核发病率有所回升，因此 1993 年 WHO 宣布全球结核病处于紧急状态。1997 年开始将每年 3 月 24 日定为"世界结核病日"。我国结核病疫情在全球属于 WHO 认定的 22 个结核病高发国家之一，应予以高度重视。

【病因及发病机制】

1. 病原体

结核杆菌属于分枝杆菌，在 1882 年由 Kock 大夫从患者的痰液中发现。结核杆菌用苯胺类染色后，不易被酸性脱色剂脱色，故具抗酸性，抗酸染色呈红色。结核杆菌生长缓慢，为需氧菌。结核杆菌可分为四型，即人型、牛型、鸟型和鼠型，对人类致病的主要为人型和牛型，其中人型是人类结核病的主要病原体。结核杆菌的抵抗力较强，在阴暗潮湿处能存活半年，在阳光直接照射下 2h 死亡，紫外线照射 10min 死亡。结核杆菌对酸、碱和消毒剂的耐受力较强，但对湿热敏感，65℃环境下放置 30min 即可灭活。痰液中的结核杆菌用 5% 苯酚或 20% 漂白粉须经 24h 处理才能被杀灭。

2. 发病机制

儿童初次感染结核杆菌后是否发病，不仅取决于结核杆菌的毒力和数量，更重要的是机体抵抗力的强弱，尤其是细胞免疫功能。机体初次感染后，最初几周结核杆菌在肺泡和巨噬细胞内增殖。4~8周后产生细胞免疫，同时出现组织超敏反应，通过细胞免疫应答使T淋巴细胞致敏。当再次接触结核杆菌或其代谢产物时，致敏的淋巴细胞释放一系列细胞因子，聚集并激活巨噬细胞于病灶处，吞噬和杀灭结核杆菌。细胞免疫反应，可消灭结核杆菌，也可致宿主细胞和组织破坏：①结核杆菌数量少而组织敏感性高时，形成结核肉芽肿；②结核杆菌数量多而组织敏感性高时，发生组织坏死不完全而产生干酪样物质；③结核杆菌数量多而组织敏感性低时，可导致结核感染播散和局部组织破坏。

感染结核杆菌后机体可获得免疫力，在产生细胞免疫的同时也产生变态反应，两者是同一细胞免疫过程的两种不同表现，90%可终身不发病；5%因免疫力低下而发病，为原发性肺结核。另5%于日后机体免疫力降低时才发病，为继发性肺结核，是成人肺结核的主要类型。初染结核杆菌除潜匿于胸部淋巴结外，还可随感染初期菌血症播散到其他脏器，并长期潜伏，成为肺外结核发病的来源。

【流行病学】

儿童时期的结核感染是成人结核病的诱因。开放性肺结核患者是主要传染源，正规化疗2~4周后，随着痰菌排量减少而传染性降低。呼吸道为主要传染途径。儿童吸入带结核杆菌的飞沫或尘埃后即可引起感染，形成肺部原发病灶；少数由于饮用未消毒的牛奶或进食被结核杆菌污染的食物而经消化道传染，产生咽部或肠道原发病灶；经皮肤或胎盘传染者少见。结核病的发生与人们的生活水平有关：生活贫困、居住拥挤、营养不良、社会经济条件落后等是人群结核病高发的原因。新生儿极易感染结核杆菌。当儿童患传染病、白血病、艾滋病等机体免疫力受抑制或接受免疫抑制药治疗时，尤其好发结核病。

【辅助检查】

1. 结核菌素试验

儿童感染结核杆菌4~8周后，结核菌素试验即呈阳性反应。其发生机制：致敏淋巴细胞和巨噬细胞积聚在真皮的血管周围，诱发炎症反应使血管通透性增高，在注射局部形成硬结所致。

(1) 试验方法　结核菌素纯蛋白衍化物（purified protein derivative, PPD）0.1ml含5个单位，左前臂掌侧中下1/3交界处，皮内注射直径为6~10mm皮丘。

(2) 结果判断　结核菌素试验后48~72h观测结果，72h为准。测定局部硬结的直径，取纵、横直径的平均值判断其反应强度。硬结平均直径<5mm为阴性，≥5mm为阳性（+）；10~19mm为中度阳性（++）；≥20mm为强阳性（+++）；局部除硬结外，还有水疱、破溃、淋巴管炎及双圈反应等为极强阳性反应（++++）。

(3) 临床意义

阳性反应：①接种卡介苗后；②年长儿无明显临床症状仅呈一般阳性反应，表示曾感染过结核杆菌；③婴幼儿尤其是未接种卡介苗者，阳性反应多表示体内有新的结核病灶。年龄越小，活动性结核可能性越大；④强阳性反应者，提示体内有活动性结核病；⑤由阴性转为阳性，或反应强度由原来<10mm增至>10mm且增幅超过6mm，表示新近结核感染。

阴性反应：①未感染过结核；②结核迟发性超敏反应前期（初次感染后4~8周内）；③技术误差或结核菌素过期失效；④假阴性反应：机体免疫功能低下或受抑制所致，如部分危重结核病；急性传染病，如麻疹、水痘、风疹、百日咳等；体质极度衰弱者如重度营养不良等，使用糖皮质激素或其他免疫抑制药治疗期间；患原发性免疫缺陷病或继发性免疫缺陷病。

2. 结核杆菌检查

从痰、胃液（婴幼儿可抽取空腹胃液）、支气管洗涤液、脑脊液、浆膜腔液中找到结核杆菌即可确诊。

3. 红细胞沉降率

红细胞沉降率增快，通过观察红细胞沉降率的变化和结合临床表现及 X 线检查可判断结核病病灶是否具有活动性。

4. X 线检查

胸部 X 线检查是筛查儿童结核病的重要手段之一。可确定结核病病灶的范围、性质、类型、活动或进展情况。定期复查胸部 X 线片可观察治疗效果。必要时 CT 检查。

5. 免疫学诊断及分子生物学诊断

酶联免疫吸附试验检测结核病患儿血清、浆膜腔液、脑脊液等的抗结核杆菌抗体，可作为结核病辅助诊断指标之一。DNA 探针、聚合酶链反应可快速诊断结核病。

6. 其他辅助检查

（1）纤维支气管镜检查，有助于诊断支气管内膜结核及支气管淋巴结结核。

（2）周围淋巴结穿刺液涂片检查，可发现特异性结核改变，如结核结节、干酪样坏死组织和朗格汉斯细胞，但属创伤性检查，需慎重操作。

（3）肺穿刺活检或胸腔镜取肺组织活检，做病理和病原学检查，有助于确诊疑难病例。

★ 考点提示：PPD 试验结果判定及临床意义

【治疗要点】

1. 治疗原则

杀灭病灶中的结核杆菌；防止血行播散。抗结核药物治疗原则为：①早期治疗；②剂量适宜；③联合用药；④规律用药；⑤坚持全程；⑥分段治疗。

2. 常用的抗结核病药物

（1）杀菌药物

① 全杀菌药：如异烟肼（INH）和利福平（RFP）。对细胞内外处于生长繁殖期的结核杆菌及干酪病灶内代谢缓慢的结核杆菌均有杀灭作用，且在酸性和碱性环境中均能发挥作用。

② 半杀菌药：如链霉素（SM）和吡嗪酰胺（PZA）。SM 能杀灭在碱性环境中生长、分裂、繁殖活跃的细胞外结核杆菌；PZA 能杀灭酸性环境中的细胞内结核杆菌及干酪病灶内代谢缓慢的结核杆菌。

表 17-2　儿童常用的抗结核病药物

药物	剂量/[mg/(kg·d)]	给药途径	主要不良反应
异烟肼(INH 或 H)	10(≤300mg/d)	口服、肌内注射、静脉滴注	肝毒性、末梢神经炎、过敏、皮疹
利福平(REP 或 R)	10(≤450mg/d)	口服	肝毒性、恶心、呕吐
链霉素(SM 或 S)	20~30(≤0.75g/d)	肌内注射	第Ⅷ对脑神经损害、肾毒性、过敏、皮疹和发热
乙胺丁醇(EMB 或 E)	15~25(≤0.75g/d)	口服	皮疹、视神经炎

（2）抑菌药物　常用乙胺丁醇。

儿童常用的抗结核病药物见表17-2。

3. 化疗方案

（1）标准疗法　一般用于无明显自觉症状的原发型肺结核，每天服用INH、REP和（或）EMB，疗程9～12个月。

（2）两阶段疗法　用于活动性原发型肺结核，急性粟粒性结核病及结核性脑膜炎。

① 强化治疗阶段：联用3～4种杀菌药物。迅速杀灭敏感的结核杆菌及生长繁殖活跃的结核杆菌与代谢低下的结核杆菌，防止或减少耐药菌株的产生，是化疗的关键阶段。长程化疗一般需要3～4个月，短程疗法一般为2个月。

② 巩固治疗阶段：联用两种抗结核药物，杀灭持续存在的细菌，以巩固疗效，防止复发。长程疗法可达12～18个月，短程疗法一般为4个月。

（3）短程疗法　结核病现代疗法的重大进展，直接监督下服药与短程化疗是世界卫生组织治愈结核病患者的重要策略。短程化疗作用机制是快速杀灭机体内不同繁殖速度的细胞内、外结核杆菌，使痰菌早期转阴并持久阴性，且病变吸收消散快，远期复发少。可选用以下几种：6～9个月短程化疗方案：① 2HRZ/4HR（数字为月数）；② 2SHRZ/4HR；③2EHRZ/4HR。若无PZA，则将疗程延长至9个月。

【预防】

1. 控制传染源

结核杆菌涂片阳性患者是儿童结核病的主要传染源。早期发现及合理治疗结核杆菌涂片阳性患者，是预防儿童结核病的根本措施。

2. 普及卡介苗接种

普及卡介苗（BCG）接种是预防儿童结核病的有效措施。我国国家免疫规划接种卡介苗的时间为出时生，仅接种1次。下列情况禁止接种卡介苗：①结核菌素试验阳性；②注射局部有湿疹或患全身性皮肤病；③急性传染病恢复期；④先天性胸腺发育不全或严重联合免疫缺陷病患儿。

3. 预防性化疗

（1）目的　防止儿童活动性肺结核；防止肺外结核病发生及青春期结核病复燃。

（2）常用药物　INH10mg/(kg·d)(≤300mg/d)，疗程6～9个月；或INH 10mg/(kg·d)(≤300mg/d)联合REP10mg/(kg·d)(≤300mg/d)，疗程3个月。

（3）适应证　①密切接触开放性肺结核病患者；②3岁以下婴幼儿未接种卡介苗而结核菌素试验阳性者；③由阴性转为阳性者；④阳性伴结核中毒症状者；⑤阳性，新近患麻疹或百日咳者；⑥试验阳性儿童需要较长时间使用糖皮质激素或其他免疫抑制药者。

★ **考点提示**：结核病的预防措施

二、原发型肺结核

原发型肺结核（primary pulmonary tuberculosis）是结核杆菌初次侵入肺部后发生的原发感染，是儿童肺结核的主要类型，在原发性结核病中最常见。原发型肺结核包括原发综合征和支气管淋巴结结核，两者在临床上很难区别，但X线表现不同。

【病理及转归】

1. 病理

结核杆菌侵入肺部,在肺部形成渗出性病变,肺部原发病灶多发生于右侧,肺上叶底部和下叶上部,靠近胸膜处。基本病变为渗出、增殖、坏死。渗出性病变以炎症细胞、单核细胞及纤维蛋白为主要成分;增殖性病变以结核结节及结核性肉芽肿为主;坏死特征性病变为干酪样改变,常见于渗出性病变中。结核性炎症的主要特征是上皮样细胞结节及朗格汉斯细胞浸润。

典型原发综合征呈"双极"病变,即一端为原发病灶,一端为增大的肺门淋巴结。由于儿童机体处于高度过敏状态,使病灶周围炎症更广泛,原发病灶范围扩大到一个肺段甚至一叶。年龄越小,大片性病变越明显。淋巴结增大多为单侧,但亦有对侧淋巴结受累者。

2. 转归

(1) 吸收好转 最常见,病变完全吸收、钙化或成为硬结。出现钙化表示病变至少已有6～12个月。

(2) 进展 ①原发病灶扩大,产生空洞;②支气管淋巴结周围炎,形成淋巴结支气管瘘,导致支气管内膜结核或干酪性肺炎;③支气管淋巴结增大,可造成肺不张或阻塞性肺气肿;④结核性胸膜炎。

(3) 恶化 结核杆菌通过血行播散,导致急性粟粒性肺结核或全身性粟粒性结核病。

【临床表现】

原发型肺结核多见于年龄较大儿童,一般起病缓慢,症状轻重不一。

轻者可无症状,也可有低热、食欲缺乏、疲乏、盗汗等结核中毒症状。婴幼儿及症状较重者可急性起病,高热可达39～40℃,但一般情况尚好,与发热不相称,持续2～3周后转为低热,并伴结核中毒症状,干咳和轻度呼吸困难是最常见的症状。婴儿还可表现为体重不增或生长发育障碍。

当胸内淋巴结高度增大时,可产生一系列压迫症状;压迫喉返神经可致声嘶;压迫气管分叉处可出现类似百日咳样痉挛性咳嗽;压迫支气管使其部分阻塞时可引起喘鸣;压迫静脉可致胸部一侧或双侧静脉怒张。部分高度过敏状态儿童可出现疱疹性结膜炎、皮肤结节性红斑及一过性多发性关节炎。

体检可见周围淋巴结不同程度增大。肺部体征不明显,与肺内病变不一致。婴儿可伴肝大。

★ **考点提示:儿童原发型肺结核的临床表现**

【辅助检查】

1. 胸部 X 线检查

确定肺结核病灶的性质、部位、范围、疾病发展情况等,是诊断儿童肺结核的重要方法之一。

2. 结核菌素试验

强阳性或由阴性转为阳性者,应做进一步检查。

3. 纤维支气管镜检查

结核病变蔓延至支气管内造成支气管结核,可通过纤维支气管镜检查发现病变。

4. 实验室检查

见本节概述部分。

【治疗要点】

1. 无明显症状的原发型肺结核

选用标准疗法，每天服用 REP、INH 和（或）EMB，疗程 9～12 个月。

2. 活动性原发型肺结核

宜采用直接督导下短程化疗。强化治疗阶段宜用 3～4 种杀菌药（INH、REP、PZA 或 SM），2～3 个月后以 INH、REP 或 EMB 巩固维持治疗，常用方案为 2HRZ/4HR。

【护理评估】

1. 健康史

详细询问患儿的接触史，近期有无患过其他急性传染病，如麻疹、百日咳等。既往身体、营养状况及疾病史。卡介苗接种史。

2. 身体状况

有无发热，尤其是午后低热；有无结核中毒症状；有无浅表淋巴结肿大，尤其是颈部淋巴结肿大。

3. 心理-社会状况

评估患儿及其家长的心理状况；了解家庭和社区对结核病的认识程度和防治态度。

4. 辅助检查

胸部 X 线检查及结核菌素试验结果。

【护理诊断】

（1）营养失调：低于机体需要量　与食欲下降、疾病消耗过多有关。

（2）活动无耐力　与结核杆菌感染有关。

（3）有传播感染的可能　与感染未控制、结核菌排出有关。

★ 考点提示：儿童原发型肺结核的护理诊断

【护理目标】

① 患儿营养状况得到改善。

② 患儿活动耐力提高。

③ 患儿住院期间无传染给他人。

【护理措施】

1. 合理休息

建立合理生活制度，保证患儿充足的睡眠。保持室内空气新鲜，阳光充足；除严重的结核病患儿绝对卧床休息外，一般患儿不要求绝对卧床休息，可在室内、外适当活动。

2. 饮食护理

保证营养供给，给予高蛋白、高热能、富含维生素和钙质的食物，以增强抵抗力，提高机体修复能力，使病灶愈合。

3. 用药护理

由于抗结核药物大多有胃肠道反应，故要注意患儿的食欲变化。常用抗结核病药物的不良反应见表 17-2。如有相关症状及时与医生联系，以决定是否停药。

4. 皮肤护理

结核患儿出汗多，尤其是夜间，出汗后及时更衣，避免受凉。

5. 心理护理

多与患儿及家长沟通，了解其心理状态，耐心解答有关问题，帮助他们消除顾虑，树立战胜疾病的信心。

6. 预防感染传播

结核病患儿活动期应进行呼吸道隔离，对患儿呼吸道分泌物，先消毒后弃去，对餐具、痰杯等进行消毒处理。病房每天通风至少 3 次，紫外线消毒每天 2 次。避免与其他急性传染病（如麻疹、百日咳等）患儿接触，以免加重病情。

★ **考点提示：儿童原发型肺结核的护理措施**

【护理评价】

① 患儿营养状况是否得到改善。

② 患儿活动耐力是否有所提高。

③ 患儿住院期间是否传染给他人。

【健康教育】

1. 知识教育

向家长和患儿介绍肺结核的病因、传播途径及消毒隔离措施。指导家长对居室和用具进行消毒处理。教育患儿不随地吐痰，避免将疾病传染给他人。

2. 加强营养和休息

结核病是慢性消耗性疾病，向家长和患儿讲解营养和休息的重要性、争取家庭支持，促进早日康复。

3. 用药和定期复查

坚持用药是治愈肺结核的关键。告诉家长不能自行停药，注意药物不良反应。定期复查，根据病情调整治疗方案。

三、结核性脑膜炎

结核性脑膜炎（tuberculous meningitis）是结核杆菌侵犯脑膜所引起的炎症，是儿童结核病最严重的类型。常在结核原发感染后 1 年以内发生，尤其在初染结核 3～6 个月最易发。多见于 3 岁以内婴幼儿。自普及卡介苗接种和有效抗结核药物应用以来，结核性脑膜炎的发病率明显降低，预后有很大改进，但若诊断不及时和治疗不当，病死率及后遗症的发生率仍较高，早期诊断和合理治疗是改善结核性脑膜炎预后的关键。

【病因与发病机制】

结核性脑膜炎通常由肺、骨结核等经血行播散所致，多是全身性粟粒性结核的一部分。少数由脑内结核病干酪灶破溃引起，极少数经脊柱、中耳或乳突结核病灶直接蔓延形成。

结核菌使软脑膜呈弥漫性特异性改变，蛛网膜下隙大量炎性渗出物，尤以脑底部最明显，易引起脑神经损害和脑脊液循环受阻，脑血管亦呈炎性改变，严重者致脑组织缺血软化而引起瘫痪症状。

【病理】

结核性脑膜炎的主要病理改变为软脑膜弥漫充血、水肿、炎性渗出，并形成许多结核结节。炎性渗出物积聚在脑底部。渗出物中可见上皮样细胞、干酪样坏死及朗格汉斯细胞。浆液纤维蛋白渗出物波及脑神经鞘，包围挤压脑神经引起脑神经损害，常见第Ⅶ、Ⅲ、Ⅳ、Ⅵ、Ⅱ对脑神经障碍的临床症状。早期脑部血管病变主要为急性动脉炎，病程较长者可见栓塞性动脉内膜炎，严重者可引起脑梗死、缺血、软化而致偏瘫。脑室管膜及脉络丛受累时出现脑室管膜炎，引起一侧或双侧脑室扩张；脑底部渗出物机化、粘连、堵塞，使脑脊液循环受阻可导致脑积水。若炎症蔓延至脊膜、脊髓及脊神经根，脊膜肿胀、充血、水肿和粘连，可导致蛛网膜下隙完全闭塞。

【临床表现】

1. 典型结核性脑膜炎

起病较缓慢。根据临床表现，大致分三期。

（1）早期（前驱期）　1～2周，主要症状为儿童性情改变，如目光呆滞、少言、懒动、易倦、烦躁、易怒、睡眠不安等。婴儿可表现为皱眉，或凝视、嗜睡，或以手击头、啼哭，或发育迟滞等。同时可有发热、食欲下降、盗汗、消瘦、呕吐、便秘（婴儿可为腹泻）等。年长儿可自诉头痛，多轻微，初可为间歇性，后持续性头痛，休息后可缓解。

（2）中期（脑膜刺激期）　1～2周，因颅内压增高而出现剧烈头痛、喷射性呕吐、感觉过敏、烦躁不安，逐渐出现意识模糊、嗜睡或惊厥，体温进一步增高。主要的体征为脑膜刺激征（颈强直、凯尔尼格征、布鲁津斯基征）阳性，婴幼儿则以前囟饱满、骨缝裂开为主。此期还可有面神经、动眼神经、展神经瘫痪而出现眼球运动障碍及复视。部分患儿出现肢体瘫痪，巴宾斯基征阳性。

（3）晚期（昏迷期）　1～3周，上述症状逐渐加重，由意识模糊、半昏迷继而到全昏迷，惊厥甚至可呈强直状态频繁发作。极度消瘦，呈舟状腹，常伴有水、电解质代谢紊乱。明显颅内高压和脑积水时呼吸不规则或变慢，婴儿则前囟膨隆、颅缝裂开、头皮静脉怒张等，最终可因脑疝死亡。

2. 不典型结核性脑膜炎

（1）起病急，进展较快，有时仅以惊厥为主。

（2）早期出现脑实质损害时，表现为舞蹈病或精神障碍。

（3）早期出现脑血管损害时，表现为肢体瘫痪。

（4）合并脑结核瘤时可出现颅内肿瘤表现。

（5）颅外结核病变极端严重时，将结核性脑膜炎的脑膜炎表现掩盖，不易识别。

（6）抗结核治疗过程中发生脑膜炎时，常表现为顿挫型。

3. 并发症及后遗症

最常见的并发症为脑积水、脑实质损害、脑出血和脑神经障碍。其中前三种是导致结核性脑膜炎死亡的常见原因。严重后遗症为脑积水、肢体瘫痪、智力低下、失明、失语、癫痫及尿崩症等。晚期结核性脑膜炎发生后遗症者约占2/3。

★ **考点提示：结核性脑膜炎的临床表现**

【辅助检查】

1. 脑脊液检查

压力增高，外观无色透明或呈毛玻璃样改变，蛛网膜下隙阻塞时，可呈黄色，静置

12～24h 后，脑脊液中可有蜘蛛网状薄膜形成，取之涂片检查，结核杆菌检出率较高。脑脊液中白细胞数多为（50～500）×10^6/L，分类以淋巴细胞为主，糖和氯化物降低。蛋白量增高，一般多为 1.0～3.0g/L，椎管阻塞时可高达 40～50g/L。脑脊液涂片阳性或结核杆菌培养阳性可确诊结核性脑膜炎。

2. X 线检查、头颅 CT 或 MRI

约 85％结核性脑膜炎患儿的胸部 X 线片有结核病改变，其中 90％为活动性病变，呈粟粒性肺结核者占 48％。胸部 X 线片证明有血行播散性结核病对确诊结核性脑膜炎有很大意义。头颅 CT 和 MRI 能显示结核性脑膜炎的病变特征、部位和范围。

3. 结核菌素试验

阳性对诊断有帮助，但严重患儿可呈阴性反应。

4. 眼底检查

可见视盘水肿、视神经炎或脉络膜粟粒状结核结节。

【治疗要点】
两个重点环节：抗结核治疗和降低颅内压治疗。

1. 抗结核治疗

联合应用易透过血-脑屏障的抗结核杀菌药。强化治疗用异烟肼（INH）、利福平（RFP）、吡嗪酰胺（PZA）和链霉素（SM），疗程 3～4 个月；巩固治疗继续使用 INH、RFP 或 EMB。抗结核药总疗程不少于 12 个月，或待脑脊液正常后继续治疗 6 个月。

2. 降低颅内压治疗

（1）脱水剂　常用 20％甘露醇。
（2）利尿药　常在停用甘露醇前 1～2 天，应用乙酰唑胺。
（3）侧脑室引流　适用于急性脑积水或慢性脑积水急性发作，用其他降颅压措施无效或疑有脑疝形成者。
（4）糖皮质激素　可迅速减轻结核中毒症状，抑制炎症渗出而减轻脑水肿、降低颅内压，且可减少粘连和脑积水的发生；一般用泼尼松，疗程 8～12 周。

3. 对症治疗

及时吸氧、镇静止痉、纠正水电解质紊乱等。

4. 随访

复发病例全部发生在停药后 4 年内，绝大多数在 2～3 年内。停药后随访至少 3～5 年，凡临床症状消失、脑脊液正常、疗程结束后 2 年无复发者，可认为结核性脑膜炎治愈，但仍应继续观察，直到停止治疗后 5 年。

★ 考点提示：结核性脑膜炎的治疗要点

【护理评估】

1. 健康史

询问患儿卡介苗接种史、结核病接触史、既往结核病史及近期急性传染病史。营养状况及疾病史。

2. 身体状况

有无结核中毒症状。患儿生命体征、神志、囟门张力、有无脑膜刺激征及脑神经障碍。

3. 心理-社会状况

评估家长的心理状况，了解家长对结核性脑膜炎的认识、护理和预防知识，以便指导。

4. 辅助检查

了解脑脊液、头颅 CT、胸部 X 线及结核菌素试验等检查结果。

【护理诊断】

（1）潜在并发症：颅内高压症，严重时并发脑疝　与结核性脑膜炎的脑膜炎症、脑脊液分泌增加及脑脊液回流受阻有关。

（2）营养失调：低于机体需要量　与摄入不足和消耗增加有关。

（3）有皮肤完整性受损的危险　与长期卧床、排泄物局部刺激及机体免疫力降低有关。

（4）焦虑　与病程长、预后差有关。

（5）有传播结核感染的危险　与结核杆菌排出有关。

★ 考点提示：结核性脑膜炎的护理诊断

【护理目标】

① 患儿住院期间无并发症发生。

② 患儿营养状况得到改善。

③ 患儿皮肤完整性良好。

④ 患儿及家长焦虑程度减轻。

⑤ 患儿住院期间没有传染给他人。

【护理措施】

1. 休息与活动

患儿应卧床休息，取仰卧位时，将上半身抬高 20°～30°以利于静脉回流，降低颅内压。头偏向一侧，避免多次搬动患儿颈部或突然变换体位。病房定时通风，光线柔和，医疗、护理操作尽量集中进行。

2. 饮食护理

给予高热能、高蛋白、高维生素、易消化的食物，如牛奶、鸡蛋、鱼类、肉类，各种豆制品、新鲜蔬菜、水果等，忌食辛辣、坚硬、油炸食物，少量多餐。昏迷患儿可给予鼻饲或胃肠外营养，以保证足够热能；鼻饲速度不宜过快，压力不宜过大，以免引起呕吐，每次鼻饲量不超过 200ml，间隔时间＜2h，胃管每周更换 1 次。患儿病情好转，能自行吞咽时，可停止鼻饲。

3. 病情观察

（1）监测生命体征　定时测量生命体征、神志等，发现异常及时报告医生，以便急救。

（2）瞳孔　观察瞳孔大小，是否等大等圆，对光反应是否灵敏。如瞳孔不等大，对光反射减弱或消失，提示脑疝形成。

（3）神志、意识变化　检查角膜反射、压迫眶上神经、刺激皮肤等，为治疗提供依据。

（4）观察头痛程度，与呕吐的相互关系　使用脱水剂后症状能否改善，如头痛伴喷射性呕吐说明颅内压增高。

4. 用药护理

遵医嘱给予脱水利尿药、抗结核药物、糖皮质激素等药物，注意输液速度和药物不良反应。

5. 对症处理

（1）保持呼吸道通畅，有呼吸功能障碍的患儿，应松开衣领，头偏向一侧，及时清理呼吸道分泌物及呕吐物，吸氧，必要时用人工呼吸机辅助呼吸。

（2）保持床铺平整、清洁。及时清除呕吐物和大小便，保持皮肤干燥、清洁。昏迷和瘫痪患儿，每2h翻身、拍背一次，防止褥疮和坠积性肺炎的发生。

（3）昏迷眼不能闭合者，可涂眼膏并用纱布覆盖，保护角膜。每天清洁口腔2～3次，以免因呕吐致口腔局部细菌繁殖。

（4）配合医生做好腰椎穿刺或侧脑室穿刺引流，做好术后护理，腰椎穿刺后4～6h内应平卧，防止脑疝发生。

6. 消毒隔离

大部分结核性脑膜炎患儿伴有肺部结核病灶，应采取呼吸道隔离措施。对患儿呼吸道分泌物、餐具、痰杯等做消毒处理。限制陪护人员，做好空气、地面、物体表面的消毒工作，防止交叉感染。

7. 心理护理

由于结核性脑膜炎的病程长、变化多、易反复，患儿及家长心理负担重。对患儿及家长的态度应和蔼可亲，耐心解释他们提出的问题，提供生活方面的周到服务，及时解除患儿的不适，帮助其减轻焦虑，树立战胜疾病的信心。

★ 考点提示：结核性脑膜炎的护理措施

【护理评价】
① 患儿住院期间是否有并发症发生。
② 患儿营养状况是否得到改善。
③ 患儿皮肤完整性是否良好。
④ 患儿及家长焦虑程度是否减轻。
⑤ 患儿住院期间是否传染给他人。

【健康教育】

坚持定期复查，合理用药，注意药物不良反应及病情的观察。制订良好的生活制度，适当户外活动，供给充足的营养。避免与开放型结核病患者接触，以防重复感染。积极预防及治疗各种急性传染病。指导对瘫痪患儿的康复治疗等，对失语和智力低下者进行语言训练和适当教育。

思考题

（一）简答题

1. 麻疹患儿高热护理有什么特点？
2. 水痘患儿常见哪些护理诊断？
3. 猩红热有哪些临床表现？
4. 手足口病的预防措施有哪些？

5.简述儿童结核病的治疗原则。

（二）案例分析

1.患儿，男，出生后第4天发病，其母于临产前4天患麻疹。患儿无发热，躯干部有散在的淡红色斑丘疹，直径1～2mm，1天后皮疹隐退，3天后再现较多的红色斑丘疹，满布全身且部分融合，压之褪色，持续3天后消退，未见色素沉着。无柯氏斑。发病前4天肌内注射胎盘球蛋白2ml，行被动免疫。

（1）该患儿最可能的医疗诊断和诊断依据是什么？

（2）治疗要点是什么？

（3）该患儿的主要护理诊断是什么？

（3）该患儿的护理措施有哪些？

2.患儿，男，14岁，乏力、精神差、发热2天，进食时右面部酸痛1天。查体：体温38.5℃，右腮部稍隆起，无发红，腮腺轻度肿大，有压痛，腮腺管口潮红，挤压腮腺无分泌物溢出。WBC $7.2×10^9$/L，N 0.58，L 0.42。

（1）该患儿最可能的医疗诊断是什么？

（2）为确诊需要做哪些检查？

（3）该患儿的主要护理诊断是什么？

（张晓丽）

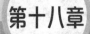

第十八章

常见急危重症患儿的护理

【学习目标】

1. 掌握儿童惊厥、急性颅内压增高、急性呼吸衰竭、充血性心力衰竭、急性肾衰竭、心跳呼吸骤停的临床表现、护理诊断、护理措施。

2. 熟悉儿童惊厥、急性颅内压增高、急性呼吸衰竭、充血性心力衰竭、急性肾衰竭、心跳呼吸骤停的急救措施。

3. 了解儿童惊厥、急性颅内压增高、急性呼吸衰竭、充血性心力衰竭、急性肾衰竭、心跳呼吸骤停的病因、发病机制、治疗要点。

案例导入

案例回放：

患儿，女，6个月。发热、咳嗽3天，伴气急，烦躁不安2天入院。体检：体温39.8℃，体重8kg。精神萎靡，阵发性烦躁气急，面色苍白，口周发绀，鼻翼扇动、三凹征明显。呼吸70次/分，两肺闻及广泛中细湿啰音。心音低钝，心率180次/分。腹软，肝肋下4.5cm。四肢无异常。

思考问题：

1. 该患儿哪些症状和体征提示出现心力衰竭？

2. 该患儿目前存在的主要护理诊断是什么？

3. 目前应对该患儿采取哪些护理措施？

第一节　儿童惊厥

惊厥（convulsion）是指由于神经细胞异常放电引起全身或局部骨骼肌群突然发生不自主的强直性或阵挛性收缩，常伴有意识障碍的一种神经系统功能暂时紊乱的状态。惊厥是儿科常见的急症，以婴幼儿多见，反复发作可引起脑组织缺氧性损害。

【病因】

1. 感染性疾病

（1）颅内感染　如细菌、病毒、原虫、真菌等引起的脑膜炎、脑炎及脑脓肿。常表现为反复而严重的惊厥发作，大多出现在疾病初期或极期。伴有不同程度意识障碍和颅内压增高表现。脑脊液检查对诊断和鉴别诊断有较大帮助。

（2）颅外感染

① 高热惊厥：是儿童惊厥最常见的原因。以上呼吸道感染引起的发热最多见，其他如下呼吸道感染、传染病、中耳炎等。

② 感染性中毒性脑病：是由重症肺炎、细菌性痢疾、败血症、伤寒等严重感染疾病引起的并发症。在原发病的极期出现反复惊厥、意识障碍与颅内压增高症状。与感染和细菌毒素导致急性脑水肿有关。脑脊液检查除压力增高外，其余均正常。

2. 非感染性原因

（1）颅内疾病　如颅脑损伤、脑肿瘤、癫痫、脑血管畸形、颅脑发育异常等。

（2）颅外疾病　窒息、缺氧缺血性脑病、电解质紊乱（低血钙、低血镁、低血钠、高血钠）、低血糖症、严重心肺疾病、遗传代谢性疾病（苯丙酮尿症、半乳糖血症）、各种中毒（如农药、鼠药、中枢神经兴奋药）等均可引起惊厥。

【临床表现】

1. 典型表现

突然发作，头向后仰，双眼凝视、斜视或上翻，口吐白沫，牙关紧闭，全身肌肉不自主地强直性或阵挛性抽搐，常伴有不同程度的意识障碍。严重者出现颈强直，角弓反张，呼吸不整，青紫或大小便失禁等现象。惊厥持续时间为数秒至数分钟或更长，发作停止后多入睡。惊厥典型表现常见于癫痫大发作。

2. 非典型表现

多见于新生儿和小婴儿，惊厥发作时可以仅出现反复眨眼、咀嚼、一侧面肌或口角抽动或单侧肢体抽动、呼吸暂停、两眼凝视等。

3. 高热惊厥

多见于1～3岁的小儿，是由单纯发热诱发的惊厥，是小儿惊厥最常见的原因。多发生于上呼吸道感染或其他感染性疾病的初期，当体温骤升至38.5～40℃或更高时，突然发生惊厥。多呈全身性，持续时间短，较少连续发作，神志恢复快，无神经系统异常体征。预后良好。约半数患儿会在以后疾病发热时再次或多次发作。

4. 惊厥持续状态

惊厥持续状态为惊厥的危重型，是指惊厥持续30min以上，或两次发作间歇期意识不能恢复者，多提示病情严重。

★ **考点提示：高热惊厥的特点**

【辅助检查】

可根据病情需要选择血常规、尿常规、大便常规；脑电图、心电图、B超、头颅CT、血生化、脑脊液检查等。

【治疗要点】

1. 迅速控制惊厥

用止惊药物或针刺人中穴、合谷穴、百会穴、涌泉穴等迅速控制惊厥为惊厥处理的首要措施。常用的止惊药物如下。

（1）地西泮　首选药物，每次剂量0.3～0.5mg/kg，一次总量不超过10mg，缓慢静脉注射，速度不超过 1～2mg/min，大多在 1～2min 内可止惊，必要时 30～60min 后可重复一次。地西泮过量可致呼吸抑制、血压降低，静脉注射中要密切观察呼吸和血压变化。

（2）苯巴比妥钠　是新生儿惊厥首选药物（但新生儿破伤风应首选地西泮）。其负荷量为 10mg/kg 静脉注射，每天维持量为 5mg/kg。本药抗惊厥作用维持时间较长，也有呼吸抑制及降低血压等不良反应。

（3）10％水合氯醛　每次 0.5ml/kg，一次最大剂量不超过 10ml，由胃管给药或加等量生理盐水保留灌肠。

（4）苯妥英钠　适用于癫痫持续状态（地西泮无效时），可按每次 15～20mg/kg 静脉注射，速度为每分钟 0.5～1.0mg/kg，应在心电监护下应用。维持量为每天 5mg/kg 静注，共3天。

2. 对症治疗

当出现颅内压增高时，给予脱水剂；发绀者给予氧气吸入；高热者给予物理降温或药物降温。

3. 病因治疗

控制惊厥的同时，积极寻找和治疗原发疾病。

★ 考点提示：儿童惊厥的急救措施

【护理评估】

1. 健康史

评估患儿的出生史、喂养史、感染史及传染病史；了解患儿有无中毒史、颅脑损伤史、心脏病或肾病等病史；患儿有无既往发作史及发作时是否存在诱因。

2. 身体状况

评估患儿惊厥发作时的表现：意识、发作持续时间、发作频率、间歇期长短、惊厥伴随症状以及发作后的状态。

3. 心理-社会状况

评估家长对该病的认知程度，是否有紧张、恐惧心理。当患儿惊厥发作时，家长是否能采取正确的处置方式。

4. 辅助检查

了解辅助检查结果，积极寻找发病原因和推测预后。

【护理诊断】

（1）急性意识障碍　与惊厥发作有关。

（2）有窒息的危险　与惊厥发作时喉肌痉挛和不能及时清理呼吸道分泌物有关。

（3）有受伤的危险　与抽搐、意识丧失有关。

（4）体温过高　与感染或惊厥持续状态有关。

（5）潜在并发症　颅内高压等。

★ 考点提示：儿童惊厥的护理诊断

【护理目标】

① 患儿住院期间无窒息、受伤发生。

② 患儿体温维持在正常范围。

③ 患儿住院期间无颅内高压等并发症发生。

【护理措施】

1. 预防窒息

保持安静、就地抢救；备好开口器、吸痰器、气管插管等急救用品；发作时让患儿去枕仰卧，头偏向一侧，解开衣领，清除患儿口鼻腔分泌物、呕吐物等，保持呼吸道通畅。

2. 预防外伤

控制惊厥，遵医嘱给予止惊药物；将棉质物放在患儿手中或腋下，防止皮肤摩擦受损；对已出牙患儿上下臼齿间放置牙垫或压舌板，防止舌咬伤；勿强力按压或牵拉患儿肢体，以免骨折或脱臼；专人守护，移开周围可能伤害患儿的一切物品，床边拉好床栏，防止坠地跌伤。

3. 维持正常体温

密切监测体温变化，高热时给予物理降温或药物降温；保持周围环境适宜的温度和湿度；鼓励患儿多喝水，保持口腔及皮肤清洁。

4. 预防并发症

密切观察患儿体温、脉搏、呼吸、血压、意识及瞳孔的变化，发现异常，及时通报医生，并采取紧急抢救措施；注意观察惊厥的类型，当惊厥反复发作或持续时间较长时，应警惕有无颅内压增高表现，如患儿出现收缩压升高、脉率减慢、呼吸节律慢而不规则、双侧瞳孔扩大，则提示颅内压升高，应及时通报医生，并及时采取降低颅内压的措施。

★ 考点提示：儿童惊厥的护理措施

【护理评价】

① 患儿住院期间是否有窒息、受伤发生。

② 患儿体温是否维持在正常范围。

③ 患儿住院期间是否有颅内高压等并发症发生。

【健康教育】

向家长及患儿讲解本病的病因和诱因及患儿病情，指导家长掌握预防及控制惊厥的措施。如惊厥发作时要就地抢救，针刺（或指压）人中，保持安静，不能摇晃或抱着患儿往医院跑，以免加重惊厥或造成机体损伤。给予患儿及家长心理支持，解除其焦虑和自卑心理，建立战胜疾病的信心。

第二节　急性颅内压增高

急性颅内压增高（acute intracranial hypertension）简称颅内高压，是由多种原因引起脑实质和（或）颅内容积增加所致的一组临床综合征。严重者或抢救不及时可危及生命。

【病因】

1. 感染

如各种脑膜炎、脑炎、脑脓肿、颅内寄生虫、重症肺炎和败血症等。

2. 脑缺血缺氧

如窒息、溺水、一氧化碳中毒、呼吸衰竭、休克和癫痫持续状态等。

3. 颅内占位性病变

如颅内出血、外伤所致硬膜下或硬膜外血肿、神经胶质瘤等。

4. 脑脊液动力学障碍

如脑积水和先天性颅脑畸形等所致脑脊液产生过多或循环受阻。

5. 其他

如由急性肾小球肾炎、慢性肾盂肾炎、肾血管畸形等所致的高血压脑病等。

★ **考点提示：急性颅内压增高的病因**

【发病机制】

颅内压为颅腔内的各种结构（脑组织、脑脊液、血液）产生的压力总和。颅腔容积＝脑组织体积＋脑血容量＋脑脊液。脑脊液压力超过 $180mmH_2O$，即为颅内高压。当颅内压增高超过代偿的限度时，出现脑组织移位，发生脑疝。脑脊液循环障碍致脑积水和脑脊液量增加。颅内占位病变使颅腔内容物体积增加。缺氧、感染、中毒等可使脑血管通透性增加或脑细胞内能量代谢障碍、钠泵失活而致细胞内、外液量增多，使脑组织体积增大和颅内压增高。

小儿囟门或颅缝未闭合时，对颅内压增高具有一定的缓冲作用，可减缓颅内压增高对颅脑的损伤，但在一定程度上可以掩盖颅内压增高的临床表现而延误诊断，应予以重视。

【临床表现】

1. 头痛

头痛是颅内压增高的主要症状。头痛的程度不等，早期较轻，后期加剧，多在清晨起床时明显，可因咳嗽、打喷嚏、用力等动作而加重。头痛通常为弥漫性，但以额部或枕部疼痛较为明显。婴幼儿因不能自诉，常表现为躁动不安或用手拍打头部，新生儿和小婴儿则睁眼不眠，呈脑性尖叫和前囟隆起紧张。头痛的机制一般认为是颅内压增高使脑膜、血管及脑神经受到刺激、牵拉或压迫所致。

2. 呕吐

呕吐是儿童常见症状。常在清晨空腹时发生或与剧烈头痛同时伴发，可呈喷射性呕吐，一般不伴恶心，与饮食无关。呕吐的原因可能由于颅内压增高刺激第四脑室底部及延髓呕吐中枢所致。

3. 眼底改变

颅内压增高时由于视神经鞘内脑脊液回流和静脉回流发生障碍，因而出现眼静脉淤血、视网膜水肿及视神经乳头水肿、出血等变化。而视神经乳头水肿为颅内高压的重要指征之一。在急性脑水肿所致的颅内高压时，因病变弥漫而发展迅速，很少见到视神经乳头边缘消失，可见到视神经乳头隆起及其局部边缘模糊、颜色发红，视网膜反光增强，眼底小静脉迂曲、怒张，小动脉痉挛。慢性颅内高压可致继发性视神经萎缩（图18-1）。

4. 复视

展神经在颅内行程较长，颅内压增高时，易受压而发生单侧或双侧不全麻痹，出现复视。

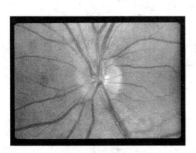
正常视神经乳头

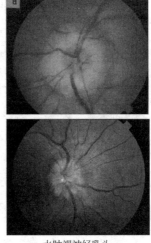
水肿视神经乳头

图 18-1　颅内压增高患者眼底改变

5. 意识障碍

由于颅内压增高及脑水肿，导致大脑皮质的广泛性损害及脑干网状结构受损，出现不同程度的意识障碍，常出现躁动不安、表情淡漠、嗜睡，严重者进入昏迷。

6. 惊厥及肌张力改变

颅内压增高或炎症时大脑皮质运动区受刺激而发生惊厥，可频繁发作。如大脑皮质不能控制下级神经中枢，脑干网状结构受刺激，则出现肌张力明显增高。严重者可呈去皮质强直（上肢屈曲，下肢内收挺直），甚至呈现去大脑强直（四肢挺直，上肢内旋、下肢内收、双足下垂）。但在脑疝时如果累及小脑，肌张力反而降低，深反射消失。

7. 生命体征改变

（1）呼吸障碍　颅内压增高引起呼吸改变较成人多见，轻者常出现节律不整、深浅不均，如出现叹息样呼吸、周期性（潮式呼吸）呼吸或长吸式呼吸，提示延髓衰竭、脑功能有明显损害，预后极差。

（2）循环障碍　主要发生于急性颅内压增高或慢性颅内压增高而病情突然恶化并有高颅压危象者。表现为皮肤苍白和发凉，指（趾）末端发绀。

（3）血压升高　颅内压增高时延髓的血管运动中枢受刺激而产生代偿性血管加压反应使血压升高，收缩压＞（年龄×2＋100mmHg）。动脉血压增高的目的是为了维持脑血流，特别是延髓的血流。晚期血压下降提示延髓功能衰竭的表现。

（4）脉搏缓慢　急性颅内压增高可出现缓脉，但在小儿较少见，慢性颅内压增高一般不引起缓脉现象。

（5）体温调节障碍　颅内压增高时下丘脑体温调节中枢受损，加之肌张力增高时肌肉产热增加，可出现高热。脑疝形成后，由于自主神经调节障碍，体温可上升到 40℃ 以上，晚期可体温不升。

8. 脑干功能障碍及脑疝形成

当颅内占位性病变或弥漫性脑水肿引起颅内压不断增高时，导致脑组织向压力相对较低的部位移位，并被挤入附近的硬脑膜裂隙或枕骨大孔，发生嵌顿，压迫部分脑组织、脑神经及血管，而产生一系列紧急的临床综合征，称为脑疝。最常见的脑疝有小脑幕切迹疝和枕骨大孔疝（图 18-2）。

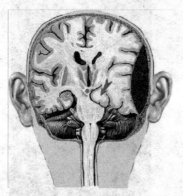
(a) 小脑幕切迹疝

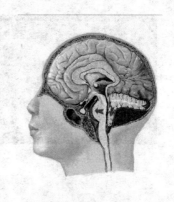
(b) 枕骨大孔疝

图 18-2　小脑幕切迹疝和枕骨大孔疝示意图

（1）小脑幕切迹疝　小脑幕以水平方向横膈于小脑背部及大脑半球之间，将大脑半球与小脑分开，并支持其上部大脑半球的压力。其前方中部有一缺口形成小脑幕切迹，中脑、大脑脚、动眼神经、大脑后动脉、小脑上动脉均位于或经过此切迹。当颅压急剧增高时，颞叶的海马回或沟回被挤入小脑幕裂孔而形成脑疝，出现相应的临床表现：①意识障碍，小脑幕切迹疝压迫中脑及网状结构，初期表现剧烈头痛、嗜睡、躁动、血压升高，继而意识模糊或昏迷加深；②瞳孔变化，脑疝压迫患侧动眼神经，开始有同侧瞳孔先缩小，继而扩大，对光反射迟钝或消失，如弥散性脑水肿，对侧动眼神经也受损时则出现同样的症状，故两侧瞳孔大小不等，晚期双侧瞳孔均扩大，对光反应消失；③肢体瘫痪，一侧或两侧中脑及大脑脚的锥体束受压，出现对侧或双侧肢体痉挛性瘫痪，锥体束征阳性；④生命体征改变，由于脑干受压，脑疝初期出现代偿性呼吸加快变深，体温升高，脉搏加快，血压更高。如脑疝继续发展时，生命中枢受损严重或出现枕骨大孔疝，调节作用丧失，因而出现中枢性呼吸衰竭，呼吸变浅、不规则，脉搏细弱，血压下降，最后呼吸停止。

（2）枕骨大孔疝　又称小脑扁桃体疝。枕骨大孔位于颅后窝最低部中央，延髓、颈髓从此处通过。正常时小脑扁桃体位于其上方，颅压增高时，使小脑扁桃体向下移位陷入椎管内形成枕骨大孔疝。疝入的扁桃体压迫延髓，堵塞第四脑室出口，颅内压进一步增高，可迅速出现延髓功能衰竭现象，表现为：①意识障碍，如占位性病变引起者，因进展较缓慢，意识状态可保持清醒，但急性弥漫性脑水肿所致的脑疝，多先有小脑幕切迹疝，继之枕骨大孔疝时，则表现为突然意识障碍加深，迅速进入深昏迷；②瞳孔变化，常为动眼神经核受损，表现双侧瞳孔对称性缩小，继而双侧瞳孔扩大，对光反射消失，眼球固定；③呼吸抑制，表现为呼吸浅、慢、不规则，发展迅速可呼吸突然骤停；④血压变化，可短暂上升后逐渐下降，脉搏细弱，心跳停止；⑤肌张力及锥体束征，脑疝时小脑受损，双侧肌张力减低，深反射消失。因延髓受压，双侧锥体束征可阳性。

★ 考点提示：急性颅内压增高的临床表现

【辅助检查】

1.腰椎穿刺

脑脊液压力轻度增高时为 11～20mmHg，中度增高时为 21～40mmHg，重度增高时为＞40mmHg。

2. 颅骨透照

用于前囟未闭的婴儿，有助于发现有无硬膜下血肿、积液。

3. 其他

头部B超、头颅CT、脑MRI等影像学检查。CT和MRI成像不但能直观地显示脑水肿及其累及范围和程度，进行脑水肿的定位、定性和定量的分析，而且还能对脑水肿进行分类、分期的研究，动态地分析不同疾病脑水肿过程的发生、发展、消散吸收的演变规律。

【治疗要点】

1. 急救处理

疑有脑疝时需进行气管插管保持呼吸道通畅，快速注入20％甘露醇。有脑干受压表现者，行颅骨钻孔减压术，或作脑室内或脑膜下穿刺，以降低颅内压。

2. 降低颅内压

首选甘露醇，重症者可使用利尿药（如呋塞米）静脉注射，也可给予糖皮质激素。

3. 对症治疗

改善通气、抗感染、纠正休克与缺氧、消除颅内占位性病变等。对躁动或惊厥者，给予地西泮静脉注射。为减少惊厥对脑细胞的继续损害可采用亚冬眠疗法或头置冰帽，使体温控制在33～34℃。应用脱水剂时注意补充白蛋白、血浆，以维持血浆胶体渗透压。

★ 考点提示：急性颅内压增高的急救处理

【护理评估】

1. 健康史

了解患儿有无感染史，有无各种原因造成的缺血缺氧病史及颅内占位性病变史。

2. 身体状况

有无头痛、呕吐、意识障碍、眼底改变及其性质，有无脑疝等并发症的发生。

3. 心理-社会状况

了解患儿既往有无住院经历，家长对疾病的病因和防护知识的了解程度；患儿居住环境及家庭经济状况，家长是否有恐惧、焦虑等心理。

4. 辅助检查

分析腰椎穿刺、颅骨透照、头部B超、头颅CT、脑MRI等结果。

【护理诊断】

（1）头痛　与颅内压增高有关。

（2）有窒息的危险　与意识障碍及呕吐有关。

（3）有受伤的危险　与惊厥发作有关。

（4）潜在并发症　脑疝、呼吸暂停、感染、癫痫。

（5）营养失调：低于机体需要量　与神经系统受损致摄入减少，不能满足机体新陈代谢的总需要量有关。

（6）恐惧　与因患儿身体不适产生烦躁情绪，家长对本病的认识程度不足，产生恐惧心理有关。

★ 考点提示：急性颅内压增高的护理诊断

【护理目标】

① 患儿头痛有所减轻。

② 患儿住院期间无窒息、受伤发生。

③ 患儿住院期间不发生各种并发症或发生后能得到及时的处理。

④ 患儿营养状况得到改善。

⑤ 患儿及家属了解有关颅内压增高的病因、治疗、并发症等知识并配合治疗，焦虑心理减轻。

【护理措施】

1. 维持合理体位

避免颅内压增高加重，保持患儿绝对安静，避免躁动、剧烈咳嗽，检查和治疗尽可能集中进行，护理患儿时要动作轻柔，不要猛力转动患儿头部翻身；抬高床头 $30°$，使头部处于正中位以利颅内血液回流，疑有脑疝时，以平卧为宜，但要保证气道通畅。

2. 保持绝对安静，尽量减少头部搬动

采取头部抬高 $15°\sim30°$，右侧卧位，以减轻颅内水肿和防止呕吐物吸入气管。各种治疗护理工作尽量集中进行，操作要轻柔，减少震动。入院 3 天内免沐浴。

3. 合理喂养

根据病情选择不同的喂养方法，病情严重者，推迟喂养时间，一般情况好转后给予喂奶。喂奶时不要抱起，吸吮吞咽困难者用鼻饲喂养。喂奶后注意观察面色有无发绀、呕吐，防止呛奶窒息。呕吐重者，宜禁食补液，以供给足够的热量和水分。

4. 密切观察病情

注意体温、呼吸、心率、面色、神态、囟门饱满度、瞳孔大小、反射及肢体活动情况，有烦躁不安、脑性尖叫、喷射性呕吐、惊厥等表现时，立即报告医生。遵医嘱给予镇静药、脱水剂。

5. 严格控制液体入量

总液量按 $50ml/(kg \cdot d)$ 计算。严格控制补液速度，补液成分以葡萄糖为主，限制电解质的输入。

6. 避免局部受压时间过长，引起皮肤压伤

床垫要平稳、柔软，可加海绵垫于身下，病情稳定后定时翻身。

7. 气道管理

根据病情选择不同方式供氧，保持呼吸道通畅；及时清除气道分泌物，以保证血氧分压维持在正常范围；备好呼吸机，必要时人工辅助通气。

★ 考点提示：急性颅内压增高的护理措施

【护理评价】

① 患儿头痛是否有所减轻。

② 患儿住院期间是否有窒息、受伤发生。

③ 患儿住院期间是否发生各种并发症或发生后能得到及时的处理。

④ 患儿营养状况是否得到改善。

⑤ 患儿及家属是否了解有关颅内压增高的病因、治疗、并发症等知识并配合治疗，焦虑心理是否减轻。

【健康教育】

定期复查头部 B 超或头颅 CT，有肢体瘫痪者加强功能锻炼。早期干预，开发智力，加强营养，防止感染，按时预防接种。

第三节　急性呼吸衰竭

急性呼吸衰竭（acute respiratory failure，ARF）是小儿时期的常见急症之一，是指各种原因导致的中枢和（或）外周性的呼吸生理功能障碍，出现低氧血症，或低氧血症与高碳酸血症并存，并由此引起一系列生理功能和代谢紊乱的临床综合征。

【病因】

凡能引起呼吸道梗阻、肺实质疾病及呼吸泵异常的因素均可导致小儿急性呼吸衰竭，但不同年龄小儿常见的急性呼吸衰竭病因不同。

1. 新生儿

呼吸窘迫综合征、新生儿窒息、上呼吸道梗阻、颅内出血、吸入性肺炎。

2. 小于 2 岁婴幼儿

支气管肺炎、哮喘持续状态、喉炎、先天性心脏病、气道异物、先天性气道畸形、较大腺样体或扁桃体所致的鼻咽梗阻。

3. 2 岁以上儿童

哮喘持续状态、多发性神经根炎、中毒、溺水、脑炎、损伤。

★ **考点提示：急性呼吸衰竭的病因**

【发病机制与病理生理】

呼吸衰竭可分为泵衰竭、肺衰竭两大类。

① 泵衰竭（pump failure）：与中枢性、周围性呼吸机制障碍有关，表现 $PaCO_2$ 升高，继之出现低氧血症，具有气管插管和机械通气的指征。

② 肺衰竭（lung failure）：由肺部实质性病变所致，表现低氧血症，$PaCO_2$ 开始正常或降低，继之因呼吸肌疲劳致 $PaCO_2$ 升高。此时需给予持续正压通气（CPAP）或气管插管机械通气。

尤其婴儿和儿童的呼吸肌疲劳，常提示肺衰竭和泵衰竭的最终阶段。在正常情况下，膈肌是呼吸肌的主要组成部分，有足够的血液供应。许多疾病可使呼吸肌工作量增加，导致膈肌耗氧量明显增加，产生缺氧，出现无氧代谢和酸中毒，促使呼吸肌疲劳。早产儿因呼吸肌发育尚不成熟，更易造成泵衰竭而窒息。即使是儿童及成人，呼吸肌疲劳也是呼吸衰竭发生的重要原因，用机械通气治疗可以获救。近年来，呼吸肌在呼吸衰竭过程中的作用，已引起人们的重视。

贫血、低氧血症时，动脉血氧含量降低，呼吸肌的供氧因此受到限制。心排血量减少也可导致膈肌缺血和迅速疲劳，出现高碳酸血症性呼吸衰竭。

肺泡表面活性物质在呼吸衰竭的发生上有重要作用，各种严重肺损伤、缺氧、酸中毒都可损害肺Ⅱ型细胞，影响肺泡表面活性物质的合成与分泌，进而抑制肺泡表面活性物质的作用，导致或加重呼吸衰竭。

呼吸衰竭的基本病理生理改变是缺氧和二氧化碳潴留，由于通气功能障碍和气体弥散功能障碍和其对全身各器官系统的功能的影响，而且互为因果，形成恶性循环。低氧血症和高碳酸血症对机体的影响：引起代谢性酸中毒；电解质平衡紊乱；急性二氧化碳潴留，可导致呼吸性酸中毒。

【临床表现】

1. 严重呼吸困难和发绀

早期可有呼吸频率增快，继而鼻翼扇动、三凹征出现等；中枢性呼吸衰竭主要表现为呼吸节律不齐，可有潮式呼吸，晚期出现间歇、叹气、抽泣样等呼吸，呼吸次数减少，微弱无力，直至呼吸停止。发绀首先出现在口唇、口周及甲床等处，其程度与缺氧轻重并不完全一致。如严重贫血，血红蛋白＜50g/L，虽缺氧并不发绀，故不能单纯根据发绀而判断有无缺氧。

2. 神经与精神症状

早期可见烦躁不安、出汗、易激动。随着缺氧加重，出现嗜睡、头痛等。晚期出现意识模糊，甚至昏迷、抽搐等脑水肿或脑疝症状。

3. 其他

早期心率增快，血压升高。晚期则心率减慢，心律失常，脉搏细弱，可有休克。胃肠道因严重缺氧而表现腹胀、肠鸣音减弱、呕咖啡色胃内容物等。

★ **考点提示：急性呼吸衰竭的临床表现**

【辅助检查】

1. 血气分析

测定 PaO_2、$PaCO_2$、SaO_2、动脉血 pH 值、SB、BE、BB，以判断呼吸衰竭的类型、程度，酸碱平衡失调的程度。

2. 其他关于病因的检查

血液检查、X 线胸片、心电图、心脏超声等。

【治疗要点】

1. 保持呼吸道通畅

保持呼吸道通畅是抢救的关键，应及时清理呼吸道分泌物及异物，改善通气功能。

2. 氧疗

有效吸氧是改善缺氧最好的方法，根据病因不同和呼吸衰竭的类型采用鼻导管或面罩给氧，血液氧分压保持在 60mmHg 以上。中枢呼吸衰竭者合理使用呼吸兴奋药如洛贝林。必要时用机械通气。

3. 对症支持治疗

维持重要脏器功能，维持水电解质平衡，有效地防治感染。

4. 积极寻找和去除病因

【护理评估】

1. 健康史

了解患儿的生长发育史，既往有无累及呼吸中枢和（或）呼吸器官的各种病史，特别是呼吸道感染史和神经系统疾病史。询问出生时是否顺产，有无窒息史，生后是否按时预防接种。

2. 身体状况

评估患儿的生命体征、精神意识状态及皮肤情况、球结膜水肿情况。有无呼吸困难、发绀、意识障碍等。评估患儿的呼吸形态及脉搏血氧饱和度，呼吸困难及缺氧程度，氧疗及机械通气情况。评估患儿的咳痰能力和痰液的颜色、性质、量及黏稠度。有无消化道出血、感染、心律失常、弥散性血管内凝血、血栓等并发症。

3. 心理-社会状况

了解患儿既往有无呼吸衰竭病史，家长对疾病的病因和防护知识的了解程度；患儿居住环境及家庭经济状况，家长是否有恐惧、焦虑等不良心理反应。

4. 辅助检查

了解动脉血气分析、血液检查、X线胸片、心电图、心脏超声等。

【护理诊断】

（1）低效性呼吸形态　与呼吸功能障碍有关。

（2）清理呼吸道无效　与咳痰无力及痰液黏稠有关。

（3）气体交换受损　与肺换气功能障碍有关。

（4）营养失调：低于机体需要量　与饮食功能差有关。

（5）有感染的危险　与长时间携带呼吸机有关。

（6）潜在并发症　肺性脑病、消化道出血、心力衰竭、休克等。

（7）恐惧　与病情危险有关。

★ 考点提示：急性呼吸衰竭的护理诊断

【护理目标】

① 患儿呼吸道保持通畅，能正常通气换气。

② 患儿营养状况得到改善。

③ 患儿住院期间无感染发生。

④ 患儿住院期间无并发症发生。

⑤ 患儿及家长了解本病基本知识并能配合治疗，恐惧心理消除。

【护理措施】

1. 病情观察

密切观察患儿的呼吸频率、节律、深度及呼吸困难程度，监测生命体征。评估患儿意识状态及神经精神症状、球结膜水肿程度，观察有无肺性脑病症状。

2. 合理吸氧

按医嘱正确氧疗，根据患儿临床表现及血气分析调节给氧方法和浓度。Ⅰ型呼吸衰竭可短时间内间歇高浓度吸氧，可用面罩吸氧。Ⅱ型呼吸衰竭（COPD）患儿应用持续低流量吸氧（1～2L/min），一般用鼻塞和鼻导管吸氧。

3. 辅助呼吸

无创呼吸机辅助通气及建立人工气道进行机械通气时，合理设定呼吸机模式和参数，并根据血气结果及时调整。及时处理呼吸机报警。观察呼吸机是否与患儿呼吸同步，及时查找原因并处理。

4. 保持呼吸道通畅

评估患儿能否有效咳痰，观察痰液的颜色、性质、量及黏稠度，促进痰液引流，鼓励患儿咳嗽、咳痰，更换体位，多饮水。必要时协助拍背咳痰。如建立人工气道患儿，应加强气道管理。危重患儿每2h翻身拍背1次，及时吸痰，注意无菌操作。清醒患儿正确指导进行有效呼吸，协助患儿取端坐位或半坐位，教会患儿缩唇呼吸。

5. 用药护理

按医嘱正确给药，密切观察不良反应；禁用呼吸抑制药，慎用镇静药。备好抢救物品和药品，如气管插管包、气管切开包、人工呼吸器、吸痰器、氧气筒、强心药。

6. 预防并发症

如休克、出血、弥散性血管内凝血。

7. 一般护理

（1）保持病室整洁、通风，每天2～3次，每次30min或进行层流净化。

（2）饮食护理，鼓励患儿多进高蛋白、高维生素食物；昏迷或无法经口进食者按医嘱实行肠内营养或肠外营养。

（3）正确留取各项标本，尤其痰培养标本。

（4）加强基础护理，重视"六洁""四无"；保持床单位平整、干燥，患儿舒适，预防褥疮等并发症的发生。

（5）加强心理支持，注意沟通技巧；机械通气患儿应用手势语、图片、写字板等交流措施，减轻患儿焦虑和恐惧。

★ **考点提示：急性呼吸衰竭的护理措施**

【护理评价】

① 患儿呼吸道是否保持通畅，能正常通气和换气。

② 患儿营养状况是否得到改善。

③ 患儿住院期间是否发生感染。

④ 患儿住院期间是否发生并发症。

⑤ 患儿及家长是否了解本病基本知识并能配合治疗，恐惧心理是否消除。

【健康教育】

① 向患儿及家属讲解疾病的诱因、发病机制、治疗、护理、发展和转归。

② 指导患儿有效咳嗽、咳痰技术，正确进行腹式呼吸、缩唇呼吸等呼吸功能锻炼，执行合理的家庭氧疗方法。

③ 指导患儿及家属制订合理的活动与休息计划，增强体质。

④ 指导患儿遵医嘱正确用药，熟悉药物的用法、剂量和注意事项。

第四节　充血性心力衰竭

充血性心力衰竭（congestive heart failure，CHF），是指心脏的收缩或舒张功能下降，即心排血量绝对或相对不足，不能满足全身组织代谢的需要的病理状态。是小儿时期常见的危重急症之一。

【病因】

1. 心血管疾病

主要为先天性心血管畸形（房或室间隔缺损、动脉导管未闭、法洛四联症、肺动脉狭窄、主动脉缩窄、三尖瓣闭锁等）及心内膜心肌疾病，如心肌病、心肌炎、心内膜弹力纤维增生症、细菌性（感染性）心内膜炎、乳头肌功能失调等。

2. 肺部疾病

如重症支气管肺炎和毛细支气管炎、呼吸窘迫综合征、哮喘、肺栓塞等。

3. 肾疾病

肾血管性高血压、肾血管畸形等。

4. 其他疾病

如重度贫血、大量失血、高血压病、结缔组织病、甲状腺功能亢进症、维生素 B_1 缺乏病以及不适当的输血、输液等。

【病理生理】

心力衰竭的病理生理很复杂。其主要机制是神经、体液、内分泌系统改变。神经、体液、内分泌系统的激活是心力衰竭的代偿，但常呈过度代偿而损伤心血管系统。其中以交感神经兴奋性增高、肾素-血管紧张素醛固酮系统活性增高和血浆加压素水平升高为主。

1. 激活交感神经系统

心功能受损时，首先激活交感神经，β_1 受体兴奋性增高，导致心率加快、心肌收缩力增强、传导加快。早期有一定代偿作用，因而无心力衰竭 表现。但血中去钾肾上腺素增高，可达正常的 $2\sim3$ 倍。去甲肾上腺素对 β_1 受体亲和力比对 β_2 受体强 10 倍，心率增快的同时，外周血管阻力增加，因而导致能量消耗增加。

2. 激活肾素-血管紧张素-醛固酮系统（RAS）

心力衰竭时肾血流灌注少，因肾小球旁体中的 β_1 受体受刺激，肾素分泌增加。由于 RAS 作用增强，周围血管阻力增加，心肌收缩力增强，心率加快，以代偿心功能减退而保持心排血量，维持心、脑、肾灌注。但如心脏原发病未解除、则 RAS 激活过度，而致过度代偿，氧耗量增加，加重氧饥饿和能量饥饿，心功能进一步减退。

3. 电解质改变

上述改变可引起水、钠潴留，其中水潴留相对多于钠。此外，心功能不全早期细胞内钙无明显变化，心力衰竭时间长则细胞内 Ca^{2+} 代谢异常，至终末期细胞内 Ca^{2+} 增高。心力衰竭时细胞内 Mg^{2+} 降低，进一步加重能量饥饿。Mg^{2+} 在保持心肌细胞内环境的动态平衡中起重要作用。Mg^{2+} 缺乏是心力衰竭患儿的一个主要危险因素，在心力衰竭本身和心律失常的发生中起重要作用。

4. 肾功能改变

严重心力衰竭时肾出球、入球小动脉均强烈收缩，当出球小动脉压不能超过入球小动脉压时，肾小球滤过率急骤下降，而使晚期心力衰竭出现稀释性低钠血症。

5. 心钠素

心钠素是心房分泌的一种肽类，有排钠、利尿、扩血管及抑制肾素和醛固酮的作用。心力衰竭时心房压力增高，导致血浆心钠素增高，达正常的 2～10 倍，但仍不足以抵消交感神经和 RAS 的作用。

【临床表现】

1. 心脏功能减退的表现

可有尿量减少，下肢水肿，心慌气短，烦躁或精神萎靡，腹胀，食欲下降，咳嗽。体检有心动过速，心脏扩大，舒张期奔马律，末梢循环障碍。

2. 左心衰竭的表现

呼吸急促，重者可有呼吸困难，严重者呈端坐呼吸体位，咳泡沫血痰与发绀，肺部可闻及湿啰音及哮鸣音。

3. 右心衰竭的表现

肝大伴叩触痛，颈静脉怒张，肝颈静脉反流征阳性，下肢水肿，重者可有腹腔积液、胸腔积液。

★ 考点提示：充血性心力衰竭的临床表现

【辅助检查】

1. 胸部 X 线检查

心影多呈普遍性增大，心脏搏动减弱，肺纹理增多，肺淤血。

2. 超声心动图

射血分数（EF）减低，心室收缩时间，间期延长，心室、心房腔扩大。

3. 心电图

除原发性心脏病心电图改变外，无心力衰竭的特异改变。有助于病因诊断和指导洋地黄的应用。

【治疗要点】

注意休息，吸氧，限制水、钠摄入，消除病因及诱因，加强心脏收缩能力，改善血流动力学，维护心脏功能。

1. 一般治疗

保证患儿休息，取半卧位或垫高枕部，吸氧，供给湿化氧并做好护理工作。避免用力和排便用力。给予容易消化及富有营养的食品，防止躁动，必要时用镇静药，如苯巴比妥、吗啡等皮下或肌内注射，但需警惕抑制呼吸。急性心力衰竭或严重水肿者，应限制水和钠盐的摄入，液量应控制在婴儿每天 60～80ml/kg，年长儿每天 40～60ml/kg，液体应 24h 内匀均补充。

2.药物治疗

（1）洋地黄类药物　洋地黄能有效增强心脏收缩功能，增强心排血量，降低心室舒张末期压力，改善组织的灌流及静脉淤血的周围循环障碍，临床应用广泛。洋地黄类药物可分为：①作用缓慢类，如洋地黄毒苷，目前应用极少；②作用迅速类，如地高辛、毛花苷 C 及毒毛花苷 K。地高辛可口服，也可静脉注射，口服吸收良好，起效快，蓄积少，并可通过胎盘到达胎儿循环，是儿科治疗心力衰竭的主要用药；毛花苷 C 及毒毛花苷 K 仅可用于静脉注射，肌内注射吸收不良。

（2）利尿药　可减少血容量与心脏前负荷，当使用洋地黄类药物而心力衰竭未完全控制，或伴显著水肿者，宜加用利尿药。对急性心力衰竭、肺水肿者，应选用作用迅速、强效的利尿药，如呋塞米，剂量为每次 1～2mg/kg 静脉注射，每 6～12h 用药 1 次；也可口服，剂量为每天 1～4mg/kg。此类利尿药主要不良反应有脱水、低钠血症、低钾血症、代谢性酸中毒及听神经毒性反应等。婴儿应慎用。

（3）血管扩张药　可扩张静脉降低心脏前负荷，扩张动脉减低心脏后负荷。常与儿茶酚胺类药物合用，用于急性心力衰竭、严重慢性心力衰竭一般治疗无效者。

（4）血管紧张素转换酶抑制药（ACEI 类）　可减少心脏前、后负荷，改善心功能。

（5）儿茶酚胺类药物　多巴胺多在心力衰竭伴血压下降时应用，常用中、小剂量，静脉输入后，可使心脏指数增高，尿量增多，尿钠排泄增多，但对周围血管阻力及心律无影响。

（6）β受体阻滞药　可减慢心率和降低心脏前、后负荷，常与洋地黄类药物联合应用治疗慢性心力衰竭。此类药物起效时间较长，常在 2～3 个月后才可发挥效应，因此应用多从小剂量用起，视病情逐渐增加用量。哮喘、慢性支气管炎、心动过缓、血压过低及二度房室传导阻滞者禁用。

3.其他治疗

（1）抗心律失常的治疗　心力衰竭时患儿出现的心律失常主要为室性期前收缩、室性心动过速等室性心律失常。需特别提出的是，因多种抗心律失常药物在本身的应用中即可造成心律失常的出现，因此对心力衰竭导致的心律失常应慎重用药。

（2）急性左心衰竭的处理措施

① 体位：患儿取坐位，双下肢下垂床边，以利呼吸，并可减少静脉回流。

② 吸氧：维持动脉血氧分压在 60mmHg 以上，严重者可用机械通气。

③ 镇静：静脉或皮下注射吗啡 0.1～0.2mg/kg，必要时间隔 2～4h 后可重复应用。

④ 利尿：静脉注射强效利尿药，如呋塞米每次 1～2mg/kg，静脉滴注，可有效减少循环血量，减轻心脏的负荷。

⑤ 硝酸甘油：为降低心脏的前、后负荷，尤其是前负荷时，可静脉注射硝酸甘油，剂量为每分钟 1～5μg/kg。

（3）其他　同种心脏移植术、基因治疗和心肌细胞移植等，可用于心力衰竭的治疗。

★ 考点提示：充血性心力衰竭的治疗要点

【护理评估】

1.健康史

评估可能引起患儿急性心力衰竭的原因，了解既往病史。

2.身体状况

监测患儿的血压、心率、呼吸频率及深度、有无气促及肺部啰音等。观察患儿是否咳粉红色泡沫痰，评估患儿的出入水量是否平衡等。评估患儿缺氧的程度，如有无烦躁不安等意识障碍、皮肤黏膜颜色有无发绀等。

3. 心理-社会状况

评估患儿对疾病的认知度和心理状态，有无紧张、恐惧等情绪。

4. 辅助检查

了解 X 线、超声心动图、心电图有无异常。

【护理诊断】

（1）心排血量减少　与心肌收缩力下降有关。

（2）气体交换受损　与肺淤血有关。

（3）体液过多　与心力衰竭后水、钠潴留有关。

（4）潜在并发症　心源性休克、药物不良反应。

★ 考点提示：充血性心力衰竭的护理诊断

【护理目标】

① 患儿心肌收缩力增强。

② 患儿水肿程度减轻。

③ 患儿住院期间无并发症发生。

【护理措施】

1. 体位

协助患儿取端坐位或半坐位，双腿下垂，以利于呼吸和减少静脉回心血量。必要时可行四肢轮流三肢结扎法减少静脉回流。

2. 吸氧

给予高流量氧气吸入（6～8L/min），严重者给予面罩吸氧或机械通气。可在湿化瓶内加入 30％～50％ 乙醇抗泡沫剂，保证足够的血氧分压。

3. 病情观察

持续心电监护，严密观察血压、心率、呼吸、血氧饱和度、神志、皮肤颜色及温度、肺部啰音的变化等。观察患儿的咳嗽、咳痰、喘憋情况，协助患儿咳嗽、排痰，保持呼吸道通畅。

4. 用药护理

迅速建立静脉通道，遵医嘱给药，遵医嘱给予快速、强效的强心药、利尿药。

用药注意事项：用吗啡时注意有无呼吸抑制、心动过缓，年长患儿慎用或减量应用；应用呋塞米 20～40mg 静推要在 2min 内推完并要严格记录尿量；用血管扩张药要注意调节输液速度，最好用输液泵控制滴速，监测血压变化，防止低血压发生。硝普钠和硝酸甘油要现用现配，避光输注；洋地黄制剂推注速度宜缓慢，同时观察心电图变化。

5. 准确记录出入量

根据患儿症状限制水分摄入，严格控制输液速度，尿量低于 30ml/h 要及时报告给医生，注意记录呕吐物和汗液量。

6. 日常护理

注意为患儿保暖，做好口腔护理、皮肤护理，预防褥疮发生。

7. 心理支持

简要介绍本病的救治措施及使用监测设备的必要性。医护人员在抢救时必须保持镇静、操作熟练、忙而不乱，使患儿产生信任、安全感。避免在患儿面前讨论病情，以减少误解。鼓励患儿说出自己的不适，护士要耐心倾听，安慰患儿，给予信心，让其安心。同时让家属给予支持。

★ 考点提示：充血性心力衰竭的护理措施

【护理评价】

① 患儿心肌收缩力是否增强。

② 患儿水肿程度是否减轻。

③ 患儿住院期间是否发生并发症。

【健康教育】

① 针对患儿可能发生心力衰竭的原因，给予针对性的预防指导。

② 指导患儿在药物治疗的过程中，如有头痛、恶心、出汗等，应及时报告医护人员。

③ 指导患儿遵医嘱服药，定期复查。

第五节　急性肾衰竭

急性肾衰竭（acute renal failure，ARF）简称急性肾衰，是指由于各种原因引起的短期内肾功能急剧进行性减退而出现的临床综合征。临床主要表现为氮质血症，水、电解质紊乱和酸碱平衡失调。

【病因】

1. 肾前性肾衰竭

肾前性肾衰竭常见原因有呕吐、腹泻所致严重脱水、大出血、大面积烧伤、大手术、低血容量休克和肾病综合征，起病或复发时低血容量等。

2. 肾性肾衰竭

肾性肾衰竭是儿科肾衰最常见的原因，由肾实质损害引起。包括肾小球疾病、肾小管疾病、急性肾间质疾病等。

3. 肾后性肾衰竭

肾后性肾衰竭常见原因有先天性输尿管-肾盂连接部阻塞（狭窄、束带和异常血管）、先天性输尿管-膀胱阻塞、输尿管囊肿、结石、血块、后尿道瓣膜、尿道囊肿、尿道损伤和异物、尿道或尿道口狭窄。

【临床表现】

1. 少尿期

表现为水潴留、电解质紊乱、代谢性酸中毒、氮质血症、易合并感染、贫血及出血倾向等。

（1）水潴留　急性肾衰竭时必定会发生水潴留。急性肾衰竭通常不像慢性肾衰竭那样导致疏松部位组织水肿。急性肾衰竭所致的水潴留的主要表现为血容量急剧增加，血压升高。严重时可表现为急性肺水肿，肺水肿的最早表现常常是呼吸频率增加，平卧时加重。进一步发展时，出现呼吸急促、口周发绀、肺底出现细小水泡音、心动过速甚至奔马律。X 线片上可见到两肺纹理显著增加、两肺门阴影对称性增加，典型的可呈现蝴蝶样阴影。

（2）电解质紊乱　也是急性肾衰竭的主要表现。低钠血症、高钾血症、酸中毒是急性肾衰竭的最危险的临床表现，也是致死的主要原因。

（3）代谢性酸中毒　正常儿童动脉血 pH 值为 7.35～7.45，碳酸氢盐浓度为 22～26mmol/L。当代谢性酸中毒发生时，机体通过加深加快呼吸排出更多的二氧化碳，以保持 HCO_3^-/H_2CO_3 比例不变。当酸中毒严重到机体不能代偿时，动脉血 pH 值、碳酸氢盐浓度、$PaCO_2$ 都下降。

（4）氮质血症　氮质血症是急性肾衰竭的主要表现之一。肾衰竭时，代谢产物排泄障碍，特别是蛋白质的代谢产物不能排出体外，存留在体内引发氮质血症。表现为恶心、畏食、呕吐、乏力等非特异性症状，血尿素氮及肌酐升高。慢性肾衰所致的氮质血症常伴有骨髓抑制，引起贫血。

（5）感染　35%～40% 的急性肾衰竭患儿可能发生感染。感染的常见部位多在肺、尿路、腹膜腔、静脉导管或其他部位的伤口处。易感因素包括皮肤黏膜的完整性受损、创伤性检查、导管留置及预防性使用抗生素等。

（6）贫血及出血倾向　急性肾衰竭患儿常常发生贫血及出血倾向，有时甚至可见于疾病早期，其确切发生机制尚未十分清楚，常与肾衰竭有关而与弥散性血管内凝血无关。皮肤可出现瘀斑，与血管脆性增加、血小板减少或功能障碍有关。20%～40% 的肾衰竭患儿伴有胃肠出血，其原因除与凝血障碍有关外，糜烂性胃炎及溃疡也是常见原因。引起急性肾衰竭的原发病如大手术、严重外伤、颅脑损伤、大面积烧伤等都处于应激状态之下，胃酸分泌明显增多，胃黏膜出现应激性溃疡，这也是常见的消化道出血的原因。

2. 多尿期

进行性尿量增多。多尿持续时间为 1～2 周，部分患儿可达 1～2 个月。可发生低钾血症、低钠血症及脱水。此外，易发生感染、心血管并发症和上消化道出血等。

3. 恢复期

肾功能逐渐恢复，血尿素氮和肌酐逐渐恢复正常，而肾浓缩功能需数月才能恢复正常，少数患儿留有不可逆的肾功能损害。

★ 考点提示：急性肾衰竭的临床表现

【辅助检查】

1. 尿液检查

测定尿比重、尿渗透压、尿肌酐等。

2. 血生化检查

测定电解质浓度及变化、血肌酐、尿素氮等。

3. 肾影像学检查

腹部 X 线平片、超声、CT、磁共振检查等。

4. 肾活检

对原因不明的急性肾衰竭，肾活检是可靠的诊断手段。

【诊断标准】

国内儿科制订小儿急性肾衰竭的诊断标准如下。

1. 诊断依据

（1）尿量显著减少　出现少尿（每天尿量<250ml/m²）或无尿（每天尿量<50ml/m²）。

（2）氮质血症　血清肌酐（Scr）>176μmol/L、血尿素氮（BUN）>15mmol/L，或每天 Scr 增加>44μmol/L 或 BUN 增加>3.57mmol/L。有条件时测肾小球滤过率，如内生肌酐清除率（Ccr）常<30ml/(min·1.73m²)。

（3）其他　常有酸中毒、水电解质紊乱等表现，无尿量减少者为非少尿型急性肾衰竭。

2. 临床分期

（1）少尿期　少尿或无尿，伴氮质血症，水过多（体重增加、水肿、高血压、肺水肿、脑水肿），电解质紊乱（如高钾血症、低钠血症、高磷血症、低钙血症，少数呈现低钾血症），代谢性酸中毒，并可出现循环系统、神经系统、呼吸系统和血液系统等多系统受累的表现。

（2）多尿期　尿量逐渐增多或阶段性急剧增多（每天超过 250ml/m²），水肿有所减轻，但早期氮质血症未消失，甚至可能继续轻度升高，可伴有水电解质紊乱等表现。

（3）恢复期　氮质血症基本恢复，贫血改善，而肾小管的浓缩功能恢复缓慢，约需数月之久。

3. 新生儿急性肾衰竭的诊断依据

（1）出生后 48h 无排尿或出生后少尿（每小时<1ml/kg）或无尿（每小时<0.5ml/kg）。

（2）氮质血症，Scr88~142μmol/L，BUN≥7.5mmol/L，或 Scr 每天增加>44μmol/L，BUN 增加>3.57mmol/L。

（3）伴有酸中毒、水电解质紊乱、心力衰竭、惊厥、拒奶、吐奶等表现；若无尿量减少者，则诊断为非少尿性急性肾衰竭。

原发病症状有时可以相当突出，如休克、中毒、外伤或败血症等，遮盖了急性肾衰竭症状。新生儿和婴幼儿，由于观察尿量困难，易致漏诊或误诊。故临床上对凡有可能发生急性肾衰竭的疾病必须密切观察尿量和监测血、尿液生化指标。一般儿科少尿标准为每天尿量少于 250ml/m²，无尿标准为每天尿量少于 50ml/m²。但一些紧急情况，如大出血、大手术后、短期内体液大量丢失等，在 ICU 抢救、观察过程中，尿量应以每小时计，尿量每小时少于 0.5ml/kg，就要按急性肾衰竭处理。

【治疗要点】

1. 少尿期

重点是调节水、电解质紊乱和酸碱平衡失调，控制氮质血症，供给足够的营养，治疗原发病。

2. 多尿期

应注意监测尿量、电解质和血压的变化，及时纠正水、电解质紊乱。仍需限制蛋白摄入，当血浆肌酐接近正常水平时，增加饮食中蛋白的摄入量。

3. 控制感染

约 1/3 患儿死于感染。继发感染者选择敏感抗生素积极控制，注意避免使用肾毒性药物。

4. 透析治疗

早期透析可降低死亡率，根据具体情况可选用血液透析或腹膜透析。

【护理评估】

1. 健康史

了解患儿既往史，分析可能导致患儿急性肾衰竭的原因。

2. 身体状况

评估患儿的生命体征、精神意识状态及皮肤情况。有无恶心、呕吐、水肿、高血压、心律失常、心力衰竭等。

3. 心理-社会状况

评估患儿对疾病的认知程度及心理状态，有无紧张、恐惧、害怕等情绪。评估患儿的社会支持情况。

4. 辅助检查

评估患儿的血、尿常规、肾功能及电解质检查结果。有无氮质血症、水电解质紊乱等。

【护理诊断】

（1）体液过多 与急性肾衰竭后水、钠潴留有关。

（2）营养失调：低于机体需要量 与机体摄入不足及丢失过多有关。

（3）有感染的危险 与机体抵抗力下降有关。

（4）潜在并发症 高血压脑病、急性左心衰竭、心律失常、弥散性血管内凝血、多器官功能障碍综合征。

（5）恐惧 与肾功能急剧恶化、病情危重有关。

★ 考点提示：急性肾衰竭的护理诊断

【护理目标】

① 患儿水肿减轻。

② 患儿营养状况得到改善。

③ 患儿住院期间无感染及并发症发生。

【护理措施】

1. 病情监测

严密观察病情变化，监测心率、血压、瞳孔、意识及尿量，观察有无急性左心衰竭、出血倾向及继发感染。观察并记录每小时尿量、尿比重及颜色，如有异常，应及时报告医生处理。

2. 休息

绝对卧床休息，直至症状消失、尿检查基本正常为止。

3. 饮食

给予优质低蛋白、低脂、低盐饮食，尿闭者限制含钾食物。

4. 液体入量

维持患儿的水平衡，准确记录 24h 出入量，包括呕吐、渗出液、引流液等额外损失量，按"量出为入"补液，除脱水剂、利尿药需要快速静脉滴注外，其他用药均应控制速度。测定中心静脉压，监测补液情况。严格监测并记录血钠、钾、氯及酸碱平衡指标，定期测血尿素氮、肌酐，尿素氮每天升高＞11mmol/L 为高分解代谢，宜及早透析。多尿期尿素氮持续不降或加重，提示预后不良。

5.基础护理

留置尿管者每天尿道口护理 2 次，生理盐水或碳酸氢钠膀胱冲洗 1～2 次。因患儿呼气有氨味，咽喉气管内分泌物的积聚易发生口腔炎，应做好口腔护理。定时为患儿翻身擦背，以防褥疮发生。

6.行血液透析治疗时，按常规做好术前准备及术后护理

（1）保持插管位置良好，血滤管路通畅，避免受压、扭曲、反折、脱落。

（2）密切监测并每小时记录动脉压、静脉压及跨膜压的变化，发现压力报警，立即通知医生及时处理。

（3）做好抗凝的护理，观察有无出凝血现象，及时调整抗凝血药的剂量。做好导管护理，每天换药 1 次，保持敷料干燥，防止体液污染导管口，如有污染时及时更换敷料。

（4）保持导管通畅，血滤间歇期每 12h 用肝素盐水（肝素 6250U＋生理盐水 250ml）脉冲式封管 1 次。

7.心理护理

做好心理护理，克服悲观情绪，提高战胜疾病的信心。

★ 考点提示：急性肾衰竭的护理措施

【护理评价】

① 患儿水肿是否减轻。

② 患儿营养状况是否得到改善。

③ 患儿住院期间是否有感染及并发症发生。

【健康教育】

① 指导患儿恢复期加强营养，增强体质，适当锻炼；注意个人清洁卫生，注意保暖，防止受凉；避免手术、外伤等。

② 嘱患儿定期门诊随访，监测肾功能、尿量等。

③ 指导患儿预防急性肾衰竭的措施，如慎用氨基糖苷类抗生素、避免大量造影剂的 X 线检查、避免接触重金属及工业毒物等。

第六节　心跳呼吸骤停

心跳呼吸骤停（cardiopulmonary arrest，CPA）是指患儿突然呼吸、心跳停止，意识丧失或抽搐，脉搏消失，血压测不出，是儿科危重急症。心电图显示心脏停搏、心动极缓-停搏型或心室颤动。心肺复苏（cardiopulmonary resuscitation，CPR）是采用一组简单的技术，使生命得以维持的方法。心肺复苏技术包括以下三个方面。

1.基本生命支持

基本生命支持（basic life support）包括支持及恢复呼吸或心跳呼吸停止儿童的有效通

气或循环功能的技能。

2. 高级生命支持

高级生命支持（advanced life support）为心肺复苏的第二阶段，有经验的医护人员分工合作，协调处理胸外心脏按压、呼吸、辅助药物应用、输液、监护及必要的记录。

3. 稳定及复苏后的监护

为了使复苏后的患儿病情稳定而进行的进一步处理和监护。

★ **考点提示：心跳呼吸骤停的定义**

【病因】

1. 窒息

任何原因所致的新生儿窒息、异物或乳汁呛入气管、痰液阻塞及喉痉挛等。

2. 电解质紊乱和酸碱平衡失调

低钾血症、高钾血症、严重酸中毒、低钙血症等。

3. 感染

败血症、颅内感染、感染性休克等。

4. 心脏疾病

先天性心脏病、病毒性心肌炎、严重心律失常、完全性房室传导阻滞、心肌病等。

5. 药物中毒及过敏

洋地黄、奎尼丁、氯喹等中毒，麻醉意外、血清反应、青霉素过敏等。

6. 意外事件

电击、溺水、大出血、严重创伤等。

7. 医源性原因

心导管检查，心血管造影术，先天性心脏病手术过程中由于机械性刺激，迷走神经过度兴奋引起的心脏停搏。

8. 婴儿猝死综合征

★ **考点提示：心跳呼吸骤停的病因**

【临床表现】

突然神志丧失，出现昏迷、抽搐，面色苍白或青紫。大动脉（颈动脉、股动脉）搏动消失，血压测不出。呼吸、心跳相继停止，呼吸音、心音消失。瞳孔散大，对光反射消失。

★ **考点提示：心跳呼吸骤停的临床表现**

【辅助检查】

心电图可见心动过缓、室性心动过速、心室颤动和心脏停搏等。

【治疗要点】

1. 心肺复苏

对心跳呼吸骤停的患儿必须争分夺秒实施现场心肺复苏，抢救顺序要保持呼吸道通畅，建立呼吸循环，建立人工循环，以保证心、脑等重要脏器的血液灌流和供氧。

2. 药物治疗

促进心跳呼吸恢复，常用药物有肾上腺素、阿托品、利多卡因、异丙肾上腺素、钙剂、脱水剂等。

【护理评估】

1. 健康史

评估患儿有无窒息、心脏病、意外损伤、感染、药物中毒和过敏，密切观察患儿的生命体征。

2. 身体状况

重点评估患儿有无突然呼吸、心跳停止，脉搏消失，血压测不出、意识丧失或抽搐等表现。

3. 心理-社会状况

了解患儿既往有无心跳呼吸骤停的病史，家长对疾病的病因和防护知识的了解程度；患儿居住环境及家庭经济状况，家长是否有恐惧、焦虑等不良心理反应。

4. 辅助检查

心电图检查一旦出现心动过缓、室性心动过速、心室颤动等心跳停止的先兆，应立即处理。

【护理诊断】

（1）急性意识障碍　与呼吸衰竭、脑缺氧有关。

（2）有外伤的危险　与现场抢救、人工呼吸操作不当有关。

（3）有感染的危险　与免疫功能下降或长期机械呼吸有关。

（4）恐惧　与死亡的威胁有关。

【护理目标】

① 患儿住院期间无外伤发生。

② 患儿不发生各种感染。

③ 患儿不发生各种并发症或发生后能得到及时的处理。

④ 让患儿及家属懂得有关本病的基本知识并能够积极配合抢救。

【护理措施】

1. 心肺复苏

现场急救时按心肺复苏程序 ABCDEF 进行，配合医生共同完成。ABC 是基础复苏。

（1）A（airway）：保持呼吸道通畅　去枕取仰卧位，肩背部稍垫高，使头颈伸展，气管伸直，用托下颌法或仰头抬颏法避免舌根后缀，迅速清除口、咽和气管的内分泌物。

（2）B（breathing）：人工呼吸　气道通畅后仍无自主呼吸时立即做人工呼吸。人工呼吸常采用以下两种方法。

① 口对口人工呼吸：如为婴幼儿，可用嘴完全覆盖其口鼻吹气，吹气时间与排气时间之比为 1∶2。呼吸频率婴儿为 30～40 次/分，学龄儿童为 18～20 次/分。吹气时用力不要过猛，以防肺泡破裂。

② 使用人工呼吸器械：可用复苏器接口罩，口罩须与患儿面部呈密闭状态，亦可气管插管后接复苏器或呼吸机。

（3）C（circulation）：心脏按压和建立循环　当呼吸通畅，呼吸建立后复苏不理想时考虑心脏按压。心脏按压的体征是：新生儿心率<60 次/分；婴儿或儿童心率<60 次/分，伴有灌注不良的体征。

胸外心脏按压的方法：对新生儿或小婴儿按压时可用一手托住患儿背部，将另一手中指和环指置于乳头连线下一指处进行按压，或双手掌及四手指托住两侧背部，双手拇指在胸骨中 1/3 处按压（图 18-3），深度为 1.5～2.5cm，频率为 110～120 次/分。对于 1～8 岁的患儿，可用一只手固定患儿头部，以便通气；另一手的手掌根部置于胸骨下半段（避开剑突），手掌根的长轴与胸骨的长轴一致按压胸骨下 1/3 处（图 18-4），深度为 2.5～4cm，频率为 100 次/分。对于年长儿（>8 岁），应将患儿置于硬板上，将一手掌根部交叉放在另一手背上，垂直按压胸骨下 1/3 处，深度为 4～5cm，频率为 80～100 次/分。每次按压时间与放松时间之比为 1：1。心脏按压与呼吸之比新生儿为 3：1，婴儿及儿童为 30：2 或 15：2（两名医务人员实施复苏）。

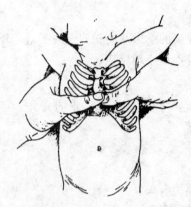

图 18-3　双掌环抱法胸外心脏按压

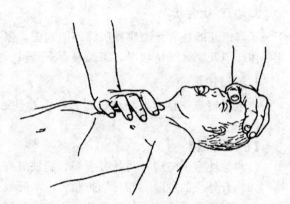

图 18-4　1～8 岁胸外心脏按压

> **知识拓展**
>
> **心脏复苏成功标志**
>
> ① 扪到颈、肱、股动脉跳动，测得血压>8kPa（60mmHg）。
> ② 听到心音，心律失常转为窦性心律。
> ③ 瞳孔收缩，这是组织灌流量和氧供给量足够的最早指征。
> ④ 口唇甲床颜色转红。

（4）D（drugs）：药物　根据心脏停搏的类型选择促进心跳呼吸恢复的药物，由静脉或气管内注射复苏药物。药物治疗不能代替心脏按压和人工呼吸。

① 心跳停止：可选用 1：1000 肾上腺素，每次 0.1ml 或 0.01～0.03mg/kg，静注或气管内滴入，每隔 1min 可重复应用 1 次。

② 室性心动过速：可选用利多卡因静注，初次剂量为 1mg/kg，在 1～2min 内推注完毕。如一次静脉注射无效，可每隔 5min 重复注射一次，直到心动过速停止或在 20min 内总量已达 5mg/kg 为止。根据病情可继以每分钟 20～30μg/kg 速度滴注。

③ 心搏徐缓：可选用阿托品 0.03～0.1mg/kg 静注，也可用肾上腺素。

（5）E（electrocardiograph）：心电监护　心电监护有利于发现心脏停搏的原因和心律

失常的类型，以指导治疗。

（6）F（defibrillation）：除颤　心室颤动时可用电击除颤，除颤前应保证供氧，纠正酸中毒。

2. 复苏后处理

心跳呼吸恢复后，患儿面临着脑缺氧、心律失常、低血压、电解质紊乱和继发感染等问题，因此应密切观察病情变化，积极配合医生做好恢复后处理，寻找和治疗原发疾病。

★ 考点提示：心肺复苏的方法

【护理评价】

① 患儿住院期间是否发生外伤。

② 患儿住院期间是否有各种感染发生。

③ 患儿住院期间是否发生各种并发症或发生后是否能得到及时的处理。

④ 患儿及家属是否了解本病的基本知识。

【健康教育】

做好患儿与家长的工作，及时沟通，交代病情进展情况，给予心理支持，指导患儿的日常护理及讲解疾病知识。

思考题

（一）简答题

1. 简述儿童惊厥常见的护理诊断。

2. 简述急性颅内压增高的护理措施。

3. 简述引起急性呼吸衰竭的病因。

4. 简述急性肾衰竭的护理措施。

5. 简述小儿心肺复苏的方法。

（二）案例分析

患儿，女，2岁，咳嗽、发热、咽痛3天，以"急性上呼吸道感染"收治入院，体检：体温39.6℃，呼吸42次/分，发育中等，咽部充血，心、肺未见异常。患儿在体检过程中，突然头向后仰，双眼凝视，牙关紧闭，上肢肌肉不自主地强直性抽搐，家长大声呼救。

（1）对患儿应采取哪些措施？

（2）如何对家长进行合理的健康教育？

（张晓丽）

附录 能力测试习题

第一章 绪 论

一、选择题

A1 型题

1. 儿科护理学研究的年龄范围是（　　）

   A. 胎儿期至出生　　　　　　B. 1～12 周岁　　　　　　C. 1～14 周岁

   D. 胎儿期至 15 周岁　　　　E. 胎儿期至青春期

2. 不属于儿科护理学范围的是（　　）

   A. 儿科临床护理　　　　　　B. 儿童期卫生保健　　　　C. 儿科护理科学研究

   D. 儿童早期教育　　　　　　E. 保证儿童安全

3. 儿童疾病的特点不包括（　　）

   A. 婴幼儿先天性疾病、遗传性疾病多见

   B. 免疫力差，急性感染性疾病较成人多见

   C. 多起病急、来势凶

   D. 许多新生儿疾病临床表现缺乏特异性

   E. 儿童组织的修复再生能力差，多易转成慢性

4. 小儿易于发生感染性疾病的原因是（　　）

   A. 生长发育迅速　　　　　　B. 消化功能差　　　　　　C. 肝功能不成熟

   D. 肾功能不成熟　　　　　　E. 免疫功能不完善

5. 根据小儿解剖生理特点将小儿时期划分为（　　）

   A. 3 个年龄期　　　　　　　B. 4 个年龄期　　　　　　C. 5 个年龄期

   D. 6 个年龄期　　　　　　　E. 7 个年龄期

6. 儿童死亡率最高的时期是（　　）

   A. 新生儿期　　　　　　　　B. 婴儿期　　　　　　　　C. 幼儿期

   D. 学龄期　　　　　　　　　E. 青春期

7. 婴儿期是指（　　）

   A. 自出生到 28 天　　　　　B. 自出生到 1 周岁　　　　C. 出生后 1～2 岁

   D. 自出生到 2 岁　　　　　　E. 1～3 岁

8. 儿童生长发育最快的阶段是（　　）

   A. 围生期　　　　　　　　　B. 婴儿期　　　　　　　　C. 幼儿期

   D. 学龄期　　　　　　　　　E. 青春期

9. 青春期生长发育最突出的特点是（　　　　）

　　A. 体格生长加快　　　　　B. 神经发育成熟　　　　　C. 内分泌调节稳定

　　D. 肌肉发育速度加快　　　E. 生殖系统迅速发育成熟

A2 型题

10. 患儿出生 5 天，因皮肤、巩膜发黄 3 天而就诊。查体：体重 2.9kg，身长 50cm，体温 36.8℃，精神好，皮肤、巩膜黄染。前囟无隆起，心肺未闻及异常，脐部干燥，无分泌物。四肢活动自如。该患儿应属于（　　　　）

　　A. 新生儿、围生期新生儿　B. 幼儿　　　　　　　　　C. 早产儿

　　D. 青春期儿童　　　　　　E. 学龄前期儿童

二、判断题

1. 新生儿体内 IgM 含量很低，易患革兰阴性杆菌感染。（　　　　）

2. 女孩和男孩青春期的时间不同，女孩从 11～12 周岁到 17～18 周岁，男孩从 13～14 周岁到 18～20 周岁。（　　　　）

第二章　生长发育

一、选择题

A1 型题

1. 儿童生长发育最早的系统是（　　　　）

　　A. 神经系统　　　　　　　B. 淋巴系统　　　　　　　C. 消化系统

　　D. 呼吸系统　　　　　　　E. 生殖系统

2. 儿童生长发育成熟最晚的系统是（　　　　）

　　A. 神经系统　　　　　　　B. 淋巴系统　　　　　　　C. 消化系统

　　D. 呼吸系统　　　　　　　E. 生殖系统

3. 最能代表儿童生长发育状况的指标是（　　　　）

　　A. 体重　　　　　　　　　B. 身高　　　　　　　　　C. 头围

　　D. 胸围　　　　　　　　　E. 牙齿

4. 前囟的正确测量方法是（　　　　）

　　A. 对角线的距离长度　　　B. 周边长度距离　　　　　C. 对边连线距离长度

　　D. 对边中点连线的长度　　E. 长和宽的乘积

5. 正常小儿前囟闭合的年龄是（　　　　）

　　A. 10～12 个月　　　　　　B. 12～18 个月　　　　　　C. 18～20 个月

　　D. 2 岁　　　　　　　　　E. 2 岁半

6. 下列关于头围的说法正确的是（　　　　）

　　A. 出生时平均 32cm　　　　B. 3 个月时 34cm　　　　　C. 1 岁时 46cm

　　D. 2 岁时 50cm　　　　　　E. 5 岁时 54cm

7. 下列小儿运动发育中属正常的一项是（　　）

    A. 4 个月不能抬头　　　　　B. 8 个月能坐稳　　　　　C. 10 个月不会坐

    D. 1 岁不会站　　　　　　　E. 1 岁半不会走

8. 下列 5 岁小儿生长发育指标中属于不正常的是（　　）

    A. 体重 18kg　　　　　　　　B. 身高 105cm　　　　　　C. 乳牙 20 枚

    D. 骨化中心 6 个　　　　　　E. 上部量等于下部量

A2 型题

9. 某小儿会讲 2～3 个字组成的句子，已经会跑，有了"自我"意识。该小儿所处的时期是（　　）

    A. 胎儿期　　　　　　　　　B. 新生儿期　　　　　　　C. 婴儿期

    D. 幼儿期　　　　　　　　　E. 学龄期

10. 某小儿体重 9kg，身长 75cm，头围 46cm，该小儿月龄为（　　）

    A. 5 个月　　　　　　　　　B. 8 个月　　　　　　　　C. 10 个月

    D. 12 个月　　　　　　　　E. 24 个月

11. 一母亲来儿童保健门诊咨询，其儿 16 个月，应有的牙齿数是（　　）

    A. 4～6 颗　　　　　　　　B. 7～9 颗　　　　　　　C. 10～12 颗

    D. 13～15 颗　　　　　　　E. 16～18 颗

二、判断题

1. 前囟隆起见于颅内压增高，如化脓性脑膜炎、颅内出血等。（　　）

2. 一般小儿 7～8 个月会有意识叫"爸爸""妈妈"。（　　）

3. 3～4 个月前凯尔尼格征可以假阳性，2 岁内巴宾斯基征阳性无临床意义。（　　）

第三章　儿童保健

一、选择题

A1 型题

1. 关于下列疫苗的初种时间，哪项是错误的是（　　）

    A. 脊髓灰质炎疫苗在 2 个月以上　　　　　　　B. 卡介苗在生后 2 个月以上

    C. 百白破混合制剂在 3 个月以上　　　　　　　D. 麻疹减毒活疫苗在 8 个月以上

    E. 乙型脑炎疫苗在 8 个月以上

2. 卡介苗的接种方式为（　　）

    A. 皮下　　　　　　　　　　B. 皮内　　　　　　　　　C. 肌内

    D. 静脉　　　　　　　　　　E. 口服

3. 下列哪种疾病不属于基础免疫的范围（　　）

    A. 麻疹　　　　　　　　　　B. 白喉　　　　　　　　　C. 结核病

    D. 破伤风　　　　　　　　　E. 流行性腮腺炎

A2 型题

4.5 个月的婴儿，生长发育良好，足月平产，母乳喂养，一直按照预防接种程序进行接种，那么现在还有哪项疫苗没接种过（　　　）

    A.卡介苗　　　　　　　　B.脊髓灰质炎减毒活疫苗　C.麻疹减毒活疫苗

    D.百白破混合疫苗　　　　E.乙肝疫苗

A3 型题

(5～6 题共用题干)

患儿男，7 岁，平素体健，接种疫苗 10min 后面色苍白、四肢湿冷、脉细速、呼吸困难。

5.此患儿最有可能发生了什么情况（　　　）

    A.晕针　　　　　　　　　B.低血糖　　　　　　　　C.过敏性休克

    D.过敏性皮炎　　　　　　E.感染中毒性休克

6.此时应采取的最关键措施是（　　　）

    A.保暖　　　　　　　　　B.平卧位　　　　　　　　C.饮糖水

    D.保持安静　　　　　　　E.静脉注射 1∶1000 肾上腺素

二、判断题

1.麻疹的预防方法目前主要采用被动免疫。（　　　）

2.新生儿期应给予接种卡介苗。（　　　）

第四章　住院患儿的护理

一、选择题

A1 型题

1.儿科病房特有的设置是（　　　）

    A.值班室　　　　　　　　B.治疗室　　　　　　　　C.护士站

    D.配膳室　　　　　　　　E.游戏室

2.足月新生儿病房的适宜温度是（　　　）

    A.18～20℃　　　　　　　B.20～22℃　　　　　　　C.22～24℃

    D.24～26℃　　　　　　　E.26～28℃

3.以下哪种疾病患儿应禁用激素（　　　）

    A.水痘　　　　　　　　　B.白血病　　　　　　　　C.过敏性疾病

    D.急性严重感染　　　　　E.自身免疫性疾病

4.儿童最常用的给药方法是（　　　）

    A.口服法　　　　　　　　B.外用法　　　　　　　　C.肌内注射法

    D.静脉输液法　　　　　　E.雾化吸入法

5.儿童药物剂量计算最基本的方法是（　　　）

A. 按年龄计算   B. 按体重计算   C. 按身高计算

D. 按体表面积计算   E. 按成人剂量折算

A2 型题

(6~7 题共用题干)

患儿,男,出生 2 天,因新生儿寒冷损伤综合征住院。医嘱拟给予温箱复温。

6. 现需预热温箱以备用,温箱的水槽内需加入( )

     A. 蒸馏水   B. 自来水   C. 温水

     D. 矿泉水   E. 75%乙醇

7. 温箱所在房间的温度宜保持在( )

     A. 14~18℃   B. 18~22℃   C. 22~24℃

     D. 24~26℃   E. 30~34℃

A3 型题

(8~10 题共用题干)

患儿,男,生后 4 天,皮肤黄染,确诊新生儿黄疸,医嘱给予光照疗法。

8. 护士将患儿全身裸露,原因是( )

     A. 帮助患儿降低体温   B. 增加皮肤照射面积   C. 使患儿肢体能自由活动

     D. 使皮肤快速排出有害物质   E. 防止皮肤与衣物摩擦破损

9. 光照箱灯管与患儿皮肤的距离应为( )

     A. 10~20cm   B. 23~30cm   C. 33~40cm

     D. 33~50cm   E. 45~60cm

10. 光照疗法若使用单面光疗箱一般应多长时间更换体位一次( )

     A. 30min   B. 60min   C. 1.5h

     D. 2h   E. 2.5h

二、判断题

1. 重度臀红者可用 25~40W 红外线灯照射臀部 10~15min,灯泡距离臀部患处 40~50cm。( )

2. 对急诊患儿,首先检查重要生命体征和疾病损伤有关的部位。( )

第五章   儿童营养与喂养

一、选择题

A1 型题

1. 儿童能量代谢中所特有的是( )

     A. 基础代谢   B. 食物的特殊动力作用   C. 活动所需

     D. 生长发育所需   E. 排泄消耗

2. 下列哪项是消耗小儿能量需要最多的（　　　）

    A. 基础代谢   B. 食物的特殊动力作用   C. 活动所需

    D. 生长发育所需   E. 排泄消耗

3. 正常婴儿开始添加辅食的年龄是（　　　）

    A. 1～2 个月   B. 4～6 个月   C. 5～6 个月

    D. 7～8 个月   E. 9～10 个月

4. 以下哪种辅食适合 7 个月小儿食用（　　　）

    A. 蛋黄和菜汤   B. 烂面和肉末   C. 面条和米饭

    D. 带馅的食品   E. 碎肉和馒头

A2 型题

5. 患儿，女，5 个月健康婴儿，现采用人工喂养，家属到儿童保健门诊咨询喂养方法。此时护士应指导添加的辅食是（　　　）

    A. 肉末   B. 饼干   C. 蛋黄

    D. 米饭   E. 馒头

6. 患儿，男，6 个月，母乳喂养，每日 6～7 次，为了保证小儿的营养摄取，护士对家长进行辅食添加的健康指导正确的是（　　　）

    A. 由粗到细   B. 由稠到稀   C. 由少到多

    D. 由多到少   E. 由多种到一种

7. 患儿，男，10 个月，母乳喂养，6 个月起添加辅食，为了保证其生理需要，其每日每千克体重摄入热量应为（　　　）

    A. 60kcal（251.1kJ）   B. 70kcal（293.0kJ）   C. 80kcal（334.8kJ）

    D. 90kcal（376.7kJ）   E. 110kcal（460.4kJ）

8. 患儿，女，10 个月，母乳喂养，6 个月开始添加辅食，小儿生长发育良好，家长询问小儿断奶的最佳月龄，正确的是（　　　）

    A. 4～5 个月   B. 6～7 个月   C. 8～9 个月

    D. 10～12 个月   E. 14～16 个月

二、判断题

1. 小儿体内常缺少的微量元素有钙、铁、锌、碘。（　　　）

2. 牛乳的营养成分以酪蛋白为主，含有的矿物质不如母乳多。（　　　）

第六章　营养障碍性疾病患儿的护理

一、选择题

A1 型题

1. 营养不良患儿皮下脂肪减少的顺序是（　　　）

    A. 腹部-躯干-臀部-四肢-面部   B. 躯干-腹部-四肢-臀部-面部

C. 腹部-四肢-躯干-臀部-面部　　　　　　D. 面部-躯干-四肢-臀部-腹部

E. 四肢-躯干-臀部-腹部-面部

2. Ⅱ度营养不良小儿体重低于正常均值的（　　）

A. 5%～10%　　　　　　　B. 10%～15%　　　　　　C. 15%～25%

D. 25%～40%　　　　　　E. 40%以上

3. 维生素D缺乏性佝偻病的最主要原因是（　　）

A. 维生素D摄入不足　　　B. 生长发育过快　　　　　C. 肝肾功能不全

D. 日光照射不足　　　　　E. 胃肠道疾病

4. 维生素D缺乏性手足搐搦症的治疗步骤，正确的是（　　）

A. 补钙-止惊-补维生素D　　　　　　　　　B. 止惊-补维生素D-补钙

C. 止惊-补钙-补维生素D　　　　　　　　　D. 补维生素D-止惊-补钙

E. 补维生素D-止惊-补钙

A2型题

5. 患儿，男，6岁，食欲差，挑食，经常患上呼吸道感染，被诊断为营养不良Ⅰ度，判断营养不良程度的最重要指标是（　　）

A. 身高　　　　　　　　　B. 体重　　　　　　　　　C. 肌张力

D. 皮肤弹性　　　　　　　E. 腹部皮下脂肪

6. 患儿，女，5个月，被医生诊断为维生素D缺乏性佝偻病初期，此患儿主要症状是（　　）

A. 颅骨软化　　　　　　　B. 肋骨串珠　　　　　　　C. 肌肉松弛

D. 佝偻病手镯征　　　　　E. 神经精神症状

7. 患儿，女，5个月，睡眠不安、夜间啼哭，多汗，枕秃，查体可见颅骨软化，护士判断此患儿是（　　）

A. 可疑维生素D缺乏性佝偻病

B. 维生素D缺乏性佝偻病初期

C. 维生素D缺乏性佝偻病激期

D. 维生素D缺乏性佝偻病恢复期

E. 维生素D缺乏性佝偻病后遗症期

8. 患儿，男，5个月，平日多汗，易惊，两日来间断抽搐就诊，发作时体温37.3℃，意识丧失，两眼上翻，手足紧握抽动，可自行缓解入睡，醒后精神好，被诊断为维生素D缺乏性手足搐搦症，其可能存在的隐性体征是（　　）

A. 脑膜刺激征　　　　　　B. 面神经征　　　　　　　C. 凯尔尼格征

D. 布鲁津斯基征　　　　　E. 巴宾斯基征

二、判断题

1. 营养不良最早出现的症状为皮下脂肪消失。（　　）

2. 为预防维生素D缺乏性佝偻病，正常足月儿应在出生2周后添加维生素D。（　　）

第七章　新生儿与新生儿疾病患儿的护理

一、选择题

A1 型题

1. 新生儿体温调节的特点哪项不正确（　　）

    A. 体温调节中枢发育不成熟 　　　　　　B. 皮肤体表面积小，不易散热

    C. 皮下脂肪薄，易于散热 　　　　　　　D. 棕色脂肪能量贮备少

    E. 能通过皮肤出汗散热

2. 早产儿常出现呼吸暂停现象是由于（　　）

    A. 肺泡数量相对较少　　　B. 呼吸中枢发育不成熟　　　C. 缺乏肺泡表面活性物质

    D. 肋间肌薄弱　　　E. 膈肌位置高

3. 早产儿容易发生出血的原因之一是缺乏（　　）

    A. 缺乏维生素 A　　　B. 缺乏维生素 D　　　C. 缺乏维生素 K

    D. 缺乏维生素 E　　　E. 缺乏维生素 C

4. 关于早产儿的护理措施，不正确的是（　　）

    A. 按出生体重保暖 　　　　　　　　　B. 合理喂养

    C. 出现青紫，即持续高流量吸氧 　　　D. 预防感染

    E. 加强皮肤黏膜脐带的护理

5. 新生儿缺氧缺血性脑病最主要的病因是（　　）

    A. 围生期窒息　　　B. 肺炎　　　C. 病理性黄疸

    D. 败血症　　　E. 新生儿寒冷损伤综合征

6. 新生儿寒冷损伤综合征最关键的护理措施是（　　）

    A. 合理喂养　　　B. 预防感染　　　C. 观察病情

    D. 减轻水肿　　　E. 逐渐复温

A2 型题

7. 新生儿，女，日龄 1 周。母亲发现其尿布上有少量血丝，无其他异常表现。该新生儿出血的原因最可能是（　　）

    A. 血尿　　　B. 下消化道出血　　　C. 假月经

    D. 肛裂　　　E. 痔

8. 新生儿，出生 2 天，产钳分娩。2h 前出现抽搐 2 次，哭声尖，前囟饱满。体温 $36.3℃$，血钙 $2.1mmol/L$，血糖 $2.5mmol/L$，血白细胞 $14.3×10^9/L$，中性粒细胞 $65％$。该患儿最可能的诊断是（　　）

    A. 新生儿低钙血症　　　B. 新生儿低血糖症　　　C. 新生儿颅内出血

    D. 新生儿败血症　　　E. 新生儿化脓性脑膜炎

9. 新生儿，出生 5 天，生后第 2 天起出现皮肤轻度黄染，一般情况良好，血清胆红素 $171\mu mol/L$（10mg/dl），该新生儿属于（　　）

    A. 新生儿败血症　　　B. 新生儿溶血症　　　C. 先天性胆道闭锁

D. 新生儿肝炎　　　　　　　E. 生理性黄疸

10. 新生儿，男，生后 13h 出现黄疸。医疗诊断为新生儿溶血病，血清胆红素浓度 270μmol/L，在蓝光治疗中，护理措施错误的是（　　　）

　　A. 及时调节暖箱内温度、湿度

　　B. 蓝光灯管与患儿的距离为 30~50cm

　　C. 适当限制液体的供应

　　D. 注意保护视网膜、男婴睾丸

　　E. 严密观察体温、皮肤颜色，注意副作用

11. 新生儿，日龄 7 天，足月顺产。3 天来皮肤黄染、反应差、不吃奶。检查：体温 35.5℃，面色发灰，脐部少量脓性分泌物。血白细胞 $21×10^9/L$，中性粒细胞 70%。该患儿最可能的诊断是（　　　）

　　A. 新生儿溶血症　　　　　B. 新生儿败血症　　　　　C. 新生儿肝炎

　　D. 新生儿寒冷损伤综合征　E. 新生儿颅内出血

二、填空题

1. 新生儿寒冷损伤综合征皮肤硬肿症状发生的顺序是＿＿＿＿＿、＿＿＿＿＿、＿＿＿＿＿、＿＿＿＿＿、＿＿＿＿＿。

2. 目前认为全血血糖＜＿＿＿＿＿都诊断为新生儿低血糖。

第八章　呼吸系统疾病患儿的护理

一、选择题

A1 型题

1. 儿童细菌性肺炎的最主要致病菌是（　　　）

　　A. 金黄色葡萄球菌　　　　B. 大肠埃希菌　　　　　　C. 肺炎链球菌

　　D. 流感嗜血杆菌　　　　　E. 肺炎杆菌

2. 属于上呼吸道的是（　　　）

　　A. 鼻　　　　　　　　　　B. 气管　　　　　　　　　C. 支气管

　　D. 毛细支气管　　　　　　E. 肺泡

3. 婴幼儿呼吸特点是（　　　）

　　A. 胸式呼吸　　　　　　　B. 胸腹式呼吸　　　　　　C. 腹式呼吸

　　D. 呼吸潜力大　　　　　　E. 呼吸频率慢

4. 支气管肺炎不同于支气管炎的区别在于（　　　）

　　A. 发热、频咳　　　　　　B. 呼吸困难　　　　　　　C. 呼吸音减弱

　　D. 固定的细湿啰音　　　　E. 白细胞增高

5. 我国 5 岁以下小儿死亡的第一位原因是（　　　）

　　A. 维生素 D 缺乏性佝偻病　B. 婴幼儿腹泻　　　　　　C. 支气管肺炎

　　D. 营养性缺铁性贫血　　　E. 急性肾小球肾炎

6. 重症肺炎患儿，突然口吐粉红色泡沫痰。正确的处理是（　　　）

A. 大量间歇氧气吸入   B. 小量间歇氧气吸入

C. 吸入 20%～30% 乙醇湿化的氧气   D. 持续高流量氧气吸入

E. 持续低流量氧气吸入

A2 型题

7. 患儿，男，1 岁。突发声嘶，犬吠样咳嗽，吸气性喉喘鸣和三凹征，烦躁，口周发绀。查体：吸气性呼吸困难，肺无湿啰音。喉镜检查有声带肿胀，声门下黏膜梭形肿胀。该患儿最可能的临床诊断是 （   ）

A. 急性咽炎   B. 急性感染性喉炎   C. 急性支气管炎

D. 肺炎   E. 支气管哮喘

8. 患儿，3 岁。发热、咳嗽、咳痰 5 天，痰液黏稠，不易咳出。查体：体温 37.5℃，呼吸 26 次/分，肺部听诊有少许粗湿啰音。此时最恰当的护理措施是 （   ）

A. 立即物理降温   B. 给予镇咳药

C. 面罩吸氧   D. 对患儿及家长进行健康教育

E. 超声雾化吸入，保持气道通畅

9. 患儿，男，3 个月，人工喂养。因咳嗽 4 天，加重 1 天入院，患儿咳嗽初为干咳，以后有痰，并出现呼吸困难、拒乳。体格检查：体温 39℃，心率 154 次/分，呼吸 60 次/分，体重 4.5kg，面色灰白，精神萎靡，两肺有细湿啰音。该患儿现存的护理诊断不包括 （   ）

A. 体温过高   B. 清理呼吸道无效   C. 气体交换受损

D. 体液不足   E. 营养失调：低于机体需要量

10. 患儿，女，8 个月。发热、咳嗽 3 天，烦躁、喘憋加重半天。面色苍白，口唇发绀，四肢冷。呼吸 80 次/分，两肺广泛细湿啰音。心音低钝，心率 180 次/分，肝肋下 3.5cm，血压 10/7kPa。最可能的诊断是肺炎伴 （   ）

A. 脓气胸   B. 气胸   C. 中毒性脑病

D. 心力衰竭   E. 伴循环衰竭

二、判断题

1. 预防肺炎合并心力衰竭，减少耗氧，首先采取的措施为设法让患儿安静。（   ）

2. 重症支气管肺炎患儿常见的酸碱平衡失调的类型是呼吸性碱中毒。（   ）

第九章　循环系统疾病患儿的护理

一、选择题

A1 型题

1. 胎儿心脏胚胎发育的关键时期是 （   ）

A. 妊娠 2～4 周   B. 妊娠 2～8 周   C. 妊娠 2～6 周

D. 妊娠 4～6 周   E. 妊娠 4～8 周

2. 动脉导管未闭的特征性体征是 （   ）

A. 左心房增大、左心室增大

B. 肺动脉瓣区第二心音亢进、分裂

C. 胸骨左缘第 2 肋间连续性机器样杂音

D. 水冲脉

E. 股动脉枪击声

3. 夏季，天气炎热，护理法洛四联症患儿须注意保证水的摄入量，防止患儿脱水。其目的是（　　）

A. 防止便秘   B. 防止休克   C. 防止血栓栓塞

D. 防止心力衰竭   E. 防止肾衰竭

A2 型题

4. 患儿，女，5 个月。肺炎入院。医嘱给予心电监护，安静状态下患儿心率 118 次/分、呼吸 36 次/分。护士对监测结果判断正确的是（　　）

A. 心率、呼吸均正常   B. 心率增快，呼吸增快   C. 心率正常，呼吸增快

D. 心率减慢，呼吸正常   E. 心率减慢，呼吸减慢

A3 型题

(5～7 题共用题干)

患儿，3 岁，消瘦，气短，因"肺炎"住院治疗，体检中发现心脏有杂音，经 X 线、超声心动图等检查诊断为"室间隔缺损"。

5. 该患儿属于下列哪型先天性心脏病（　　）

A. 右向左分流型   B. 左向右分流型   C. 无分流型

D. 青紫型   E. 以上都不是

6. 此类心脏病易并发哪种疾病（　　）

A. 支气管肺炎   B. 心力衰竭   C. 亚急性细菌性心内膜炎

D. 上呼吸道感染   E. 以上都是

7. 下列不符合室间隔缺损的说法是（　　）

A. 可闻及胸骨左缘 3～4 肋间收缩期杂音

B. 杵状指

C. 小型缺损能自然关闭

D. 护理中应避免过度激动和剧烈哭闹

E. 常发生心力衰竭

A4 型题

(8～10 题共用题干)

患儿，女，2 岁。因进行性青紫，杵状指，乏力一年余入院。平时安静不愿运动，吃奶、哭闹时容易气促、口唇发绀。婴儿期有喂养困难史，一直以来进食量较少。

8. 该患儿最可能的诊断是（　　）

A. 房间隔缺损   B. 法洛四联症   C. 室间隔缺损

D. 肺动脉狭窄   E. 动脉导管未闭

9. 该患儿哭闹后出现口唇发绀加重，呼吸急促，护士应给患儿采取的体位是（　　）

A. 俯卧位   B. 平卧位   C. 半坐卧位

D. 膝胸卧位   E. 侧卧位

10. 该患儿突然脑缺氧发作应按医嘱立即给予（　　）

A. 地西泮   B. 甘露醇   C. 高渗葡萄糖

D. 普萘洛尔   E. 葡萄糖酸钙

二、填空题

1. 小儿最常见的左向右分流型先天性心脏病是_____。

2. 小儿最常见的青紫型先天性心脏病是_____。

3. 法洛四联症的心脏畸形包括_____、_____、_____、_____。其中最重要的是_____。

4. 法洛四联症 X 线检查心外形呈_____。

第十章　消化系统疾病患儿的护理

一、选择题

A1 型题

1. 腹泻患儿经补液后，尿量增加，查体时发现其肌张力低下、膝腱反射迟钝、腹胀、肠鸣音减弱，听诊心音低钝。提示存在（　　　）

  A. 低血磷   B. 低血镁   C. 低血钙

  D. 低血钠   E. 低血钾

2. 重度脱水或有周围循环衰竭者应选用的液体是（　　　）

  A. 等张含钠液   B. 1/2 含钠液   C. 1/3 含钠液

  D. 1/5 含钠液   E. 1/4 含钠液

3. 营养不良患儿腹泻容易引起水钠代谢紊乱的类型是（　　　）

  A. 高渗性脱水   B. 等渗性脱水   C. 低渗性脱水

  D. 水中毒   E. 水肿

4. 腹泻患儿用药时叙述不正确的是（　　　）

  A. 需口服或静脉滴注补充液体   B. 应用活菌制剂

  C. 双歧杆菌为活菌制剂   D. 止泻药为首选治疗方法

  E. 注意调节肠道微生态环境

5. 口服补液盐溶液适用于（　　　）

  A. 腹泻伴有频繁呕吐者 B. 新生儿腹泻   C. 腹胀明显者

  D. 重度脱水者   E. 腹泻伴有轻、中度脱水者，无严重呕吐及腹胀者

6. 属于 2/3 张的含钠溶液是（　　　）

  A. 1 份生理盐水；2 份 5% 葡萄糖

  B. 2 份生理盐水；3 份 5% 葡萄糖；1 份 1.4% 碳酸氢钠

  C. 2 份生理盐水；1 份 1.4% 碳酸氢钠

  D. 1 份生理盐水；2 份 5% 葡萄糖

  E. 4 份生理盐水；3 份 5% 葡萄糖；2 份 1.4% 碳酸氢钠

7. 配置 500ml 维持溶液时，加入氯化钾浓度到 0.15%，应该加入多少 10% 氯化钾（　　　）

  A. 2.5ml   B. 5ml   C. 7.5ml

  D. 10ml   E. 25ml

A2 型题

8.患儿，1岁。发热、呕吐伴腹泻3天，2016年11月10日就诊。3天前起发热、咳嗽、呕吐并出现腹泻，大便为蛋花汤样，每日十余次，量多，无腥臭味。尿少，前囟、眼窝稍凹陷。导致该患儿腹泻最可能的病原体最可能是（　　）

  A.侵袭性大肠埃希菌 B.出血性大肠埃希菌 C.鼠伤寒沙门菌

  D.轮状病毒 E.耶尔森菌

A4 型题

（9~11题共用题干）

8个月男婴，腹泻、呕吐4天，大便为蛋花汤样，1天来伴明显口渴、尿少、精神不振。查体：方颅，皮肤弹性差，眼窝及前囟明显凹陷，Na^+ 140mmol/L。

9.请判断该患儿的脱水程度及性质（　　）

  A.轻度等渗性脱水 B.中度等渗性脱水 C.重度等渗性脱水

  D.轻度高渗性脱水 E.中度低渗性脱水

10.对该患儿的补液应首先选用以下哪种液体（　　）

  A.1/2张含钠液 B.2∶1等张含钠液 C.1/3张含钠液

  D.1/4张含钠液 E.1/5张含钠液

11.患儿经输液后尿量增加，皮肤弹性、眼眶、前囟基本恢复正常，突然出现惊厥，应首先考虑为（　　）

  A.中毒性脑病 B.化脓性脑膜炎 C.急性颅内高压

  D.低血钙 E.高血钾

二、判断题

1.婴儿易发生溢乳的原因是幽门括约肌发育较好，贲门括约肌松弛。（　　）

2.引起秋季腹泻最常见的病原体是致病性大肠埃希菌。（　　）

第十一章　泌尿系统疾病患儿的护理

一、选择题

A1 型题

1.小儿泌尿系统生理解剖特点中错误的是（　　）

  A.小儿年龄越小，肾相对越重   B.婴幼儿输尿管长而弯曲

  C.新生女婴尿道短，且外口暴露而又接近肛门 D.婴儿膀胱位置比年长儿低

  E.男婴尿道常有包茎

2.肾炎性肾病与单纯性肾病的区别点是（　　）

  A.大量蛋白尿 B.血尿、高血压 C.水肿

  D.低蛋白血症 E.高脂血症

3.急性肾小球肾炎水肿期，选择何种饮食为宜（　　）

A. 无盐、高糖、高蛋白　　B. 低盐、高糖、高蛋白　　C. 低盐、高糖、低蛋白

D. 无盐、高糖、低蛋白　　E. 低盐、普通饭

4. 急性肾小球肾炎注射青霉素的目的是（　　）

A. 控制肾小球炎症　　　　B. 清除先驱感染病灶　　　　C. 预防并发症

D. 预防复发　　　　　　　E. 缩短病程

5. 原发性肾病综合征的常见并发症是（　　）

A. 心力衰竭　　　　　　　B. 高血压脑病　　　　　　　C. 肾功能不全

D. 高钾血症　　　　　　　E. 感染

A2 型题

6. 急性肾炎患儿，出现明显气急、呼吸困难、端坐呼吸、咳嗽、咳粉红色泡沫痰、心脏增大、心率增快、颈静脉怒张、两肺满布湿啰音。首先应考虑出现（　　）

A. 上呼吸道感染　　　　　B. 气管炎　　　　　　　　　C. 肺炎

D. 胸腔积液　　　　　　　E. 严重循环充血

7. 患儿，6 岁，高度水肿，尿蛋白（＋＋＋＋），诊断为肾病综合征，治疗首选（　　）

A. 青霉素　　　　　　　　B. 糖皮质激素　　　　　　　C. 环磷酰胺

D. 白蛋白　　　　　　　　E. 利尿药

A3 型题

(8～10 题共用题干)

患儿，男，10 岁，因"双眼睑水肿伴头晕、少尿 3 天，加重伴头痛 1 天，呕吐一次"就诊。患儿 3 天前无明显诱因出现双眼睑水肿，伴头晕、尿量减少，具体尿量不详，尿色呈洗肉水色。1 天前出现头痛，不伴发热、惊厥等。15 天前有过发热、出皮疹病史，皮疹类似鸡皮样，有刺手感，静脉滴注头孢类抗生素及口服药物 5 天痊愈。查体：血压 150/105mmHg（20/14kPa）。神志清，精神欠佳。呼吸稍急促。双眼睑、颜面、双下肢水肿，压之无凹陷。心肺（一）。腹部移动性浊音（一）。双肾区叩击痛（一）。实验室检查：尿常规 RBC（＋＋＋＋），尿蛋白（＋）。

8. 该患儿最可能的医疗诊断是（　　）

A. 单纯性肾病

B. 肾炎性肾病

C. 急性肾小球肾炎

D. 急性肾小球肾炎合并高血压脑病

E. 急性肾小球肾炎合并严重循环充血

9. 提示患儿病情严重的症状是（　　）

A. 水肿　　　　　　　　　B. 少尿　　　　　　　　　　C. 血尿

D. 头晕　　　　　　　　　E. 头痛、呕吐

10. 我们对本患儿进行治疗和护理始终要围绕一个最重要目标，是（　　）

A. 控制尿中红细胞数　　　B. 控制体内水钠潴留　　　　C. 控制血压水平

D. 控制氮质血症水平　　　E. 控制尿中蛋白量

A4 型题

(11～12 题共用题干)

8 岁患儿，10 天前感冒，咽痛。现面部水肿 2 天，头痛，头晕，就诊。血压 140/

110mmHg，初诊为急性肾小球肾炎。

    11.此患儿应首先做什么检查（　　　）

        A.头颅 CT   B.脑电图   C.血常规

        D.便常规   E.尿常规

    12.患儿查尿蛋白（＋＋），下述哪项处理最重要（　　　）

        A.无盐饮食   B.低蛋白饮食   C.利尿、消肿、降压

        D.记出入液量   E.肌内注射青霉素

二、判断题

    1.泌尿系感染的主要途径为上行性感染。（　　　）

    2.学龄前儿童每天尿量少于400ml为少尿。（　　　）

第十二章　血液系统疾病患儿的护理

一、选择题

A1 型题

1.生理性贫血出现在小儿出生后（　　　）

    A.2 个月以内   B.2～3 个月   C.4～6 个月

    D.6～8 个月   E.8 个月以后

2.婴儿缺铁性贫血的病因主要是（　　　）

    A.铁利用不良   B.铁摄入不足   C.铁吸收不良

    D.慢性失血   E.缺乏叶酸

3.营养性缺铁性贫血患儿治疗的关键是（　　　）

    A.去除病因与补充铁剂   B.输血与添加辅食   C.去除病因与输血

    D.添加辅食   E.输血与补充铁剂

4.营养性缺铁性贫血服用铁剂停药时间应是（　　　）

    A.血红蛋白恢复正常时   B.血红蛋白恢复正常后 1 周

    C.血红蛋白恢复正常后 2 周   D.血红蛋白恢复正常后 1 个月

    E.血红蛋白恢复正常后 2 个月

5.小儿中性粒细胞与淋巴细胞的比例第二次相等，第二次交叉发生在（　　　）

    A.4～6 天   B.4～6 周   C.4～6 个月

    D.4～6 岁   E.6 岁以后

A2 型题

    6.患儿，男，8 个月。因近 2 个月来皮肤苍白，食欲减退入院。生后一直人工喂养，未加辅食。体检：营养差，皮肤、黏膜苍白。血常规：血红蛋白 60g/L，红细胞 3.0×10^{12}/L。护士考虑该患儿可能是（　　　）

        A.溶血性贫血   B.生理性贫血   C.营养性缺铁性贫血

D.营养性巨幼细胞贫血 　　E.再生障碍性贫血

7.患儿，男，10岁，血常规检查示血红蛋白为95g/L，护士告诉家长该患儿的贫血程度是（　　）

  A.无贫血   B.轻度贫血   C.中度贫血

  D.重度贫血   E.极重度贫血

8.患儿，女，9个月，诊断为营养性缺铁性贫血，需服用铁剂治疗。护士指导家长口服铁剂的最佳方法是（　　）

  A.从大剂量开始   B.餐前服用   C.与牛乳同服

  D.与维生素C同服   E.使用三价铁

9.患儿，女，胎龄35周早产儿，家长来儿童保健门诊咨询应于何时开始给予铁剂，以预防缺铁性贫血，护士回答正确的是（　　）

  A.生后2周   B.生后1个月   C.生后2个月

  D.生后3个月   E.生后4个月

二、判断题

铁剂治疗缺铁性贫血有效者最先升高的是血红蛋白。（　　）

第十三章　神经系统疾病患儿的护理

一、选择题

A1型题

1.小儿出生时存在，以后永不消失的神经反射是（　　）

  A.吸吮反射   B.觅食反射   C.拥抱反射

  D.吞咽反射   E.握持反射

2.婴幼儿化脓性脑膜炎最常见的细菌是（　　）

  A.肺炎链球菌   B.大肠埃希菌   C.葡萄球菌

  D.溶血性链球菌   E.铜绿假单胞菌

3.不属于化脓性脑膜炎颅内压增高的表现是（　　）

  A.喷射性呕吐   B.剧烈头痛   C.血压增高

  D.前囟饱满   E.电解质紊乱

4.确诊化脓性脑膜炎的主要依据是（　　）

  A.病史   B.临床表现   C.脑脊液病原学检查

  D.脑超声波检查   E.头部CT

5.不符合3个月内婴儿化脓性脑膜炎的临床表现特点的是（　　）

  A.惊厥   B.尖叫   C.明显的脑膜刺激征

  D.前囟隆起   E.嗜睡

6.处理硬脑膜下积液最有效的方法是（　　）

  A.加大抗生素剂量   B.使用脱水剂   C.腰椎穿刺

D. 硬脑膜下穿刺　　　　　E. 及时更换抗生素

A2 型题

7. 患儿，1 岁，因发热、惊厥来诊，确诊为化脓性脑膜炎，最易出现的并发症是（　　）

   A. 脑疝　　　　　　　　　B. 硬脑膜下积液　　　　　C. 脑积水

   D. 智力低下　　　　　　　E. 水、电解质紊乱

A3 型题

(8～9 题共用题干)

女婴，1 岁，高热 3 天，抽搐 1 次入院。查体：体温 39℃，脉搏 118 次/分，呼吸 36 次/分，烦躁不安，确诊为化脓性脑膜炎。

8. 出现下列哪种情况提示有并发症（　　）

   A. 头痛　　　　　　　　　B. 呕吐　　　　　　　　　C. 颅内压进行性增高

   D. 血清钙低　　　　　　　E. 大便细菌培养阳性

9. 要确诊是否并发硬脑膜下积液，主要依赖于哪项辅助检查（　　）

   A. 颅透照试验　　　　　　B. 头颅 CT　　　　　　　C. B 型超声

   D. 头颅 X 线平片　　　　　E. 硬脑膜下穿刺

A4 型题

(10～11 题共用题干)

患儿，女，5 个月，高热 5 天，体温 40℃，烦躁不安，抽 3 次，左外耳道积脓，左乳突处压痛。前囟紧张。血 WBC：$19×10^9/L$，N：0.78。

10. 确诊该患儿还需做哪项检查（　　）

   A. 病史　　　　　　　　　B. 血常规　　　　　　　　C. 脑脊液检查

   D. 神经系统检查　　　　　E. 头部 CT

11. 脑脊液细菌培养可见流感嗜血杆菌，首选的抗生素应是（　　）

   A. 庆大霉素　　　　　　　B. 氨苄西林　　　　　　　C. 红霉素

   D. 青霉素　　　　　　　　E. 万古霉素

二、判断题

1. 2 岁以内儿童引出踝阵挛、巴宾斯基征阳性可为生理现象，若单侧阳性或者 2 岁以后出现为病理现象。（　　）

2. 脑瘫最常见的为痉挛型。（　　）

第十四章　内分泌系统疾病患儿的护理

一、选择题

A1 型题

1. 有关先天性甲状腺功能减退症所致特殊面容的叙述，错误的是（　　）

A. 头大　　　　　　　　B. 面容幼稚　　　　　　　C. 皮肤粗糙

D. 眼睑水肿　　　　　　E. 鼻梁宽平

2. 甲状腺制剂作用较慢，用药后达最佳效力的时间是（　　　）

A. 1 天左右　　　　　　B. 3 天左右　　　　　　　C. 1 周左右

D. 2 周左右　　　　　　E. 1 个月左右

3. 关于小儿糖尿病的饮食安排，正确的是（　　　）

A. 必须充分满足生长发育的需要

B. 高蛋白、高纤维素食物为主

C. 少量多餐

D. 能保持正常体重，维持血脂正常

E. 以上都正确

4. 小儿糖尿病的临床特点，不正确的是（　　　）

A. 起病较急　　　　　　B. 多饮、多尿、多食明显　　C. 体重减轻

D. 易患感染　　　　　　E. 常出现糖尿病周围神经炎

5. 呆小病的主要原因是（　　　）

A. 肾上腺皮质功能减退　　　B. 甲状腺激素分泌不足　　　C. 甲状腺激素分泌过多

D. 生长激素缺乏　　　　　　E. 生长激素释放激素缺乏

6. 为确诊先天性甲状腺功能减退症，首选下列哪项实验室检查（　　　）

A. 血胆固醇、甘油三酯测定　　　　　　　　B. 血清碱性磷酸酶测定

C. 血清 T_3、T_4、TSH 测定　　　　　　　D. 血电解质钠、钾、氯、钙测定

E. 染色体核型分析

二、判断题

1. 小儿最常见的内分泌疾病是先天性甲状腺功能减退症。（　　　）

2. 儿童糖尿病最多见的是 2 型糖尿病。（　　　）

3. 生长激素缺乏症患儿生长激素替代治疗应持续至骨骺愈合为止。（　　　）

第十五章　免疫性疾病患儿的护理

一、选择题

A1 型题

1. 与风湿热发病最重要的相关因素是（　　　）

A. 金黄色葡萄球菌感染　　　B. 溶血性链球菌感染　　　C. 肺炎链球菌感染

D. 大肠埃希菌感染　　　　　E. 流感嗜血杆菌感染

2. 护士评估川崎病患儿时，认为其特征性的表现是（　　　）

A. 发热

B. 猩红热样皮疹

C. 杨梅舌

D. 指（趾）端甲床与皮肤交界处出现膜状脱皮

E. 颈淋巴结肿大

3. 风湿热预防复发至关重要，首选预防复发的药物是（　　）

    A. 阿司匹林　　　　　　　　B. 糖皮质激素　　　　　　　C. 长效青霉素

    D. 地塞米松　　　　　　　　E. 水杨酸制剂

4. 发病率最高的原发性免疫缺陷病是（　　）

    A. 抗体缺陷病　　　　　　　B. 细胞免疫缺陷　　　　　　C. 抗体和细胞联合免疫缺陷

    D. 吞噬功能缺陷　　　　　　E. 补体缺陷

A2 型题

5. 7 岁女孩，因反复双下肢皮疹 1 个月入院。诊断为"过敏性紫癜"。护士在进行饮食护理时，应强调的重点是（　　）

    A. 暂时禁食　　　　　　　　　　　　　　　B. 多吃含维生素丰富的食物

    C. 多饮水　　　　　　　　　　　　　　　　D. 避免吃虾、蟹等海鲜

    E. 少食多餐

6. 患儿，女，5 岁，因发热 10 天不退，皮肤出现环形红斑，并伴有关节游走性疼痛而入院，实验室检查：抗链球菌溶血素 O 阳性，考虑为风湿热，给予青霉素治疗的目的是（　　）

    A. 防止心脏损害　　　　B. 控制皮肤和关节症状　　　C. 控制风湿活动

    D. 清除链球菌感染病灶　　E. 防止感染加重

A3 型题

(7～9 题共用题干)

患儿，男，2 岁。因发热、双下肢不能行走 5 天入院。患儿 5 天前开始发热，体温波动在 39～40℃，拒绝下地走路，烦躁不安。查体：体温 39.5℃，躯干部可见红色斑丘疹，双侧颈部淋巴结肿大，压痛，口唇干燥潮红、舌乳头突起呈杨梅舌，指（趾）关节呈梭形肿胀。

7. 根据以上资料，该患儿可能患的疾病是（　　）

    A. 风湿热　　　　　　　B. 过敏性紫癜　　　　　　C. 川崎病

    D. 类风湿关节炎　　　　E. 猩红热

8. 在护理该患儿过程中，应优先考虑的护理诊断是（　　）

    A. 体温过高　　　　　　B. 有感染的危险　　　　　C. 躯体移动障碍

    D. 皮肤完整性受损　　　E. 口腔黏膜改变

9. 预计该患儿可能出现的最严重的表现是（　　）

    A. 心包炎　　　　　　　B. 心肌炎　　　　　　　　C. 心内膜炎

    D. 心律失常　　　　　　E. 心肌梗死

二、判断题

1. 过敏性紫癜患儿腹痛时，护士可以给予腹部热敷。（　　）

2. 小儿风湿热最严重的临床表现是心肌炎。（　　）

第十六章　遗传性疾病患儿的护理

一、选择题

A1 型题

1.21-三体综合征属于（　　）
　　A.染色体疾病　　　　　　B.单基因遗传病　　　　C.多基因遗传病
　　D.内分泌病　　　　　　　E.免疫缺陷症

2.21-三体综合征的诊断最有价值的是（　　）
　　A.特殊面容　　　　　　　B.智能低下　　　　　　C.通贯手
　　D.身材矮小　　　　　　　E.染色体检查

3.21-三体综合征常伴发先天性畸形，以下列哪种畸形最为常见（　　）
　　A.先天性心脏病　　　　　B.消化道畸形　　　　　C.原发性免疫缺陷病
　　D.先天性甲状腺功能减退症　　　　　　　　　　　E.隐睾

4.苯丙酮尿症最主要的治疗方法是（　　）
　　A.大量维生素　　　　　　B.限制苯丙氨酸摄入　　C.对症治疗
　　D.补充 5-羟色氨　　　　　E.限制蛋白质摄入

5.苯丙酮尿症临床表现最突出的是（　　）
　　A.智力低下　　　　　　　B.行为异常　　　　　　C.皮肤湿疹
　　D.毛发枯黄　　　　　　　E.喂养困难

6.BH$_4$ 缺乏型苯丙酮尿症患儿临床特征最显著的是（　　）
　　A.神经系统症状出现较早且较重　　　　　　B.皮肤干燥，常有湿疹
　　C.行为异常　　　　　　　　　　　　　　　D.尿及汗液有鼠尿臭味
　　E.毛发、皮肤和虹膜色泽变浅

A2 型题

7.男婴，11 个月，生后常便秘、腹胀、少哭。体检：体温 36℃，心率 70/分，腹部膨隆，脐疝。四肢短粗，唇厚，舌大。最可能的诊断是（　　）
　　A.先天性甲状腺功能减退症　　B.21-三体综合征　　C.苯丙酮尿症
　　D.黏多糖病　　　　　　　　　E.软骨发育不全

8.患儿，男，8 个月，近 1 周来抽搐 3 次。体检：智力发育落后，表情呆滞，皮肤白嫩，头发枯黄，尿有鼠尿样臭味。考虑该患儿最可能的医疗诊断是（　　）
　　A.癫痫　　　　　　　　　　B.糖原贮积症　　　　C.21-三体综合征
　　D.苯丙酮尿症　　　　　　　E.侏儒症

二、判断题

1.苯丙酮尿症患儿低苯丙氨酸饮食控制至少应维持至青春期以后。（　　）
2.苯丙酮尿症属于常染色体隐性遗传。（　　）
3.21-三体综合征最常见的类型是标准型。（　　）

第十七章　传染性疾病患儿的护理

一、选择题

A1 型题

1.早期诊断麻疹最有价值的临床特点是（　　）

　　A.发热　　　　　　　　　　B.上呼吸道卡他症状　　　　C.麻疹黏膜斑

　　D.典型全身皮肤斑丘疹　　　E.血清中检测到麻疹抗体

2.麻疹出疹的顺序是（　　）

　　A.头面-耳后-躯干-四肢末端-全身

　　B.耳后发际-面部-躯干-四肢-手掌足底

　　C.四肢末端-头面-躯干-背部-胸部

　　D.四肢末端-躯干-头面-耳后发际

　　E.四肢末端-头面-耳后发际-前胸-后背

3.麻疹最常见的并发症是（　　）

　　A.脑炎　　　　　　　　　　B.肺炎　　　　　　　　　　C.喉炎

　　D.心肌炎　　　　　　　　　E.结核病

4.麻疹患儿发热时不正确的退热方法是（　　）

　　A.减少盖被　　　　　　　　B.温水擦浴　　　　　　　　C.多饮温开水

　　D.服用小剂量退热药　　　　E.乙醇擦浴

5.麻疹患儿无并发症者其隔离应隔离到（　　）

　　A.起病后1周　　　　　　　B.出疹后1周　　　　　　　C.出疹后5天

　　D.退疹后10天　　　　　　E.疱疹完全结痂

6.麻疹患儿的皮疹特点是（　　）

　　A.皮疹为充血性疱疹　　　　B.疹间皮肤正常　　　　　　C.压之不褪色

　　D.相互不可融合　　　　　　E.大小均匀一致

7.水痘皮疹的重要特征为（　　）

　　A.均为水滴样疱疹　　　　　　　　　　　　B.皮疹呈离心性分布

　　C.首先出现在头面部　　　　　　　　　　　D.发热后3～4天出现皮疹

　　E.分批出现的斑丘疹或斑疹、疱疹、结痂并存，皮疹向心性分布

8.对水痘患儿皮肤的护理，错误的是（　　）

　　A.勤换内衣，温水洗浴　　　　　　　　　　B.剪短指甲，或戴手套

　　C.局部涂擦5%碳酸氢钠　　　　　　　　　　D.继发感染者局部用抗生素软膏

　　E.全身皮肤红外线照射

9.水痘患儿应隔离至（　　）

　　A.体温正常　　　　　　　　B.发病后1周　　　　　　　C.出疹后3天

　　D.疱疹开始结痂　　　　　　E.疱疹全部结痂

10. 流行性腮腺炎的主要临床特征是 (　　　)
    A. 体温升高　　　　　　　B. 咀嚼受限　　　　　　　C. 腮腺肿大、疼痛
    D. 脑膜炎　　　　　　　　E. 睾丸炎

11. 小儿结核病最常见的类型是 (　　　)
    A. 急性粟粒性肺结核　　　B. 结核性脑膜炎　　　　　C. 纤维空洞型肺结核
    D. 结核性胸膜炎　　　　　E. 原发型肺结核

12. 小儿结核病的主要传染源是 (　　　)
    A. 结核菌污染的食物　　　B. 结核菌污染的食具　　　C. 结核菌感染的动物
    D. 排菌的肺结核患者　　　E. 痰菌阴性的肺结核患者

13. 最常见的肠道传染病是 (　　　)
    A. 细菌性痢疾　　　　　　B. 阿米巴痢疾　　　　　　C. 沙门菌肠炎
    D. 霍乱　　　　　　　　　E. 副溶血弧菌肠炎

14. 中毒性细菌性痢疾临床症状中最严重的是 (　　　)
    A. 呼吸衰竭　　　　　　　B. 高热　　　　　　　　　C. 惊厥
    D. 腹泻　　　　　　　　　E. 昏迷

A2 型题

15. 患儿，5岁。发热1天，面部、躯干出现丘疹、水疱疹，有的水疱内含清亮液体，有的呈浊性液，还有的已破溃结痂。考虑患儿所患疾病是 (　　　)
    A. 风疹　　　　　　　　　B. 水痘　　　　　　　　　C. 麻疹
    D. 猩红热　　　　　　　　E. 药物疹

16. 患儿，男，6岁。1周前确诊流行性腮腺炎。现患者自述头痛剧烈，颈项僵硬，呕吐两次，体温复有升高。考虑患儿并发 (　　　)
    A. 化脓性脑膜炎　　　　　B. 脑膜脑炎　　　　　　　C. 胰腺炎
    D. 中毒型脑病　　　　　　E. 神经系统后遗症

17. 患儿，2岁，高热4~5天，1天来全身出疹，为红色粟粒大小斑丘疹，疹间皮肤不充血，精神、食欲差，伴有流涕畏光，咳嗽重，最可能的诊断是 (　　　)
    A. 麻疹　　　　　　　　　B. 风疹　　　　　　　　　C. 幼儿急疹
    D. 猩红热　　　　　　　　E. 水痘

18. 患儿，男，6岁。发热2天，双侧脸颊部以耳垂为中心肿大，自觉疼痛，张口及咀嚼时加重。确诊为流行性腮腺炎。目前其饮食应选择 (　　　)
    A. 硬质食物　　　　　　　B. 干燥食物　　　　　　　C. 酸辣食物
    D. 低蛋白饮食　　　　　　E. 易消化半流质饮食

A3 型题

(19~22 题共用题干)

患儿，男，4个月。因高热14天，伴食欲缺乏、咳嗽、面色苍白、气促和发绀，有结核接触史。体温39.5℃，呈弛张热型，双肺未闻及细湿罗音，肝肋下3.5cm，质中，脾肋下刚触及，浅表淋巴结豌豆大小，颈强直，凯尔尼格征（＋）。胸部 X 线透视未见异常。

19. 为了明确诊断，对该患儿首先应做的检查是 (　　　)
    A. 结核菌素试验
    B. 腰椎穿刺送脑脊液检查

C. 肺部 X 线正侧位摄片

D. 痰液或胃液检查查找结核杆菌

E. 红细胞沉降率测定

20. 该患儿最有可能的诊断是 (　　)

    A. 急性粟粒型肺结核　　　　B. 结核性脑膜炎　　　　　C. 急性血行播散型肺结核

    D. 传染性单核细胞增多症　　E. 肺含铁血黄素沉着症

21. 对该患儿的强化治疗，应选择的治疗方案是 (　　)

    A. 异烟肼＋链霉素

    B. 异烟肼＋利福平

    C. 异烟肼＋利福平＋链霉素

    D. 异烟肼＋利福平＋链霉素＋泼尼松

    E. 异烟肼＋利福平＋吡嗪酰胺＋链霉素＋泼尼松

22. 该患儿应用异烟肼的总疗程是 (　　)

    A. 6 个月　　　　　　　　　B. 6～9 个月　　　　　　　C. 9～12 个月

    D. 12～18 个月　　　　　　E. 18～24 个月

二、判断题

1. 结核性脑膜炎最可靠的诊断依据是脑脊液中找到结核杆菌。(　　)

2. 麻疹的主要传播途径是皮肤接触传播。(　　)

3. 结核病预防性服药化疗通常选用的药物是异烟肼。(　　)

第十八章　常见急危重症患儿的护理

一、选择题

A1 型题

1. 小儿惊厥最常见的原因是 (　　)

    A. 颅内感染　　　　　　　　B. 癫痫　　　　　　　　　　C. 高热惊厥

    D. 低钙惊厥　　　　　　　　E. 低镁惊厥

2. 引起婴幼儿高热惊厥最常见的病因是 (　　)

    A. 呼吸道感染　　　　　　　B. 消化道感染　　　　　　　C. 泌尿系感染

    D. 中毒性菌痢　　　　　　　E. 破伤风

3. 下列哪项一般不是导致小儿惊厥的原因 (　　)

    A. 高渗性脱水　　　　　　　B. 低血钙　　　　　　　　　C. 低血钠

    D. 低血钾　　　　　　　　　E. 低血糖

4. 小儿高热惊厥的临床特点不包括 (　　)

    A. 年龄多在 6 个月至 3 岁　　B. 多发生在病初突发高热时　　C. 预后较差

    D. 神智恢复快，无神经征　　E. 发作呈全身性、次数少、时间短

5. 惊厥持续状态是指惊厥持续（　　）

    A. ＞10min   B. ＞15min   C. ＞20min

    D. ＞25min   E. ＞30min

6. 小儿惊厥发作时，首先应采取的护理措施是（　　）

    A. 立即送入抢救室   B. 保持呼吸道通畅   C. 保持安静，减少刺激

    D. 手心和腋下放入纱布   E. 置牙垫于上下磨牙之间

7. 颅内压增高的表现不包括（　　）

    A. 喷射性呕吐   B. 意识障碍   C. 剧烈头痛

    D. 前囟凹陷   E. 肌张力增高

8. 急性颅内压增高导致脑疝时最重要的临床表现是（　　）

    A. 面色苍白   B. 四肢厥冷   C. 视神经乳头水肿

    D. 昏迷   E. 瞳孔大小不等、呼吸改变、意识障碍

9. 为降低颅内压力首先应采取的护理措施是（　　）

    A. 卧床休息，抬高头肩部   B. 给予20％甘露醇快速静脉滴注

    C. 给予糖皮质激素   D. 给予抗生素控制感染

    E. 保持气道通畅，予以吸氧

10. 小儿时期急性心力衰竭最常见的病因是（　　）

    A. 先天性心脏病   B. 风湿性心脏病   C. 重症肺炎

    D. 急性肾小球肾炎   E. 贫血性心脏病

11. 使用洋地黄类药物应避免同时使用的药物是（　　）

    A. 呋塞米   B. 甘露醇   C. 地西泮

    D. 钙剂   E. 氯化钾

A2 型题

12. 患儿，6个月，支气管肺炎，现突然烦躁不安，喘憋加重，口周发绀。呼吸68次/分，心率180次/分，心音低钝，两肺细湿啰音增多，肝肋下3.5cm，可能并发了（　　）

    A. 急性心力衰竭   B. 脓胸   C. 脓气胸

    D. 肺大疱   E. 肺不张

参考文献

[1] 范玲.儿童护理学.第 2 版.北京：人民卫生出版社，2012.

[2] 崔焱.儿科护理学.第 5 版.北京：人民卫生出版社，2012.

[3] 王卫平.儿科学.第 8 版.北京：人民卫生出版社，2013.

[4] 梁伍今.儿科护理学.北京：人民卫生出版社，2009.

[5] 马宁生.儿科护理学.上海：同济大学出版社，2007.

[6] 王洪涛，周莉莉.儿科护理学.第 3 版.北京：高等教育出版社，2015.

[7] 尚少梅.儿科护理学.北京：北京出版社，2014.

[8] 张玉兰.儿科护理学.第 3 版.北京：人民卫生出版社，2008.

[9] 石淑华.儿童保健学.第 2 版.北京：人民卫生出版社，2011.

[10] 陆莉，韩秀慈.儿科护理技术.第 2 版.上海：第二军医大学出版社，2013.

[11] 王兴华.国家护士执业资格考试考点精解.北京：科学出版社，2016.

[12] 牛晓桂.儿科急危重症诊疗与护理.北京：科学技术文献出版社，2014.

[13] 吴光煜.传染病护理学.第 2 版.北京：北京大学医学出版社，2008.